总主编 李宏军

感染与炎症放射学
颅脑脊髓卷

主 编 王 俭 贾文霄 张雪宁

科学出版社
北京

内 容 简 介

本书围绕中枢神经系统感染与炎症疾病，简明扼要地概述了疾病的病因、发病机制、流行病学特征、病理生理学改变、常用的放射影像检查技术原理及方法、实验室诊断技术及方法。侧重于中枢神经系统感染与炎症疾病的影像学表现、病理学表现及其影像学特点、影像诊断要点及鉴别诊断要点。

全书共分三篇二十一章，将感染与炎症疾病分为隶属于传染性疾病的感染与炎症类疾病及不属于传染性疾病的感染与炎症类疾病两大类，明显区别于其他同类图书的分类方法。选择典型病例图片，根据不同疾病的CT、MRI等影像学特点，系统地阐述了中枢神经系统感染与炎症疾病最适宜的影像学检查方法，并结合最新的参考文献描述各种影像新技术在各疾病诊断、鉴别诊断或指导治疗、判断预后中的应用价值。

本书可为全国各级医疗卫生机构医务人员在中枢神经系统感染与炎症疾病影像学诊断与临床应用方面提供参考。

图书在版编目（CIP）数据

感染与炎症放射学·颅脑脊髓卷 / 李宏军总主编；王俭，贾文霄，张雪宁本册主编. —北京：科学出版社，2021.3
ISBN 978-7-03-067317-6

Ⅰ. ①感… Ⅱ. ①李… ②王… ③贾… ④张… Ⅲ. ①感染-疾病-放射医学②炎症-疾病-放射医学③脑脊髓炎-影像诊断 Ⅳ. ① R81 ② R512.304

中国版本图书馆CIP数据核字（2020）第263533号

责任编辑：丁慧颖　杨卫华　杨小玲 / 责任校对：张小霞
责任印制：肖　兴 / 封面设计：吴朝洪

科 学 出 版 社 出版
北京东黄城根北街16号
邮政编码：100717
http://www.sciencep.com

北京九天鸿程印刷有限责任公司 印刷
科学出版社发行　各地新华书店经销

*

2021年3月第 一 版　　开本：889×1194　1/16
2021年3月第一次印刷　印张：17
字数：448 000
定价：198.00元
（如有印装质量问题，我社负责调换）

总主编简介

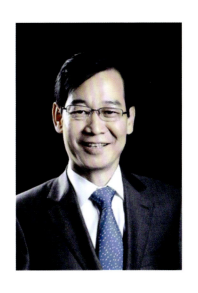

李宏军 医学博士，主任医师、教授，博士生导师。现任首都医科大学附属北京佑安医院医学影像中心主任，首都医科大学医学影像学系副主任。北京市首批"十百千"卫生人才。北京市首批"215"高层次卫生人才学科（骨干）带头人。*Radiology of Infectious Diseases* 主编，*BMC Neurology* 副主编。中华放射学分会传染病学组组长，中国医师协会放射医师分会感染影像专业委员会主任委员，中国研究型医院学会感染与炎症放射学专业委员会主任委员，中国性病艾滋病防治协会感染（传染病）影像工作委员会主任委员，北京影像诊疗技术创新联盟理事长。

主要从事感染与炎症影像诊断研究，已培养博士、硕士研究生20余名。近年承担课题10余项，其中国家科技重大专项1项，国家自然科学基金重点项目1项、面上项目2项。主编教材2部，主编中英文专著28部，主译专著3部，英文专著总下载量达到16万次。主编的 *Radiology of HIV/AIDS*，*Radiology of Infectious Diseases* 1-2 分别获得2014和2015年度"输出版优秀图书奖"、2017年获得国家新闻出版广电总局"普遍奖励"。发表论文200余篇，其中SCI文章60余篇。获国家发明专利2项，知识产权登记16项。获中华医学科技奖等省部级奖项9项。获北京市总工会授予的"名师带徒"称号；所带领的科研团队由北京市医院管理局授予"科技创新培育团队"称号，并由北京市总工会与北京市科学技术委员会联合授予"市级职工创新工作室"称号。

主编简介

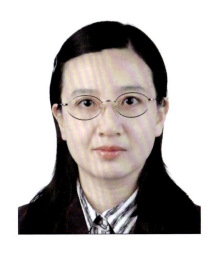

王俭 新疆医科大学第一附属医院影像中心副主任,主任医师、教授,博士研究生导师。中华医学会放射学分会磁共振成像学组委员、中国医师协会放射医师分会神经影像专业委员会委员、中华医学会放射学分会磁共振成像专业委员会神经学组委员、中国研究型医院学会感染与炎症放射学专业委员会常务委员、中国微循环学会神经变性病专业委员会常务委员、中国医学装备协会磁共振成像装备与技术专业委员会常务委员、北京影像诊疗技术创新联盟传染病影像专业委员会副主任委员、中华医学会新疆放射学分会常务委员、中华医学会新疆放射学分会磁共振学组组长、新疆维吾尔自治区放射诊断质量控制中心副主任、新疆医学会医疗事故技术鉴定专家库成员、新疆维吾尔自治区乙类大型医用设备管理委员会专家库成员、新疆维吾尔自治区财政厅医用设备招标专家库成员、新疆自然科学专家。*Radiology of infectious Diseases* 编委,国际医学磁共振学会(ISMRM)会员。获得国家自然科学基金等科研基金资助10余项;2017年获得新疆维吾尔自治区(省级)科学技术进步奖二等奖1项。培养硕士研究生和博士研究生39名(包括留学生2名)。

贾文霄 医学博士，主任医师、教授，博士研究生导师。国家卫生健康突出贡献中青年专家，中国医师奖获得者，新疆维吾尔自治区高校重点学科带头人。中华医学会放射学分会常委、中华医学会放射学分会组织工作部部长，中国医院协会医学影像中心管理分会副主任委员，中国研究型医院学会放射学专业委员会副主任委员，国家教学指导委员会医学技术类分会副主任委员，新疆医学会副会长，新疆医学会放射学分会主任委员。担任《中华放射学杂志》《临床放射学杂志》《中国医学影像学杂志》等杂志编委。近几年，先后主持或承担国家重点研发计划项目、国家自然科学基金项目、新疆维吾尔自治区科技支疆项目及新疆维吾尔自治区自然科学基金项目等16项科研项目。以第一作者或通讯作者发表SCI论文及核心论文200余篇。主编及参编教材和专著7部。先后获中华医学科技奖二等奖1项，新疆维吾尔自治区科学技术进步奖二等奖3项、三等奖4项。

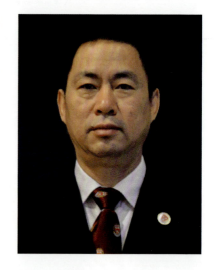

张雪宁 天津医科大学第二医院医学影像科主任，主任医师、教授，博士研究生导师。中华医学会放射学分会委员、中华医学会放射学分会磁共振专业委员会副主任委员、中国医疗保健国际交流促进会放射学专业委员会常委、中国医学装备协会磁共振成像装备与技术专业委员会常委、中国生物医学工程纳米医学委员会委员、中国影像技术研究会理事、天津市放射学分会副主任委员、天津医师协会放射学会副会长。

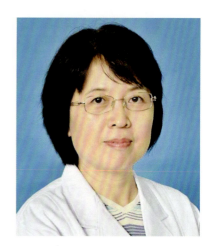

《感染与炎症放射学》编委会

总 主 编　李宏军　首都医科大学附属北京佑安医院
编　　委　（以姓氏汉语拼音为序）
　　　　　　　贾文霄　新疆医科大学第一附属医院
　　　　　　　李　莉　首都医科大学附属北京佑安医院
　　　　　　　刘晶哲　清华大学第一附属医院
　　　　　　　刘文亚　新疆医科大学第一附属医院
　　　　　　　吕玉波　上海嘉会国际医院
　　　　　　　梅海炳　宁波市妇女儿童医院
　　　　　　　潘诗农　中国医科大学附属盛京医院
　　　　　　　乔中伟　复旦大学附属儿科医院
　　　　　　　沈　文　天津市第一中心医院
　　　　　　　唐文伟　南京医科大学附属妇产医院
　　　　　　　王　俭　新疆医科大学第一附属医院
　　　　　　　夏　爽　天津市第一中心医院
　　　　　　　许建荣　上海交通大学医学院附属仁济医院
　　　　　　　张雪宁　天津医科大学第二医院
　　　　　　　周　军　沈阳市第四人民医院
编写秘书　李　莉　首都医科大学附属北京佑安医院
　　　　　　　任美吉　首都医科大学附属北京佑安医院

《感染与炎症放射学·颅脑脊髓卷》编者名单

主　　编　王　俭　贾文霄　张雪宁
副 主 编　江桂华　刘含秋　夏　爽　李　莉　刘　军
编　　者　（以姓氏汉语拼音为序）

陈　祢	新疆医科大学第一附属医院
陈红燕	首都医科大学附属北京天坛医院
陈明泉	复旦大学附属华山医院
程晓青	东部战区总医院
戴平丰	浙江大学医学院附属第二医院
丁　爽	新疆医科大学第一附属医院
杜小旦	珠海市中西医结合医院
高　欣[1]	新疆医科大学第一附属医院
高　欣[2]	上海全景医学影像诊断中心
何玉麟	南昌大学第一附属医院
黄　聪	中国人民解放军联勤保障部队第九二六医院
贾文霄	新疆医科大学第一附属医院
江桂华	广东省第二人民医院
姜春晖	新疆医科大学第一附属医院
李　莉	首都医科大学附属北京佑安医院
李宏军	首都医科大学附属北京佑安医院
李肖红	新疆医科大学第一附属医院
李跃华	上海交通大学附属第六人民医院
刘　军	中南大学湘雅二医院
刘　强	山东省医学影像学研究所
刘白鹭	哈尔滨医科大学附属第二医院
刘含秋	复旦大学附属华山医院
吕哲昊	哈尔滨医科大学附属第一医院
马建华	新疆医科大学第一附属医院

秦永德　新疆医科大学第一附属医院
汪文胜　广东三九脑科医院
王　鹤　复旦大学类脑智能科学与技术研究院
王　俭　新疆医科大学第一附属医院
王　水　北京儿童医院新疆医院
王　艳[1]　新疆维吾尔自治区人民医院
王云玲　新疆医科大学第一附属医院
夏　爽　天津市第一中心医院
杨　静　新疆医科大学第一附属医院
杨军乐　实用放射学杂志社
杨豫新　新疆维吾尔自治区第六人民医院
殷小平　河北大学附属医院
尤永笑　北京市顺义区妇幼保健院
张　建　杭州全景医学影像诊断中心
张建平　天水新天坛创伤骨科医院
张雪宁　天津医科大学第二医院
张志强　东部战区总医院
张宗军　江苏省中西医结合医院
周雁玲　南方医科大学附属小榄人民医院
朱明旺　首都医科大学三博脑科医院

参编人员（以姓氏汉语拼音为序）

艾尼瓦尔·吾拉木　陈婷婷　邓达标　董　飞
杜文环　方媛媛　付莉伟　付子奥　高丽娟
郭　珺　郭应林　黄　瑞　李　宏　李　清
李慧敏　刘珺迪　刘丽丽　刘星博　刘宇鹏
鲁　君　努尔比耶姆·阿布力克木　彭莉玲
任美吉　尚　凯　唐嘉莹　田　慧　王　超
王　飞　王　艳[2]　王金英　王前锋　王绍舟
王石峰　王卫卫　邢　惠　徐　宁　徐志强
许晶晶　依巴努　张　丹

编写秘书　姜春晖　高　欣[1]　杨　静

序

随着现代社会经济的飞速发展，人们的生活方式及人口流动发生改变，感染与炎症疾病对人类生存和社会经济发展的影响日益显著。国家卫健委发文强调全国二级以上医院需要成立感染性疾病科及感染控制办公室，空前重视感染性疾病对人类健康的危害。近30年来，医学影像学诊疗技术的发展极大地促进了现代诊疗模式的改变。现代医学对医学影像技术的高度依赖，赋予了医学影像学专业在感染与炎症疾病的诊断与鉴别诊断领域的重要使命。

在长期的临床实践及科学研究过程中，我和我的团队认识到，正是因为人们忽视和缺乏对感染与炎症疾病的重点学科体系建设及系统理论体系、规范指南的研究，严重影响了患者的诊疗质量及效果，造成了临床抗生素的滥用，影响了患者健康和生存质量，加重了家庭及社会的经济负担。基于以上考虑，本书汇集中华医学会放射学分会传染病学组、中国医师协会放射医师分会感染影像专业委员会、中国研究型医院学会感染与炎症放射学专业委员会、中国性病艾滋病防治协会感染（传染病）影像工作委员会、中国医院协会传染病医院分会传染病影像学组和北京影像诊疗技术创新联盟等学（协）会的众多专家、学者，整合全国的感染与炎症疾病的临床资源，系统总结感染与炎症疾病的影像学特征、演变规律；揭示感染与炎症疾病的病理基础，提出感染与炎症疾病的影像诊断与鉴别诊断要点。我相信本套图书的出版将促进我国感染与炎症疾病的防控、合理用药及放射影像诊断方面的学术发展，有效服务于临床的精确诊疗。

本套图书首次以感染与炎症放射学为主题进行系统理论阐述。共分为6卷，包括颅脑脊髓卷、头颈卷、心胸卷、腹盆卷、骨肌卷和儿童卷。内容涵盖与感染性疾病相关的四大类病原体（细菌、真菌、病毒、寄生虫）感染及自身免疫性疾病等炎症性疾病。

本套图书具有三大特色：①贴近临床，病种齐全，涵盖临床常见、多发和罕见的感染与炎症疾病；②资料完整，注重诊断的客观依据，尤其是病例和影像图片的完整性、代表性、连续性和真实性；③绝大部分资料来源于编者的临床经验和积累，小部分资料得到国际同道的授权，整体吸收和引用国内外最新研究成果，图书的编排形式和内容均使人耳目一新。

为了本套图书的顺利出版，我们成立了顾问委员会和专家委员会，科学设计，系统论证，从设计大纲到修改成稿历时1年余。在出版中文版的同时，Springer出版集团将发行英文版。编委会高度重视，先后多次组织编委集中进行写作规范化培训，讲解专业审稿、定稿等流程，抽调专人组织审核、修稿与补充。作为本书的总主编，我对此表示衷心感谢！同时，对参与本书编写的全国传染病影像学团队成员所付出的努力表示衷心的感谢。

面对目前感染与炎症疾病防治的严峻形势，这套专著的出版将作为向感染与炎症疾病宣战的又一有力武器，为提升医生的诊疗水平，改善病人的生存质量，延长病人的生命发挥重要的作用。

科学发展的过程也是人们逐步认识完善的过程，偏失在所难免，敬请同道不吝赐教，期待日臻完善。

李宏军

首都医科大学附属北京佑安医院医学影像中心

2019 年 11 月

前　言

感染性疾病是一个"古老又时尚"的话题，自有人类以来，从"瘟疫与饥荒时代"起，感染性疾病就一直伴随着人类的发展历程。近年来，随着严重急性呼吸综合征、禽流感、埃博拉出血热等疾病的不断流行，新的致病原屡有发现，基础性疾病谱正在改变，病原耐药性在增加，感染性疾病对人类的危害有增无减。20世纪70年代有专家预言，在不久的将来感染性疾病可以被完全战胜，现在看来，战胜感染性疾病的事业任重而道远。

感染与炎症疾病作为医学疾病分类系统的新兴分支，近年来各类研究在各领域蓬勃发展，中枢神经系统感染性疾病是常见的严重感染性疾病之一，其病变多样性及复杂性给早期诊断和准确诊断带来很大困难，病情进展迅速，病死率和后遗症发生率较高。随着影像学技术的飞速发展，医学影像学对疾病的诊断起到举足轻重的作用，同时在评估疗效和预后方面的作用也不可忽视。目前神经系统感染方面的专著较少，现有的影像医学领域相关书籍对中枢神经系统感染与炎症疾病的描述，存在涵盖病种少、分类方法不统一、影像学新技术叙述不全面等局限性。

在这种背景下，由我国感染影像学界李宏军教授牵头的《感染与炎症放射学》系列书应运而生。《感染与炎症放射学·颅脑脊髓卷》是其中一卷，本书在内容上注意汲取国内外近年来在中枢神经系统感染与炎症疾病中的成熟经验并充分注重临床实用性。

本书将传统意义的感染与炎症疾病分为隶属于传染性疾病的感染与炎症疾病和不属于传染性疾病的感染与炎症疾病，明显区别于其他同类图书的分类方法。本书中的每一种疾病均有相应的病理描述，突出病理学与影像学表现的对照和因果关系。每一种疾病均有单独提炼的诊断要点，言简意赅，提纲挈领，易于查阅。此外，本书还介绍了中枢神经系统感染与炎症疾病影像学的研究进展，结合最新的参考文献探讨相对成熟的多种影像学新技术在各种疾病诊断和鉴别诊断或指导治疗、评估预后中的应用价值。

本书汇集了优秀的编写团队，由我国从事中枢神经系统感染与炎症疾病影像学领域的多位知名专家，结合国内外最新指南、研究进展，以及自身临床实践经验悉心编撰。本书也汇集了这些专家所在的全国十几家大型三甲医院的病例，展示了多病种的珍贵图片，尤其是一些少见病的图片。对影像学及其他临床医师而言，本书是一部颇有价值的参考书。

在此谨向参与本书编写的全体编委、参编人员和提供病例的同仁表示衷心的感谢！本书着眼于目前广大读者临床工作和拓展学习的实际需求，是一部内容丰富、精练易读、高效实用的感染影像学参考书。由于条件有限，一些少见病缺少典型图片，本书如有不足之处，希望同行批评指正。

2020 年 2 月

目 录

第一篇 中枢神经系统感染与炎症疾病总论

第一章 影像学检查方法概论 … 3
第一节 X 线成像技术 … 3
第二节 CT 成像技术 … 5
第三节 MRI 成像技术 … 8
第四节 数字减影血管造影成像技术 … 11
第五节 核素显像技术 … 12

第二章 功能与分子影像学技术 … 14
第一节 功能影像学 … 14
第二节 分子影像学 … 21

第三章 影像技术在颅脑脊髓感染与炎症疾病中的应用 … 25
第一节 细菌感染 … 25
第二节 病毒感染 … 27
第三节 真菌感染 … 27
第四节 寄生虫感染 … 28

第四章 影像技术在颅脑脊髓自身免疫性疾病中的应用 … 30

第五章 中枢神经系统感染与炎症疾病实验室诊断技术及方法 … 33
第一节 病原体诊断 … 33
第二节 免疫学诊断 … 34
第三节 基因学诊断 … 35

第二篇 中枢神经系统相关传染性疾病各论

第六章 呼吸道传染病相关脑内感染 … 41
第一节 麻疹 … 41
第二节 颅内结核 … 43
第三节 流行性脑脊髓膜炎 … 53
第四节 百日咳脑病 … 54
第五节 风疹病毒脑炎 … 55
第六节 甲型 H1N1 流感相关脑部改变 … 56

第七节　新型冠状病毒相关脑病 ………………………………………………………… 58

第七章　消化道传染病相关中枢神经系统感染（脊髓灰质炎） ………………… 62

第八章　虫媒传染病相关脑内感染 ……………………………………………………… 65
第一节　流行性乙型脑炎 ………………………………………………………………… 65
第二节　包虫病 …………………………………………………………………………… 68
第三节　脑血吸虫病 ……………………………………………………………………… 75
第四节　脑型疟 …………………………………………………………………………… 77
第五节　脑阿米巴病 ……………………………………………………………………… 80

第九章　接触传染病相关脑内感染 ……………………………………………………… 82
第一节　狂犬病脑炎 ……………………………………………………………………… 82
第二节　神经布鲁氏杆菌病 ……………………………………………………………… 83
第三节　神经梅毒 ………………………………………………………………………… 85
第四节　手足口病并发脑干脑炎 ………………………………………………………… 88

第十章　艾滋病相关性脑内感染（血液传染病相关脑内感染） ………………… 91
第一节　人类免疫缺陷病毒相关性脑炎 ………………………………………………… 91
第二节　弓形体脑病 ……………………………………………………………………… 95
第三节　巨细胞病毒性脑炎 ……………………………………………………………… 98
第四节　进行性多灶性白质脑病 ………………………………………………………… 100
第五节　马尔尼菲青霉菌感染 …………………………………………………………… 102
第六节　马红球菌感染 …………………………………………………………………… 104
第七节　免疫重建炎性综合征 …………………………………………………………… 106

第三篇　中枢神经系统感染与炎症疾病各论

第十一章　脑部化脓性感染/细菌性感染 ……………………………………………… 111
第一节　化脓性脑膜炎 …………………………………………………………………… 111
第二节　化脓性脑炎及脑脓肿 …………………………………………………………… 113
第三节　硬膜外和硬膜下脓肿 …………………………………………………………… 119
第四节　脑室炎 …………………………………………………………………………… 123
第五节　脉络丛炎 ………………………………………………………………………… 125
第六节　李斯特菌病 ……………………………………………………………………… 126

第十二章　脑部病毒性感染 ……………………………………………………………… 128
第一节　疱疹病毒属感染 ………………………………………………………………… 128
第二节　Papova病毒性感染 ……………………………………………………………… 138
第三节　黄病毒感染 ……………………………………………………………………… 139
第四节　尼帕病毒感染 …………………………………………………………………… 142
第五节　圣路易斯病毒性脑炎 …………………………………………………………… 144
第六节　肠道病毒性脑炎 ………………………………………………………………… 145

第十三章　脑部真菌性感染 ……………………………………………………………… 148
第一节　隐球菌病 ………………………………………………………………………… 148

第二节	曲霉菌病	152
第三节	毛霉菌病	154
第四节	念珠菌病	156
第五节	副球孢子菌病	158
第六节	放线菌类病	160
第七节	组织胞浆菌病	164

第十四章　脑部寄生虫感染　166
第一节　脑囊虫病　166
第二节　脑型肺吸虫病　169
第三节　脑裂头蚴病　170

第十五章　脑部螺旋体感染（莱姆病）　173

第十六章　脑部立克次体感染　176

第十七章　脑部其他类型感染性疾病（克-雅病）　179

第十八章　脑部特殊类型的炎性疾病　184
第一节　急性播散性脑脊髓炎　184
第二节　Rasmussen 脑炎　187
第三节　自身免疫性脑炎　190

第十九章　脑部血管炎性疾病　193
第一节　感染性血管炎　194
第二节　非感染性血管炎　198
第三节　结节病　204

第二十章　脊髓及椎管感染与炎症疾病　208
第一节　脊髓及椎管病毒性感染　208
第二节　脊髓及椎管细菌性感染　220
第三节　脊髓和椎管结核感染　226
第四节　脊髓及椎管其他感染　229
第五节　脊髓及椎管非感染性炎症性疾病　240
第六节　脊膜感染（脊膜炎）　246

第二十一章　外科手术后感染相关并发症　249
第一节　术后感染　249
第二节　化学性脑膜炎　253

第一篇

中枢神经系统感染与炎症疾病总论

第一章　影像学检查方法概论

中枢神经系统感染在世界范围内依然保持着较高的发病率和死亡率，许多已知的可以引起传染病的病原体包括广谱菌、病毒、真菌、分枝杆菌及寄生虫等。1971年，Omran[1]提出了发展中国家的流行病学转变理论，描述这些国家中枢神经系统感染的死亡率变化和疾病模式，包括3个阶段，即"瘟疫与饥荒时代"、"大流行时代"及"退化与人造疾病时代"。近期美国公布的年度死亡率及世界卫生组织的数据显示与传染病有关的死亡率有所下降，传染病逐渐向慢性病演变。

中枢神经系统感染为临床常见的严重感染性疾病，主要为脑膜炎、脑炎综合征等，中枢神经系统疾病如颅内肿瘤、脑出血、颅脑外伤等经手术得到有效的治疗，但术后感染率仍呈上升趋势。中枢神经系统感染病情进展往往十分迅速，具有病死率高和后遗症发生率高等特点。

医学影像学多模态检查已在各种中枢神经系统疾病的诊断、治疗、随访及评估预后等方面起到了十分重要的作用，目前运用于中枢神经系统感染性疾病的检查包括头颅X线片、计算机断层扫描（CT）、磁共振成像（MRI）、核素显像、功能及分子影像学，不同的成像方法都有其各自的优势和局限。影像新技术日新月异的发展极大拓展了影像学在中枢神经系统疾病的应用。本章主要介绍中枢神经系统的各种影像学检查技术及新的影像学技术进展。

中枢神经系统感染与炎症疾病如果未得到及时诊断而给予诊断性治疗，有时可导致一定的死亡率，因此当遇到可疑的中枢神经系统感染性疾病时，影像科医师如果能够提供相对完整的诊断和鉴别诊断资料，则可为临床医师提供客观的信息，对疾病的治疗是至关重要的。

第一节　X线成像技术

一、X线成像原理

X线图像是透过人体的X线直接形成的图像，属于直接模拟灰度图像，由从黑到白不同灰度的影像组成，通过影像的密度及其变化来反映人体组织结构的解剖和病理状态，主要由数字X线成像设备获取。X线产生必须具备的3个条件：①自由活动的电子群；②真空条件下，使电子发生高速运动的高压电场；③阻止高速运动电子的靶面。所以X线成像必须具备两项基本设备，即X线球管和高压发生装置。X线的穿透性、荧光作用和感光作用是用于影像学诊断的基础。另外，由于人体组织密度不同和病理组织结构不同，X线的吸收有一定差别，因而在荧光屏或照片上能形成黑白对比的影像。X线通过人体不同组织和其他物质被吸收的程度可受下列因素影响：①物质的密度；②物质的厚度；③X线的波长。

二、X线成像方法

数字X线成像设备是把X线透射图像数字化并进行图像处理，再转换成模拟图像显示的一种X线设备，根据成像原理不同，其可分为计算机X线摄影（computed radiography，CR）和数字X线摄影（digitized radiography，DR）设备[2]。

CR是用影像板（image plate，IP）记录X线图像，通过激光扫描，将存储信号转换成光信号，此光信号经光电倍增管转换成电信号，再经模拟／

数字（A/D）转换后，输入计算机处理，形成高质量的数字图像。CR 以 IP 作为平面探测器，主要包括信息采集、信息转换、信息处理、信息存储和记录等部分。①信息采集：由 IP 代替传统胶片通过潜影的形式记录 X 线影像。射入 IP 的 X 线光子被荧光层内的光激励发光（PSL）荧光物质吸收，释放出电子，部分电子散布于荧光物质内呈半稳态，形成潜影。当用激光束逐行扫描已有潜影的 IP 时，半稳态的电子转换成荧光（PSL 现象），此荧光强度与首次激发时 X 线的强度成正比。②信息转换：由图像读取装置实现，完成对荧光图像的光电转换和 A/D 转换，最终转换为数字图像信号。③信息处理：由计算机完成，对数字图像进行各种后处理，如放大、灰阶处理、减影处理等。④信息存储和记录：激光打印胶片是常规的记录方式。CR 图像还可直接在计算机显示器上显示。

DR 根据探测器结构类型和成像技术的不同，可分为直接数字 X 线成像（非晶硒）、间接数字 X 线成像（非晶硅）、CCD X 线成像、多丝正比电离室（multi-wire proportional chamber，MWPC）成像等。目前多用非晶硒和非晶硅成像[3]。当 X 线光子通过非晶硅平板探测器时，将和碘化铯（CsI）发生反应形成荧光。这些荧光光子将被光电二极管转换成相应的电信号。有研究表明，非晶硅平板探测器的量子捕获效能明显提高，即在不影响图像质量的条件下，可明显减少 X 线剂量。X 线光子通过非晶硒探测器时，将与非晶硒半导体产生作用生成正负电子对，从而形成相应的电信号。该过程中不涉及过多的信息转换，信息丢失不多，可获取清晰的高质量图像。

CR、DR 等数字 X 线成像设备的出现，取代了传统的胶片，接入影像存储与传输系统（PACS）后可实现联网共享，便于存储、传输和远程诊断，促进了远程放射学的发展。DR 设备与 CR 设备相比空间分辨率、信噪比高[4]，成像时间短，所需 X 线剂量低，但 CR 设备价格低，可以与原 X 线机配套使用。两种设备与传统的屏-片摄影相比，在 X 线剂量、图像分辨率、后处理等方面均有优势。

三、常用于颅脑脊髓的 X 线成像方法

头颅 X 线片是最常用于颅脑脊髓成像的 X 线检查方法。常选用的位置有前后位和侧位，有时根据需要还可选用轴位、切线位、颏顶位等。前后位呈两眼眶形状、大小对称的影像，以两眼眶外缘与颅骨外缘等距显示，颅骨在 X 线片中布局合适，以岩部不与眶上缘重叠为图像质量合格。颅骨侧位可清楚地显示蝶鞍边缘，以蝶鞍前/后状突重合无双边显示为图像质量合格。轴位为显示两侧颞骨岩部、颧骨对称的颅底影像，以下颌骨喙突至两侧颅外缘等距，下齿列与眉间重合，齿状突在枕骨大孔中间偏前，但不与寰椎前缘重叠，颅中窝的卵圆孔及棘孔显示清楚为图像质量合格。颏顶位（颅底位）可观察颅底；额枕位（Towne 位）可观察枕骨、岩骨和内听道；眼眶位可观察眼眶、眶上裂和蝶骨翼；45°后前斜位（Stenver 位）可观察岩骨、内听道和内耳结构；局部切线位可显示局部颅骨的详细情况。此外，还可以采用体层摄影技术检测颅底部骨质和钙斑情况；立体摄影可用于检测颅内钙斑或异物与颅腔的空间位置关系；放大摄影可以显示局部骨结构的细节。

对于中枢神经系统感染性疾病，头颅 X 线片多不能确定诊断，仅有间接征象提示颅内病变，但无特异性，如颅内化脓性感染及颅内结核等疾病可有颅内高压的表现，主要有颅缝增宽、脑回压迹增多、蝶鞍骨质吸收、蝶鞍扩大和变形等。当头颅 X 线片提示异常时，应进一步行 CT 及 MRI 检查。

气脑造影、脑室造影和脑池造影曾经是诊断颅内疾病的常用方法，但均为创伤性检查技术，有时可引起颅内感染、颅内出血和脑水肿等严重并发症，目前已弃用。

（刘白鹭　李跃华　尚　凯）

参 考 文 献

[1] Omran AR. The epidemiologic transition：a theory of the epidemiology of population change. Milbank Mem Fund Q，2005，83（4）：731-757.
[2] 王克枢，肖杰. 数字化 X 线摄影技术原理及应用分析. 医疗装备，

2015，28（1）：23-24.
[3] Ahluwalia GK. Applications of Chalcogenides：S，Se and Te. Switzerland：Springer International Publishing，2017.
[4] Salvini E，Pedroli G，Montanari G. Digital storage phosphor radiography. Doses and image quality. Radiol Med，1994，87（6）：847-851.

第二节　CT成像技术

一、CT成像原理

CT是计算机断层扫描（computed tomography）的英文简称。CT图像是经数字转换的重建模拟图像，是由一定数目从黑到白不同灰度的像素按固有矩阵排列而成。像素的灰度反映了相应体素的X线吸收系数。其基本成像过程如下：首先由X线球管发出X线，X线经准直器调整成X线束后，穿过人体的某一个断面，最后到达探测器，经探测器接收并进行A/D转换后得到人体该断面在某个方向上的X线吸收剖面曲线，将上述信息存入计算机，随后使X线球管围绕该断面进行旋转，从而得到360°的X线吸收剖面曲线数据，同样输入计算机，由陈列处理机对上述各方向的吸收剖面曲线数据进行反投射法或解析法计算处理，从而得到该断面内各空间位置的体素的X线吸收值，将这些数据按空间坐标排列组成矩阵，再通过图像显示器将这些数值用不同的灰度等级在显示器上加以显示，从而得到人体断面的解剖结构图像。CT图像也是用灰度反映器官和组织对X线的吸收程度。其中黑影表示低吸收区，即低密度区，如含气的肺组织；灰影表示中等吸收区，即中等密度区，如软组织的肌肉或器官；白影表示高吸收区，即高密度区，如含钙量高的骨组织。CT图像具有较高的密度分辨率，能进行密度量化分析。为使CT图像上欲观察的组织结构和病变达到最佳显示，需依据它们的CT值范围，选用不同的窗技术，主要包括窗位和窗宽[1]。窗宽（W）是指被显示灰阶的范围，其中间值称为窗位（C）。提高窗位，荧光屏上所显示的图像变黑；降低窗位，图像变白。增大窗宽，图像上的层次增多，组织间对比度下降；缩小窗宽，图像上的层次减少，组织间对比度增加。

二、CT成像后处理技术

CT图像为断层图像，可进行各种后处理。CT图像后处理技术涵盖了各种二维显示技术、三维显示技术，以及其他多种分析、处理和显示技术。其中二维显示技术包括多平面重组（multiplanar reformation，MPR）、曲面重组（curved planar reformation，CPR）；三维显示技术有容积再现（volume rendering，VR）、最大密度投影（maximum intensity projection，MIP）、最小密度投影（minimum intensity projection，minIP）等。这些分析显示技术的开发和应用极大地扩展了CT的应用领域，并显著提高了CT的诊断价值。

三、常用于颅脑脊髓的CT成像方法

CT检查对中枢神经系统疾病的诊断价值较高，应用普遍。但CT检查使用X线，且辐射剂量显著高于传统X线检查，在一定程度上限制了CT的应用，尤其对妇产科、儿科患者，对某些病变的检出有一定困难。此外，CT对疾病的定性诊断仍然存在局限性。

1. CT平扫和增强扫描　CT平扫即不使用造影剂（一种不透X线的碘制剂）的CT检查，CT增强则是通过静脉注入造影剂来提高组织之间的层次对比，从而提高CT检查的分辨率。

CT平扫可显示中枢神经系统感染与炎症疾病中脑实质病变的部位及范围，及时检出病灶区是否存在水肿、钙化、出血、脑脊液循环系统改变等情况；增强扫描有利于显示室管膜、血脑屏障、脑膜、脑脓肿包膜等情况，若采取较大剂量的增强扫描方案则更利于清晰显示某些小病灶。在部分中枢神经系统感染性疾病发病的第1～3天CT平扫通常无阳性结果，增强扫描可提高病变的检出率，利于疾病的早期诊断与治疗，改善患者临床症状，降低疾病死亡率[2]。因此如果患者高度怀疑颅内感染则应及时进行CT增强扫描，并在近期进行CT复查。但对于部分颅内感染患者而言，存在异病同影现象，其CT表现较为类似，单纯进行CT检查无法确定具体病原，需结合其他影像学检查、实验室检查及临床特征等进行分析比较，不断提高诊断准确性。图1-2-1是一例脑脓肿的患者，CT平扫图像仅显示右侧侧脑室旁的稍低密度灶，病变范围较模糊，而增强后病变的边界、范围等均可清楚显示。

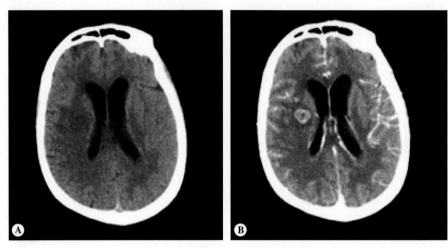

图1-2-1　右侧侧脑室旁脑脓肿
A. CT平扫显示右侧侧脑室旁稍低密度影，右侧侧脑室略有受压；B. CT增强可以更加清楚地显示病灶的部位、范围及强化方式

2. CT血管造影（CTA）　是一种无创性血管成像技术，其基本原理是经静脉注入造影剂，当靶血管内造影剂浓度达到阈值时利用多层螺旋CT进行快速扫描得到原始断层图像，可通过VR及MIP等后处理技术显示血管三维结构。CTA对脑血管病变的诊断既安全、方便、快速，又定性、定位明确，可作为脑动脉瘤等脑血管疾病筛查的一种方法。部分人对造影剂会出现一些不良反应，轻者表现为面部潮红、头痛、恶心、呕吐、荨麻疹、结膜充血等，重者表现为呼吸困难、意识不清、休克、心律失常、心搏骤停等，需立即采取气管切开、心肺复苏等急救措施。CTA与磁共振血管成像主要显示动脉的结构及走行，静脉相的显示以CT静脉血管成像和磁共振静脉血管成像效果更好。

在头颅CTA检查中，主要有4种检查技术，即常规CTA、数字减影CTA、双能量CTA及时间分辨CTA。

（1）常规CTA：基本原理是经静脉注射对比剂，利用螺旋CT在靶血管对比剂充盈高峰期进行连续的容积采集，然后利用计算机的后处理功能，最终以二维或三维甚至四维方式重组靶血管影像的血管成像技术。一般意义上所讲的常规CTA属非去骨CTA技术，由于颅底骨的重叠，该技术对颈内动脉颅底段病变的显示较困难。

（2）数字减影CTA：属于自动化骨减影CTA，能较好地显示颈内动脉颅底段病变，提高颅底段颈内动脉瘤的检出率。数字减影CTA是利用数字减影血管造影的原理，进行平扫和增强2次容积扫描并进行相减，将获得的减影数据进行不同方式的影像重组以显示靶血管的解剖和病变。常用的后处理一般有VR、MIP和MRP。VR以扫描容积内像素密度直方图的不同峰值代表不同的组织，然后计算每个像素的不同组织百分比，换算成不同的灰阶，以不同的灰阶及不同的透明度三维显示容积内的各种结构，主要通过三维立体观察血管情况。MIP是把扫描后的三维数据叠加起来，以操作者选定的角度作为投线方向，在该投线方向将三维数据中的最高密度体素投影到二维数据中，其余体素则被删除。MIP可以从任意角度投影，主要观察血管钙化情况。MPR利用三维重组技术对CT采样获得的数据进行任意方位的断层图像重组，包括平面重组和曲面重组，主要用于观察血管的比邻关系和在图像上显示迂曲的血管。目前该技术在临床中已经常规应用。

应注意，该技术要求在2次容积扫描过程中球管曝光角度应保持同步。在平扫中应使用低管电压和低管电流技术，以降低患者接受的辐射剂量。因为需要进行平扫和增强2次容积扫描，虽然在平扫中使用了降低辐射剂量的措施，但仍在一定程度上增加了患者接受的辐射剂量。对于危重或配合不佳的患者，会出现图像配准不良现象，此时的图像后处理需应用增强容积CT数据进行，类似常规CTA。进行数字减影CTA扫描时应告知患者在检查期间勿做吞咽动作,保持静止,还需去除头部的金属饰物等,避免伪影干扰。图像质量还与高压注射器的注射速率相关,一般情况下速率达4.5~5.0ml/s才可以获得高质量的颅脑CTA图像。但对于血管弹性较差的老年患者,注射速率过高会造成对比剂向血管外渗漏,因此常需适当降低注射速率。图1-2-2是头颈部血管数字减影CTA后处理后得到的一组图像。

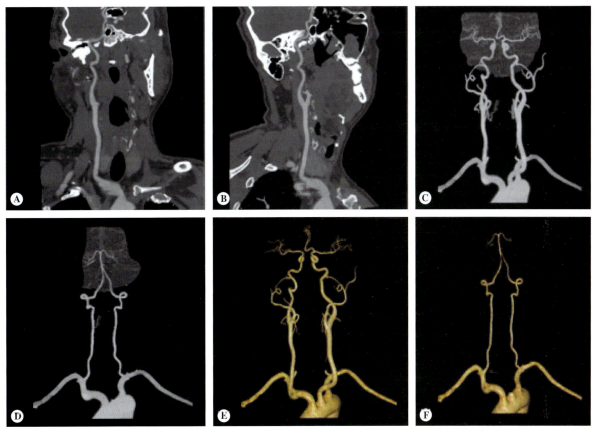

图1-2-2　不同CT后处理技术对头颈血管的显示
A、B.头颈动脉曲面重组图像;C、D.颅内前循环、后循环的最大密度投影图像;E、F.颅内前循环、后循环去骨的容积再现图像

（3）双能量CTA:是基于血液中碘成分与钙化或骨性成分在不同能量X线下的X线衰减率的差异,利用双能量模式扫描和算法处理可直接分离出复杂结构中的血管,达到去除骨性结构（包括血管硬斑块）的方法。目前以双源双能量CT技术较为成熟。该技术仅通过1次双能量CT增强扫描,并利用特殊的双能量后处理软件即可获得去骨的CTA图像和满足诊断需要的虚拟头颅平扫图像,减少了患者接受的辐射剂量,降低了图像配准不良的概率。其在诊断颅内动脉瘤方面和数字减影CTA具有同样高的诊断准确性。

（4）时间分辨CTA:是利用多层螺旋CT灌注成像技术获取靶血管的容积数据,然后经后处理软件重组出动态三维效果的图像,不仅可以用于脑血管的三维成像,还可以提供靶血管的形态学改变等功能参数,是传统概念上CT灌注成像技术的进一步拓展,主要用于脑缺血性病变、血管畸形等诊断。

3. 能谱CT　是利用物质在不同能量X线下产生的不同的吸收衰减系数来提供比常规CT更多影像信息的CT,改变了传统CT以单一CT值为标准的成像方式,实现了在超低剂量情况下获得分辨率高、清晰度高的图像,极大地提高了CT成像技术。能谱CT可进行单能量成像、能谱曲线分析、物质分离与定量分析及有效原子序数计算。

（1）单能量成像:能谱CT可以通过单球管双能瞬时切换同向采集技术获得40~140keV范围内的101个单能量图像,明显区别于采用混合能量射线扫描的普通CT。通过计算不同能量下组织对X线的吸收衰减系数得到相应的CT值，从而能得到相应的能谱曲线。不同物质间的能谱曲线差异在低能量段更加明显，相应CT值差异也最大。当目标组织在某一能量水平与邻近实质脏器的衰减差异最大而图像噪声最小时，该能量水平即该组织成像的最佳千电子伏特（keV）值，可获得最佳的单能量图像。单能量图像的图像质量、信噪比及对比度噪声比均优于普通CT，还可明显减少金属伪影、高密度对比剂的硬化伪影及致密骨边缘的硬化伪影等。

（2）能谱曲线分析：不同物质随X线能量的变化会呈现对X线不同的吸收衰减能力，由此可获得某一物质特征性的能谱曲线。能谱曲线不同提示其组织结构及病理类型存在差异。

（3）物质分离与定量分析：X线经过物质后产生的光电效应和康普顿效应共同决定了物质的衰减曲线，任何物质都有其特定的衰减曲线。物质的衰减曲线呈线性，可选择2种物质作为基物，将1种物质转化为产生同样衰减的2种基物的密度，再根据已知基物的衰减系数就可以计算出目标物质的空间分布和密度，从而实现物质的分离与定量分析。需要强调的是，物质组成分析并不是确定物质成分，而是通过给定的2种基物来产生相同的衰减效应。因此，分离物质时选用的基物并不固定，但最常用的是衰减系数不同的水和碘。

（4）有效原子序数计算：任何物质都具有特征性衰减曲线，当某元素X线吸收系数与某物质吸收衰减系数相同时，该元素的原子序数就是该物质的有效原子序数，在临床上可用于物质检测及鉴别等。

能谱CT在血管成像方面有突出优势。采用混合能量X线扫描的常规CTA，由于硬化线束伪影及较低的信噪比，其显示管径为1.5～3.0mm的细小动脉的效果欠佳。而能谱CT可采用能量较低的单能量X线进行扫描，减少硬化线束伪影，使组织间对比度增加，更加突出注射含碘造影剂的细小供血动脉，提高图像质量。同时，能谱CT最佳单能量成像技术可以将图像噪声控制在适当范围，进一步优化了病灶细小供血动脉的显示。

能谱扫描需要的管电压高，球管易过热，出于对球管的保护，能谱扫描不适于进行长时间、大范围、小螺距的不间断扫描。另外，能谱扫描得到的数据量大，约是常规CT的5倍，进行阅片及图像后处理时也需花费较长的时间[3-5]。

（李跃华　张　建　尚　凯）

参考文献

[1] 白人驹，张雪林.医学影像诊断学.第3版.北京：人民卫生出版社，2010.
[2] 张华，虞慧灵，胡明朗.不同CT扫描方式对颅内感染患者的诊断价值研究.中华医院感染学杂志，2018，28（5）：715-717，725.
[3] 石明国，高剑波.能谱CT在血管成像中的临床应用.中国医疗设备，2016，31（7）：6-8.
[4] 任庆国，滑炎卿，李剑颖.CT能谱成像的基本原理及临床应用.国际医学放射学杂志，2011，34（6）：559-563.
[5] 黄仁军，李勇刚.能谱CT的临床应用与研究进展.放射学实践，2015，30（1）：81-83.

第三节　MRI成像技术

一、MR基本原理和图像特点

与CT图像相同，MR图像也是数字化模拟的灰度图像，可以用窗技术显示，并能够进行各种图像后处理。然而，与CT不同的是，MR图像上的灰度并非表示组织和病变的密度，而是代表MR信号强度，反映的是弛豫时间的长短和质子密度的大小。

与CT检查的单一密度参数成像不同，MRI检查可多参数成像，如反映T_1弛豫时间的T_1值、反映T_2弛豫时间的T_2值。主要反映组织间T_1值差别的成像称为T_1加权成像（T_1 weighted imaging，T_1WI）。主要反映组织间T_2值差别的成像称为T_2加权成像（T_2 weighted imaging，T_2WI）。主要反映组织间质子密度差别的成像称为质子密度加权成像（proton density weighted imaging，PDWI）。颅脑组织及其病变具有不同的T_1值、T_2值和质子密度，因此T_1WI、T_2WI和PDWI会产生不同的信号强度，具体表现为不同的灰度值。MRI检查就可根据这些灰度变化进行颅脑疾病的诊断。一般而言，组织信号越强，图像上相应部分就越亮；组织信号越弱，图像上相应部分就越暗。但应注意，在T_1WI和T_2WI图像上，弛豫时间T_1值和T_2值的长短与信号强度的高低之间的关系有所不同。

短的 T_1 值呈高信号，如脂肪组织；长的 T_1 值为低信号，如脑脊液；短的 T_2 值为低信号，如骨皮质；长的 T_2 值为高信号，如脑脊液。MRI 检查也可以通过静脉注射对比剂，人为地改变组织与病变 T_1 值或 T_2 值，即 T_1WI 或 T_2WI 图像的信号强度的对比，以利于病变的检出和诊断。

MRI 检查可多序列成像，其中最常应用的是自旋回波（spin echo，SE）序列，用于获得 T_1WI；快速自旋回波（turbo SE，TSE；fast SE，FSE）序列，用于获取 T_2WI 和 PDWI；梯度回波（gradient echo，GRE）序列主要用于获取 T_1WI 和 T_2^*WI；反转恢复（inversion recovery，IR）序列包括短时 IR 序列和长时 IR 序列，短时 IR 序列用于脂肪抑制，长时 IR 序列用于自由水的抑制，即液体衰减反转恢复（fluid attenuated inversion recovery，FLAIR）序列；平面回波成像（echo planar imaging，EPI）序列是一种快速成像序列，主要用于扩散加权成像（diffusion weighted imaging，DWI）、灌注加权成像（perfusion weighted imaging，PWI）及功能成像。

MR 还可进行多方位断层成像。在颅脑疾病的临床应用中，MRI 检查常规获取轴位、冠状位和矢状位断层图像。有时还可以根据诊断需要进行倾斜面的断层成像。将多方位图像结合起来可清楚显示组织结构间的解剖关系，有利于明确病变的起源部位及其范围。

较高的软组织分辨率为 MR 图像的另一个突出优点，有利于识别正常结构和病变的组织类型。此外，一些特定的成像序列和成像方法还有利于进一步确认病变的组织学特征。例如，亚急性出血和脂肪组织在 T_1WI、T_2WI 上均呈相似的高信号，然而应用频率选择性脂肪抑制技术时，脂肪组织被抑制为低信号，而亚急性出血依然为高信号。再如，钙化和含铁血黄素在 T_2WI 上均表现为低信号，两者难以鉴别，应用 GRE 序列或磁敏感加权成像（susceptibility weighted imaging，SWI），由于它们的磁化率不同而呈不同信号强度，由此可以进行区分。MRI 的不同成像序列和成像方法，常能够准确识别正常结构和病变的不同组织学类型，有助于病变的检出和诊断。

此外，MRI 还可进行多种特殊的结构和功能成像，可反映脑结构和功能方面的信息及病变导致的结构和功能变化。这些特殊成像方法主要包括脑血管成像、DWI、扩散张量成像（diffusion tensor imaging，DTI）、PWI、磁共振波谱技术（magnetic resonance spectroscopy，MRS）、SWI 及功能磁共振成像（functional magnetic resonance imaging，fMRI）等。

二、常用于颅脑脊髓感染与炎症性疾病的 MR 检查方法

1. MRI 平扫和增强扫描 MRI 平扫为患者在进行检查时，无须注射造影剂。目前临床上的大多数常规检查是 MRI 平扫。然而，正常与异常组织的弛豫时间有较大重叠时，病变组织与正常组织 MR 信号相近，平扫无法有效区分出病变组织，或者平扫能够检查出病变，但病变组织的边缘、内部结构等不能很好地显示时，需要给患者注射造影剂以增加对比度，这就是 MR 增强扫描。

MR 增强扫描能够帮助发现平扫不能发现的病变，在很多疾病的检查中有着重要的作用。当给患者静脉注射造影剂后，不同组织造影剂的分布浓度不同，造影剂会影响组织的弛豫时间，这样正常组织与病变组织的图像差别就会比较明显，易于从正常组织中区分出病变。以钆类造影剂为例，由于钆类造影剂具有强顺磁效应，在临床上钆类造影剂是使用最广泛的 MRI 造影剂。钆类造影剂通过改变病变区的微环境，缩短 T_1 弛豫时间，在 T_1WI 图像上突出高信号来达到信号增强的效果。

2. 磁共振血管成像（magnetic resonance angiography，MRA） 指利用血液流动的特点，对血流和周围相对静止的组织的 MR 信号差异形成对比的一种磁共振成像技术[1]。MRA 被广泛应用于临床测量血液的流动速度、检查血管与周围组织的病变等，一般使用 GRE 序列进行成像。根据显示的血液的黑白可以将 MRA 分成两大类，即黑血和亮血。亮血技术又可以分为有造影剂增强和无造影剂增强[2]。

亮血 MRA 常用的检查方法有时间飞跃法（time-of-flight，TOF）和相位对比法（phase contrast angiography，PCA）[3]。TOF 是最常用的非增强血管成像方法，主要利用射频脉冲饱和成像部位的

组织，这些组织因为被饱和而在图像上显示为低信号，而血管内的血液由于其流动的特点，成像部位会流入新的未饱和的血液，这样血管内的血液就会在图像上显示出高信号，从而能够区分血管和周围组织。临床上常用的有二维TOF和三维TOF，二维TOF在颈动脉和外围血管等血流方向与成像平面垂直的部位血管成像中有广泛的应用。三维TOF能够得到较高的信噪比和空间分辨率，因此三维TOF在颅内血管成像中得到广泛应用。

PCA则通过对成像部位施加2个对称的梯度实现（图1-3-1，梯度的幅值和持续时间相同，极性相反），对静止的组织而言，正负梯度产生的散相位和重聚相位相等，其总的相位变化为零；对流动的组织而言，由于其流动影响，正负梯度产生的相位变化不为零，这样血管与静止组织就产生相位对比。相位的大小与血管内血流速度成正比，从相位的正负还能够确定血流方向。

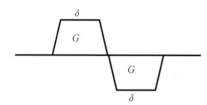

图1-3-1　PCA成像中施加的对称梯度

G代表梯度的面积；δ代表梯度的宽度

平衡式稳态自由进动（balanced steady-state free precession，bSSFP）-MRA是另一种非造影剂血管成像技术[4]，其图像对比度由T_2/T_1值决定。bSSFP序列在各个梯度方向上保持相位平衡，降低了由血液流动导致的信号损失，可以对任意血流方向成像，bSSFP-MRA图像上动脉和静脉都是高信号，其适合于胸主动脉和冠状动脉血管成像检查。

黑血MRA通过抑制血管中流动的血液信号，保留周围静态组织的信号，从而得到的血管图像上血液呈低信号。黑血信号可以通过加速流动散相位（快速自旋回波序列）或者根据血液和组织T_1值、T_2值不同（反转恢复序列）实现。

亮血MRA可以分为有造影剂增强血管成像和无造影剂增强血管成像。动脉自旋标记（arterial spin labeling，ASL）血管成像（ASL-MRA）、bSSFP-MRA、TOF、PC都属于无造影剂增强血管成像[5]。

对比增强磁共振血管成像（contrast enhanced MR angiography，CE-MRA）是通过高压注射对比增强剂（如钆制剂），利用造影剂缩短血液的T_1和T_2弛豫时间，从而达到显示病变组织血管的目的[6]。相对于不使用造影剂的MRA（如时间飞越法和相位对比法），CE-MRA的优点是可以缩短采集时间，提高成像范围，减少由血流和脉动导致的磁化率伪影。

磁共振静脉血管成像（magnetic resonance venogram，MRV）指对静脉血管成像的技术，通常使用注射造影剂或相位对比的方法进行静脉血管成像，MRV是评价颅内静脉系统及疾病的重要方法[7]。

3. 结构MRI　指磁共振检查中扫描高分辨的结构像，一般是三维高分辨T_1WI。以人脑结构像为例，一方面，结构像具有较好的灰白质对比度，可以用来检查组织结构上的异常变化，甚至可以用来定量特定脑区的白质或灰质体积；另一方面，可以利用大脑结构像灰白质对比清晰的特点，为后续的检查提供准确的定位，如波谱的扫描定位、功能像扫描时对齐前后联合等。另外，结构像还可以为数据后处理提供帮助，如在脑功能数据分析中，结构像被用来分割、配准到标准脑模板，使得功能像的配准、分析更准确。

（王　鹤　王前锋　唐嘉莹）

参考文献

[1] Hartung MP, Grist TM, Francois CJ. Magnetic resonance angiography: current status and future directions．J Cardiovasc Magn Reson, 2011, 13: 19.

[2] Wheaton AJ, Miyazaki M. Non-contrast enhanced MR angiography: physical principles．J Magn Reson Imaging, 2012, 36: 286-304.

[3] Saloner D. The AAPM/RSNA physics tutorial for residents. An introduction to MR angiography.Radiographics, 1995, 15（2）: 453-465.

[4] Miyazaki M, Lee VS. Nonenhanced MR angiography．Radiology, 2008, 248: 20-43.

[5] Moran PR. A flow velocity zeugmatographic interlace for NMR imaging in human．Magn Reson Imaging, 1982, 1: 197-203.

[6] Moran PR, Moran RA, Karstaedt N. Verification and evaluation of internal flow and motion. True magnetic resonance imaging by the phase gradient modulation method．Radiology, 1985, 154: 433-441.

[7] Bryant DJ, Payne JA, Firmin DN, et al. Measurement of flow with NMR imaging using a gradient pulse and phase difference technique．J Comput Assist Tomogr, 1984, 8: 588-593.

第四节 数字减影血管造影成像技术

一、数字减影血管造影成像原理

数字减影血管造影（digital substraction angiography，DSA）是计算机与常规 X 线血管造影相结合的一种新的检查方法，兴起于 20 世纪 80 年代，由美国威斯康星大学 Mistretta 组和美国亚利桑那大学 Nadelman 组首先研制成功。减影技术的基本内容是把人体同一部位的两帧图像相减，从而得到它们的差值部分，不含对比剂的图像称为掩模像或蒙片，注入对比剂后得到的图像称为造影图像或充盈像。减影后的图像信号与对比剂和血管的吸收系数相关，与对比剂的厚度成正比，与背景无关。在减影图像中，骨骼和软组织等背景图像被消除，只留下含有对比剂的血管图像（图 1-4-1）[1]。

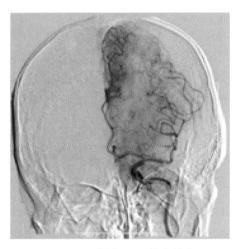

图 1-4-1 颅脑 DSA 检查技术
左侧颈内动脉血管造影

DSA 成像系统按功能和结构划分，主要由 5 部分构成：① 射线质量稳定的 X 线机；② 快速图像处理机；③ X 线定位系统和机架；④ 系统控制部分；⑤ 图像显示、存储等外部设备和网络传输部分。

二、常用于颅脑脊髓感染与炎症疾病的数字减影血管造影成像方法

1. 脉冲图像方式 采用间歇 X 线脉冲，在对比剂未流入感兴趣血管时摄取掩模像，在对比剂逐渐扩散的过程中对 X 线图像进行采集和减影，得到一组连续而有间隔的减影图像系列，每帧减影图像之间的间隔较大，所获图像信噪比高，适用于脑血管、颈动脉、肝动脉及四肢动脉等活动速度较慢的部位。

2. 超脉冲方式 以 6～30 帧 / 秒的速率进行 X 线脉冲摄像，然后逐帧高速反复减影，能以实时视频的速度连续观察 X 线数字图像或减影像，动态清晰度较高，适用于肺动脉、冠状动脉、心脏等活动速度快的部位。

3. 连续图像方式 所用 X 线可以是连续的，也可以是脉冲的，得到与摄像机同步的、频率为 25 帧 / 秒或 30 帧 / 秒的连续图像，能显示快速运动的部位，时间分辨率高。

随着技术的发展，DSA 系统还有一些特殊功能，如旋转 DSA、三维 DSA、实时模糊蒙片（real-time smoothed mask，RSM）DSA 等。旋转 DSA 是在 C 形臂旋转过程中注射对比剂进行曝光采集而达到动态观察的检查方法，可获得不同角度的血管造影图像，增加了观察角度，显示病变血管更有优势。三维 DSA 是旋转血管造影技术、DSA 技术及计算机三维图像处理技术相结合的产物，通过工作站进行 VR、表面图像显示（SSD）等后处理，可显示血管的三维立体图像，一定程度上克服了血管结构重叠的问题，为观察血管病变、血管狭窄的定位测量及诊断提供了更多的解剖细节及脑血流动力学信息，为各种介入治疗提供了必备条件[2,3]。RSM-DSA 是 DSA 的另一种减影方式，注射对比剂后，可在一次运动中获取减影图像，避免了普通 DSA 需要 2 次运动采集的烦琐工序和 2 次采集间患者移动造成减影失败的可能。

脑血管造影可分为全脑血管造影、选择性脑血管造影和超选择性脑血管造影。手术中，常经股动脉穿刺插管，分别进行双侧椎动脉和颈总动脉造影，并根据病情进行超选择性造影，DSA 显示脑循环全时程及血流代偿情况，在颅内血管性疾病的诊断及介入治疗方面有明显优势。对于脑血管炎，DSA 可清楚地显示各种原因所致的血管炎性改变，如不同部位血管的狭窄或闭塞，血管走行的迂曲、僵直及少数由炎症破坏动脉壁中层而导致的动脉扩张或动脉瘤等，是多种血管炎性

疾病诊断的金标准。但由于部分脑血管炎性疾病的血管改变无特异性，甚至可表现为阴性，诊断血管炎性疾病还需结合临床表现及实验室检查结果综合考虑。DSA还可用于患者血管结构破坏情况的长期随访观察。

但DSA也有一定的局限性。首先，其主要禁忌证[4]如下：①有严重出血倾向者；②严重心、肝、肾功能不全者；③对比剂过敏者。其次，DSA成像有一定限制，主要包括：①造影时需要患者高度配合，避免一切随意运动；②DSA虽然有利于显示小动脉支，但对直径<0.2mm的微小血管尚不能显示；③非自主即不随意的运动（如吞咽、呼吸及胃肠蠕动等）会产生伪影，影响图像清晰度。

（李跃华　张　建　尚　凯）

参考文献

[1] 艾民，阮兴云，王玉昆，等. 数字减影的历史、现状和未来发展趋势. 医疗装备，2000，13（6）：1-6.
[2] Gailloud P, Oishi S, Carpenter J, et al. Three-dimensional digital angiography: new tool for simultaneous three-dimensional rendering of vascular and osseous information during rotational angiography. Am J Neuroradiol, 2004, 4（4）: 571-573.
[3] Abe T, Hirohata M, Tanaka N. Clinical benefits of rotational 3D angiography in endovascular treatment of ruptured cerebral aneurysm. Am J Neuroradiol, 2002, 23（4）: 686-688.
[4] 白人驹，张雪林. 医学影像诊断学. 第3版. 北京：人民卫生出版社，2010.

第五节　核素显像技术

一、正电子发射断层显像原理

正电子发射断层显像（positron emission computed tomography，PET）是利用正电子核素标记或合成相应的显像剂，将其引入机体后定位于靶器官，这些核素在衰变过程中发射正电子，这种正电子在组织中运行很短距离后，即与周围物质中的负电子相互作用，发生湮没辐射，发射出方向相反、能量相等（511keV）的2个光子。PET是采用一系列成对互成180°排列并与符合线路相连的探测器来探测湮没辐射光子，从而获得机体正电子核素的断层分布图及病变的位置、形态、大小、代谢和功能，对疾病进行诊断。由于PET利用人体正常组织结构含有的必需元素^{11}C、^{13}N、^{15}O、^{18}F（与H的生物学行为类似）等正电子发射体标记作为显像剂，使用如脱氧葡萄糖、氨基酸、胆碱、胸腺嘧啶、受体的配体及血流显像剂等药物为示踪剂，故能够以图像方式从分子水平显示机体及病灶组织细胞的代谢、功能、血流、细胞增殖和受体分布状况等，为临床提供更多的生理和病理方面的诊断信息，PET的应用使核医学迈入了新纪元[1]。

二、常用于颅脑脊髓感染与炎症性疾病的正电子发射断层显像方法

1. PET脑代谢显像　人脑代谢非常活跃，其功能活动极其复杂。脑代谢显像在研究中枢神经系统功能代谢活动的变化规律及探讨脑部疾病等方面具有重要的意义。葡萄糖几乎是脑组织唯一的能源物质，脑内葡萄糖代谢率的变化能够反映脑功能活动的情况。氟代脱氧葡萄糖（^{18}F-FDG）为葡萄糖的类似物，具有与葡萄糖相同的细胞转运及己糖激酶磷酸化过程，但转化为^{18}F-FDG-6-P后就不再参与葡萄糖的进一步代谢而滞留在脑细胞内。观察和测定^{18}F-FDG在脑内的分布情况，就可以了解脑内葡萄糖代谢的状态。其临床应用主要包括：癫痫灶的定位诊断；阿尔茨海默病的诊断和病情评估；脑肿瘤的良恶性鉴别、分期和分级，疗效和预后判断，以及复发和残存病灶的诊断。大部分活动性感染灶表现为^{18}F-FDG的高摄取，因此^{18}F-FDG可以用来检测感染灶，能够反应感染病灶的糖代谢活性，并可以评估治疗效果。对于PET/MRI来说，FDG摄取情况可与MRI表现互相印证。

除葡萄糖代谢显像外，还有氧代谢显像（$^{15}O_2$）、氨基酸代谢显像（^{11}C-MET、^{18}F-FET）、核酸代谢显像（^{18}F-FLT）、乏氧代谢显像（^{18}F-FMISO）、胆碱代谢显像（^{11}C-CHO）。脑代谢显像可以得到脑氧代谢率和氧提取分数，这些显像是反映脑氧代谢水平的重要指标。氨基酸代谢显像主要反映脑内蛋白质合成代谢水平，正常成人大脑内的神经元细胞多为成熟细胞，故无明显的蛋白质合成。肿瘤细胞在糖代谢旺盛的同时，对氨基酸的转运

速度加快，以满足细胞生长增殖的需求，故表现为氨基酸高摄取，再加上正常脑细胞对氨基酸摄取非常少，这样就更加突显出了病灶。氨基酸代谢显像（^{11}C-MET、^{18}F-FET）脑内本底较低，感染性病变表现为轻-中度代谢增高。目前主要用于感染性病变、脱髓鞘病变与肿瘤的鉴别诊断。胆碱代谢是^{11}C-CHO通过特异性转运体进入细胞，在细胞内进行代谢后，终末产物磷脂酰胆碱整合到细胞膜上，细胞对胆碱的摄取速度反映了细胞膜的合成速度，因而其可作为肿瘤细胞增殖、分裂的指标，是直接或间接反映肿瘤细胞增殖、分裂的示踪剂[2]。

2. PET神经受体显像 神经受体显像是利用发射正电子的放射性核素标记特定的配体，基于受体-配体特异性结合的特点，通过PET对活体人脑特定结合位点进行精确定位并获得受体的分布、密度和亲和力等参数。利用放射性核素标记的合成神经递质的前体物质尚可观察特定中枢神经递质的合成、释放、与突触后膜受体结合及再摄取等信息，称为神经递质显像（neurotransmitter imaging）。借助生理数学模型，可以获得中枢神经递质或受体的定量或半定量参数，从而对某些神经递质或受体相关疾病做出诊断、诊疗决策、疗效评估和预后判断。目前研究和应用比较多的神经受体主要有多巴胺受体（dopamine receptor）、乙酰胆碱受体（acetylcholine receptor）、5-羟色胺受体（5-serotonin receptor）、苯二氮䓬受体（benzodiazepine receptor）和阿片受体（opioid receptor）等[3]。

3. PET/MR脑显像 PET/MR仪是正电子发射断层显像仪和磁共振成像技术两强结合一体化组合成的大型功能代谢与分子影像诊断设备，与其他检查手段相比，PET/MR灵敏度高、准确性好，尤其是对早老性痴呆、癫痫、帕金森病等没有明显结构改变的神经系统退行性疾病具有早期发现、早诊断和准确评估的价值。另外对于颅内恶性肿瘤良恶性的鉴别、恶性胶质瘤边界的确定、肿瘤治疗后放射性坏死与复发的鉴别、肿瘤活检部位的准确选择等具有其他影像学手段不可比拟的优势[4]。

（秦永德　李肖红　高　欣^{2}）

参 考 文 献

[1] Santiago JFY, Positron emission tomography with computed tomography（PET/CT）. New York：Springer, 2015.

[2] Christian PE, Waterstram-Rich KM. Nuclear Medicine and PET/CT. 7th ed. Amsterdam：Elsevier, 2011.

[3] 王慧春, 左传涛, 黄喆憨, 等. ^{11}C-CFT脑PET显像在早期帕金森病诊断中的临床应用. 中国临床医学影像杂志, 2010, 21（4）：229-232.

[4] 吴泳仪, 孙夕林, 申宝忠. PET/MR联合成像的应用. 放射学实践, 2015, 13（6）：104-106.

第二章　功能与分子影像学技术

常规影像学对人体解剖结构能够做到全方位的显示，但对于人体的生理及病理生理过程就显得无能为力，随着影像学技术的突飞猛进，功能与分子影像学逐步从实验研究走向临床应用，能够提供人体的动态及功能信息，并且发展至从细胞和分子学水平分析疾病的原因。

第一节　功能影像学

功能影像学随着现代影像学技术的发展逐步完善，在疾病的诊断及鉴别诊断方面表现出了卓越的能力，并且不断涌现出新的技术，可以更为准确安全地将组织、器官的功能状态呈现出来。临床上较为成熟的功能影像学方法包括CT灌注成像（CT perfusion imaging，CTP）、灌注加权成像（perfusion weighted imaging，PWI）、扩散加权成像（diffusion weighted imaging，DWI）、扩散张量成像（diffusion tensor imaging，DTI）、血氧水平依赖（blood oxygenation level dependent，BOLD）磁共振成像、磁敏感加权成像（susceptibility weighted imaging，SWI）、动态增强磁共振成像（dynamic contrast enhanced MRI，DCE-MRI）。

一、CT功能成像

CT灌注成像是指在静脉注射造影剂的同时对选定的层面进行连续多次同层扫描，每次扫描之间的间隔时间为0.5～1s，以获得该层面内每一像素的时间-密度曲线，该曲线横坐标为时间，纵坐标为注射造影剂后增加的CT值，显示了造影剂在该器官中的浓度变化，从而间接地反映了组织器官血流灌注量的变化。在头颅灌注中，基于时间-密度曲线计算出的脑血流量（cerebral blood flow，CBF）、脑血容量（cerebral blood volume，CBV）、造影剂的平均通过时间（mean transit time，MTT）、造影剂峰值时间（time to peak，TTP）及毛细血管通透性（PS）等参数，进行图像重建和伪彩染色处理后可得到各参数图，反映了脑组织的血流灌注状态。CBF是指单位时间内流经一定量脑组织血管结构的血流量，单位为ml/（min·100g）。CBV是指存在于一定量脑组织血管结构的血液容积总量，单位为ml/100g。MTT是指血液经不同路径通过特定脑组织的平均时间，相对于血液自动脉端流至静脉端所需的循环时间，通常以秒（s）为单位。TTP是指时间-密度曲线上从造影剂开始出现至到达峰值的时间，单位为s。PS是指造影剂单向从血管内渗漏到组织间隙的速率，单位为ml/（min·100g）。局部脑组织血流微循环的改变对病变的检出有提示作用。

CT灌注成像的理论基础为核医学的放射性示踪剂稀释原理和中心容积定律：BF= BV/MTT。由于含碘造影剂基本符合非扩散型示踪剂的要求，所以核医学灌注成像的原理也适用于CT灌注。

CT灌注成像主要有非去卷积和去卷积两种算法。非去卷积算法较为简便，忽略造影剂静脉流出的影响，并假定不存在造影剂外渗及再循环等情况，即以造影剂首过效应计算各个参数。该算法虽然简单，但容易低估CBF，且要求注射造影剂时注射速率大，增加了操作的难度和风险。去卷积算法虽然复杂，但无须对组织器官的血流动力学情况预先做一些人为的假设，仅根据实际情况综合考虑了流入动脉和流出静脉的血液进行数学计算处理，更真实地反映了组织器官中积蓄的造影剂随时间的变化量，计算偏差小，更贴近实际的血流灌注情况，且造影剂注射速率要求相对不高（一般4～5ml/s），应用前景更为广阔。图2-1-1为利用去卷积算法得到的脑CT灌注图像，这是一例正常人的大脑半球灌注图像，双侧大脑半球的灌注情况基本一致。

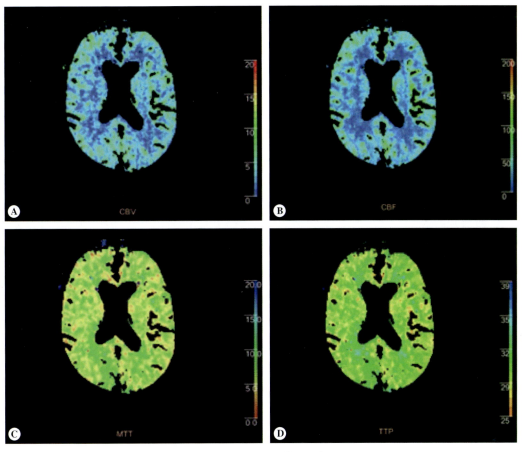

图 2-1-1　脑 CT 灌注图像
A. CBV；B. CBF；C. MTT；D. TTP

CT灌注图像的质量受多种因素影响，包括造影剂注射的总量、速率及患者的心功能等。由于脑循环的通过时间短（3～5s）、相对脑血容量少，因此要获得高质量图像，就必须尽快注射完适量的造影剂，以确保在数据采集及时间-密度曲线达峰值前造影剂均在脑组织内，而未经静脉系统流出。如果注射速度太慢，造影剂可能在达峰之前就已经由静脉流出该组织，此时获得的CT值并不能真正反映脑组织的血流灌注情况，由此计算的时间-密度曲线峰值可能偏低，TTP也将增大。

二、MR 功能成像

1. 扩散加权成像　扩散（diffusion）是指水分子由于热能而在组织内进行的随机运动（布朗运动），由于一些障碍物如细胞膜、细胞器和生物大分子等物质的存在，对水分子的自由运动产生影响，从而不同组织的水分子扩散情况不同，通过特定的运动敏感序列，磁共振扩散加权成像（diffusion weighted imaging，DWI）凸显出了这种扩散对比。

磁共振扩散加权成像提供了不同于常规磁共振图像的组织对比，其在显示急性脑梗死及其他脑急性病变的鉴别上非常敏感，对于全身各部位的大部分肿瘤的鉴别也起着非常重要的作用，已成为常规MRI检查的重要补充。然而，DWI在磁共振领域中的重要性不仅仅是其在定性分析上的突出表现，更重要的是DWI提供了一系列新的定量化参数，这些参数主要依赖于水分子的运动而非组织的质子密度、T_1或T_2值。随着DWI技术的不断发展及不同模型的建立，DWI定量化参数不断地被丰富。

DWI最基本的序列是Stejskal-Tanner自旋回波扩散序列[1]（图2-1-2），在自旋回波（spin echo，SE）序列180°脉冲前后加上2个对称的扩散敏感梯度；对于静止（扩散弱）的水分子，第一个梯度脉冲所导致的质子自旋散相会被第二个梯度脉冲重新汇聚，信号不会降低；而对于运动（扩散强）的水分子，第一个梯度脉冲导致的散相质子自旋离开了原来的位置，受第二个梯度脉冲的梯度场和第一个梯度场不一样，相位不能再被完全重聚，信号降低。采用常规SE序列的扩散成像时间长，被试者轻微运动可产生较明显的运动伪影。随着梯度技术的发展，目前临床上最常用的是SE-EPI DWI序列，它可以明显减少成像时间，降低运动伪影，增加因分子运动而使信号强度变化的敏感性。

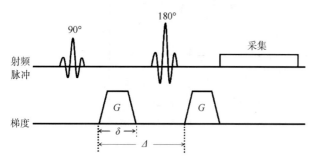

图2-1-2 Stejskal-Tanner自旋回波扩散序列

表观扩散系数（apparent diffusion coefficient，ADC）是临床上最常用的扩散定量参数，它能够比较简单地表征组织内水分子的扩散情况，其数学模型为单指数模型，计算公式为

$$S(b)/S_0 = \exp(-b \times ADC) \quad (1)$$

其中，$S(b)$是当b取一定值时的信号强度，S_0是没有扩散加权时的信号强度，b可以通过一个标准的矩形梯度脉冲对计算得出。

$$b = \gamma^2 G^2 \delta^2 (\Delta - \delta/3) \quad (2)$$

其中，γ是旋磁比（H，42.58MHz/T），G是扩散梯度磁场（motion probing gradients，MPG）强度，δ是1个MPG脉冲的持续时间，Δ是2个MPG脉冲前缘的间隔时间。

根据Fick定律，真正的扩散是由浓度梯度导致的分子净运动，在MR成像中，浓度差异造成的分子运动和血管内的血流运动无法区分，因而只能称为表观扩散系数，而不是扩散系数。

2. 扩散张量成像 在理想情况下，水分子的扩散是各向同性的，即在各个方向的扩散系数相同，然而在实际应用中，很多组织（如脑白质）并非如此。为了研究水分子各向异性扩散，在常规DWI基础上发展出来一种新技术即扩散张量成像，这个概念最初由Basser等提出[2]。DTI可在三维空间内定量分析组织内水分子扩散运动方向的特性，DTI中最主要的概念是3个本征向量和本征值，对应着扩散椭球体的3个轴的方向和长度。各向异性分数（fractional anisotropy，FA）是指水分子各向异性成分占总扩散张量的比例，其值范围为0～1。对于各向同性的介质，3个方向的本征值相等，FA值为0；对于柱形各向异性介质，沿着柱形长轴方向的本征值远远大于其他2个方向，FA值接近1。已知本征值还可以计算出相对各向异性（relative anisotropy，RA）和容积比（volume ratio，VR）等参数，在临床应用中FA较为常用。因为描述DTI张量的3×3的矩阵元素中有6个独立变量，所以要计算出本征值需要采集至少6个方向的扩散图像。再利用特定的算法，DTI可以提供其他成像方法所无法实现的脑的解剖结构和功能信息，重建脑白质纤维束。DTI对脑白质病和脑血管病等的诊断、神经外科术前病灶的定位、病灶与纤维束的毗邻关系的确定均有重要意义。

3. 扩散峰度成像（DKI） 最初由Jensen等[3]于2005年提出，是对DTI的扩展。峰度（kurtosis）是用来形容曲线特征的量，如图2-1-3所示，峰度为0时，曲线呈高斯分布，所以在扩散的领域里，峰度是用来表征水分子扩散偏离高斯分布的程度。引入峰度以后，磁共振信号可以表示为

$$\ln[S(b)] = \ln[S(O)] - bD_{app} + \frac{1}{6}b^2 D_{app}^2 K_{app} + O(b^3) \quad (3)$$

其中，K_{app}是峰度，高阶项$O(b^3)$通常可以被忽略。同DTI一样，DKI数据的采集也需要多个方向。另外，为了计算出峰度，还需要配合多b值采集，所以采集时间相对于常规DTI较长。但是，DKI相对于DTI的优势还是很明显的，如在大脑灰质和白质纤维素交叉处，FA值没有数值，DTI无法评价病变，而DKI能够评价。目前，DKI的应用越来越广泛，已从脑神经系统的应用发展到其他部位。

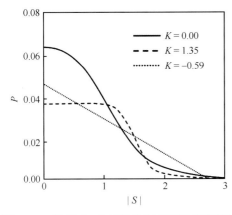

图 2-1-3 峰度（K）反映偏离高斯线型的程度

4. 体素内不相干运动成像 无论是常规 DWI 还是 DTI，都假设扩散加权信号随着 b 值增加呈单指数方式衰减，其实这种假设在很多情况下是不成立的，尤其当 b 值较高时更是如此。相比单指数模型，体素内不相干运动成像（intravoxel incoherent motion，IVIM）双指数模型可以更好地描述这种多指数方式的信号衰减[4]。双指数模型同时考虑每个体素内共存的快速扩散质子池和慢速扩散质子池，其计算公式为

$$\frac{S(b)}{S_0}=f\times\exp(-bD_1)+(1-f)\times\exp(-bD_2) \quad (4)$$

f 和 $(1-f)$ 分别是快速扩散质子和慢速扩散质子的容积率；D_1 和 D_2 是相应的 ADC 值。在实际问题中，这种快慢速扩散质子池至少有 2 种典型的情况（图 2-1-4）。

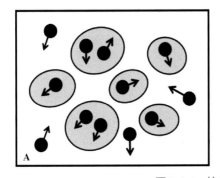 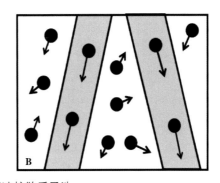

图 2-1-4 快慢速扩散质子池

A. 细胞内水分子（快扩散）和细胞外水分子（慢扩散）；B. 血管内水分子（快扩散，即血液灌注）和血管外水分子（慢扩散）

为了求解（3）式，扩散图像采集时需要进行多 b 值采集，b 的个数和大小需要视实际情况（如检查的部位和患者的情况）决定。求解时，比较常用的是 Marquardt-Levenberg 算法，使用该算法需要预先设定初始值，不适当的初始值会导致拟合失败或陷入局部最小值而得到错误的结果。另外，需要拟合的变量越多，初始值的设定越困难。为了让结果更加稳定，在某些应用中有一些简化的办法，如图 2-1-4B 的这种扩散和灌注的双指数模型中，可以假设扩散和灌注的 ADC 有数量级的差别，于是在高 b 值时（如 $b>200$），快速扩散成分已经充分衰减，因此高 b 值部分的曲线可以认为是单指数衰减，经过简单的线性拟合即得到慢速扩散 ADC 和容积率，剩下唯一的未知数，快速扩散 ADC 也就很容易得到了。另一种简化方法是固定不重要的参数，拟合其余 2 个参数。

5. 灌注成像技术 磁共振灌注成像是指能够反映组织微血管分布、血流灌注情况及能够提供血流动力学方面信息的磁共振成像技术[5]。灌注成像一般通过对血管内或注入体内的示踪剂进行不断扫描，根据局部信号的变化，反映局部血流的动力学特征，达到诊断疾病的目的[6]。磁共振灌注成像已经广泛应用于颅内肿瘤性病变的定性、鉴别诊断，肿瘤分级及预后评级。

常用的灌注成像方法有动态磁化率对比（dynamic susceptibility contrast，DSC）、动态对比增强（dynamic contrast enhanced，DCE）和动脉自旋标记（arterial spin labeling，ASL）[7]。DSC 和 DCE 均需要静脉注射造影剂增强，ASL 不需要静脉注射造影剂。DSC 也称磁共振 PWI。DSC 具有时间分辨率高、无放射性的特点，在临床上应用广泛。DSC 常用的参数有脑血容量（cerebral blood volume，CBV）、相对脑血容量（relative cerebral blood volume，rCBV）和平均血流速度（mean transit time，MTT）等。

DSC灌注成像需要静脉注射顺磁性的造影剂（如钆造影剂），一般使用 T_2^* 加权的快速梯度回波（GRE）或平面回波序列（EPI）采集图像。由于造影剂一般是顺磁性或超顺磁性的，造影剂进入毛细血管床后，一方面会增加氢质子与外部环境发生能量交换，加速氢质子由激发态向平衡态的恢复，缩短纵向弛豫时间（T_1）；另一方面，进入血管的造影剂会产生附加场，增加血管周围局部场的不均匀性，加上造影剂在组织间的扩散，增加质子的散相，从而缩短组织的横向弛豫时间（T_2）和准横向弛豫时间（T_2^*）。正常脑组织的血脑屏障会阻止血管内的造影剂向外渗透，这样血管内外就有明显的磁化率差异，磁化率差异引起血管附件磁场的变化，从而导致血管外组织质子横向弛豫时间降低。DSC灌注方法反映的是造影剂首次进入毛细血管时通过连续测量血流信号随时间变化的微血管灌注特征，一般 1～2min 即可以完成数据采集。在DSC灌注成像时，一般使用较长的TR，这样可以尽量避免图像信号中 T_1 权重的影响。

DCE与DSC一样需要注射外源性造影剂，反映血流流入器官或组织前、中、后的微循环特性，可定量或半定量测量组织血流动力学的改变，被广泛应用于肿瘤性病变诊断[8]。通过静脉注射的造影剂以灌注的方式通过毛细血管在组织细胞外的空间中积累，造影剂会缩短组织的纵向弛豫时间，重复扫描快速 T_1 加权序列，即可以从图像上得到感兴趣区域的信号强度随着时间变化的曲线，分析毛细血管渗透性和灌注特性。容积转移常数（volume transfer constant，K_{trans}）、细胞外间隙容积分数（fractional extracellular space volume，V_e）、血浆容积分数（fractional plasma volume，V_p）、组织间隙-血浆速率常数（interstitium-to-plasma rate constant，K_{ep}）是DCE常用的定量参数。

ASL灌注成像不需要外源性造影剂，而是利用患者自身的水分子充当内源性示踪剂，临床上易于操作，且相对安全[9]。根据标记动脉血液方式的不同，ASL可以分为连续式动脉自旋标记（continuous arterial spin labeling，CASL）、脉冲式动脉自旋标记（pulsed arterial spin labeling，PASL）、伪连续式动脉自旋标记（pseudo continuous arterial spin labeling，pCASL）等[10]。ASL主要用于颅脑的灌注成像，对颈内动脉内质子进行标记，需要标记像和非标记像两次采集。对质子进行标记可以使用饱和脉冲和180°脉冲翻转的方法，180°脉冲翻转法具有2倍的信号动态范围，图像有更高的信噪比。通过180°翻转脉冲，在成像部位上游即颈内动脉内的血液质子进行翻转（标记），被标记的质子流入FOV包含的区域时开始采集图像，得到标记像。非标记像一般通过连续（不间隔）施加2次180°翻转脉冲来实现，这样颈内动脉中的质子的磁化矢量相当于回到原始的位置。最后将非标记像减去标记像即得到颅脑血管的灌注图像。

6. 磁共振波谱（magnetic resonance spectroscopy，MRS）**成像** 其理论上属于代谢成像，因其与扩散加权成像等一样属于分子水平的影像，故在此一并叙述。磁共振波谱成像是目前唯一无创伤检测活体组织代谢物化学性质的技术，在肿瘤诊断与精神类疾病代谢物定量上能提供重要信息，成为临床测量代谢产物、研究组织病变的重要工具[11]。

常用的磁共振谱包括 ^1H 谱、^{13}C 谱、^{19}F 谱、^{31}P 谱、^{15}N 谱等。磁共振谱的信号强度与核的丰度和在活体组织中的含量是有关系的，一般活体中含量低的核，如 ^{13}C 谱、^{19}F 谱、^{31}P 谱、^{15}N 谱等的信号比较弱。对于含量低的核，由于其信噪比低，扫描时间长，一般只在科研和动物实验中才会去测量。活体中水的含量是很丰富的，所以磁共振氢谱（^1H-MRS）是临床上最常用的波谱测量参数[12]。

组织包含的成分和所处的化学环境是不同的，由于电子屏蔽作用的影响，组织中氢质子处于不同的磁场环境，其共振频率是不同的，这种频率的变化在波谱中用化学位移 δ 表示。

$$\delta = \frac{\omega - \omega_{ref}}{\omega_{ref}} \quad (5)$$

这样表示的化学位移与外磁场的强度无关。化学位移的单位是百万分之一（parts per million，ppm）。

活体MRS的目标是无创定量活体组织的代谢化合物。单体素波谱通过采集一个感兴趣区（volume of interest，VOI）的磁共振信号，傅里叶变换后就能得到VOI内所包含代谢物的化学位移，MRS得到的谱峰的面积与所选择的VOI内的原子核的数量成正比，因此，可以通过测定谱峰的面积定量代谢物的浓度。根据 VOI 选择方式的不同，单体素波谱有点分解波谱法（point-resolved spectroscopy，PRESS）和受激回波采集模式（stimulated-echo acquisition mode，STEAM）两种被大量使用的波谱序列[13]。

PRESS 在第一个 90° 脉冲后使用 2 个 180° 重聚脉冲，选层梯度加在 3 个正交方向上（图 2-1-5），使用 PRESS 技术定位 VOI 的方法又称双自旋回波法[14]。而 STEAM 选定 VOI 的方法与 PRESS 类似（图 2-1-6），只是 STEAM 使用 3 个 90° 脉冲进行激发选层，其得到的谱的信号强度是相同参数 PRESS 信号强度的一半[15]。

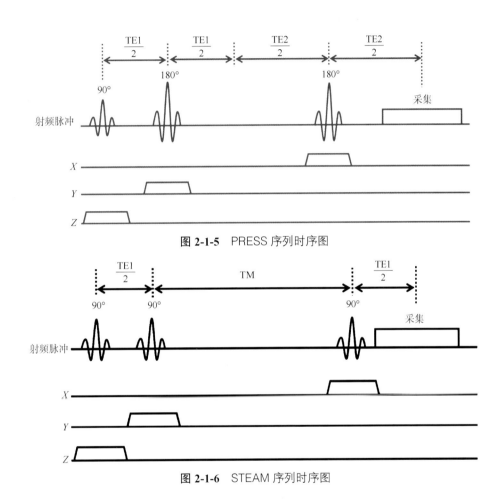

图 2-1-5　PRESS 序列时序图

图 2-1-6　STEAM 序列时序图

MRS 一般是对一个特定组织区域进行信号采集，其信号强度相对较弱，可以通过增加平均次数来提高谱的信噪比。MRS 对磁场的均匀性要求也比较高，在数据采集之前对感兴趣区进行有效的匀场是非常重要的。以氢谱为例，人体组织中的水含量远比代谢物的含量高，所以得到的氢谱中水峰（4.7ppm 处）要比代谢物峰高很多，水峰过大会带动基线的波动，如果不抑制水峰，代谢物的谱峰会淹没在背景噪声中，难以被检测到。所以在采集 MRS 数据时，抑制水峰是必要的。化学位移选择饱和法（chemical shift selective saturation，CHESS）是常用的抑制水峰的方法[16]。CHESS 通过施加持续时间较长（频率选择性更好）的脉冲将水峰翻转到 XY 平面，然后使用很强的梯度散相掉磁化矢量，从而达到抑制水峰的目的。一般通过 3 个或更多脉冲和梯度组合提高 CHESS 抑制水峰的效果。

7. 功能磁共振成像（functional magnetic resonance imaging，fMRI）　出现于 20 世纪 90 年代，fMRI 反映的是神经活动时血氧代谢引起的大脑磁共振信号变化[17]。近 30 年来，fMRI 发展非常迅速，其已经成为心理认知、精神病学、神经生物学等领域重要的研究工具。

fMRI 的机制是血氧水平依赖（blood-oxygenation-level dependent，BOLD），最初由 Ogawa 等[18]在 1990 年提出。大脑血管中含有脱氧血红蛋白和含氧血红蛋白 2 种血红蛋白，含氧血红蛋白具有抗磁性（没有不成对电子，无磁矩），脱氧血红蛋白具有顺磁性（有不成对电子，有磁矩）。当神经元开始活动时，脱氧血红蛋白与含氧血红蛋白的比值下降，局部磁化率降低，组织的 T_2^* 增加，在磁共振图像上，神经活动相关的脑皮质表现出信号增强。

大脑的神经活动较短暂，要探测大脑的神经活动，需要使用对磁场变化敏感的快速序列来记录 BOLD 信号的变化。目前 fMRI 实验使用最广泛的序列是基于梯度回波成像的平面回波成像序列（gradient echo and echo-planar imaging，GRE-EPI）[19]，一般 2s 左右就可以采集全脑的图像。

fMRI 实验一般分为组块实验设计和事件相关实验设计（图 2-1-7）。组块实验设计任务与静息状态间隔交替，而事件相关实验设计的刺激呈现与静息条件是随机的。

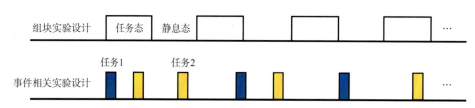

图 2-1-7　组块和事件相关实验设计

SPM、FSL、BrainVoyager 等是处理 fMRI 数据最常用的几款软件，预处理的步骤一般包含层间时间矫正、头动对齐、图像配准、组织分割、空间标准化和平滑等。预处理完成后再进行个体水平的一般线性模型分析和组分析即可得到与实验任务对应的脑激活结果（图 2-1-8）。

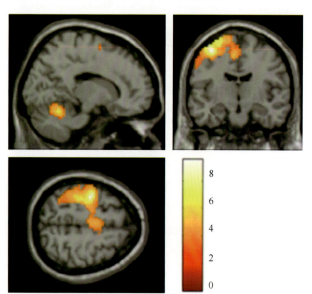

图 2-1-8　右侧手指运动引起的运动皮质激活

一般线性模型（general linear model，GLM）是指将磁共振采集到的时间序列信号用单个或者多个变量的线性组合模型来表示：

$$Y = X\beta + \varepsilon \quad (6)$$

式中，Y 是测得的组块时间序列信号，X 是设计矩阵，β 是参数矩阵，ε 是误差变量（均值为 0），协方差为 $\sigma^2 In$（In 是 n 维单位矩阵）。对功能图像每一个像素时间序列的一般线性模型使用最小二乘法即可以求解得到参数 β 估计值，对参数估计值统计检验就可以得到 t 和 p 值。

自发的神经活动是指在没有特定的外界刺激和认知任务状态下大脑的神经活动模式[20, 21]。研究发现，人脑的自发活动消耗占脑消耗总能量的 90% 以上，对自发神经活动的研究是神经科学的重要课题。1995 年 Biswal 等[22]发现在不做任务状态下，双侧大脑运动皮质低频（<0.1Hz）信号波动具有显著的相关性。这种在无刺激任务、清醒放松状态下采集大脑磁共振信号，研究大脑自发神经活动和脑区功能连接的功能成像方法就是静息态脑功能成像（rest-state fMRI）。静息态的数据采集时间一般为 8min 左右，其数据预处理方法与任务态相似，静息态一般关注 0.01～0.1Hz 的低频范围，在数据预处理时需要进行带通滤波。

静息态有几个比较常用的参数，即低频振幅（amplitude of low frequency fluctuation，ALFF）、局部一致性（regional homogeneity，ReHo）和功能连接（functional connectivity，FC）[23-25]。ALFF 是指处于低频（一般为 0.01～0.1Hz）的平均幅值，其反

映静息状态下脑神经自发活动的强弱。ReHo是指相邻体素之间信号随时间变化的相关性，通过计算一个区域内所有体素的肯德尔和谐系数来表征。FC是指空间上不同脑区之间的相关性，一般先选择感兴趣区（region of interest，ROI），然后计算全脑与该ROI时间序列信号的相关性，相关性高的区域功能相关。默认网络、听觉网络、视觉网络、注意网络、感觉运动网络是几个比较常见的大脑网络。

三、PET脑血流灌注显像

PET脑血流灌注显像是神经核医学的一个重要组成部分，能够评估各种疾病的脑血流灌注状态，定量测量脑血流量，对短暂性脑缺血发作和可逆性脑缺血性脑病的诊断、脑梗死的诊断、阿尔茨海默病的诊断与鉴别诊断、癫痫灶的定位诊断、脑肿瘤手术及放疗后复发与坏死的鉴别诊断、脑功能研究等具有很高的应用价值。其常用的显像剂为 $^{15}O-H_2O$、$^{13}N-NH_3 \cdot H_2O$ 等。

（王　鹤　王前锋　秦永德）

参考文献

[1] Stejskal EO, Tanner JE. Spin diffusion measurements: spin echoes in the presence of time-dependent field gradient. Chem Phys, 1965, 42: 288-292.

[2] Basser PJ, Mattiello J, Le Bihan D. Estimation of the effective self-diffusion tensor from the NMR spin echo. J Magn Reson B, 1994, B103: 247-254.

[3] Jensen JH, Helpern JA, Kaczynski K. Diffusional kurtosis imaging: the quantification of non-gaussian water diffusion by means of magnetic resonance imaging. Magn Reson Med, 2005, 53: 1432-1440.

[4] Luciani A, Vignaud A, Cavet M, et al. Liver Cirrhosis: intravoxel incoherent motion MR imaging—pilot study. Radiology, 2008, 249: 891-899.

[5] Cuenod CA, Balvay D. Perfusion and vascular permeability: basic concepts and measurement in DCE-CT and DCE-MRI. Diagn Interven Imaging, 2013, 94: 1187-1204.

[6] Salerno M, Beller GA. Noninvasive assessment of myocardial perfusion. Circ Cardiovasc Imaigng, 2009, 2: 412-424.

[7] Jahng GH, Li KL, Ostergaard L, et al. Perfusion magnetic resonance imaging: a comprehensive update on principles and techniques. Korean J Radiol, 2014, 15: 554-577.

[8] Tofts PS. T1-weighted DCE imaging concepts: modelling, acquisition and analysis. Magnetom Flash, 2010, 3: 30-35.

[9] Borogovac A, Asllani I. Arterial spin labeling (ASL) fMRI: advantages, theoretical constrains and experimental challenges in neurosciences. Int J Biomed Imaging, 2012, 6: 658101.

[10] Ferre JC, Bannier E, Raoult H, et al. Arterial spin labeling (ASL) perfusion: techniques and clinical use. Diagn Interv Imaging, 2013, 94: 1211-1223.

[11] Arnold JT, Dharmati S, Packard ME. Chemical effects on nuclear induction signals from organic compounds. J Chem Phys, 1951, 19: 507.

[12] Harris RK, Becker ED, de Menezes SMC, et al. NMR nomenclature. nuclear spin properties and conventions for chemical shifts (IUPAC recommendations 2001). Pure Appl Chem, 2001, 73: 1795-1818.

[13] Moonen CT, von Kienlin M, van Zijl PC, et al. Comparison of single-shot localization methods (STEAM and PRESS) for in vivo proton NMR spectroscopy. NMR Biomed, 1989, 2: 201-207.

[14] Klose U. Measurement sequences for single voxel proton MR spectroscopy. Eur J Radiol, 2008, 67: 194-201.

[15] Frahm J, Merboldt KD, Hänicke W. Localized proton spectroscopy using stimulated echoes. J Magn Reson, 1987, 72: 502-508.

[16] Haase A, Frahm J, Hanicke W, et al. ^{1}H-NMR chemical-shift selective (CHESS) imaging. Phys Med Biol, 1985, 30: 341-344.

[17] Belliveau JW, Kennedy DN, McKinstry RC, et al. Functional mapping of the human visual cortex by magnetic resonance imaging. Science, 1991, 254: 716-719.

[18] Ogawa S, Tank DW, Menon R, et al. Intrinsic signal changes accompanying sensory stimulation: functional brain mapping with magnetic resonance imaging. Proc Natl Acad Sci USA, 1992, 89: 5951-5955.

[19] Bandettini PA, Wong EC, Hinks RS, et al. Time course EPI of human brain function during task activation. Magn Reson Med, 1992, 25: 390-397.

[20] Barkhof F, Haller S, Rombouts SARB. Resting-state functional MR imaging: a new window to the brain. Radiology, 2014, 272: 29-49.

[21] Brown GG, Perthen JE, Liu TT, et al. A primer on functional magnetic resonance imaging. Neuorpsychol Rev, 2007, 17: 107-125.

[22] Biswal B, Yetkin FZ, Haughton VM, et al. Functional connectivity in the motor cortex of resting human brain using echo-planar MRI. Magn Reson Med, 1995, 34: 537-541.

[23] Cox RW. AFNI: software for analysis and visualization of functional magnetic resonance neuroimages. Comput Biomed Res, 1996, 29: 162.

[24] Lowe MJ, Mock BJ, Sorenson JA. Resting state fMRI signal correlations in multi-slice EPI. Neuroimage, 1996, 3: S257.

[25] Zang Y, Jiang T, Lu Y, et al. Regional homogeneity approach to fMRI data analysis. Neuroimage, 2004, 22: 394-400.

第二节　分子影像学

一、概述

1999年，美国哈佛大学Weissleder[1]首次提出分子影像学（molecular imaging）的概念，分子影像学是运用影像学手段显示组织水平、细胞和亚细胞水平的特定分子，反映活体状态下分子水平变化，对其生物学行为在影像学方面进行定性和定量研究的科学[2]。经典的影像学诊断技术主要显示具有解剖学改变的疾病，而分子影像学通过发展新的工具、试剂及方法，探查疾病过程中细胞和分子水平的异常，在出现解剖改变之前检出异常，在疾病基因治疗、疾病进展评估、药物治疗辅助选择、新药开发，尤其是肿瘤学方面具有重要作用。分子影像学是分子生物学技术和现代医学影像学相结合的产物，是目前医学影像研究的热点和发展的重要方向。一般认为，分子影像技术有三大要素：分子探针、信号放大和高灵敏度探测技术。目前临床上主要应用的分子影像技术可分为核医学分子影像技术、磁共振分子影像技术、光学分子影像技术等。

二、磁共振分子影像技术

磁共振分子影像技术（molecular magnetic resonance imaging，mMRI）是以特殊分子作为成像依据，定性和（或）定量研究生物组织内基因表达、代谢活性高低及细胞内生物活动状态等结构及功能变化的生理过程，将非特异性物理成像转为特异性分子成像，进而能在活体状态下监测病变发展过程，研究病理机制，在基因治疗后、表型改变前评价治疗的早期效能，可提供比传统的组织学检查更立体、快速的三维信息。根据不同MR对比剂的类型，常采用相应的成像序列如T_1WI、T_2WI及T_2^*WI来获取组织图像[3]。例如，对于以钆剂为基础的阳性对比剂，主要测量组织的T_1值；对于以氧化铁为基础的阴性对比剂，则普遍测量组织的T_2或T_2^*值。广义的磁共振分子成像范畴除包括标记靶分子成像、报告基因成像外还包括DWI、PWI及MRS。目前磁共振分子成像技术还处于发展的初级阶段，但它在临床医学和基础研究中都具有非常广阔的应用前景。MRI、MRS和放射性核素成像的结合应用，能更特异性地精确显示病理生理过程。MR显微成像技术利用小型高场及超高场磁共振设备成像，可显示活体代谢过程，现已有PET/MRI融合机型，未来将可能成为最具挑战性的分子影像设备[4]。

MRI因具有高分辨率、无放射性损伤及不受组织深度限制等特点，在分子影像学应用中具有其他影像学技术不可比拟的优越性，成为分子影像学的重要方法和技术[5]。目前，MR分子成像已应用于基础及临床医学研究领域并取得突破性进展，目前仍为临床前研究，少数试用于临床可用于凋亡显像、肿瘤血管生成、神经递质递送和干细胞移植检测等多方面研究，在多系统疾病的早期诊断、代谢成像、细胞示踪、基因分析及代谢成像等方面具有良好的应用前景。

三、光学分子影像技术

光学成像（optical imaging）是一种采用生物发光和荧光进行活体动物体内成像的技术。生物发光是指用荧光素酶基因标记细胞，利用其产生的蛋白酶与相应底物发生生物化学反应，最终产生光学信号的现象。荧光成像是利用荧光报告基因（GFP、RFP）、荧光染料（Cyt、dyes）或量子点（quantum dot，QD）及稀土上转换纳米粒子等标记细胞内的核酸或特殊蛋白后进行的成像[6]。两者均需利用灵敏的光学检测系统，直接监控生物活体内基因和细胞变化，观测肿瘤的生长、侵袭和转移等动态变化过程。光学分子影像技术作为分子影像学的重要组成部分，近年来已广泛应用于多个领域，如药物开发、临床实践等。

光学分子成像具有无创伤、无辐射、高敏感、可实时成像等优点，对浅表软组织分辨率高，可凭借软组织对光波的不同吸收与散射识别不同成分，获得功能影像信息。荧光成像在肿瘤早期诊断中发挥实时、非侵入、特异性跟踪与探测的功能，在肿瘤治疗研究方面有重要的作用，如肿瘤辅助治疗、肿瘤术中成像和肿瘤靶向药物传递，同时还可通过成像反映肿瘤的侵袭程度，对患者预后进行准确评估，对肿瘤复发进行检测，但因组织穿透能力较低，目前主要用于小动物的分子影像学研究，评价抗原和抗体结合、转基因及基因表达等[7]。

四、磁性粒子成像

磁性粒子成像（magnetic particle imaging，MPI）是一种全新的放射学成像方法，可提供无辐射分子成像。该技术通过探测体内的磁性氧化铁纳米颗粒来生成三维图像，并具有在短短数毫秒内采集高时间分辨率图像的能力，可利用其高时间分辨率解决令许多现有成像技术束手无策的问题。磁性纳米粒子在生物医学方面具有自身的独特优势：①粒径可以控制在 2～20nm，最优化的粒径和性能很容易配合生物分子方面的研究；②纳米粒子可以被外加的磁场控制，而且在体内和体外的应用中拥有很多优点；③磁性纳米粒子在 MRI 图像对比增强剂中发挥重要的作用。

近年来，磁性纳米粒子由于以上特性被应用于磁共振成像、药物载体及作为热疗介质用于癌症热疗和近红外光谱光热治疗的研究。由于它们的磁性特征，可以通过非侵入性磁共振成像（MRI）来发现疾病。结合一些先进的特性，如特异性的靶向、多模态性和传递化疗药物，磁性纳米粒子（MNP）的成像效果和适用性被扩大，应用前景良好[8]。

五、核医学分子影像技术

核医学分子成像（nuclear medicine molecular imaging）是将放射性核素标记于参与人体活动所需的代谢底物（如葡萄糖、嘌呤或嘧啶、脂肪酸、氨基酸等）、特异性抗体或受体的配体或寡核苷酸等物质上，制成特异性探针，当此类探针引进人体后，可实时定量观察一定时间内放射性核素标记的相应物质在体内的分布、代谢、排泄等动态变化。

核医学影像的最大特点是利用器官或组织选择性摄取某些显像剂的特性，反映其特异的功能代谢状态，并了解其位置、形态、大小等解剖结构。核医学分子影像主要提供有关细胞信号转导、基因表达、生化代谢等方面的信息，在疾病未出现形态结构改变之前就能提供有关疾病的分子信息，有助于达到早期诊断疾病的目的，所得结果更接近于真实情况，从而可以使我们对疾病的了解和诊治提高到一个新的水平[9]，特别是 PET，不仅用于鉴别肿瘤的良恶性、判断分期分级、评估治疗效果和判断预后，而且在肿瘤治疗方案的确定和修正中也具有独特的价值。

六、超声分子影像技术

超声分子影像的应用主要是指使微泡造影剂通过血管途径进入靶组织，应用超声造影技术来观察靶区在组织水平、细胞及亚细胞水平的成像，借以反映病变区组织在分子基础方面的变化。分子探针是一种能和靶组织特异性结合的物质与能产生影像学信号的物质相结合而构成的复合物。借助分子探针（即连接特异性配体或抗体的微球造影剂），通过高分辨率成像系统检测扩增放大的信号改变，以间接反映靶向组织分子或基因的信息。由于近年来微泡制备技术的成熟和超声造影检测技术的发展，超声微泡造影剂在分子影像学方面具有良好的发展前景，也显示出巨大的应用空间。现阶段的超声造影不再仅仅局限于获取组织内部的血流灌注信息，而是逐渐应用于特异性的超声分子成像技术，将特异性配体连接到直径小于红细胞的超声微泡造影剂表面，经静脉注入，在体内通过配体与受体紧密结合的方式，使微泡造影剂可以准确并较长时间地停留在靶组织，在体外观察活体靶组织内部分子水平的生物学变化，进行特异性超声分子成像[10]。超声分子成像技术采用活体模拟的免疫组化或原位杂交技术，通过靶向作用于生物分子突出显示病变组织的病理变化，从而反映真正的发病机制，大幅提高影像诊断的敏感度和准确度是目前临床研究的热点。

超声分子影像学的出现为恶性肿瘤患者的早期诊断和特异性治疗提供了前提条件，也取得了一定的研究成果。随着分子生物学进一步发展，与物理、化学、材料学（纳米技术等）的相互融合，新型造影剂制备材料及方法的不断完善，超声分子影像学在恶性肿瘤的诊断和治疗中将会发挥更大的作用。

（高　欣[2]　姜春晖　彭莉玲）

参 考 文 献

[1] Weissleder R. Molecular imaging：exploring the next frontier. Radiology，1999，212（3）：609-614.
[2] Toczek J，Sadeghi MM. Molecular imaging concepts. J Nucl Cardiol，2016，23（2）：271-273.

[3] James ML, Gambhir SS. A molecular imaging primer: modalities, imaging agents, and applications. Physiol Rev, 2012, 92 (2): 897-965.

[4] 黄钢. 中华临床医学影像学——PET与分子影像分册. 北京: 北京大学医学出版社, 2015.

[5] Aime S, Cabella C, Colombatto S, et al. Insights into the use of paramagnetic Gd (Ⅲ) complexes in MR-molecular imaginginvestigations. J Magn Reson Imaging, 2002, 16 (4): 394-406.

[6] Fazel J, Rötzer S, Seidl C, et al. Fractionated intravesical radioimmunotherapy with (213) Bi-anti-EGFR-MAb is effective without toxic side-effects in a nude mouse model of advanced human bladder carcinoma. Cancer Biol Ther, 2015, 16 (10): 1526-1534.

[7] Cheng H, Chi C, Shang W, et al. Precise integrin-targeting near-infrared imaging-guided surgical method increases surgical qualification of peritoneal carcinomatosis from gastric cancer in mice. Oncotarget, 2017, 8 (4): 6258-6272.

[8] Fazel J, Rtzer S, Seidl C, et al. Fractionated intravesical radioimmunotherapy with 213Bi-anti-EGFR-MAb is effective without toxic side effects in a nude mouse model of advanced human bladder carcinoma. Cancer Biol Ther, 2015, 16 (10): 1526-1534.

[9] 任庆余, 杨星, 张延华. 核医学分子影像学研究进展. 现代肿瘤医学, 2012, 20 (12): 2658-2660.

[10] Liu J, Zhang P, Liu P, et al. Endothelial adhesion of targeted microbubbles in both small and great vessels using ultrasound radiation force. Mol Imaging, 2012, 11 (1): 58-66.

第三章 影像技术在颅脑脊髓感染与炎症疾病中的应用

感染性疾病是一类非常特殊的疾病，主要由细菌、病毒、真菌和寄生虫等病原体引起。病原微生物可以来自体外，也可以是人体内的正常微生物。因此，按照病原微生物对中枢神经系统感染性疾病进行的分类是最常用、最基本的分类方法（表3-0-1）。

表 3-0-1 中枢神经系统感染性疾病分类

分类	病原微生物
细菌感染	
革兰氏染色阳性菌感染	葡萄球菌感染、肺炎链球菌感染、B群和A群链球菌感染、结核分枝杆菌感染、李斯特菌病
革兰氏染色阴性菌感染	脑膜炎奈瑟菌感染、大肠埃希菌感染、铜绿假单胞菌感染、肺炎克雷伯杆菌感染等
病毒感染	
疱疹病毒	单纯疱疹病毒感染、水痘-带状疱疹病毒感染、EB病毒感染、巨细胞病毒感染、人类疱疹病毒6型感染等
肠道病毒感染	肠道病毒感染、脊髓灰质炎病毒感染等
副黏液病毒感染	麻疹病毒感染、流行性腮腺炎病毒感染等
黄病毒感染	乙型脑炎病毒感染、登革病毒感染、森林脑炎病毒感染、黄热病毒感染、西尼罗病毒感染及墨累山谷病毒感染等
其他病毒感染	狂犬病毒感染、人类免疫缺陷病毒感染、风疹病毒感染、慢病毒感染等
真菌感染	隐球菌/新型隐球菌感染、曲霉菌感染、毛霉菌感染、念珠菌感染、类珠孢子菌感染、放线菌感染、组织胞浆菌感染等
寄生虫感染	脑囊虫病、脑包虫病、脑血吸虫病、脑裂头蚴病、脑疟疾、脑阿米巴病等
其他特殊类型感染	莱姆病、神经梅毒、立克次体感染、感染性蛋白质包括克雅病、新型克雅病等

在中枢神经系统感染性疾病的诊断中，影像学检查技术特别是CT和MRI常起重要作用。虽然大部分颅内感染性疾病的影像学表现特异性不强，但是影像学检查技术仍为重要辅助检查手段，再结合病史、临床症状和体征及实验室检查，可做出准确的诊断。

第一节 细菌感染

一、颅脑脊髓细菌感染影像学检查的意义

颅脑脊髓细菌感染所引起的临床症状通常较为明显而严重，因此需要早期发现、诊断和治疗，以预防致命性并发症的发生。影像学检查技术可为疾病的早期诊断提供重要信息。为评估病情并明确诊断，常需要对怀疑脑炎或脑膜炎的患者进行腰椎穿刺检查，但神经功能缺损、免疫缺陷或意识不清的患者仍应首选影像学检查。

二、常规影像技术在颅脑脊髓细菌感染中的应用

常见的颅内化脓性感染的病原菌有脑膜炎双球菌、肺炎双球菌、葡萄球菌、流感杆菌、变形杆菌和大肠埃希菌等。病理改变为化脓性脑膜炎、脑脓肿、脑室炎、脑室积液等。累及不同部位、病变不同阶段影像学表现有差别，影像学表现可作为辅助诊断并起到定位的作用，其定性诊断主要依靠病史、体征、脑脊液的实验室检查等。脑

脓肿影像学表现较为典型，容易确诊。

1. X 线检查 多不能确定诊断，应用于中枢神经系统细菌性感染的化脓性脑炎及脑脓肿时，偶可见脓肿包膜钙化、脓肿内积气或液平面，有助于脓肿原发病灶的定位。

2. 血管造影 急性脑炎阶段血管造影可见脑动脉分支出现广泛分布的节段性狭窄，主要原因为炎症刺激引起的动脉痉挛，脓肿形成阶段则可见脓肿占位、血管受侵及血运增加等征象。

3. CT 和 MRI 脑炎阶段早期常表现为正常，或可见局灶性、边界模糊的低密度灶，占位效应较明显。一旦感染进展，CT 平扫可表现为脑室系统和蛛网膜下腔轻度扩张，伴有弥漫性脑肿胀。脓肿形成阶段约半数病例在低密度灶周围可见规则或不规则的等密度或稍高密度环，为纤维包膜层，增强扫描显示脓肿内仍为低密度，脓肿壁轻度强化。

急性细菌性脑膜炎的早期阶段，MRI 可表现为正常，也可表现为脑室系统和蛛网膜下腔轻度扩张，伴有弥漫性脑肿胀。在发现基底池、大脑外侧裂区域和皮质脑沟深部的脑膜异常强化方面，早期表现 MRI 较 CT 更加敏感，强化可沿小脑幕、大脑镰及大脑凸面分布。MRI 和 CT 均可发现脑膜炎的许多合并症表现，如脑室炎、脑积水、硬膜下积液、硬膜下积脓、硬膜外脓肿等。

脑室炎表现为室管膜增厚并强化，脑室扩大积水，脑室积脓可表现为脑室内脓腔环形强化。

三、影像新技术在颅脑脊髓细菌感染中的应用

DWI 在鉴别脑脓肿与坏死性脑肿瘤中具有重要价值。细菌性脑脓肿的脓液是由多种炎性细胞、细菌、坏死组织和蛋白质的黏稠液体组成，细胞黏滞性增高，水分子扩散明显受限，ADC 值降低，DWI 序列表现为显著高信号，具有特征性。

PWI 也可用于肿瘤与脓肿的鉴别诊断，脑肿瘤实性区域的平均相对脑血容量明显高于脑脓肿囊壁。

^{1}H-MRS 可以作为常规 MRI 和 DWI 的重要补充成像方法，未经治疗的脑脓肿脓腔的特征性表现：N-乙酰天冬氨酸（NAA）、胆碱（Cho）及肌酐（Cr）峰缺如，氨基酸（AA，0.9ppm）和乳酸（Lac，1.3ppm）的水平升高，伴或不伴有醋酸（1.9ppm）和琥珀酸（2.4ppm）升高。氨基酸被认为是化脓性脓肿的特征性标志物，是脓液中多形核白细胞进行蛋白质水解的结果。

磁化传递（magnetization transfer，MT）成像对异常强化脑膜的显示优于 CT，平扫 T_1WI MT 序列表现为高信号，早期扫描 T_1WI MT 序列表现为明显强化。此外，MT 有助于判断脑膜炎的病因，结核性脑膜炎的磁化传递率明显高于病毒性脑膜炎，与结核性脑膜炎相比，真菌性脑膜炎、化脓性脑膜炎表现为更高的磁化传递率。

DTI 是一种较新的磁共振成像技术，可提供组织细微结构的信息，DTI 常用的指标有各向异性分数（fractional anisotropy，FA）、平均扩散率（mean diffusivity，MD）。由于脑膜炎时机体的免疫应答上调，蛛网膜下腔内炎性细胞会按一定方向排列，引起 FA 值增加。无论新生儿还是成年人，化脓性脑膜炎的强化及非强化皮质区域的 FA 均增高，增强和非增强皮质区域的 FA 均增高，提示 FA 更有意义，定量分析为中枢神经系统感染性疾病的诊断及评估预后提供了更有价值的信息[1]。

四、影像技术诊断价值比较

颅脑脊髓的细菌感染以 CT 和 MRI 作为其主要检查方法。X 线平片对于颅内具体病变诊断价值有限。DSA 是诊断血管病变的金标准。细菌性化脓性感染或结核分枝杆菌感染均可导致血管炎继发脑梗死。DSA 可直观显示血管情况，但 DSA 部分已被无创检查如 CTA 及 MRA 所替代。CT 由于扫描速度快、费用低，在疾病筛查方面有广泛的应用。此外，CT 在显示微小钙化和骨皮质破坏方面优于 MRI。但 MRI 具有软组织高分辨率，诊断准确率明显高于 CT。其多序列、多模态检查可为颅脑脊髓的细菌感染定位、定性，甚至定量诊断提供更多信息。近年来，随着多种 MR 新技术的问世和临床应用的逐渐普及，MRI 为疾病的诊断、鉴别诊断及治疗后的随访提供了更好的应用前景。

第二节 病毒感染

一、颅脑脊髓病毒感染影像学检查的意义

临床上，病毒性脑炎的诊断比较常见，但是由于难以获得病原学证据，因此病毒性脑炎成为"垃圾筐"，各种各样类似的疾病都被囊括入内。对于真正由病毒引起的脑炎，往往由于既无病原学结果，又无特异化验结果，被泛化或者简单化。其实不同病毒，因为侵袭性和毒力不同，引起的病变部位和形状也不相同，影像学检查可为疾病的诊断和鉴别诊断提供重要信息。

二、常规影像技术在颅脑脊髓病毒感染中的应用

各种病毒感染的病情轻重缓急差异很大，影像学表现也多种多样，且多数缺乏特异性，有些病毒感染并无阳性影像学表现。病毒感染可表现为弥漫性脑实质受累，病变以额叶、顶叶、基底节和丘脑多见，也可累及脑干、小脑和放射冠区。灰白质均可受累，病变脑组织可有水肿、炎性细胞浸润、神经细胞变性、坏死，以及胶质细胞增生等改变。X线平片对于颅脑脊髓病毒感染的诊断价值有限，主要的影像学检查方法为CT及MRI，CT和MRI可为立体定位提供指导，有助于评价预后和疗效。

例如，单纯疱疹脑炎在MRI表现为一侧或双侧不对称性颞叶、额叶、岛叶片状病灶，边缘模糊，多累及皮质及皮质下白质，有一定占位效应，病灶T_1WI呈低信号、T_2WI呈高信号，FLAIR呈高信号。鉴别诊断包括胶质瘤、Rasmussen脑炎、脓肿、边缘叶脑炎和副肿瘤综合征。水痘-带状疱疹病毒引起白质缺血/梗死更为常见，尤其是灰白质交界部位，灰质较少累及，但是可有异常强化。鉴别诊断包括转移瘤、栓塞（心源性）和中枢神经系统血管炎，血管炎所致病变通常较小，多不出现在灰白质交界区。JC病毒感染（即进行性多灶性白质脑病）MRI可表现为典型的多灶或融合的皮质下白质非强化病灶，也可累及灰质，鉴别诊断包括中枢神经系统淋巴瘤、胶质瘤、播散性脑脊髓膜炎和结节病，如果病变都局限在白质内，需排除化疗和放疗后改变；病毒感染后急性播散性脑脊髓膜炎可见皮质下白质病变，多包括U纤维[2]。

三、影像新技术在颅脑脊髓病毒感染中的应用

现阶段，影像新技术在颅脑脊髓病毒感染中的应用较为少见，部分病灶在DWI上可表现为扩散受限，但不具有特异性，其他技术对于疾病的诊断、鉴别诊断、判断预后及评估治疗效果方面的应用价值仍有待于进一步研究。确诊依赖于实验室检查检测到病毒特异性IgM、IgG抗体，或反转录聚合酶链反应（RT-PCR）扩增发现病毒RNA。

四、影像技术诊断价值比较

颅脑脊髓病毒感染主要的影像学检查方法为CT及MRI，MRI显示病毒感染病灶较CT更清晰，尤其在显示病灶位置、累及范围等方面MRI明显优于CT，而CT在显示微小钙化方面优于MRI，由于病毒感染引起临床症状及影像学表现无特异性，相互间有较多重叠，大多数情况难以明确诊断。少数病毒侵犯特定的区域，对定性诊断可能具有一定的提示作用。

第三节 真菌感染

一、颅脑脊髓真菌感染影像学检查的意义

影像学检查在颅内真菌感染的诊断中具有重要作用。虽然颅脑脊髓真菌感染的定性诊断主要依靠真菌感染病史、体征及脑脊液实验室检查等，其影像学表现不具有特异性，但某些真菌感染引起的影像学征象对于诊断具有提示作用，影像学检查可作为重要的辅助诊断手段之一。

二、常规影像技术在颅脑脊髓真菌感染中的应用

颅内真菌感染常见的致病菌主要包括两大类：一类通常为感染免疫缺陷或免疫抑制者的致病菌，如念珠菌、曲霉菌、毛霉菌；另一类则为感染免疫功能正常者的致病菌，如隐球菌、组织胞浆菌、球孢子菌及芽生菌等。其中，隐球菌是颅内真菌感染最常见的致病菌，隐球菌感染占颅内真菌感染的40%～60%，以上两类人群皆可感染。

颅内真菌感染的病理学改变的复杂性及多样性导致了影像学表现多样性，并且免疫功能不全患者部分影像学表现无明显特异性，患者的免疫状态不同导致了颅内真菌感染的转归不同，故影像技术应用于诊断与鉴别诊断、评估预后和疗效等应密切结合临床资料和实验室检查。

新型隐球菌感染主要表现为V-R间隙扩大、胶样假性囊肿、脑膜异常强化、隐球菌肉芽肿、脑萎缩等改变，基底节和脑膜是最常见的受累部位。免疫功能不全者，胶样假性囊肿、隐球菌肉芽肿或脑膜异常强化相对少见。单纯脑实质内曲霉菌感染早期表现为脑梗死或出血，分布在基底节区、丘脑、胼胝体，随后曲霉菌在梗死的脑实质内迅速蔓延，并可形成多个脓肿。对于中枢神经系统白念珠菌感染在常规MR检查的基础上进行增强T_2-FLAIR序列扫描有助于疾病的早期诊断。真菌感染的部分影像学特点，如真菌脓肿壁T_2WI低信号和曲霉菌感染易致出血等，有助于真菌与化脓性或结核性感染鉴别[3]。

三、影像新技术在颅脑脊髓真菌感染中的应用

DWI序列，隐球菌感染病灶内扩散受限呈高信号，与脑脓肿表现类似，DWI序列对部分微小病灶的显示较增强扫描更为敏感。PWI序列上隐球菌病灶中心呈低灌注，提示乏血供。隐球菌病^{1}H-MRS表现为病灶内NAA、Cr、Cho、肌醇（mI）峰降低，Lip峰升高。DWI联合其他影像技术，包括PWI及MRS，有助于鉴别脓肿与其他类似的病变如囊性转移瘤，区分真菌性或化脓性病变。

四、影像技术诊断价值比较

MRI显示真菌感染病灶较CT更可靠，尤其在显示微小脓肿、出血性梗死等方面MRI明显优于CT，检出病变数目往往比CT多，但是在显示肉芽肿钙化方面不如CT，由于其他类型感染也可有相似的MRI表现，单纯依靠MRI不容易区分，需结合细胞学检查。

第四节 寄生虫感染

一、颅脑脊髓寄生虫感染影像学检查的意义

脑寄生虫病不但病种较多且临床表现复杂多样，该病多起病缓慢，患者往往早期出现头晕、乏力等非特异性症状，部分患者仅以神经系统症状如头痛、抽搐、癫痫为主要临床表现，容易造成误诊、误治。尽管病原学诊断是寄生虫病确诊的主要依据，但对于脑寄生虫病患者，此类机会往往较少，因此影像学检查就显得十分重要。相应的影像学表现有助于及时发现寄生虫病疑似患者，并需要通过免疫学、分子生物学等辅助检查协助诊断。

二、常规影像技术在颅脑脊髓寄生虫感染中的应用

很多寄生虫可致颅内感染，常见的有血吸虫、弓形体、囊虫等。寄生虫感染可导致脑膜炎、脑炎及肉芽肿等病变。影像学检查作为脑寄生虫感染诊断的一个重要组成部分，可显示寄生虫在中枢神经系统的位置、数目、虫种特征和中枢神经系统的损害程度，对明确诊断及指导治疗有着非常重要的意义。

部分寄生虫感染在CT、MRI的表现有一定特征性，故影像学检查对寄生虫病的诊断具有较重要的意义，如脑囊虫病CT表现为卵圆形囊性低密度病灶，CT值近似脑脊液，囊内可见小圆点样高密度灶，为脑囊虫头节，囊性卵圆形病灶MRI表

现为 T_1WI 低信号、T_2WI 高信号，囊壁上可见偏心性头节，对脑囊虫病诊断具有重要提示作用。MRI 可以显示肺吸虫脑迁移引起的脑实质出血、炎性病变、水肿及特征性隧道样改变，对活动期的肺吸虫脑病诊断有重要意义。脑囊型包虫病（多子囊型）MRI 上可显示母囊与子囊信号不同，内囊分离型可见包虫囊肿内囊塌陷、脱落，分离时脱落的内囊膜可折叠、卷曲悬浮于囊液中，表现为"飘带征""水蛇征"等，囊壁少有强化，可有弧形或环形钙化，这些特征有助于包虫病的诊断[4]。

三、影像新技术在颅脑脊髓寄生虫感染中的应用

^1H-MRS 显示脑囊虫囊液内的 Cho、乳酸、琥珀酸、丙氨酸、脂质和醋酸升高，Cr 和 NAA 降低，脑脓肿及其感染病灶中也存在类似的表现，但在 DWI 上化脓性脑脓肿的典型表现为明显高信号，ADC 值降低，脑囊虫病在 DWI 上相对于脑脊液呈等至稍高信号，其 ADC 值与脑脊液接近，表明脑囊虫病的扩散不受限，有助于脑囊虫病的鉴别诊断。

四、影像技术诊断价值比较

MRI 对脑寄生虫病的诊断优势主要表现在：①敏感性高，可发现顶部脑表面或脑室内的虫体；②特异性强，对于 CT 表现不典型的病灶，MRI 可有特征性表现；③观察面广，对于脑梗死、炎症等寄生虫引起的继发性改变的显示，MRI 优于 CT；④成像序列多，DWI、MRS、PWI 等对脑寄生虫病的定位、定性、分期及鉴别诊断具有重要意义。

（王云玲　杨　静　姜春晖）

参 考 文 献

[1] 穆克赫吉，沙赫．中枢神经系统感染临床影像学．吴元魁，刘岘，吕国士，译．北京：人民军医出版社，2015.

[2] Mahan M, Karl M, Gordon S. Neuroimaging of viral infections of the central nervous system. Handb Clin Neurol, 2014, 123: 149-173.

[3] Mathur M, Johnson CE, Sze G, et al. Fungal infections of the central nervous system. Neuroimaging Clin N Am, 2012, 22（4）: 609-632.

[4] Stojkovic M, Junghanss T. Cystic and alveolar echinococcosis. Handb Clin Neurol, 2013, 114（114）: 327-334.

第四章 影像技术在颅脑脊髓自身免疫性疾病中的应用

一、概述

自身免疫性疾病（autoimmune disease）是指机体对自身抗原发生免疫反应而导致自身组织损害所引起的疾病。自身免疫性疾病发病人群广泛，女性为多，临床表现复杂多样，大多病因不明，一般发生于有高滴度自身抗体者或有针对自身组织细胞的致敏淋巴细胞者。本病出现与免疫反应有关的病理变化，表现为淋巴细胞和浆细胞浸润为主的慢性炎症。一般病程较长，多为慢性迁延，病程中病情发展和缓解呈反复交替现象。激素和免疫抑制剂治疗可有一定效果。

自身免疫性疾病可累及全身多个系统，其中，中枢神经系统自身免疫性疾病包括自身免疫性脑炎（autoimmune encephalitis）、急性播散性脑脊髓炎（acute disseminated encephalomyelitis，ADEM）、视神经脊髓炎谱系疾病（neuromyelitis optica spectrum disorder，NMOSD）、原发性中枢神经系统血管炎（primary angiitis of the central nervous system，PACNS）、Rasmussen 脑炎（Rasmussen encephalitis）等，可累及中枢神经系统的自身免疫性疾病包括系统性红斑狼疮（systemic lupus erythematosus，SLE）、干燥综合征（Sjögren syndrome，SS）、抗磷脂抗体综合征（antiphospholipid antibody syndrome，APLS）和多发性硬化（multiple sclerosis，MS）等[1]。传统影像学检查如头颅 X 线片对疾病的诊断没有帮助，CT 和 MRI 能更好地显示病变的位置、累及范围等，并可进行定位与定量分析，MRI 优于 CT 检查，但疾病的定性诊断需结合临床表现综合分析，血管造影检查对于诊断 PACNS 的敏感性不高，阳性结果可作为疑诊 PACNS 的证据。

二、颅脑脊髓自身免疫性疾病的常规影像学表现

自身免疫性疾病中枢神经系统受累的典型影像学特点为边缘系统受累，早期 CT 平扫往往未见明显异常，晚期 CT 可表现为局限性或多发性脑白质病变。MRI 可发现边缘系统异常信号，其中 FLAIR 序列最为敏感，主要表现为非特异性的多发局灶性或融合性白质病变，边界欠清，呈稍长或等 T_1、长 T_2 信号，FLAIR（T_2）序列呈高信号，多位于大脑半球，但也可位于脑干、小脑，可合并脑萎缩。影像学表现以缺血性病变、脱髓鞘性病变、血管源性水肿及脑萎缩为主，对于此类影像学表现的患者需高度怀疑自身免疫性疾病。例如，自身免疫性脑炎的 MRI 表现为受累部位以脑实质病变为主，约占 80.0%，可累及枕叶、双侧海马、颞叶、额叶、顶叶、小脑、岛叶、丘脑、尾状核头等部位，除海马为弥漫性病变外，其余均为斑片状或"脑回样"病灶，呈 T_1 低信号，T_2 及 FLAIR 高信号，T_1 增强均无异常强化[2]。视神经脊髓炎患者的 MRI 研究显示，非特异性脑白质病变累及大脑半球深部白质或皮质下，病灶通常直径 < 3mm，呈点状、斑点状 T_2WI 高信号，类似于微血管病灶，随着病程的演变，点状病灶增多、聚集，沿白质纤维束形成放射状或泼墨状改变[3]。脑白质大片融合病灶的出现往往预示病情恶化、预后不良，儿童患者尤为多见，其产生机制可能与血管源性水肿有关。视神经脊髓炎脑部病灶强化常见于急性期，而缓解期病灶无异常强化。云雾样、铅笔芯样、软脑膜异常强化为视神经脊髓炎脑内强化的特征性表现[4]。多发性硬化在 MRI 上主要表现为长 T_1、长 T_2 信号病灶，颅内病灶主

要分布于侧脑室旁、胼胝体、半卵圆中心、中脑、小脑等，表现为类圆形或融合性斑片影，严重者可见脑组织变性、萎缩，其长轴与脑室壁切线垂直，脊髓病灶多呈不均匀的条索状。MRI增强扫描可见病灶信号增强，说明其局部血脑屏障破坏，为活动性病灶[5]。因此，对于影像学阴性的患者并不能排除此病，部分患者头颅MRI平扫和增强未见异常，脑脊液常规生化未见异常，自身免疫性疾病相关抗体检测均未见异常，经抗病毒治疗无效，后予以大剂量激素冲击及免疫球蛋白治疗后症状明显缓解，故对于影像学、自身免疫性相关抗体检测阴性，并对抗病毒治疗无效的患者，也需考虑自身免疫性疾病的可能。

三、影像新技术在颅脑脊髓自身免疫性疾病中的应用

MRI新技术能够发现常规MRI检查不能发现的隐匿性损伤，特别是对于患有自身免疫性疾病而常规MRI检查正常者有重要的意义。MRI新技术主要包括磁化转移成像（magnetization transfer imaging，MTI）、扩散加权成像（DWI）、扩散张量成像（DTI）、波谱成像（MRS）、脑功能磁共振成像等。

MTI是一种选择性组织信号抑制技术。人体组织中的水分子以两种不同状态存在，即自由水分子和结合水分子。自由水分子自由运动不受限制，而结合水分子和大分子蛋白质相结合运动受到限制。利用相关方法可以计算出磁化传递率（magnetization transfer ratio，MTR）。MTR是衡量磁化传递效应的指标，对评价组织结构完整性非常敏感，而且是一个可以量化的指标。在中枢神经脱髓鞘疾病中，MTR可以反映髓鞘的完整性，MTR降低可提示脱髓鞘和轴索缺失，MTR升高可提示髓鞘再生。Ropele等[6]研究了9例诊断为复发缓解型多发性硬化患者的大脑白质，与健康者相比，不同类型多发性硬化白质病灶及常规MRI显示正常的大脑白质均出现了MTR降低，并且不同类型多发性硬化病灶（点状、斑片状及未见明显异常的大脑白质）MTR下降的程度有所不同，可能提示不同的病理改变，说明MTR能够反映隐匿性脱髓鞘改变，并且能够反映病变的严重程度。

扩散是分子的一种微观、随机的热运动，又称布朗运动。在生物体内，扩散运动受细胞构成、温度等影响，细胞构成越致密、温度越低，扩散运动越受限。磁共振扩散成像通过氢质子的磁化来标记水分子而不干扰其扩散过程，能比较真实地反映受检组织内水分子的扩散情况。扩散成像包括DWI和DTI，其中DTI是在DWI的基础上发展而来的，能更好地评估扩散运动的方向，显示组织的各向异性情况。最常用于评价组织扩散特征的参数有ADC、平均扩散率（mean diffusivity，MD）和部分各向异性（fractional anisotropy，FA），FA值越大表示扩散的各向异性越强。运用DTI技术可以无创、准确地显示神经纤维束的走行、方向、排列、髓鞘等信息，被广泛应用于中枢神经系统的组织形态学和病理学研究。Rocca等[7]运用DTI技术研究视神经脊髓炎患者的脑组织后发现视神经脊髓炎患者脑灰质MD增高，而脑白质MD无统计学改变，提示视神经脊髓炎患者的脑灰质可能存在隐匿性损伤。多发性硬化患者存在全脑扩散异常，包括白质病灶及表现正常的白质，提示DTI可用于多发性硬化诊断及损伤程度评价。杨洋等[8]对多发性硬化患者进行脑白质束示踪发现多发性硬化组脱髓鞘斑块的ADC低于健康正常者，FA值高于健康正常者，同时示踪纤维数和纤维密度均与脑残疾状态扩展评分呈负相关，研究表明DTI可检测多发性硬化患者脑白质束的受损情况。

四、颅脑脊髓自身免疫性疾病其他影像技术的应用

PET对于边缘叶脑炎的诊断具有一定意义，部分MRI表现阴性的边缘叶脑炎患者在PET中表现为内侧颞叶的高代谢。有研究发现[9]，抗NMDAR脑炎患者存在额叶、颞叶代谢增高并伴有枕叶代谢降低，并且发现这种代谢梯度的改变程度与疾病严重程度呈正相关，这些患者在临床治愈后皮质代谢也恢复正常。

MRI的应用使得自身免疫性疾病诊断的准确性有了很大的提高，自身免疫性疾病在MRI表现上有一定特征性，MRI的应用可以更好地把握自身免疫性疾病的疾病特征及病程进展。近年来，

越来越多MRI新技术应用于临床，使得医师对自身免疫性疾病的疾病特征有了更加深入的认识，随着对这些技术的深入研究，MRI新技术必将更加广泛地应用于自身免疫性疾病的研究。

（姜春晖　邢　惠　张雪宁）

参考文献

[1] Sweeney M. Autoimmune neurologic diseases in children. Semin Neurol, 2018, 38（3）：355-370.

[2] Kim HJ, Paul F, Lanapeixoto MA, et al. MRI characteristics of neuromyelitis optica spectrum disorder an international update. Neurology, 2015, 84（11）：1165-1173.

[3] Stamile C, Kocevar G, Cotton F, et al. A sensitive and automatic white matter fiber tracts model for longitudinal analysis of diffusion tensor images in multiple sclerosis. PloS One, 2016, 11（5）：e0156405.

[4] 曹笃, 张丽娟, 郭秀明, 等. 自身免疫性脑炎临床表现与MRI特征分析. 中国神经精神疾病杂志, 2017, 43（6）：341-345.

[5] 仇小路, 苏壮志, 刘亚欧, 等. 视神经脊髓炎MRI特征性影像学表现. 中国医学影像技术, 2017, 33（6）：944-948.

[6] Ropele S, Strasserfuchs S, Augustin M, et al. A comparison of magnetization transfer ratio, magnetization transfer rate, and the native relaxation time of water protons related to relapsing-remitting multiple sclerosis. Am J Neuroradiol, 2000, 21（10）：1885.

[7] Rocca MA, Agosta F, Mezzapesa DM, et al. A functional MRI study of movement-associated cortical changes in patients with Devic's neuromyelitis optica. Neuroimage, 2004, 21（3）：1061-1068.

[8] 杨洋, 康庄, 邹艳, 等. 多发性硬化患者MRI弥散张量成像脑白质束示踪的三维仿真定量研究. 中华神经医学杂志, 2011, 10（10）：1048-1052.

[9] Leypoldt F, Buchert R, Kleiter I, et al. Fluorodeoxyglucose positron emission tomography in anti-N-methyl-D-aspartate receptor encephalitis: distinct pattern of disease. J Neurol Neurosurg Psychiatry, 2012, 83（7）：681.

第五章 中枢神经系统感染与炎症疾病实验室诊断技术及方法

第一节 病原体诊断

一、概述

中枢神经系统感染起始症状、体征缺乏特异性，极易与其他疾病混淆，且不同病原体引起的感染单纯依靠临床表现也难以判断。因此实验室检查中的病原学诊断对中枢神经系统感染的诊疗有着不可替代的作用。实验室针对中枢神经系统感染的病原学诊断方法主要有脑脊液涂片、脑脊液细胞计数及生化检查、脑脊液病原体培养、脑组织活检。

二、脑脊液涂片

脑脊液涂片常用于细菌、真菌等的检查，操作简单，一旦结果为阳性即具有确诊价值，但其阳性率低，脑脊液（CSF）革兰氏染色阳性高度提示细菌性脑膜炎。在未使用抗生素的患者中，革兰氏染色对诊断细菌性脑膜炎的敏感度达60%～80%；而在接受抗生素治疗的患者中，革兰氏染色对细菌性脑膜炎的诊断敏感度仅为40%～60%[1]。此外，脑脊液涂片革兰氏染色敏感度因病原体种类而异。对于流感嗜血杆菌感染，脑脊液革兰氏染色的敏感度达25%～65%；肺炎链球菌感染脑脊液革兰氏染色的阳性率为69%～93%；而脑脊液革兰氏染色针对脑膜炎奈瑟菌感染的敏感度为73%～89%。革兰氏染色对李斯特菌的检出率较低，其灵敏度为23%～36%[1]。

由于不同种类真菌具有各自典型菌落形态和形态各异的孢子与菌丝，通过涂片进行形态学检查是真菌检测的重要手段。在各种真菌性脑膜炎中，通过脑脊液涂片最易做出诊断的是隐球菌脑膜炎。脑脊液涂片墨汁染色对隐球菌性脑膜炎的诊断灵敏度达70%[2]。

三、脑脊液细胞计数及生化检查

通过脑脊液中细胞计数、糖及蛋白含量的变化可以大致区分细菌（除结核分枝杆菌）、结核分枝杆菌、病毒及真菌感染。细菌感染：脑脊液细胞计数明显增加，近2000×10^6/L，以中性粒细胞为主，脑脊液糖含量低于0.34g/L，脑脊液糖与血糖的比值低于0.23，脑脊液蛋白超过2.2g/L。结核分枝杆菌感染：脑脊液细胞计数升高，近500×10^6/L，以淋巴细胞为主，脑脊液糖多为0.2～0.4g/L，蛋白含量＞0.5g/L。病毒感染：脑脊液细胞计数轻微升高，为$(10～200)\times10^6$/L，以淋巴细胞为主，脑脊液糖含量正常，蛋白含量基本正常。真菌感染：脑脊液细胞计数升高，近200×10^6/L，淋巴细胞为主，糖含量明显降低（多数＜0.3g/L），蛋白含量增加，一般超过1g/L。脑脊液细胞计数及生化检查对病原体的区分较为粗糙，上述中的细胞计数、糖及蛋白分界值也不能一概而论，仍需根据脑脊液涂片及病原体培养结果进行综合判断。

四、脑脊液病原体培养

脑脊液病原体培养结果一般可作为诊断的金标准[3]。病毒、细菌（包括结核分枝杆菌）、真菌等感染均可采用此方法，但上述病原体脑脊液培养阳性率均很低。另外，脑脊液细菌培养一般至少需要72h才能做出判断，而结核分枝杆菌的培养灵敏度仅为22%[3]。真菌性脑膜炎脑脊液培养同样耗时长，阳性率低。对于病毒性感染，脑脊液病毒培养的实验条件要求较高，敏感性欠缺。因此，虽然脑脊液病原体培养阳性对疾病的诊断起决定作用，但因其滞后性及低灵敏度，往往不利于患者的及早诊断和治疗。

五、脑组织活检

对于常规检查无法确诊的病例，可采用脑组织活检，对脑组织标本进行光学显微镜或电子显微镜检查，既能了解脑组织病变特征，又能直接观察感染的病原体，如可在光镜下观察特征性病毒包涵体，在电镜下观察病毒颗粒等。但此方法具有创伤性，患者不易接受。

第二节 免疫学诊断

一、概述

正常中枢神经系统（central nervous system，CNS）的血脑屏障（blood brain barrier，BBB）使免疫系统的成分不能进入中枢神经系统，因而被认为是"免疫豁免区"。然而，在中枢神经系统受到病原体入侵时，血脑屏障被打破，从而血中的淋巴细胞及相关的免疫分子进入脑脊液；另外，在中枢神经系统非感染性炎症疾病中，如自身免疫性脑炎，患者血清及脑脊液中抗神经元抗体表达增高。因此，免疫学方法在中枢神经系统感染性及非感染性炎症疾病的诊断中也有重要的作用。

二、快速抗原检测

在中枢神经系统真菌感染的抗原检测中，隐球菌抗原检测使用较为广泛。该方法主要依赖于乳胶凝集试验检测脑脊液中隐球菌荚膜多糖抗原的存在，其灵敏度及特异度分别可达80%及93%[2]。隐球菌乳胶凝集试验对隐球菌性脑膜炎的早期快速诊断明显优于传统的培养法和镜检法，但不可避免地存在假阳性和假阴性。结节病、系统性红斑狼疮等均与新生隐球菌荚膜多糖抗原存在交叉抗原，从而引起假阳性。而高浓度隐球菌抗原所致的钩带现象及体内未知非特异性蛋白对隐球菌抗原的掩盖效应能够引起假阴性。

检测脑脊液中半乳甘露聚糖（GM）及1,3-β-D-葡聚糖抗原有助于中枢神经系统其他侵袭性真菌感染（如曲霉菌）的诊断。有研究报道患者接受抗真菌治疗后，其脑脊液中1,3-β-D-葡聚糖抗原浓度下降[4]，因此脑脊液中1,3-β-D-葡聚糖抗原浓度检测可用于真菌性脑膜炎治疗反应的监测。

针对细菌性脑膜炎的诊断，同样可使用乳胶凝集试验检测患者脑脊液中细菌荚膜多糖抗原。有研究报道脑脊液细菌荚膜多糖抗原检测在B型流感嗜血杆菌感染的患者中灵敏度约为78%，在肺炎链球菌感染的患者中为59%，在脑膜炎球菌感染的患者中为30%～89%[5]。然而，大多数研究却表明脑脊液细菌荚膜多糖抗原检测阳性率仅为7%～10%[6]。由于细菌荚膜多糖抗原检测存在极高的假阳性率，临床上的应用与普及仍旧受限。

三、抗体检测

通过检测血及脑脊液中的特异性抗体可间接推断引起感染的病原体。因为抗体的产生需要一段时间，所以特异性抗体检测对早期诊断意义不大。其中IgM抗体较IgG抗体更有诊断价值，强调对比急性期及恢复期的检测结果，但是不同病原体产生的抗体可能具有交叉反应而影响结果的准确性，临床应予以注意。此类检查应用比较广泛，如针对寄生虫感染采用的凝聚试验、沉淀试验、补体结合试验、酶联免疫吸附试验、免疫印迹试验；针对梅毒螺旋体感染采用的性病实验室玻片试验（VDRL）或快速血浆反应素环状卡片试验（RPR）（过筛试验）、荧光密螺旋体抗体吸附试验（FTA-ABS）或抗梅毒螺旋体微量血凝试验（MHA-TP）（确诊试验）等；针对病毒感染采用的中和试验、补体结合试验、血凝抑制试验等。

在中枢神经系统非感染性炎症疾病中，自身抗体检测对疾病的诊断也有重要参考价值，如Rasmussen脑炎可检测血清及脑脊液中GluR3抗体，自身免疫性脑炎则表现为抗神经元表面抗原的自身抗体阳性。

四、γ干扰素释放试验

该项技术对于结核性脑膜炎的诊断在临床应用中已经表现出一定的优势。结核分枝杆菌感染后机体内长期存在抗原特异性的记忆性 T 细胞，当再次遇到抗原刺激时，其能迅速活化增殖，释放 γ 干扰素。该项技术的主要原理即为以结核分枝杆菌特异性抗原早期分泌靶向抗原 6（ESAT-6）和培养滤过蛋白 10（CFP-10）作为刺激原，刺激外周血或脑脊液中结核分枝杆菌特异性记忆 T 细胞活化增殖，进而检测释放 γ 干扰素的 T 淋巴细胞。

试验设有空白对照、阳性对照及以 ESAT-6 和 CFP-10 肽段库作为刺激原的 2 个试验孔。空白对照孔内斑点数小于 10 且阳性对照孔内斑点数大于 20 时视为试验有效。当空白对照孔内斑点数小于 6 时，任一试验孔斑点数减去空白对照后 ≥ 6，结果判读为阳性；当空白对照孔内斑点数大于 6 时，任一试验孔斑点数大于空白对照的 2 倍，结果判为阳性[7]。

第三节 基因学诊断

一、概述

随着分子生物学技术的迅速发展，对病原微生物的鉴定已不再局限于外部形态结构及生理特性等一般检测，而是从分子生物学水平研究生物大分子，特别是在核酸水平上的检测。人们对微生物的认识从外部表型逐渐转向内部基因结构特征，微生物的检测也从生化、免疫方法转向基因水平检测。基因检测诊断中枢神经系统感染有一定优势，因为正常情况下脑脊液、脊髓和脑组织是无菌部位，任何显示存在微生物的证据均可能代表感染，并且如果存在感染，也通常是单微生物感染。此外，脑脊液中通常不存在诸如血红素、核酸内切酶和核酸外切酶等可导致假阴性结果的核酸扩增方法 [如聚合酶链反应（PCR）] 的常见抑制物。因此，与身体其他部位相比，直接检测中枢神经系统样本中的核酸可能不太容易受一些常见原因的影响而出现假阳性结果（如污染或存在非病原体定植）或假阴性结果（如抑制）。基因检测为确定中枢神经系统感染的病原体提供了精准的结果，有助于快速、准确识别病原体，及时启用抗微生物药物治疗。

二、核酸扩增技术

1. 普通 PCR 及实时荧光 PCR 检测技术 传统普通 PCR 检测包括 3 个步骤：样本提取、目标核酸扩增及扩增物检测。在中枢神经系统单纯疱疹病毒感染时应用 PCR 检测病毒核酸序列比病毒分离培养速度更快、灵敏度更高，且保持同样的特异度[8]。随后，实时荧光 PCR 检测技术于 1996 年由美国 Applied Biosystems 公司推出，因其具有准确、快速、灵敏等特点，被国际公认为传染病相关病原微生物实验室确证的最有效手段。荧光 PCR 的化学原理可分为 3 个基本类型：DNA 结合染料法、探针法和猝灭染料引物法。前 2 种方法均可检出引物二聚体等非特异性反应产物，特异性不强，因此在传染病的临床诊断中应用极少。对于中枢神经系统感染性疾病的分子诊断一般建议采用探针法。探针法依赖荧光共振能量迁移实现检测，包括 TaqMan 探针、分子信标、蝎形探针和复合探针等，该方法仅检测特异性扩增产物，因此特异性强。目前应用最广泛的为 TaqMan 探针技术。

2. 核酸等温扩增技术 是近年来发展迅速的一种体外核酸扩增技术，与 PCR 技术不同的是其扩增反应始终在一个温度下进行，无须控温精密的实验仪器和复杂的实验程序，其操作简便、反应快速、检测灵敏度高，在临床和现场快速诊断中显示了良好的应用前景。目前已有的等温扩增技术包括环介导等温扩增（loop-mediated isothermal amplification，LAMP）、核酸序列扩增（nucleic acid sequence-based amplification，NASBA）、链替代等温扩增、滚环等温扩增、依赖解旋酶等温扩增、单引物等温扩增和核酸快速等温扩增等。在传染病病原体检测方面应用较多的有 LAMP、NASBA 等。LAMP 目前已成功应用于 EV71、结核分枝杆菌、登革病毒、黄热病毒等检测，NASBA 已应用于细菌、病毒等多种病原微生物的检测。LAMP 用 4 条引物识别 6 个位点，特异性强，但引物设计要求较高，且扩增产物不能用于克隆测序，易形成气溶胶，造成假阳性，从而影响检测结果。NASBA 反应成分比较复杂，3 种酶的使用增加了反应成本，且不适合 DNA 类病原检测。

3. GeneXpert 快速检测系统 将样品制备和定量 PCR 过程整合在一个封闭试剂盒中并自动完成，能够自动完成样品制备、核酸纯化浓缩、定量 PCR 扩增检测，并输出分析结果，整个过程只需要数十分钟。与传统的普通 PCR、实时荧光定量 PCR 相比，GeneXpert 快速检测系统具有 3 个明显优势。①更准确：独特的定量 PCR 反应设计、全自动操作及内参设计确保结果准确可靠；②快速简便：自动完成样品处理、核酸纯化到定量 PCR 检测全过程；③安全性高：全程检测均在封闭试剂盒中全自动进行，无须复杂的防护。

值得一提的是，针对结核分枝杆菌感染，GeneXpert 快速检测系统在诊断结核性脑膜炎中显示出其强大的优势。Xpert MTB/RIF 结核分枝杆菌检测试剂盒，能在 2h 内从患者标本中直接检出是否含有结核分枝杆菌及该菌是否对利福平耐药。世界卫生组织（WHO）甚至推荐 Xpert MTB/RIF 结核分枝杆菌检测试剂盒检测可作为结核病的一线病原体检测手段。针对免疫缺陷结核性脑膜炎，一篇来自 HIV 高发地南非的研究，使用 1ml 不离心及 3ml 离心脑脊液进行 Xpert MTB/RIF 结核分枝杆菌检测试剂盒检测，总体的敏感度与特异度分别为 62% 和 95%，优于涂片染色 12% 的敏感度，并且离心标本敏感度为 82%，高于不离心标本 47% 的敏感度，表明 Xpert MTB/RIF 结核分枝杆菌检测试剂盒检测可以作为 HIV 感染者结核性脑膜炎诊断的一个好方法，尤其是在使用离心的脑脊液时[9]。然而，高昂的检测费用在很大程度上限制了其推广应用，且 Xpert MTB/RIF 系统不能区分结核分枝杆菌活菌和死菌，不能被用于监测治疗的成功、失败或复发。

三、核酸分子杂交技术

核酸分子杂交技术是利用核酸变性和复性的性质，使具有一定同源性的 2 条核酸单链在一定条件下按照碱基互补配对原则形成异质双链的过程。依照探针的来源和性质，核酸探针分为基因组 DNA 探针、cDNA 探针、RNA 探针和寡核苷酸探针 4 类，它们具有各自的特点和适用范围，其标志物有放射性核素和非放射性核素，后者包括生物素、地高辛、荧光素、酶和化学发光标记。核酸分子杂交可分为固相杂交和液相杂交两大类。常用的固相杂交类型包括 Southern 印迹杂交、Northern 印迹杂交、斑点或狭缝杂交、菌落杂交。该技术为一种特异性强、敏感、简便、快速的检测方法，可直接检测出临床中的病原菌，而不受非致病菌的影响，尤其对尚不能分离培养或很难培养的细菌的检测具有特殊的意义。

四、下一代测序技术

下一代测序技术（next-generation sequencing，NGS）是相对于第一代 DNA 测序技术而言的新型测序手段。1977 年 Frederick Sanger 发明了双脱氧链终止法，使得基因测序成为可能。随着技术的革新，除了标准的 Sanger 测序法之外，自动测序仪、荧光标记末端、毛细管测序等新方法不断涌现，但其本质仍是基于 Sanger 测序法完成的测序，因此 Sanger 测序法被称为第一代测序技术。NGS 又被称为"高通量测序（high throughput sequencing）"或"深度测序（deep sequencing）"，包括第二代测序与第三代测序。其中第二代测序的流程一般包括：①样本收集与 DNA 提取；②生成模板链，通过桥式 PCR 或乳液 PCR 等方式建立 DNA 文库；③通过焦磷酸测序法、可逆终止子法、连接测序法等边合成边测序；④对得到的测序结果进行分析，拼接成所需的 DNA 信息。第三代测序与第二代测序的主要不同在于通过单分子测序代替建立 DNA 文库后再测序，以减少 PCR 过程中引入的测序误差。NGS 相较于第一代测序最大的优势在于可以同时测定几百万条甚至上亿条 DNA 或 RNA 序列，大大加快了全基因组测序的速度。

NGS 在不明原因脑炎患者的病原体检测中优势明显[10]。NGS 可发现感染中枢神经系统的新型病原体，且以已知病毒的新病毒株为主。NGS 技术可从头组装基因组，其无偏移特性，可以发现传统病原学检测方法无法发现的、完全新颖的微生物，或者挖掘出某种已知微生物的未知致病能力。

作为一种新的基因诊断技术，脑脊液 NGS 的结果分析与判读尚无统一的标准。与血清学、PCR 等针对某种特定病原体的检测方法不同，脑脊液 NGS 通常会获得多种疑似病原体基因序列，将这些序列与病原体基因组进行匹配与分析才能获得诊断信息。标本取材与实验室检测污染和混入微生物基因序列是难免的，污染的测序作为背景"噪声"可能会明显影响结果的判断。理论上，某种病原体相对应的覆盖度与深度越高，提示标本中存在该病原体的可能性越大。对于 NGS 筛查到的高度疑似的病原体，进行进一步的确认试验是必要的，包括 PCR 检测、特异性血清学检测、免疫细胞化学及原位杂交等。

（陈明泉）

参 考 文 献

[1] He T，Kaplan S，Kamboj M，et al. Laboratory diagnosis of central nervous system infection. Curr Infect Dis Rep，2016，18（11）：35.

[2] Dunbar SA，Eason RA，Musher DM，et al. Microscopic examination and broth culture of cerebrospinal fluid in diagnosis of meningitis. J Ciln Microbiol，1998，36（6）：1617-1620.

[3] Ubukata K. Rapid identification of meningitis due to bacterial pathogens. Clin Neurol，2013，53（11）：1184-1186.

[4] Meyer T，Franke G，Polywka SK，et al. Improved detection of bacterial central nervous system infections by use of a broad-range PCR assay. J Ciln Microbiol，2014，52（5）：1751-1753.

[5] Acosta J，Catalan M，Del PA，et al. Prospective study in critically ill non-neutropenic patients：diagnostic potential of（1，3）-beta-D-glucan assay and circulating galactomannan for the diagnosis of invasive fungal disease. Eur J Clin Microbiol Infect Dis，2012，31（5）：721-731.

[6] Lyons JL，Thakur KT，Lee R，et al. Utility of measuring（1，3）-beta-d-glucan in cerebrospinal fluid for diagnosis of fungal central nervous system infection. J Ciln Microbiol，2015，53（1）：319-322.

[7] Bahr NC，Marais S，Caws M，et al. GeneXpert MTB/Rif to diagnose tuberculous meningitis：perhaps the first test but not the last. Clin Infect Dis，2016，62（9）：1133-1135.

[8] Tyler KL. Herpes simplex virus infections of the central nervous system：encephalitis and meningitis，including Mollaret's. Herpes，2004，11（Suppl 2）：57A-64A.

[9] Ohkusu K. Molecular approaches for the diagnosis of central nervous system infections. Brain Nerve，2015，67（7）：799-811.

[10] Wilson MR，Naccache SN，Samayoa E，et al. Actionable diagnosis of neuroleptospirosis by next-generation sequencing. N Engl J Med，2014，370（25）：2408-2417.

第二篇

中枢神经系统相关传染性疾病各论

第六章 呼吸道传染病相关脑内感染

第一节 麻　　疹

麻疹（measles）是由麻疹病毒（measles virus, MV）引起的急性呼吸道传染病，属于我国法定传染病中的乙类传染病。与麻疹相关的脑炎包括急性麻疹脑炎、免疫抑制性麻疹脑炎、亚急性硬化性全脑炎，多认为是麻疹病毒直接侵犯脑组织所致。

一、急性麻疹脑炎

【概述】

麻疹脑炎（measles encephalitis）是麻疹病程中的中枢神经系统并发症，由麻疹病毒直接侵犯中枢神经系统或感染后的免疫反应所致。急性麻疹脑炎（acute measles encephalitis）可发生于任何年龄，成人也可发病，但以6个月至6岁儿童多见，与麻疹的好发年龄一致。脑炎多发生于出疹后的第2～6天，其发生与麻疹的轻重无关，主要为麻疹病毒直接侵犯脑组织所致。

急性麻疹脑炎的临床表现与其他病毒性脑炎类似，如发热、头痛、呕吐、惊厥、嗜睡甚至昏迷，或有性格改变和行为异常。脑膜刺激征和病理反射阳性。脑脊液检查显示淋巴细胞增多，蛋白轻度增高，但脑脊液颜色清亮。约半数麻疹患者在晚期有一过性脑电图异常。轻型脑炎数天可恢复正常；部分患者留有智力低下、癫痫、瘫痪等后遗症；少数呈暴发性进展，迅速死亡；血清或脑脊液中麻疹病毒特异性抗体测定可以提示诊断。

【病理学表现】

脑组织充血及水肿、散在出血灶、血管周围出血、淋巴细胞浸润及脱髓鞘改变。

【影像学表现】

1. CT　早期无异常，数周后可见广泛的脑皮质轻度萎缩，以额顶叶为著，局限的下丘脑萎缩少见。

2. MRI　早期多表现正常，数周后除脑皮质轻度萎缩外，还可见脑水肿、脱髓鞘等。病灶多发生于脑室周围白质、基底节、海马、皮质下（枕叶）及小脑白质，呈点状或片状长T_1长T_2信号，FLAIR呈高信号，病变在T_2WI上较明显，DWI上表现为扩散受限，增强扫描可见病灶部分强化。刘鲁闽[1]报道1例成人麻疹脑炎，出院后部分记忆缺失，考虑与海马损伤有关。密长瑞等[2]报道1例麻疹脑炎并发脑桥中央髓鞘溶解，MRI显示脑桥正中边缘清晰的长T_1长T_2异常信号，FLAIR和DWI病灶均呈高信号，考虑脑桥中央髓鞘溶解的发生与麻疹脑炎后出现脑水肿、低血钾、低血钙、低血镁等因素有关。

【诊断要点】

1. 麻疹患者，临床出现高热、头痛、抽搐、嗜睡甚至昏迷等症状。

2. MRI显示基底节、海马、白质等部位多发长T_1长T_2信号，DWI扩散受限。

3. 脑脊液麻疹IgM抗体阳性。

【鉴别诊断】

急性麻疹脑炎与其他病毒性脑炎的影像学表现多有重叠，确诊需要结合临床表现及脑脊液检查。

二、免疫抑制性麻疹脑炎

【概述】

免疫抑制性麻疹脑炎又称延迟性麻疹脑炎，多发生于免疫功能低下的麻疹患者。早期麻疹多为轻型，症状不典型，当麻疹消退并经过2～5个月的无症状期后，又出现神经系统症状，如精神反常、嗜睡、昏迷、抽搐及偏瘫等。本病呈急性或亚急性起病，病程较短，多在发病后数周至数月内死亡，实验室检查在脑脊液或血液中可查到麻疹 IgM 抗体。

【病理学表现】

脑、脊髓呈弥漫性改变，神经细胞胞质及胞核、星形胶质细胞内均可见包涵体。大量神经细胞变性，小胶质细胞、星形胶质细胞均大量增生。海马锥体层有严重的缺氧改变，白质正常。脑膜及血管周围偶见单核细胞浸润。

【影像学表现】

1. CT 基底节和灰白质交界处多发斑片状低密度灶，增强扫描多无强化或有轻度异常强化；晚期皮质萎缩明显或全脑萎缩。

2. MRI T_2WI 和 FLAIR 表现为多发片状高信号，边界欠清。病灶可累及丘脑和基底节、双侧半卵圆中心、灰白质交界、小脑和脑干。增强扫描显示少数病灶强化，双侧病灶多不对称。

【诊断要点】

1. 免疫功能低下的麻疹患者出现神经系统症状。
2. CT 表现为基底节和灰白质交界处多发斑片状低密度灶，MRI 表现为 T_2WI 和 FLAIR 呈高信号，增强扫描多无强化或有轻度异常强化。
3. 脑脊液或血液中可查到麻疹 IgM 抗体。

【鉴别诊断】

1. 进行性多灶性白质脑病 病灶主要位于顶枕叶、额叶和皮质下白质，多远离侧脑室周围，而麻疹脑炎病灶多累及丘脑和基底节、双侧半卵圆中心、灰白质交界、小脑和脑干，两者好发部位有所不同。进行性多灶性白质脑病病灶常不对称，呈进行性扩大、融合，MRI 表现为皮质下多发性脱髓鞘斑，T_1WI 呈低信号，T_2WI 呈高信号，无占位效应，脱髓鞘斑外缘锐利，呈扇形或椭圆形。

2. 单纯疱疹病毒性脑炎 MRI 表现为颞叶、岛叶、额叶的类圆形或肿块状长 T_1 长 T_2 信号，增强后可出现轻度异常强化，常有明显的占位效应和病灶内点状出血。

3. 散发性脑炎 病变主要位于脑室周围，较少累及灰质，表现为多发性和弥漫性不规则长 T_1 长 T_2 信号。

三、亚急性硬化性全脑炎

【概述】

亚急性硬化性全脑炎（subacute sclerosing panencephalitis，SSPE）是由缺陷型麻疹病毒持续感染所致的中枢神经系统慢性进行性退行性致死性疾病，是麻疹的一种远期并发症，属于慢性或亚急性进行性脑炎。1933 年 Dawson 首先报道该病，1969 年 Greenfield 从患者脑组织中分离出麻疹病毒后，将其正式定义为 SSPE。SSPE 罕见，发病率为（1～4）/100 万，常在原发麻疹后 2～17 年（平均 7 年）发病。预后差，病死率极高。其机制主要与病毒基因变异有关，病毒变异后机体不能产生针对基质蛋白的抗体，导致病毒在脑细胞中长期潜伏。患者逐渐出现智力障碍、性格改变、运动不协调、语言和视听障碍、癫痫发作等症状，最后因昏迷、强直性瘫痪而死亡。

对确诊 SSPE 最有诊断意义的是脑脊液和血清麻疹病毒抗体比值的波动变化。SSPE 患者脑脊液中麻疹病毒抗体滴度升高，典型病例血清及脑脊液中均含有麻疹病毒 IgM 型、IgG 型抗体，且滴度持续增高，丙种球蛋白含量升高并呈麻痹型胶体金曲线。特征性脑电图改变，表现为周期性同步放电（PSD），特别是广泛周期性复合慢波，即在低波幅活动中周期性出现高波幅慢波和尖慢波，双侧大致对称，顶枕部最明显。

【病理学表现】

SSPE 早期的组织病理学改变主要以炎症性病变为主，可见脑膜炎和脑炎。病变首先累及枕叶、顶叶和颞叶后部，随病程进展逐渐由后向前波及额部。由于病变可累及大脑皮质、皮质下白质、基底节、脑干和颈髓上部，故称为"全脑炎"。大脑灰质和白质广泛受累，血管周围淋巴细胞和浆细胞袖套状浸润，胶质细胞增生，形成结节，故称为"硬化性"，白质片状脱髓鞘改变，神经细胞和胶质细胞核及细胞质内可见嗜伊红包涵体。核内包涵体是 SSPE 的特征性改变之一[3,4]。

【影像学表现】

1. CT 脑室旁和皮质、白质内多发斑片状低密度区，增强扫描无强化。晚期可出现全脑萎缩。

2. MRI 病变位于大脑皮质、皮质下白质、脑室周围白质、胼胝体、基底节、丘脑及脑干。以大脑皮质伴皮质下白质和脑室周围白质受累者较常见，白质受累可扩展至胼胝体，尤其是胼胝体压部。

脑实质损害程度与发病时间明显相关[5]，

MRI 显示病灶部位的分布差异取决于发病时机。SSPE 早期，CT 和 MRI 可无阳性发现，MRI 表现为皮质和皮质下白质多发斑片状长 T_1 长 T_2 信号，双侧不对称，以大脑半球后部的损害明显，20%～35% 可累及基底节。病变早期由于脑组织水肿，中线可移位，出现类似肿瘤的占位效应和强化。随着病情进展，T_2WI 高信号区可扩展并延伸至脑室旁和胼胝体。终末期，几乎所有的白质都丢失，胼胝体变薄，脑干 T_2WI 高信号灶和弥漫性脑萎缩，个别病例伴小脑萎缩。进展缓慢的 SSPE 可只表现为脑萎缩。

【诊断要点】

1. 典型的麻疹临床病程或既往麻疹病毒感染史。

2. MRI 显示脑内病变呈弥漫分布，灰白质均受累，以大脑皮质伴皮质下白质和脑室周围白质受累者较常见，白质受累可扩展至胼胝体，尤其是胼胝体压部，晚期可见脑萎缩。

3. 特征性脑电图改变，表现为周期性同步放电，特别是广泛周期性复合慢波，即在低波幅活动中周期性出现高波幅慢波和尖慢波。

4. 最有诊断意义的是脑脊液和血清麻疹病毒抗体比值的波动变化，脑脊液中麻疹病毒抗体滴度升高，典型病例血清及脑脊液中均含有滴度呈持续增高的麻疹病毒 IgM 型、IgG 型抗体，丙种球蛋白含量升高并呈麻痹型胶体金曲线。

5. 脑组织活检或病理检查发现全脑炎的病理改变。脑组织内分离出麻疹样病毒或脑组织内有麻疹病毒抗原。

【鉴别诊断】

1. 进行性多灶性白质脑病 病灶多发，好发于顶枕叶皮质下白质，多远离脑室周围，可以逐渐融合扩大，大脑 U 形纤维受累为特征性表现，而 SSPE 以大脑皮质伴皮质下白质和脑室周围白质受累者较常见，白质受累可扩展至胼胝体，尤其是胼胝体压部。SSPE 特征性脑电图改变，表现为周期性同步放电，特别是广泛周期性复合慢波，即在低波幅活动中周期性出现高波幅慢波和尖慢波。

2. 单纯疱疹病毒性脑炎 MRI 表现为局限于一侧颞叶与岛叶的长 T_1 长 T_2 信号，外侧裂周围可有线条状强化，病变区也可呈脑回状强化，常有明显的占位效应和病灶内点状出血，而对侧病变较轻。

3. 散发性脑炎 病灶主要位于大脑白质内，表现为多发性和弥漫性不规则长 T_1 长 T_2 信号，但病变主要位于脑室周围，较少累及皮质。

【研究现状与进展】

1. ^{1}HMRS 在 SSPE 疾病早期可表现为 NAA 减少和 Cho 增加，提示脱髓鞘和炎性病变，脑组织代谢增加导致 Lac 增加。SSPE 晚期 NAA 与肌酐的比值降低，胆碱、肌醇和肌酐的比值增加，上述指标可反映神经胶质增生、神经原纤维缠结及脑萎缩[5]。目前也有研究将 MRS 作为 SSPE 早期诊断的手段之一。

2. DWI 病灶在 DWI 上表现为轻度扩散受限。

（李 莉 郭应林）

参 考 文 献

[1] 刘鲁闽. 成人麻疹脑炎 1 例. 现代中西医结合杂志, 2010, 19 (3): 353-354.

[2] 密长瑞, 王纪文, 张爱军, 等. 麻疹脑炎引起的桥脑中央髓鞘溶解症 1 例. 中国实用儿科杂志, 2009, 24 (7): 566-567.

[3] 刘辉, 肖恩华, 谭利华, 等. 幼儿暴发性亚急性硬化性全脑炎的 MRI 诊断. 中华放射学杂志, 2006, 40 (1): 60-62.

[4] 熊菲, 邓思燕, 万朝敏, 等. 亚急性硬化性全脑炎的研究现状与进展. 中华流行病学杂志, 2012, 33 (11): 1193-1195.

[5] Oguz KK, Celebi A, Anlar B. MR imaging, diffusion weighted imaging and MR spectroscopy findings in acute rapidly progressive subacute sclerosing panencephalitis. Brain Dev, 2007, 29 (5): 306-311.

第二节 颅内结核

【概述】

颅内结核（intracranial tuberculosis）是结核分枝杆菌通过血行播散引起的一种少见的中枢神经系统结核病[1]。颅内结核可在任何年龄发病，以儿童和青年多见。颅内结核临床上可出现发热、盗汗、食欲缺乏、全身倦怠无力、精神萎靡不振等结核中毒症状，也可出现局灶性中枢神经系统损害的症状（如肢体瘫痪、癫痫等）。

根据颅内结核发病部位的不同，影像学上常将其分为 3 种基本类型，即脑膜结核、脑实质结核和混合型颅内结核[2-5]。脑膜结核是指结核病灶单纯累及脑膜，根据其病理改变可分为结核性脑膜炎、脑膜结核瘤、硬膜下（外）结核性脓肿3种亚型。脑膜结核常出现脑梗死、脑萎缩及脑积水等继发性改变[6]。脑实质结核是指结核病灶单纯累及脑实质，根据其病理改变可分为弥漫性粟粒性结核、结核结节、结核瘤、结核性脑炎和结核性脑脓肿5种亚型。混合型颅内结核是指同一病例同时存在脑膜结核和脑实质结核。由于颅内结核病理变化及转归复杂多样，故颅内结核的影像学表现也各有差异。

【病理学表现】

结核性炎症在病理上常表现为炎性渗出、增生和变质，这3种病理变化常同时存在，或以某一种变化为主，并且三者之间可相互转化，主要取决于感染结核分枝杆菌的数量、毒力大小及机体免疫力和变态反应状态。以渗出为主的病变主要出现在结核性炎症初期阶段或病变恶化复发时，表现为局部中性粒细胞浸润，继之由巨噬细胞和淋巴细胞取代。以增生为主的病变常发生于机体抵抗力较强或病变的恢复阶段，表现为典型的由淋巴细胞、上皮样细胞、朗汉斯巨细胞及成纤维细胞组成的结核结节。当结核分枝杆菌毒力较强、感染菌量较多、机体抵抗力较差时，结核结节中间也可出现肉眼可见的呈淡黄色的干酪样坏死。脑膜结核多以渗出为主，而脑实质结核则多表现为增生及干酪样坏死。

1. 脑膜结核 大量结核性渗出物于蛛网膜下腔扩散至基底池和外侧裂池。光镜下结核性渗出物由纤维蛋白网络中带有不同数量细菌的多形核白细胞、巨噬细胞、淋巴细胞和红细胞组成。随着疾病的进展，淋巴细胞和结缔组织逐渐增多。

2. 脑实质结核 多发或单发的以干酪样坏死为主的小结节，周围有肉芽肿包绕。颅内结核瘤大小不一，边界较清，病理上结核瘤剖面中心为淡黄色干酪样坏死或肉芽组织，显微镜镜检显示其内可见类上皮细胞、朗汉斯巨细胞、淋巴细胞、浆细胞和中性粒细胞等。石炭酸品红染色可找到抗酸杆菌。少数结核瘤可合并化脓性细菌感染或形成结核性脑脓肿。

【影像学表现】

1. X线检查 结核性脑膜炎X线检查常无异常表现，有时病程后期蝶鞍上方附近的环池及鞍上池周围可见高密度钙斑。脑结核瘤患者X线片特征性表现是钙化，发生钙化的位置多接近颅骨的内板，故X线片上钙化范围不能代表结核瘤实际大小，并且钙化发生率不高。结核性脓肿X线片所见与化脓性脓肿类似，区别在于结核性脓肿的病灶内无气体。

2. 血管造影 结核性脑膜炎主要表现为颅底动脉干管腔均匀或不规则变窄，脑静脉也可广泛变细。大多数结核瘤内无血管供应，造影改变与其他无血管占位性病变相同。少数结核瘤可有包膜血管增生，可出现与慢性脑脓肿类似的阴影，且多位于脑皮质或皮质下浅层，常为多发。局灶性结核性脑炎血管造影可无异常发现，结核性脑脓肿可有占位效应及脓肿壁显影等与慢性脑脓肿相似的表现。

3. CT

（1）脑膜结核

1）结核性脑膜炎：常见于脑底部，由结核分枝杆菌经血行播散至蛛网膜下腔而引起，是结核感染性疾病表现形式中最严重的一种，也是结核病致死的主要原因之一[7]。CT平扫早期可发现蛛网膜下腔密度增高，脑膜增厚，以及脑基底池及侧裂池内高密度絮状沉积物填充，后期局部可见点状钙化，增强扫描后增厚的脑膜呈现出线样强化（图6-2-1）。

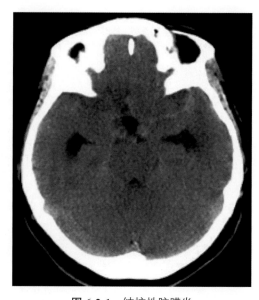

图6-2-1 结核性脑膜炎

CT平扫显示基底池、双侧侧裂池蛛网膜线样、结节样密度增高

2）脑膜结核瘤：由肉芽肿和干酪样坏死的渗出、液化中心构成，肉芽肿呈圆形或不规则形，常与增厚的脑膜融合在一起，多发生于基底池蛛网膜、室管膜及软脑膜，常呈簇状分布。CT平扫表现为高于脑脊液密度，与脑实质密度相仿的结节样病灶，增强扫描后可见明显强化的肉芽肿环和不强化的干酪样或液化性坏死中心[8]。结核瘤直径较大时，病灶中央的干酪样坏死中心呈低密度，周围的肉芽肿环呈等密度，增强扫描后病灶呈环形强化。

（2）脑实质结核

1）结核性脑炎：结核性脑炎的病理基础是脑白质的炎性反应性水肿和脱髓鞘改变。CT平扫显示脑内可见片状低密度区，增强扫描后病灶无异常强化。

2）结核性脑脓肿：CT上多表现为圆形或类圆形低密度区，病灶周围可见等密度或稍高密度环，增强扫描后病灶常呈结节状或不规则的环状强化。结核性脑脓肿与直径较大的结核瘤的CT表现相似，有时两者难以区别。

3）弥漫性粟粒性结核：通常将直径＜3mm的结节样病灶称为粟粒性结核。结节样结核病灶的病理基础是病灶中心为干酪样坏死，周围为肉芽肿包绕，但由于大小的限制，尤其是直径＜3mm时，无论是CT还是MRI，大多数表现为实性结节灶。CT平扫多无异常表现，当合并钙化时可见弥漫分布的点状高密度钙化灶，增强扫描后可见弥漫分布的结节样强化（图6-2-2）。

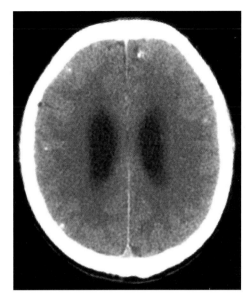

图 6-2-2　脑实质弥漫性粟粒性结核
CT平扫显示脑实质内可见多发直径＜3mm的结节样高密度钙化灶

4）结核结节：指直径为3～5mm的结节样病灶，结核结节通常多发，由于病灶大小不同，其影像学表现也不尽相同。直径较小的病灶多表现为实性结节，直径较大或干酪样坏死所占比例较大的病灶则常表现为规则的圆形、类圆形或不规则的环形病灶。CT平扫可无异常发现或仅表现为稍高密度病灶，增强扫描后呈环形强化（图6-2-3）。

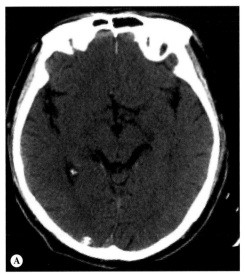
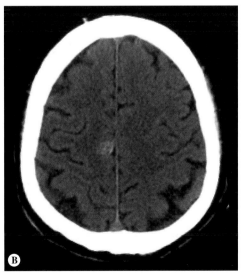

图 6-2-3　脑实质结核结节
CT平扫显示右侧枕叶及额叶分别可见一结节样病灶，境界显示尚清晰，呈高密度和稍高密度

5）结核瘤：指直径＞5mm的结节样病灶，可单发，也可多发，常为多个结核结节的融合，好发于大脑半球和小脑的皮质下或皮质下区。CT平扫显示病灶肉芽肿环呈等密度，病灶中央的干酪样坏死物呈稍低密度，增强扫描后病灶呈较明显环形强化，病灶合并钙化时则呈稍高密度（图6-2-4）。

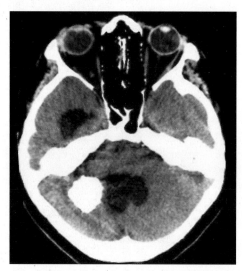

图 6-2-4 右侧小脑半球结核瘤并钙化
CT平扫显示右侧小脑半球可见类圆形高密度病灶

（3）硬膜下或硬膜外结核性脓肿：硬膜下结核性脓肿CT表现为颅骨内板下新月形病灶，硬膜外结核性脓肿则表现为颅骨内板下双凸透镜形态的病灶，呈低密度，增强扫描可见环形强化。

4. MRI

（1）脑膜结核

1）结核性脑膜炎：MRI（图6-2-5）通常在T_1WI上呈等信号或稍高信号，T_2WI上呈等信号或稍低信号，脑膜呈较明显增厚，以颅底部较明显。同时因渗出物的堆积，MRI平扫可见脑基底池与侧裂池狭窄、闭塞。增强扫描后脑膜可明显增厚且异常强化，以颅底各个池表现较明显，主要表现为脑基底池、外侧裂池等呈条状、簇状、结节状和环形强化（图6-2-5）。病变后期脑膜可出现钙化，此时病灶在T_1WI和T_2WI上均呈稍低信号，但不如CT显示得清晰。此外，继发于结核性脑膜炎的常见改变还有交通性脑积水、脑梗死等（图6-2-6）。发生脑梗死时，在脑实质内可见斑点状或斑片状稍长T_1稍长T_2信号，增强扫描未见明显异常强化或脑回状异常强化，这多因结核分枝杆菌侵犯脑血管所致脑梗死，多见于基底节和内囊区。基底池蛛网膜的病灶可造成脑脊液循环障碍，引起继发性脑积水。

2）脑膜结核瘤：在T_1WI上常与不规则增厚的脑膜分辨不清，T_2WI多呈等信号或稍高信号。病灶干酪样坏死中心于T_1WI上呈低信号，T_2WI上信号表现多样，如病灶完全液化则呈高信号，病灶未液化则呈低信号，部分液化的病灶呈高低混杂信号。增强扫描后病灶的肉芽肿环呈明显强化，病灶的干酪样坏死中心则不强化。无论病灶干酪样坏死中心未液化还是完全液化，在DWI序列上均呈低信号（图6-2-7）。

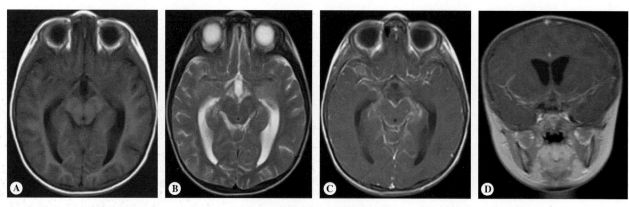

图 6-2-5 结核性脑膜炎
基底池、双侧侧裂池蛛网膜明显增厚，幕上脑室系统轻度扩大。A. MRI平扫显示T_1WI呈等信号；B.T_2WI呈稍高信号；C、D. 增强扫描后增厚的脑膜呈多发线状强化。增厚脑膜邻近脑实质内可见稍长T_1稍长T_2水肿信号，增强扫描无异常强化

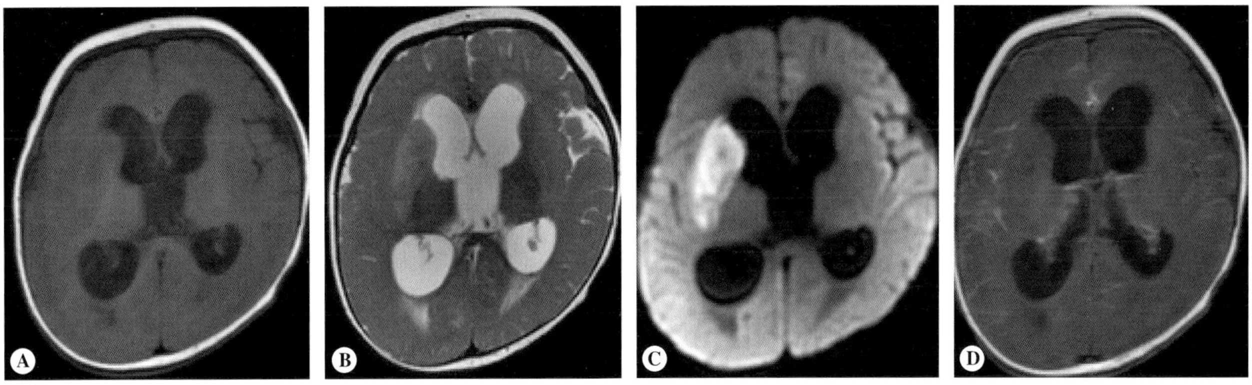

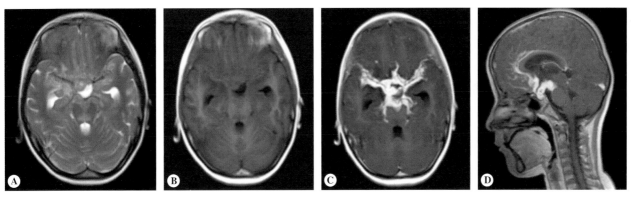

图 6-2-6　脑膜结核继发性脑积水及右侧基底节区脑梗死

第三脑室和双侧侧脑室扩大积水，右侧基底节区可见斑片状病灶。A. MRI 平扫显示 T_1WI 呈稍低信号；B. T_2WI 呈稍高信号；C. DWI 呈明显高信号；D. 增强扫描右侧基底节区病灶未见强化，双侧额颞部脑膜可见多发沿脑沟回分布的线样强化

图 6-2-7　脑膜结核瘤

基底池、双侧侧裂池蛛网膜明显增厚。A、B. MRI 可见结节样肉芽肿，与增厚的脑膜融合在一起，T_1WI 呈等信号，T_2WI 呈稍高信号；C、D. 增强扫描呈条形、串珠样和环形异常强化

（2）脑实质结核

1）结核性脑炎：MRI 上脑实质内可见手掌样长 T_1 长 T_2 异常信号，有占位效应，增强扫描后多数病灶多无异常强化，但有时可见脑回样或片状强化，其内无强化的结核结节或结核瘤。

2）结核性脑脓肿：在 T_1WI 上病灶中央呈低信号，边缘脓肿壁呈等信号或稍高信号，T_2WI 上脓肿壁呈等信号或稍高信号，边缘可见线样低信号环绕，病灶周围可见大片状水肿影，DWI 序列上病灶呈稍高信号，脓腔的 ADC 值较低，增强扫描后病灶呈明显环壁强化（图 6-2-8）。

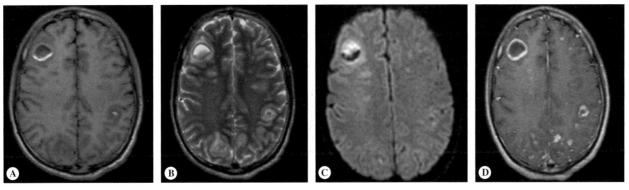

图 6-2-8　结核性脑脓肿

右侧额叶可见类圆形病灶。A. MRI 平扫显示 T_1WI 病灶中央区域呈低信号，周边可见环形稍高信号包膜；B. T_2WI 病灶中央区域呈高信号，周边呈低信号；C. DWI 序列病灶中央呈高信号；D. 增强扫描呈环形强化

3）弥漫性粟粒性结核：在 MRI 的 T_1WI 上常在双侧大小脑半球可见弥漫分布的点状等信号或稍低信号区，T_2WI 上呈低信号或稍高信号，部分病灶周围可见不同程度的高信号水肿影，DWI 序列上病灶呈点状等信号或稍高信号，增强扫描后病灶呈均匀性结节样强化（图 6-2-9）。

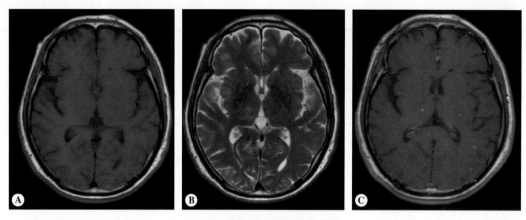

图 6-2-9　脑实质弥漫性粟粒性结核

脑实质内可见多发直径 < 3mm 的小结节样病灶。A. MRI 平扫显示 T_1WI 呈等信号或稍低信号；B. T_2WI 呈稍高信号；C. 增强扫描呈明显结节样异常强化

4）结核结节：结核性肉芽肿或肉芽肿环在 T_1WI 呈等信号或稍高信号，T_2WI 多呈等信号或稍高信号，当病灶中胶原纤维含量增多、自由基含量增多或发生钙化时，可呈低信号。内部的液化性坏死表现为长 T_1 长 T_2 信号，凝固性坏死多表现为短 T_1 短 T_2 信号。

5）结核瘤：大于 5mm 的结核结节，在 MRI 上表现多样化（图 6-2-10、图 6-2-11），主要取决于病变的病理变化及转归。当病灶以炎性渗出为主时，病灶炎性细胞含量较多而胶原纤维含量较少，此时病灶在 T_1WI 上呈等信号或低信号，T_2WI 上呈高信号，周围可见水肿影，但与病灶分界不清，增强扫描后病灶呈较均匀结节状明显强化，与周围水肿分界较清。当病灶以增生为主时，病灶在 T_1WI 上呈低信号或等信号，在 T_2WI 上呈低信号，增强扫描后病灶不强化。当病灶干酪样物质中央出现不同程度的液化坏死时，T_1WI 上表现为病灶中央呈低信号，病灶边缘呈等信号，在 T_2WI 上病灶中央呈高信号，边缘有低信号环绕，形成典型"环靶征"，增强扫描后病灶呈明显环形强化，环壁厚薄欠均匀。陈旧性结核瘤病灶中央可有钙化，在 T_1WI 及 T_2WI 上多呈低信号，病灶周围可见无强化的水肿区。

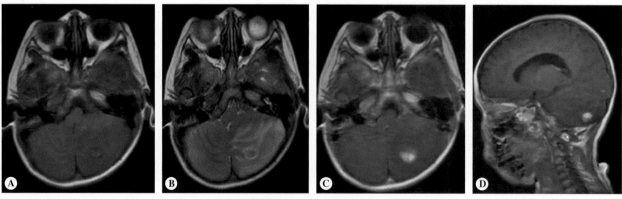

图 6-2-10　脑实质结核结节

左侧小脑半球类圆形病灶。A. MRI 平扫显示 T_1WI 病灶中央区域呈高信号，周边呈稍低信号；B. T_2WI 病灶中央区域呈低信号；C. 病灶周边呈稍高信号；D. 增强扫描后病灶呈明显不均匀异常强化

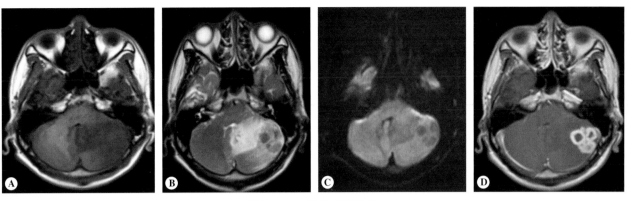

图 6-2-11 脑实质结核瘤

左侧小脑半球不规则形病灶。A. T_1WI 病灶以等信号为主；B. T_2WI 病灶以低信号为主，周边区域可见稍高水肿信号；C. DWI 序列病灶以低信号为主；D. 增强扫描后病灶呈环形强化

（3）硬膜下或硬膜外结核性脓肿：硬膜下或硬膜外结核性脓肿（图 6-2-12）脓腔的脓液在 T_1WI 上呈低信号，T_2WI 上呈高信号；脓肿壁 T_1WI 及 T_2WI 呈等信号或略高信号。增强扫描后脓肿壁呈明显环形强化，脓腔内脓液无强化。而由于脓腔中的脓液为黏稠的大分子物质，故在 DWI 序列上其扩散受限呈高信号。

（4）混合型颅内结核：脑膜结核和脑实质结核在同一例患者中出现。有时可能有所侧重，或以脑膜病灶为主，或以脑实质病灶为主（图 6-2-13）。

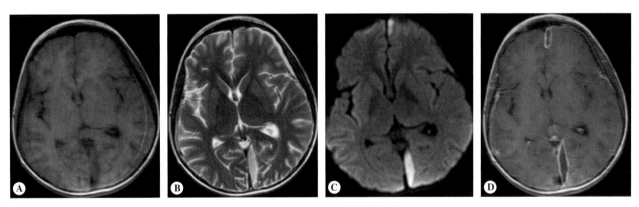

图 6-2-12 硬膜下结核性脓肿

后纵裂及前纵裂梭形病灶。A. T_1WI，中央脓液呈低信号，周边脓壁呈等信号；B. T_2WI，中央脓液呈高信号，周边脓壁呈等信号；C. DWI 序列，脓液呈明显高信号；D. 增强扫描，脓肿壁呈环形强化

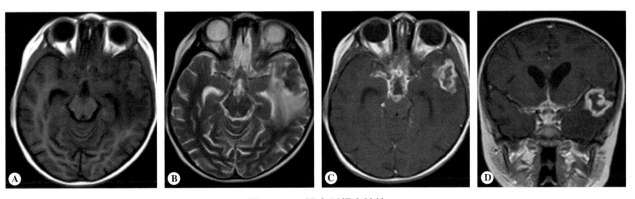

图 6-2-13 混合型颅内结核

左侧颞叶可见不规则形结核瘤病灶。A、B. T_1WI 病灶呈等信号，T_2WI 呈低信号；C、D. 增强扫描后左侧颞叶病灶呈环形强化，另于基底池及双侧侧裂池见增厚并脑膜明显异常强化

【诊断要点】

1. 多有肺等其他部位结核感染病史，病程中有结核中毒症状和脑膜刺激征。

2. 好发于儿童及青少年，发生于幕下者较幕上者多见。

3. 影像学表现

（1）脑膜结核：可见脑基底池与侧裂池等狭窄、闭塞，增强扫描呈不规则条状、结节状、环状及簇状明显强化；可有交通性脑积水、脑梗死等继发性改变。

（2）脑实质结核：结核结节和结核瘤在平扫 CT 和 MRI 上表现多样化，钙化在 CT 平扫呈高密度，内部的干酪样坏死在 T_2WI 上呈低信号，增强扫描可呈结节状、环状明显强化。

（3）混合型颅内结核：脑膜结核和脑实质结核并存。

4. 脑脊液涂片和培养：脑脊液抗酸染色涂片阳性和脑脊液培养出结核分杆杆菌可以明确诊断；脑脊液检查：糖和氯化物含量降低，脑脊液葡萄糖与血糖比例通常小于 0.5，氯化物降低比其他性质的脑膜炎明显。

【鉴别诊断】

颅内结核早期诊断是获得良好预后的关键，然而颅内结核病情进展迅速，病残率和病死率极高，需多次、多方式进行相关检查，以免误诊或漏诊。本病要与发生于脑膜、脑实质、硬膜下或硬膜外的结核影像学表现相似的疾病相鉴别。

1. 发生在脑膜的结核 需与以下疾病相鉴别。

（1）化脓性脑膜炎：由化脓性细菌引起，呈急性发病，常伴高热、寒战；脑脊液白细胞计数明显增加，以中性粒细胞比例增加为主，葡萄糖含量降低较结核性脑膜炎明显；脑脊液细胞涂片或细菌培养可见致病菌生长。同时外周血白细胞计数明显增加，神经系统外可见化脓性感染灶，经不规则抗生素治疗后易造成临床表现不典型，需与结核性脑膜炎进行鉴别。与结核性脑膜炎易累及脑基底池相反，化脓性脑膜炎的 CT 改变主要以大脑凸面脑膜强化为主，基底池常较清晰。结核性脑膜炎常有结核病密切接触史，结核菌素试验和胸部 X 线检查发现结核病征象可与化脓性脑膜炎相鉴别。

（2）新型隐球菌性脑膜炎：是一种由真菌引起的脑膜炎，病理上以脑底改变为主。与结核性脑膜炎相比，新型隐球菌性脑膜炎患者的脑室系统多不扩大，反而有可能呈均匀变窄的表现。隐球菌性脑膜炎常呈慢性病程，其临床表现和脑脊液改变酷似结核性脑膜炎，但隐球菌性脑膜炎的全身症反应多不剧烈，一般不出现发热和其他感染性表现，并且可自行缓解；有鸽粪密切接触史、长期应用广谱抗生素或免疫抑制剂者易患新型隐球菌性脑膜炎。脑脊液墨汁染色、MGG 染色或阿利新蓝染色呈阳性。

（3）病毒性脑膜炎：以柯萨奇病毒、单纯疱疹病毒、腺病毒感染常见，发病前多有腹泻或上呼吸道感染病史；呈急骤发病，高热时常伴肌肉疼痛；呈自限性病程，一般 2～3 周痊愈。头部 CT 或 MRI 检查多无异常；脑脊液白细胞计数增加，以淋巴细胞比例增加为主，葡萄糖和氯化物略低于正常范围。

2. 发生在脑实质的结核 需与以下疾病相鉴别。

（1）胶质瘤：结核瘤需与伴有钙化的胶质瘤进行鉴别。胶质瘤一般形态较不规则，常呈弥漫、浸润性生长，与正常脑组织分界不清，瘤体常有囊性坏死和出血，瘤周水肿程度重于结核瘤，且占位效应明显，增强扫描后肿瘤常呈不规则强化或无明显强化，亦无较典型"环靶征"。

（2）脑转移瘤：多位于皮质、髓质交界区，常表现为多发病灶，病灶多表现为小瘤体、大水肿。脑转移瘤由于有重度水肿，故占位效应明显。增强后瘤体呈明显均匀强化，有临床病史、颅外器官的原发病灶及症状可与结核瘤加以区别。

3. 发生在硬膜下或硬膜外的结核 需与化脓性脑脓肿相鉴别。

化脓性脑脓肿脓腔大小不等，有的脓腔伴有子灶，其脓腔壁较薄且较均匀。如有厌氧菌感染则脓腔内可见气液平面或气泡，散在的颅底钙化较少见。化脓性脑脓肿的 CT 与 MRI 表现与结核性脑脓肿十分相似，因此诊断比较困难。但化脓性脑脓肿又有其较独特的特点。首先，化脓性脑脓肿比结核性脑脓肿的发病率高，且常急性起病，多伴有脑外的化脓性病灶。其次，化脓性脑脓肿的病情多进展迅速，颅内压迅速增高，头痛和视神经盘水肿的症状较结核性脑脓肿更为常见和明显。实验室检查显示外周血中的白细胞总数和中性粒细胞增多。

【研究现状与进展】

近年来随着磁共振新技术的发展和在临床上的逐渐普及，MRI在颅内结核诊断、鉴别诊断及治疗后随访中的临床应用价值大大提高。磁共振灌注成像可以了解颅内结核的血流动力学等信息。磁共振波谱可提供颅内结核的代谢信息。磁共振扩散成像可以提供颅内结核内部水分子扩散等信息。功能磁共振成像能够提供颅内结核对脑功能区侵犯的信息。

1. 氢质子波谱成像（¹H-MRS） 作为无创性影像学检查，能反映病变组织生理代谢的情况，可为颅内结核性病变的诊断提供代谢信息，其波谱表现有一定的特点，有益于在常规MRI检查的基础上提高诊断准确率，是常规检查的有益补充，从而实现无创诊断。Santy等[9]将¹H-MRS应用于4例脑结核瘤患儿的诊断，发现4例患儿的脑结核瘤病灶Lip峰均明显升高，并且未发现其他代谢物的波峰。这4例患儿经过积极抗结核药物治疗后，再次行¹H-MRS检查发现结核瘤病灶较前缩小了50%以上，Lip峰虽处于相当低的水平，但依然存在，因此Lip峰被认为是脑结核瘤的特征性¹H-MRS表现。而Pretell等[10]研究发现，脑结核瘤实质内的¹H-MRS表现为Lip峰和Cho峰升高，同时伴N-乙酰天冬氨酸（NAA）峰和肌酸（Cr）峰下降，此表现可用于鉴别脑结核瘤和脑囊尾蚴病。彭娟等[11]发现脑结核瘤Cho/Cr、Cho/NAA值较高级别胶质瘤和脑转移瘤降低，因此认为结合常规MRI及¹H-MRS能帮助鉴别脑结核瘤与高级别胶质瘤和脑转移瘤。

综上所述，常规MRI诊断困难的脑占位性病变，行¹H-MRS检查后表现为病灶内Lip峰升高伴或不伴Cho/Cr、Cho/NAA值轻度增高且无其他阳性代谢物，则提示脑结核瘤的可能性大。

2. 扩散加权成像（DWI） 是目前唯一能观察活体水分子微观运动的成像方法，可以检测出与组织含水量改变有关的形态学和生理学的早期改变。DWI用于评价颅内结核瘤的研究目前还较少。因此关于脑结核瘤的DWI表现尚无一致的意见。早期研究认为，脑结核瘤病灶中心DWI显示高信号为其特征，可用于鉴别其他颅内环形强化病变。彭娟等[12]研究发现，脑结核瘤瘤体在DWI上呈等信号，瘤周水肿带呈等信号，结核瘤瘤体及瘤周水肿带的ADC值及相对ADC值（rADC，病灶ADC值/对侧大脑半球正常脑实质ADC值）均高于高级别星形细胞瘤和脑转移瘤，因此认为结合常规MRI和DWI检测方法，根据病灶瘤体和瘤周水肿带的ADC和rADC值可帮助鉴别脑结核瘤、高级别星形细胞瘤和脑转移瘤。Gupta等[13]认为DWI序列有助于鉴别脑结核瘤与囊尾蚴肉芽肿，活动期和蜕变死亡期囊尾蚴病变中心的ADC值明显高于结核瘤和结核性脑脓肿，而结核性脑脓肿和中心高信号的结核瘤的ADC值则无明显差异。脑结核瘤DWI表现机制尚不清楚，有学者认为干酪样坏死物质中的游离脂肪酸成分及血管源性水肿导致细胞外间隙扩大，水分子扩散加快，可能是病变扩散不受限甚至ADC值升高的原因。

3. 磁共振灌注成像（PWI） 获得的血流动力学参数，如脑血容量（CBV）、脑血流量（CBF），以及生理学参数如转移系数（K_{trans}）和漏出量（V_e），已经被用于证实胶质瘤和结核瘤的血管再生。目前PWI已广泛应用于脑肿瘤的研究，在脑结核瘤方面的研究报道较少。PWI作为评价结核瘤的辅助方法，对于病灶特征和诊断是非常有用的。环形强化的病灶和结节状强化的病灶呈不同的灌注特点，结节状强化病灶内的rCBV值升高，与胶质瘤相似，而环形强化病灶周围rCBV值降低则可帮助加以鉴别。Haris等[14]对比分析脑结核瘤患者治疗前后的PWI参数，发现rCBV与细胞容积相关，而水肿体积影响了转移系数和漏出量，意味着PWI参数可以评价脑结核瘤的治疗效果。Gupta等[15]发现rCBV可以反映脑结核瘤的血管再生状况，有助于预测脑结核瘤未来的治疗反应，对结核瘤疗效的检测有意义。Chatterjee等[16]回顾性分析了11例经病理证实为脑结核瘤或转移瘤患者的DWI及PWI结果，发现脑结核瘤的病灶区域和正常脑白质之间rCBV平均值<1，而转移瘤的病灶区域和正常脑白质之间rCBV平均值>5，但两者的ADC值是相似的，因此认为在PWI上的脑实质病灶区域与正常脑白质的rCBV值<1可作为脑结核瘤与脑转移瘤鉴别诊断的一项依据。

4. 磁敏感加权成像（SWI） 出血或铁质沉积可造成局部组织磁场分布不均匀，SWI技术利用这种磁敏感差异进行成像，是在T_2^*成像序列的基础上进一步的深入发展[17]。SWI 技术对缺氧、缺血、含铁血黄素沉积、铁蛋白和铁质沉积等反应敏感。此外，SWI 技术可结合滤过图像及相位图像实现血管的自身强化，为临床血管造影提供有效帮助[18]。因此 SWI 技术在一定程度上反映结核性脑膜炎导致的血管炎性改变。SWI 技术能显示顺磁性物质的存在，钙化具有反磁性，因此钙化在 SWI 相位图上呈高信号，这明显区别于出血的信号[19, 20]。结核性脑膜炎的大量结核性渗出物富含多形核白细胞、巨噬细胞等；结核结节进一步进展，病灶中央出现不同程度的干酪样液化、坏死。晚期结核瘤病灶周围可发生钙化。因此推断在颅内结核不同病理时期，SWI 表现具有一定差异。另有研究发现[21, 22]，脓肿性病灶在 SWI 上常表现为病灶边缘呈完整、光滑的低信号环，这一发现对利用 SWI 技术诊断颅内结核性脓肿有很大价值。综上，SWI 技术能对颅内结核瘤病灶进行分期并为治疗随访提供帮助。

5. 磁化转移（MT）技术 是通过物理方法增加图像的对比度或制造一种新的对比。某些疾病早期，常规 MRI 平扫尚未出现改变，当病变组织和正常组织间的蛋白及结合水含量出现差别时，利用 MT 技术则有助于发现病变。Saxena 等[23]比较了 MT 的 T_1WI 与常规压水序列对脑结核瘤数量和能见度显示的差别，发现 MT 的 T_1WI 上检出的病变数和清晰度均高于压水序列。MT 技术中常用的指标磁化转移率（MTR）可间接甚至半定量反映组织中大分子蛋白含量的变换。Gupta 等[24]认为增强 MT 能更好地检出颅内结核疾病，而 MTR 则鉴别颅内结核病灶及与结核具有相似 MRI 表现的感染性病变。Pui 等[25]利用 MT 技术发现，结核瘤中心未强化部分的 MTR 明显高于高级别神经胶质瘤相应部分，且高于低级别胶质瘤囊变部分及脓肿，但差异并不明显，而脓肿和肿瘤之间的 MTR 差异无统计学意义。

（张 丹 刘 军 贾文霄）

参考文献

[1] Gupta RK, Kumar S. Central nervous system tuberculosis. Neuroimag Clin N Am, 2011, 21（4）：795-814.

[2] 唐神结, 高文. 临床结核病学. 北京：人民卫生出版社, 2011.

[3] 过丽芳, 吕岩, 周新华. 颅内结核的 MRI 特点及抗结核治疗动态分析. 中华放射学杂志, 2014, 48（3）：202-206.

[4] Bernaerts A, Vanhoenacker FM, Parizel PM, et al. Tuberculosis of the central nervous system: overview of neuroradiological findings. Eur Radiol, 2003, 13（8）：1876-1890.

[5] Bartzatt R.Tuberculosis infections of the central nervous system .Cent Nerv Syst Agents Med Chem, 2011, 11（1）：321-327.

[6] 高元桂, 蔡幼铨, 蔡祖龙. 磁共振成像诊断学. 北京：人民军医出版社, 1997.

[7] 冯玉麟, 刘之荣, 张尚福, 等. 结核性脑膜炎 129 例的临床与病理. 中华结核与呼吸杂志, 1997, 20（3）：161-163.

[8] 渠慧芳, 侯代伦, 张旭, 等. 多层螺旋 CT 延迟扫描对颅内结核病灶的显示优势探讨. 中华神经医学杂志, 2014, 13（12）：1207-1211.

[9] Santy K, Nan P, Chantana Y, et al.The diagnosis of brain tuberculoma by（1）H-magnetic resonance spectroscopy.Eur J Pediatr, 2011, 170（3）：379-387.

[10] Pretell EJ, Martinot CJ, Garcia HH, et al. Differential diagnosis between cerebral tuberculo-sis and neurocysticercosis by magnetic resonance spectroscopy. J Comput Assist Tomogr, 2005, 29（1）：112-114.

[11] 彭娟, 罗天友, 吕发金, 等. 氢质子 MR 波谱对脑结核瘤、胶质瘤及脑转移瘤的鉴别诊断价值. 第三军医大学学报, 2009, 31（12）：1213-1216.

[12] 彭娟, 罗天友, 吕发金, 等. MRI 弥散加权成像鉴别脑结核瘤及高级星形细胞瘤和脑转移瘤的价值. 中华放射学杂志, 2007, 41（9）：926-930.

[13] Gupta RK, Prakash M, Mishra AM, et al. Role of diffusion weighted imaging in differentiation of intracranial Tuberculoma and tuberculous abscess from cysticercus granulomas-a report of more than 100 lesions. Eur J Radiol, 2005, 55（3）：384-392.

[14] Haris M, Gupta RK, Husain M, et al. Assessment of therapeutic response in brain tuberculomas using serial dynamic contrast-enhanced MRI.Clin Radiol, 2008, 63（5）：562-574.

[15] Gupta RK, Haris M, Husain N, et al. Relative cerebral blood volume is a measure of angiogenesis in brain tuberculoma.J Comput Assist Tomogr, 2007, 31（3）：335-341.

[16] Chatterjee S, Saini J, Kesavadas C, et al. Differentiation of tubercular infection and metastasis presenting as ring enhancing lesion by diffusion and perfusion magnetic resonance imaging. J Neuroradiol, 2010, 37（3）：167-171.

[17] Haacke EM, Mittal S, Wu Z, et al. Susceptibility-weighted imaging: technical aspects and clinical applications, Part I. Am J Neuroradiol, 2009, 30（1）：19-30.

[18] Barnes SRS, Haacke EM. Susceptibility-weighted imaging: clinical angiographic applications. Magn Reson Imaging Clin N Am, 2009, 17（1）：47-61.

[19] Wu Z, Mittal S, Kish K, et al. Identification of calcification with magnetic resonance imag-ing using susceptibility-weighted imaging: a case study. J Magn Reson Imaging, 2009, 29（1）：177-182.

[20] Mittal S, Wu Z, Neelavall J, et al. Susceptibility-weighted imaging: technical aspects and clinical applications. Part 2. Am J Neuroradiol, 2009, 30：232-250.

[21] Toh CH, Wei KC, Chang CN, et al.Differentiation of pyogenic brain abscesses from necr-otic glioblastomas with use of susceptibility-weighted imaging. Am J Neuroradiol, 2012, 33（8）：1534-1538.

[22] Rangarajan K, Das CJ, Kumar A, et al. MRI in central nervous system infections: a simplified pattern approach.World J Radiol, 2014, 28（9）：716-725.

[23] Saxena S, Prakash M, Kumar S, et al. Comparative evaluation of magnetization transfer contrast and fluid attenuated inversion recovery sequences in brain tuberculoma. Clin Radiol, 2005, 60 (7): 787-793.
[24] Gupta RK, Kathuria MK, Pradhan S. Magnetization transfer MR imaging in CNS tuberculosis. Am J Neuroradiol, 1999, 20 (5): 867-875.
[25] Pui MH, Ahmad MN. Magnetization transfer imaging diagnosis of intracranial tuberculomas. Neuroradiology, 2002, 44 (3): 210-215.

第三节 流行性脑脊髓膜炎

【概述】

流行性脑脊髓膜炎（meningococcal meningitis）简称流脑，是由脑膜炎奈瑟菌（Neisseria meningitidis）引起的一种化脓性脑膜炎。其主要临床表现是突发高热、剧烈头痛、频繁呕吐、皮肤黏膜瘀点和瘀斑及脑膜刺激征，病重者可呈暴发型发作，有败血症休克和脑实质损害，常可危及生命。

流脑的传染源是患者和带菌者，患者在潜伏期末和发病期均有传染性，但传染期一般不超过10天。病原菌主要经咳嗽、打喷嚏借飞沫由呼吸道直接传播。人群普遍易感。

流脑的病情轻重不一，一般可表现为4种临床类型，即轻型、普通型、暴发型和慢性型。普通型约占全部脑膜炎奈瑟菌感染后发病者的90%，按照发病过程，流脑分为前驱期（上呼吸道感染期）、败血症期、脑膜炎期、恢复期4个阶段。前驱期因发病急、进展快，常被忽略。皮疹主要见于败血症期，主要表现为皮肤黏膜瘀点和瘀斑，本期持续1~2天后进入脑膜炎期。脑膜炎期除高热和中毒外，主要表现为剧烈头痛、频繁呕吐、神志淡漠或嗜睡、颈项强直和脑膜刺激征等。经治疗后体温逐渐降至正常，皮肤瘀点、瘀斑消失，神经系统检查正常，患者进入恢复期。暴发型的特点是起病急骤、病情变化快，病死率高，如不及时治疗可于24h内危及生命。暴发型又分为休克型、暴发脑膜脑炎型和混合型3种类型。

脑脊液检查是流脑确诊的重要方法。典型的脑膜炎期，脑脊液检查可见压力增高，外观浑浊，白细胞数明显增高，达 $1.0×10^9/L$ 以上，以多核细胞为主；糖及氯化物明显减少，蛋白含量升高。血清免疫学检查主要用于疾病的早期诊断，阳性率在90%以上。脑脊液或血液中培养出脑膜炎奈瑟菌或检测到脑膜炎奈瑟菌群特异性多糖抗原，脑膜炎奈瑟菌特异性核酸片段检测阳性或患者急性期或恢复期血清中抗脑膜炎奈瑟菌抗体阳性时可确诊。

【病理学表现】

脑膜炎奈瑟菌主要累及软脑膜和蛛网膜，引起化脓性炎症。早期表现为血管充血、出血、水肿。晚期表现为脑脊液中大量的中性粒细胞、纤维蛋白、血浆渗出，呈化脓性改变。由于颅底脓液黏稠及化脓性病变的直接侵袭，可有脑膜粘连，化脓性炎症可引起脑神经损害。暴发型脑膜脑炎型病变主要位于脑实质，脑组织出现坏死、充血、出血及水肿，颅内压增高，严重者出现脑疝，可见天幕裂孔疝和枕骨大孔疝。

【影像学表现】

1. CT 早期可无异常发现。随着病情进展，脑室扩大，硬膜下积液，脑实质内低密度影呈局灶性或弥漫性分布，脑池密度增加。增强扫描脑膜明显异常强化。

2. MRI 多可见硬膜下积液，幕上脑积水，也可见硬膜下积脓[1]，病变区脑沟及蛛网膜下腔模糊，T_1WI呈中等偏低信号。FLAIR显示病变区脑沟被线状及条状中等偏高信号或高信号充填。并发脑实质炎症者，病变区邻近脑实质在T_2WI上可见斑片状稍高信号，FLAIR呈稍高信号，DWI扩散受限[2]，增强扫描脑膜、蛛网膜多可见线状异常强化。脊髓肿胀，T_2WI脊髓内可见斑片状高信号[3]。Boos等[4]报道老年人慢性流脑表现不典型，可出现脑梗死，但脑膜强化不明显。van de Beek等[5]报道了1例25岁女性发生脑干梗死的病例，CT表现为交通性脑积水，FLAIR显示延髓右后侧斑片状高信号，化脓性室管膜炎。O'Farrell等[6]报道了1例流脑引起的横贯性脊髓炎，表现为延髓下部、颈髓上部及小脑扁桃体长T_2信号。

【诊断要点】

1. 有流脑流行病学史。
2. 临床表现及脑脊液检查符合化脓性脑膜炎表现，伴有皮肤黏膜瘀点和瘀斑。
3. 影像学检查显示幕上脑室扩大、硬膜下积液及伴随脑膜异常强化时，应怀疑流脑的可能。
4. 病原学或血清检测脑膜炎奈瑟菌阳性。

【鉴别诊断】

1. 结核性脑膜炎 多有结核病史或密切接触史，起病缓慢，病程较长，有低热、盗汗、消瘦等结核中毒症状，神经系统症状出现晚，皮肤黏膜无瘀点及瘀斑。流脑有流脑流行病学史，临床表现及脑脊液检查符合化脓性脑膜炎表现，伴有皮肤黏膜瘀点和瘀斑。结核性脑膜炎则常易累及颅底软脑膜、脑底池等，脑膜增厚并可见散在的钙化影，增强扫描可见脑底池系统的脑膜不同程度增厚并线样或结节样异常强化。流脑多可见硬膜下积液、幕上脑积水，也可见硬膜下积脓。结核性脑膜炎脑脊液涂片可见抗酸染色阳性杆菌，流脑脑脊液或血液中培养出脑膜炎奈瑟菌或检测到脑膜炎奈瑟菌群特异多糖抗原，脑膜炎奈瑟菌特异性核酸片段检测阳性，或患者急性期或恢复期血清中抗脑膜炎奈瑟菌抗体阳性。

2. 流行性乙型脑炎 儿童多见，发病季节多在7～9月。急起发病，患者有高热、意识障碍、惊厥、强直性痉挛和脑膜刺激征等。皮肤黏膜一般无瘀点。中脑、丘脑、基底节MRI T_1WI可见低信号或混杂信号病变，T_2WI及FLAIR病灶呈高信号。

【研究现状与进展】

根据脑膜炎奈瑟菌荚膜多糖的特征可将其菌株至少分为12个血清群。其中A、B、C、W135、Y血清群是主要的致病菌群，随着A、C、Y、W135血清群流脑疫苗的广泛应用，B血清群成为脑膜炎主要的流行菌群之一。美国惠氏公司和美国诺华制药公司分别成功地研究出了Trumenba和Bexsero两个多组分新型疫苗，用来预防10～25岁人群的B血清群流脑菌株感染，并于2014年和2015年获得美国食品药品监督管理局（FDA）批准[7]。

（李莉 郭应林）

参考文献

[1] Yip K, Gosling R, Jones V, et al. An unusual case of meningococcal meningitis complicated with subdural empyema in a 3 month old infant: a case report. Cases J, 2009, 2（1）: 6335.

[2] Izzo I, Pileri P, Merello M, et al. A typical clinical presentation of meningococcal meningitis: a case report. Infez Med, 2016, 24（3）: 234-236.

[3] Kastenbauer S, Winkler F, Fesl G, et al. Acute severe spinal cord dysfunction in bacterial meningitis in adults: MRI findings suggest extensive myelitis. Arch Neurol, 2001, 58（5）: 806-810.

[4] Boos C, Daneshvar C, Hinton A, et al. An unusual case of chronic meningitis. BMC Fam Pract, 2004, 5（1）: 21.

[5] van de Beek D, Patel R, Wijdicks EF. Meningococcal meningitis with brainstem infarction. Arch Neurol, 2007, 64（9）: 1350-1351.

[6] O'Farrell R, Thornton J, Brennan P, et al. Spinal cord infarction and tetraplegia-rare complications of meningococcal meningitis. Br J Anaesth, 2000, 84（4）: 514-517.

[7] 刘建东, 张静飞, 郑海发. B群流行性脑脊髓膜炎疫苗的研究进展. 中国生物制品学杂志, 2019, 32（4）: 472-475.

第四节 百日咳脑病

【概述】

百日咳（pertussis, whooping cough）是由百日咳鲍特菌（*Bordetella pertussis*）引起的急性呼吸道传染病。临床特点为阵发性痉挛性咳嗽（痉咳）、鸡鸣样吸气声及外周血淋巴细胞增多。病程较长，未经治疗，咳嗽症状可迁延2～3个月，故名"百日咳"。其多发于儿童，尤其是5岁以下的小儿。

百日咳脑病是百日咳最严重的并发症，主要发生于痉挛性咳嗽期。发生机制是严重痉挛性咳嗽引起脑血管痉挛，导致脑组织缺氧、出血。临床表现为惊厥或反复抽搐、高热、意识障碍、昏迷等，严重者常危及生命。脑病后患者可遗留癫痫、智力障碍等后遗症[1]。实验室检查血白细胞、淋巴细胞计数升高，血清学百日咳毒素抗体阳性，百日咳鲍特菌PCR检查阳性。

【病理学表现】

脑组织水肿、充血、点状出血及皮质萎缩、神经细胞变性等[2]。

【影像学表现】

1. CT 脑水肿和脑缺氧多发生于基底节区，多表现为对称性低密度影，也可散在分布，边缘不清。脑灰质、白质界限不清，部分脑沟消失。脑实质内出血表现为脑实质内的点状、斑片状、圆形高密度影，周围可有宽窄不一的低密度水肿带。蛛网膜下腔出血表现为脑沟、脑池消失，密度增高，可呈"铸形"。

2. MRI 急性脑水肿和脑缺氧多发生于基底节区，表现为对称性长T_1长T_2信号，也可表现为多灶性或弥漫性片状长T_1长T_2信号。在DWI上，细胞毒性脑水肿呈现高信号，ADC值明显降低；而间质性脑水肿则不表现为高信号，病变区ADC值常呈轻度、中度增高。急性期血肿，T_1WI呈等信号，T_2WI呈稍低信号；亚急性和慢性血肿，T_1WI和T_2WI均表现为高信号[3]。

【诊断要点】

1. 百日咳患儿。
2. 临床出现意识障碍、高热、昏迷等症状。
3. 影像学表现为脑水肿和脑缺氧。
4. 实验室检查：血清学百日咳毒素抗体阳性，百日咳鲍特菌PCR检查阳性。

【鉴别诊断】

1. 病毒性脑炎 CT表现为单侧或双侧大脑半球的低密度灶，边缘模糊，增强扫描可见线样或环形强化。MRI病灶表现为长T_1长T_2信号，可有占位效应，部分累及脑皮质，表现为脑回样长T_2信号，增强扫描可以无强化，也可呈不均匀强化。

2. 一氧化碳中毒性脑病 CT表现为双侧基底节对称性低密度灶。MRI表现为病灶位于双侧基底节，呈对称性长T_1长T_2信号，FLAIR高信号，豆状核对称性受累为较特征性表现。患者有明确的一氧化碳中毒病史。

3. 肝豆状核变性 CT表现为双侧基底节对称性低密度。在MRI T_1WI壳核常呈低信号，苍白球常呈等信号；在T_2WI壳核呈高或稍高信号，但苍白球可出现较具特征性的低信号。患者角膜K-F环阳性，有关铜代谢的实验室检查异常。

【研究现状与进展】

1. 百日咳新的流行特点 "百日咳重现"呈现出一个新的流行特点，即青少年和成人的发病率有所回升[4]。

2. 新型百日咳疫苗 有研究通过对生物膜、外膜囊泡、新抗原等的新发现和以基因工程、纳米科技为代表的新技术的应用，相信新型百日咳疫苗有望取得突破，将有效应对百日咳复发流行和其发病率的上升[5]。

（李　莉　郭应林）

参考文献

[1] 张玲霞，周先志. 现代传染病学. 第2版. 北京：人民军医出版社，2010.

[2] 李兰娟，任红. 传染病学. 第9版. 北京：人民卫生出版社，2018.

[3] Aydin H, Ozgul E, Agildere AM. Acute necrotizing encephalopathy secondary to diphtheria, tetanus toxoid and whole-cell pertussis vaccination: diffusion-weighted imaging and proton MR spectroscopy findings. Pediatr Radiol, 2010, 40（7）: 1281-1284.

[4] 张涛，谌志筠，何秋水. 百日咳免疫保护相关机制及评价指标的研究进展. 微生物学免疫学进展，2019，47（2）: 47-51.

[5] 骆鹏，马霄. 新型百日咳疫苗研究进展. 微生物学免疫学进展，2018，46（5）: 91-95.

第五节　风疹病毒脑炎

【概述】

风疹（rubella）是由风疹病毒（rubella virus，RV）感染引起的急性呼吸道传染病，后天性感染表现为轻度上呼吸道炎症、发热、红色斑丘疹及耳后、枕后淋巴结肿大，妊娠早期感染可导致胎儿畸形或死胎。

风疹病毒脑炎是风疹比较严重的并发症，主要见于小儿。学龄期儿童发病者症状重，可能与大龄儿童感染风疹时毒力高有关。发病常在出疹后1～7天，有头痛、嗜睡、颈项强直、惊厥、肢体瘫痪等。病程较短，多于3～7天后自愈，少数留有后遗症。病死率约为20%，多在脑炎症状后数天内出现昏迷、呼吸衰竭而死亡[1]。风疹病毒也可在脑组织中长期存在，常在10～30岁发病而引起进行性风疹性全脑炎（progressive rubella panencephalitis，PRP），潜伏期可达12年。实验室检查咽拭子、尿液或脑脊液标本可分离到风疹病毒，或检测到风疹病毒核酸；血清风疹IgM抗体阳性（1个月内未接种过风疹减毒活疫苗）；恢复期血清风疹IgG抗体或风疹血凝抑制抗体滴度较急性期升高≥4倍；急性期抗体阴性而恢复期抗体转阳。

【病理学表现】

脑组织水肿，血管周围淋巴细胞浸润，神经细胞变性，轻度脑膜反应，大脑、脑干、小脑和脊髓白质髓鞘脱失。

【影像学表现】

1. CT 钙化最为常见。钙化多见于脑皮质及基底节，可表现为结节状、条状及点状钙化[2]。室管膜下线条状钙化是风疹病毒脑炎的典型表现。边缘系统、深部白质密度降低，小脑皮质萎缩。

脑沟脑池增宽，脑室扩张以侧脑室体及三角区、第四脑室最显著。

2. MRI 可显示由脑血管损害和缺血坏死而导致的脑深部和皮质下白质变性，表现为双侧白质多发线状、斑点状高信号，多位于额叶、顶叶白质[3,4]。婴幼儿及儿童室周皮质下高信号提示髓鞘形成延迟。脑室扩张也较为常见。

【诊断要点】

1. 风疹流行期，突然抽搐、昏迷、头痛、呕吐，要首先考虑脑炎的可能。

2. 影像学检查可见基底节和室管膜下钙化、脑室扩张、脑萎缩等改变。

3. 咽拭子、尿液或脑脊液标本可分离到风疹病毒或检测到风疹病毒核酸，血清风疹 IgM 抗体阳性。

【鉴别诊断】

1. 先天性弓形体脑炎 脑内钙化、脑实质低密度及脑积水是本病常见的典型CT表现，确诊主要依靠测定特异性抗弓形体 IgM 和 IgG 抗体。

2. 甲状旁腺功能减退 临床以手足抽搐、癫痫、惊厥等为主要表现，影像学检查可见基底节、丘脑、大脑皮髓交界区钙化，生化检查有低血钙、高血磷改变。

3. 巨细胞病毒（CMV）脑炎 先天性CMV感染患儿小头畸形常见，临床以发热、感觉异常、抽搐、视力缺失、嗜睡、昏迷等为主要表现。CT平扫显示脑萎缩、脑室扩张和脑实质内钙化，以脑室周围区域最常见，MRI还可见到神经元异位畸形、脑软化、髓鞘形成延迟等改变。血和脑脊液 CMV 抗原和抗 CMV IgM 阳性有助于确定诊断。

【研究现状与进展】

王西珍等[5]研究表明，风疹病毒 IgM 抗体阳性能够增加原发性高血压的患病风险，但并非主要影响因素。

（李 莉 任美吉）

参考文献

[1] 张玲霞，周先志. 现代传染病学. 第2版. 北京：人民军医出版社，2010.

[2] Numazaki K, Fujikawa T. Intracranial calcification with congenital rubella syndrome in a mother with serologic immunity. J Child Neurol, 2003, 18（4）：296-297.

[3] Takano T, Morimoto M, Bamba N, et al. Frontal-dominant white matter lesions following congenital rubella and cytomegalovirus infection. J Perinat Med, 2006, 34（3）：254-255.

[4] Lane B, Sullivan EV, Lim KO, et al. White matter MR hyperintensities in adult patients with congenital rubella. Am J Neuroradiol, 1996, 17（1）：99-103.

[5] 王西珍，王彦，刘霞，等. 风疹病毒 IgM 抗体与原发性高血压的关联研究. 中外医学研究，2017，15（35）：1-3.

第六节 甲型H1N1流感相关脑部改变

【概述】

甲型 H1N1 流感简称甲流，是由变异后的新型甲型流感病毒 H1N1 亚型所引起的急性呼吸道传染病，主要通过呼吸道传播，多数患者临床表现温和，少数病例病情严重，进展迅速。儿童患者可出现中枢神经系统并发症，最常见的临床表现为惊厥、脑病、癫痫持续状态。

甲型 H1N1 流感中枢神经系统并发症定义为流感样症状发病5天内出现的惊厥、脑病或脑炎，实验室检查证实存在呼吸道甲型 H1N1 流感病毒感染，且无其他可能病因的证据。

单纯惊厥定义为惊厥后意识很快恢复。脑病定义为意识改变（烦躁、嗜睡或昏迷）超过24h以上，其中发生对称性双侧丘脑坏死者，称为急性坏死性脑病（acute necrotizing encephalopathy，ANE）。脑炎定义为脑病的基础上有下列表现中的2项或2项以上：①发热，体温超过38.5℃；②局灶性神经病变的体征；③脑脊液淋巴细胞计数升高；④脑电图提示脑炎；⑤神经影像学提示感染或炎症。

美国首次报道甲型 H1N1 流感中枢神经系统并发症病例，4例7～17岁男性患儿，其中脑病3例，惊厥1例，病情均较轻，痊愈出院[1]，继之又报道了1例12岁既往健康的女性甲型H1N1流感 ANE 死亡病例[2]。我国深圳市儿童医院报道3例 ANE 死亡病例。主要临床表现为急性发热伴或不伴呼吸道症状后1～4天出现嗜睡、烦躁、惊厥、昏迷等。

ANE 是一种病毒感染后罕见且严重的中枢神经系统并发症，大多由流感病毒引起，少数可由副流感病毒、单纯疱疹病毒6等引起。ANE由Mizuguchi等[3]于1995年首次报道，ANE病例多来自日本，我国罕见报道。

ANE大多发生于5岁以下儿童，大部分患儿有发热和急性上呼吸道感染的前驱症状，并在前驱症状后24～48h出现中枢神经系统症状。临床特点是多灶性、对称性脑部损害，累及双侧丘脑、脑干被盖、脑室周围白质、小脑髓质。实验室检查血象可正常，血生化部分病例出现低钾血症，少数病例肌酸激酶（CK）、天冬氨酸转氨酶（AST）、丙氨酸转氨酶（ALT）、乳酸脱氢酶（LDH）升高；呼吸道标本中可分离出甲型H1N1流感病毒，双份血清甲型H1N1流感病毒特异性抗体水平可升高4倍或4倍以上。

【病理学表现】

肉眼可见脑组织肿胀呈灰白色，皮质、髓质分界尚清，枕叶、小脑半球、脑干及海马液化性坏死明显。镜下可见脑组织呈液化性坏死及髓神经纤维脱髓鞘改变，多处小胶质细胞增生浸润灶，病灶区小胶质细胞由于棘突消失变为圆形，且转化为吞噬细胞围绕在神经元周围，吞噬死亡细胞碎屑，提示小胶质细胞呈激活状态。脑组织未见中性粒细胞、淋巴细胞及树突细胞浸润。脑脊液及脑组织RT-PCR均未检出甲型H1N1流感病毒基因[4]。

【影像学表现】

Kimura等[5]根据头颅CT和MRI表现将流感相关脑部改变分为5级，一级未见异常（即流感相关脑病），二级为大脑皮质受累，三级为脑干水肿，四级为丘脑对称受累（即ANE），五级为感染后脑膜炎。

1. CT 早期可无异常，中晚期脑沟加深，脑室扩大。痊愈患者脑部CT均恢复正常。汤正珍等[6]报道2例早期出现脑水肿患者，病变发展迅速，趋于脑软化、液化，1例伴有脑出血，2例患者均死亡，提示早期出现脑水肿者预后不良。孔德文等[7]报道1例双侧小脑半球和大脑半球皮质、皮质下多发斑片状低密度病灶，边缘较模糊，以顶叶明显。本例病灶变化较快，2天后复查，病灶密度较前降低，7天后复查，病灶明显减少。

2. MRI 小脑半球、脑干、大脑白质弥漫性脱髓鞘。增强扫描显示双侧小脑半球、脑干及大脑半球脑实质见大小不等斑片状、脑回强化。

Haktanir报道[8]1例脑膜脑炎的病例，主要表现为双侧额顶叶交界区、丘脑T_2WI高信号，T_1WI增强显示右侧额顶叶交界区明显强化，双侧大脑半球脑膜强化，磁敏感T_2加权梯度回波序列显示右侧额顶叶交界区高信号更明显，未见脑水肿。

对称性多灶脑损害是ANE的特征性表现。病灶主要分布在丘脑、脑干被盖、侧脑室周围白质和小脑髓质。CT表现为双侧丘脑、内囊后肢、脑干、双侧额顶枕叶脑白质对称性低密度（图6-6-1），弥漫性脑水肿，脑沟和第四脑室消失，可见脑干水肿，也可见双侧基底节梗死。MRI表现为双侧丘脑、基底节、脑干、胼胝体压部、双侧半卵圆中心和脑室旁白质对称性长T_1长T_2信号，FLAIR呈高信号。增强扫描显示半卵圆中心和丘脑线形及环形强化，脑膜无异常强化。DWI显示双侧丘脑高信号或中心呈低信号，边缘见环状高信号，其余病变区域呈高信号。ADC图表现为中央稍高信号，环状略低信号环绕（ADC值低）。小脑受累可表现为双侧小脑半球髓质及右侧小脑中脚可见稍长T_1稍长T_2信号，FLAIR呈稍高信号，DWI呈高信号。增强扫描可见小脑脑膜明显强化。DWI显示双侧丘脑病变中心区呈低信号，其病理基础是神经和胶质细胞坏死；周围见环状高信号，主要是由于细胞毒性水肿限制了水分子的自由运动；ADC图上丘脑中心呈低信号，周围呈高信号，ADC值升高，原因是血管源性水肿。

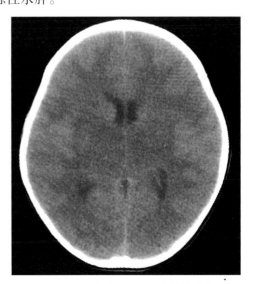

图6-6-1 甲型H1N1流感并发脑炎

头颅CT显示双侧脑白质、基底节和丘脑密度对称性降低，脑沟变浅

（图片由哈尔滨医科大学附属第二医院李萍提供，特此感谢）

曾洪武等[9]通过对比分析3例患儿死亡前后MRI表现，发现甲型H1N1流感相关ANE患者死亡后MRI表现的主要特点：①脑干增粗、肿胀、变形，可见出血、水肿及坏死信号；②小脑扁桃体下疝；③双侧大小脑灰质、白质弥漫受累，分界模糊。由此推测，MRI表现反映在ANE病情恶化时，脑水肿、出血、神经元及胶质细胞坏死较前进一步加剧。

曾洪武等[10]报道1例甲型H1N1流感并发颅内毛霉菌感染的病例，脑实质真菌性肉芽肿呈稍长T_1稍长T_2信号，边缘呈线状强化，脑膜明显强化。MRI随访显示脑桥受累，提示病变进一步加重。该患儿最终死于多器官功能衰竭综合征、颅内真菌感染等。

【诊断要点】

1. 流感患儿，出现多灶性、对称性脑部损害，以累及双侧丘脑为特征，可累及双侧基底节、脑干被盖、侧脑室周白质和小脑白质，病变区CT呈低密度，MRI呈长T_1长T_2信号。

2. 甲型H1N1流感病毒核酸检测阳性、分离到甲型H1N1流感病毒或双份血清甲型H1N1流感病毒特异性抗体水平升高4倍或以上。

【鉴别诊断】

1. Wernicke脑病 是由各种原因引起的维生素B_1缺乏所致，主要累及第三脑室、第四脑室周围脑实质，双侧丘脑可以对称性受累，与ANE信号变化相似，但无出血改变，常见于慢性酒精中毒和妊娠剧吐者。

2. 流行性乙型脑炎 夏季常见，10岁以下儿童多发。临床以高热、抽搐、意识障碍、脑膜刺激征等为特征。丘脑、中脑黑质均可受累，可为双侧，也可不对称，较少累及脑干，严重病例可出现出血，通过血清和脑脊液IgM抗体确诊。

3. Reye综合征 常在病毒感染后出现急性颅内压增高、意识障碍、惊厥等脑病症状，并伴肝功能异常、高氨血症、低血糖、乳酸血症。影像学检查主要为弥漫性或局限性脑水肿征象，脑实质损害少见。病情凶猛，可在24h内死亡，幸存者多在2～3天病情好转。

4. EV71手足口病中枢神经系统并发症 病变部位多变，呈非对称性，脑干易受累，结合临床手足口部位有疱疹，较易鉴别。

5. 常染色体显性急性坏死性脑病 主要发生于儿童，表现为热性疾病后2～3天突然出现脑病症状。病变主要对称分布于丘脑和脑干等处，与ANE相似。本病有复发的倾向，复发损害严重。

【研究现状与进展】

Wong等[11]提出MRI评分系统，得到众多专家的认可。此系统分值为0～4分：按出血、囊腔形成、脑干损害、白质（大脑、小脑或同时）损害是否发生，分别记1分或0分，得分越高，预后越差。经验证，其与临床预后有很好的相关性。

（李　莉　任美吉）

参　考　文　献

[1] Centers for Disease Control and Prevention（CDC）. Neurologic complications associated with novel influenza A（H1N1）virus infection in children-Dallas, Texas, May 2009. Morb Mortal Wkly Rep, 2009, 58（28）: 773-778.

[2] Lyon JB, Remigio C, Milligan T, et al. Acute necrotizing encephalopathy in a child with H1N1 influenza infection. Pediatr Radiol, 2010, 40（2）: 200-205.

[3] Mizuguchi M, Abe J, Mikkaichi K, et al. Acute necrotisingencephalopathy of childhood: a new syndrome presenting with multifocal, symmetricbrain lesions. J Neurol Neurosurg Psychiatry, 1995, 58（5）: 555-561.

[4] 曹娟, 李成荣, 文飞球, 等. 2009年甲型H1N1流感病毒相关性急性坏死性脑病3例脑组织病理观察. 中国实用儿科杂志, 2012, 27（8）: 595-598.

[5] Kimura S, Ohtuki N, Nezu A, et al. Clinical and radiological variability of influenza-related encephalopathy or encephalitis. Acta Paediatr Jpn, 1998, 40（3）: 264-270.

[6] 汤正珍, 何廓霞, 郑跃杰, 等. 儿童2009甲型H1N1流感相关神经系统并发症报道. 中国实用儿科杂志, 2010, 25（2）: 129-131.

[7] 孔德文, 吴炜. 甲型H1N1流感致脑部损害一例. 临床放射学杂志, 2010, 29（7）: 876.

[8] Haktanir A. MR imaging in novel influenza A（H1N1）-associated meningoencephalitis. Am J Neuroradiol, 2010, 31（3）: 394-395.

[9] 曾洪武, 干芸根, 黄文献, 等. 儿童急性坏死性脑病临床及影像分析. 中华放射学杂志, 2010, 44（11）: 1209-1211.

[10] 曾洪武, 黄文献, 干芸根, 等. 儿童危重症甲型H1N1流感中枢神经系统并发症的影像学表现. 放射学实践, 2010, 25（9）: 947-950.

[11] Wong AM, Simon EM, Zimmerman RA, et al. Acute necrotizing encephalopathy of childhood correlation of MR finding and clinical outcome. Am J Neuroradiol, 2006, 27（9）: 1919-1923.

第七节　新型冠状病毒相关脑病

【概述】

2019年年底暴发的新型冠状病毒肺炎，对全球公共卫生造成了巨大的威胁[1]。截至2020年年底，全世界新冠肺炎感染人数日益增多，对新冠肺炎的研究也在不断深入，本文根据现阶段的文献报道，侧重于新冠肺炎相关的中枢神经系统改变做简单的介绍。

2020年2月11日，世界卫生组织正式将新型冠状病毒感染的肺炎命名为COVID-19，国际病毒分类委员会将该病毒命名为SARS-CoV-2（severe acute respiratory syndrome coronavirus-2），该病毒是在冠状病毒家族中发现的第7种可感染人类的病毒，其导致感染的主要机制是病毒表面的S蛋白与靶细胞上的相应受体结合并产生一系列相应的改变[2]。SARS-CoV-2在人与人之间的传播途径与严重急性呼吸综合征冠状病毒（severe acute respiratory syndrome coronavirus，SARS-nCoV）及中东呼吸综合征冠状病毒（Middle East respiratory syndrome-coronavirus，MERS-nCoV）相似，主要为呼吸道飞沫传播、接触传播、气溶胶传播。

感染SARS-CoV-2的患者临床上多出现发热、干咳、呼吸困难、肌肉疼痛等症状，其胸部CT表现为双侧磨玻璃样改变，与SARS-nCoV及MERS-nCoV相似。但SARS-CoV-2感染患者很少出现明显的上呼吸道症状和体征（如流涕、打喷嚏、咽喉痛等），表明靶细胞可能位于下呼吸道。除此之外，SARS-CoV-2感染患者也很少出现消化道体征和症状（如腹泻、恶心、呕吐等），这与SARS-nCoV及MERS-nCoV感染者不同[1]。除呼吸系统外，SARS-CoV-2可累及全身多器官，其主要是由细胞因子风暴所致[1]。部分SARS-CoV-2感染患者出现意识障碍、骨骼肌功能异常、嗅觉障碍等神经系统症状，可以合并如急性坏死性脑病（acute necrotizing encephalopathy，ANE）、急性脑血管病、急性播散性脑脊髓炎、吉兰-巴雷综合征等多种神经系统疾病[3, 4]。大多数神经系统表现出现在疾病的初期，可能是由SARS-CoV-2通过血源性或逆行神经元途径侵及中枢神经系统所致[3]。研究表明，感染越严重的患者越容易出现神经系统症状，且常伴D-二聚体升高，血管内血栓形成，这可能是感染严重的患者更易出现脑血管症状的原因[3]。实验室检查患者表现出病毒感染的血象特征（即淋巴细胞减少、白细胞减少或正常），鼻咽拭子、脑脊液可检测出SARS-CoV-2相关核酸。

【病理学表现】

SARS-CoV-2感染患者脑组织苏木精和伊红染色切片可见明显的组织水肿和神经元变性，电子显微镜下可检测到病毒颗粒，组织超微结构分析显示存在80～110nm的病毒样颗粒和具有两种不同尖峰蛋白结构的特征性棒状突起，此为β冠状病毒的典型特征。除此之外，在中枢神经系统血管内皮细胞中也可发现SARS-CoV-2病毒颗粒。此现象可解释病毒进入中枢神经系统的途径：血液传播途径中，病毒通过感染血脑屏障的内皮细胞、脉络丛中血脑屏障的上皮细胞进入中枢神经系统，进而侵犯大量神经元，同时通过免疫介导最终导致广泛的神经胶质细胞增生、炎性细胞浸润和神经元变性、水肿及坏死[5, 6]。

【影像学表现】

SARS-CoV-2累及中枢神经系统表现与SARS-nCoV类似，可有急性坏死性脑病、急性脑损伤、急性播散性脑脊髓炎、缺血性脑卒中、脑出血等表现，其中以急性出血性坏死性脑病为主要表现。多数病变在CT上可无明显异常表现，但MRI对其中枢神经系统相关疾病的诊断有帮助。

1. CT表现　SARS-CoV-2累及中枢神经系统时，当主要表现以急性坏死性脑病（ANE）为主时，早期CT可无异常，中晚期双侧基底节区、丘脑等部位可出现斑片状、对称性低密度灶，伴发出血时病灶内可见高密度灶[7]。发生脑炎时，CT无明显的脑水肿或急性改变，可有微血管缺血性改变[8-10]；发生脑梗死时，脑实质可见多发低密度的梗死灶，偶可见单发病灶，梗死区域供血血管内可见高密度的血栓；发生脑出血时，可见脑实质点状或片状高密度影，可合并脑积水及占位效应[11, 12]；亦可发生中枢神经系统血管炎（参见第十九章第一节）。

2. MRI表现　SARS-CoV-2感染者的部分病例表现为ANE的影像学综合征，ANE的特征性表现为对称性多灶脑损害，病变主要分布于丘脑、大脑深部白质、脑干被盖及小脑髓质；现有报道的SARS-CoV-2感染患者表现的ANE为特征性对称性分布的双侧丘脑病变，T_1WI呈低信号，T_2WI和DWI呈高信号，伴发出血时，SWI序列可以敏感检测出出血成分的低信号，增强扫描病变呈线形及环形强化[7]。

合并脑炎时，病变组织肿胀，颞叶、海马、小脑脚区可见 T_2WI 高信号，增强扫描可无强化或呈脑回样强化，DWI 序列可见沿侧脑室壁分布的高信号[8-10]；合并脑梗死时，脑实质可见 T_1WI 低信号、T_2WI 高信号的梗死灶，以多灶性为主，急性或亚急性期梗死在 DWI 呈明显的高信号，出血性梗死或微出血在 SWI 序列呈明显的低信号，有助于诊断[11,12]；合并急性播散性脑脊髓炎时，脑实质病变可累及基底节、丘脑等，可见脑室周围融合性白质病变，病变在 T_2WI 上呈高信号，部分急性期病变增强扫描可呈明显强化，DWI 可呈高信号并伴有相应表观扩散系数的改变[11]；合并吉兰-巴雷综合征时可有脑实质的脱髓鞘改变，受累神经增强扫描呈明显的异常强化[11]。此外，研究报道[13]，SARS-CoV-2 累及中枢神经系统的患者中，多数 PWI 显示脑部不同区域灌注下降，多发生于双侧额叶和颞叶。

3. 脑血管造影 中枢神经系统病变以缺血性、出血性脑梗死或脑出血为主时，脑血管造影可见受累动脉破裂、动脉狭窄或动脉内血栓。

【诊断要点】

1. 有 SARS-CoV-2 感染病史。

2. 可有急性脑损坏、急性播散性脑脊髓炎、缺血性脑卒中、脑出血、中枢神经系统血管炎等相应的影像学表现。

3. SARS-CoV-2 感染累及中枢神经系统表现为 ANE 时，影像学表现为具有特征性的对称性多灶性脑损害，病变多位于双侧丘脑、基底节区。脑实质坏死区在 CT 上表现为斑片状低密度病灶，MRI 上 T_1WI 呈低信号、T_2WI 呈高信号，DWI 信号混杂，增强扫描可呈明显线形及环形强化。伴发出血可有相应改变，SWI 序列可敏感检测小出血灶。PWI 序列额颞叶脑实质可表现为不同部位的低灌注。

4. 在脑脊液或脑组织中检测到 SARS-CoV-2，或有 SARS-CoV-2 特异性鞘内抗体的证据，且未发现其他可解释的病原体或原因[11]。

【鉴别诊断】

1. 乙型脑炎 影像学表现和 ANE 相似，CT 可无阳性特征。MRI 表现为双侧丘脑区域呈不同程度的 T_2WI 高信号改变，DWI 呈明显高信号，ADC 呈低信号，随着病灶软化，T_2WI 高信号逐渐减弱，DWI 高信号也逐渐降低。乙型脑炎与 SARS-CoV-2 所致 ANE 的鉴别主要依赖实验室检查[14]。

2. Percheron 动脉梗死 是罕见的、正常变异动脉发生梗死的疾病。DWI 表现为双侧丘脑高信号，ADC 呈低信号，与 SARS-CoV-2 所致 ANE 相似，但 Percheron 动脉梗死有解剖学动脉变异基础，而 SARS-CoV-2 所致 ANE 解剖学结构正常，故脑血管造影可作为两者的鉴别方法[15]。

3. 深部脑静脉血栓形成 可导致双侧丘脑肿胀和静脉性梗死。MRI 表现为双侧丘脑 T_1WI 低信号，T_2WI 和 DWI 高信号，SWI 可见丘脑旁深部静脉低信号区域，提示深部静脉血栓形成。而 SARS-CoV-2 所致 ANE 多不累及丘脑的深静脉，两者表现不同，可以鉴别[16]。

【研究现状与进展】

目前为止报道的 SARS-CoV-2 感染所致的中枢神经系统病变较少，多数患者只行常规 MRI 检查并针对脑部并发症进行治疗。根据现有的报道可发现 DWI、SWI、PWI 等检查技术有助于 SARS-CoV-2 神经系统并发症的诊断。

1. 磁共振扩散加权成像（DWI） 在诊断急性脑梗死方面有较高的特异性。SARS-CoV-2 感染所致的各类中枢神经系统病变扩散受限，在 DWI 上多呈高信号，尤以脑梗死为特异。除有助于诊断 SARS-CoV-2 感染所致的神经系统病变外，DWI 在本病鉴别诊断上作用显著，建议有中枢神经系统症状的 SARS-CoV-2 感染患者常规使用 DWI 序列。

2. 磁敏感加权成像（SWI） 在诊断微血管出血及血栓形成方面具有较高的灵敏度和特异性。SARS-CoV-2 感染所致的中枢神经系统病变中出血及血管内血栓形成较常见。其中较为特异的急性出血性坏死性脑病的诊断中 SWI 序列显示坏死灶内对称性散在低信号，提示病变区域微出血，有助于急性出血性坏死性脑病的诊断。除此之外，因 SARS-CoV-2 感染患者 D-二聚体升高，患者脑血管易形成血栓，导致缺血性脑梗死，血管内血栓在 SWI 上表现为血管内低信号灶，也有助于 SARS-CoV-2 感染所致脑病的诊断。

3. 灌注加权成像（PWI） 研究报道，SARS-CoV-2 感染所致的中枢神经系统病变中常见额颞叶脑实质灌注降低现象，PWI 可敏感检测脑部各区域血流灌注情况，建议有中枢神经系统症状的 SARS-CoV-2 感染患者积极使用 PWI 扫描，以提高诊断效率。

（努尔比耶姆·阿布力克木　张雪宁　贾文霄）

参 考 文 献

[1] Huang CL, Wang YM, Li XW, et al. Clinical features of patients infected with 2019 novel coronavirus in Wuhan, China. Lancet, 2020, 395: 497-506.

[2] 苏石, 李小承, 蒿花, 等. 新型冠状病毒的研究进展. 西安交通大学学报（医学版）, 2020, 41（4）: 479-482, 496.

[3] Mao L, Jin H, Wang M, et al. Neurologic Manifestations of Hospitalized Patients With Coronavirus Disease 2019 in Wuhan, China. JAMA Neurol, 2020, 77（6）: 1-9.

[4] Wang L, Shen Y, Li M, et al. Clinical manifestations and evidence of neurological involvement in 2019 novel coronavirus SARS-CoV-2: a systematic review and meta-analysis. J Neurol, 2020, 267（10）: 2777-2789.

[5] Paniz-Mondolfi A, Bryce C, Grimes Z, et al. Central nervous system involvement by severe acute respiratory syndrome coronavirus-2 (SARS-CoV-2). J Med Virol, 2020, 92（7）: 699-702.

[6] 深圳市医师协会神经内科医师分会, 深圳市医师协会神经内科分会中枢神经系统感染与免疫学组. 新型冠状病毒肺炎疫情时期中枢神经系统感染与免疫相关疾病诊疗预案（试行第一版）. 广东医学, 2020, 41（6）: 549-554.

[7] Poyiadji N, Shahin G, Noujaim D, et al. COVID-19-associated Acute Hemorrhagic Necrotizing Encephalopathy: Imaging Features. Radiology, 2020, 296（2）: 119-120.

[8] Moriguchi T, Harii N, Goto J, et al. A first case of meningitis/encephalitis associated with SARS-coronavirus-2. Int J Infect Dis, 2020, 94: 55-58.

[9] Sohal S, Mossammat M. COVID-19 presenting with seizures. IDCases, 2020, 20: 00782.

[10] Wong PF, Craik S, Newman P, et al. Lessons of the month 1: A case of rhombencephalitis as a rare complication of acute COVID-19 infection. Clin Med (Lond), 2020, 20（3）: 293-294.

[11] Ellul MA, Benjamin L, Singh B, et al. Neurological associations of COVID-19. Lancet Neurol, 2020, 19（9）: 767-783.

[12] Beyrouti R, Adams ME, Benjamin L, et al. Characteristics of ischaemic stroke associated with COVID-19. J Neurol Neurosurg Psychiatry, 2020, 91（8）: 889-891.

[13] Helms J, Kremer S, Merdji H, et al. Neurologic Features in Severe SARS-CoV-2 Infection. N Engl JMed, 2020, 382（23）: 2268-2270.

[14] Arahata Y, Fujii K, Nishimura T, et al. Longitudinal magnetic resonance imaging changes in Japanese encephalitis. Brain Dev, 2019, 41（8）: 731-734.

[15] Khanni JL, Casale JA, Koek AY, et al. Artery of Percheron Infarct: An Acute Diagnostic Challenge with a Spectrum of Clinical Presentations. Cureus, 2018, 10: e3276.

[16] Taniguchi D, Nakajima S, Hayashida A, et al. Deep cerebral venous thrombosis mimicking influenza-associated acute necrotizing encephalopathy: a case report. J Med Case Rep, 2017, 11（1）: 281.

第七章 消化道传染病相关中枢神经系统感染（脊髓灰质炎）

【概述】

脊髓灰质炎（poliomyelitis）是感染脊髓灰质炎病毒所引起的急性传染病，人是唯一的自然宿主，多好发于小儿，6个月内发病率逐渐增高，到5岁后降低，成人少见。脊髓灰质炎是一种接触性传染病，具有很强的传染性，主要通过急性期患者和无症状脊髓灰质炎病毒携带者的粪便，经粪-口感染的方式进行传播，潜伏期为3~35天，多为5~14天[1]。脊髓灰质炎病毒感染后，大多数人无症状或有非特异性症状，包括轻度发热、不适、头痛、咽喉痛和胃肠道不适。有非特异性疾病症状的患者，1%~2%发展为麻痹性疾病。发热时瘫痪会迅速进展，常导致不对称性肌肉萎缩，但感觉、膀胱或直肠的功能不会出现障碍。因为临床表现为肌张力下降及不对称性弛缓性瘫痪，故脊髓灰质炎又称"小儿麻痹症"（infantile paralysis）或"婴儿瘫"[2]。脊髓灰质炎患者以隐性感染和无麻痹病例多见，大多数可以治愈，少数患者可遗留瘫痪后遗症。随着预防接种的推广，人群免疫力的提高，发病率显著下降，本病几乎仅见于疫苗相关病例，即疫苗相关麻痹型脊髓灰质炎（vaccine associated paralytic poliomyelitis，VAPP）。WHO定义的VAPP，是指口服脊髓灰质炎减毒活疫苗后4~40天发生急性弛缓性瘫痪，患者的粪便样品中分离出类似疫苗的脊髓灰质炎病毒，并且该病毒被确认为病因。此外，脊髓灰质炎相关的神经系统后遗症须在麻痹开始后至少持续60天发生[3]。VAPP新生儿的发病率在国内为（1~2.4）/100万[4]。

脊髓灰质炎病毒经口进入机体后，主要侵犯鼻咽部和肠道淋巴组织，进行增殖并排出病毒，根据病毒是否进入血液及侵犯神经系统，临床表现可分为4型：①隐性感染（无症状型），占全部感染者的90%~95%。感染后病毒不进入血液和中枢神经系统，一般无临床症状或只有轻微不适。②顿挫型（轻型），占感染者的4%~8%，病毒进入血液后引起轻微的病毒血症，未侵入中枢神经系统，而只有呼吸道和胃肠道等前驱症状。③无麻痹型，由于病毒在全身的淋巴组织中增殖并大量入血，侵犯中枢神经系统，不仅出现顿挫型症状，还有神经系统症状，但不发生麻痹，主要累及脊髓前角运动细胞，病毒在其内增殖并引起细胞坏死，在此病程中尚未出现神经及肌肉功能的改变，且与其他病毒引起的无菌性脑膜炎难以鉴别，需病毒学或血清学检查。④麻痹型，占感染者的1%~2%，在无麻痹型临床表现基础上发生瘫痪，加上累及脊髓前角灰质、脑和脑神经病变为此型特征。此型按临床表现分为5期：前驱期；麻痹前期；麻痹期（此期按病变部位可分为以下几型：脊髓型，病变多发生于颈腰段脊髓，多表现为不对称单侧肢体弛缓性瘫痪，一般以下肢瘫痪多见。症状较早出现在近端肌群，且较远端肌群症状严重，瘫痪累及不同肌群，从而出现相对应症状。脑干型，多与脊髓型同时发生，病毒侵犯延髓和脑桥。脑炎型，出现大脑受损症状，表现为弥漫性或局灶性脑炎。混合型，病变发生部位出现两种或两种以上的类型，以脊髓型和脑干型同时出现多见）；恢复期；后遗症期[1]。实验室检查可从粪便、咽部、脑脊液、脑或脊髓组织中分离到脊髓灰质炎野病毒；发病前6周内和发病后未服过口服脊髓灰质炎疫苗（oral polio vaccine，OPV）或未接触疫苗病毒，麻痹后1个月内从脑脊液或血液中查到抗脊髓灰质炎病毒IgM抗体，或恢复期血清中特异性IgG抗体滴度比急性期≥4倍。

【病理学表现】

脊髓灰质炎病毒可累及神经系统的任何结构，但病毒往往会影响较大的运动神经元，尤其是脊髓前角和延髓运动核的神经元[5]，多见于颈腰段脊髓，脑干和其他部位也可受累，较少累及大脑皮质，是一种嗜神经病毒。病理变化包括：①神经细胞损害，神经细胞内出现染色体溶解，胞质中尼氏体消失，可见嗜酸性包涵体。②炎性反应，继发于神经细胞损害后，周围组织充血水肿，血管周围炎性细胞浸润。当肿胀组织压迫邻近脑神经，患者可出现暂时性相应的功能丧失，早期轻者病变可逆，一般起病3～4周后，相应受损的神经细胞功能可因病灶水肿和炎症逐渐消失、减退而逐渐恢复。病情较重者，受损细胞核浓缩、坏死，最后被吞噬细胞清除，严重者受损细胞出现不可逆性病变、瘢痕形成，从而导致永久性瘫痪[2]。

【影像学表现】

1. CT 对脊髓内病变显示不佳，但可以显示脊髓灰质炎后遗症所致的相关并发症。

2. MRI 脊髓灰质炎病灶多见于颈腰段脊髓，以脊髓前角运动神经损害最明显，脑干和其他部位也可受累（多位于黑质、延髓背侧），较少累及大脑皮质[6]。仅有10%～15%的病例无延髓受累，大多数病例以混合性延髓加脊髓受累形式出现，其中第Ⅶ、Ⅸ和Ⅹ对脑神经受累最常见[7]。脊髓灰质炎患者急性期和亚急性期脊髓中央灰质前角在轴位 T_2WI 上可见异常高信号，矢状位 T_2WI 可见脊髓前部连续分布的条带状高信号，可能是由于脊髓灰质炎病毒引起脊髓灰质前角出现炎性改变、嗜神经细胞作用、胶质增生及细胞破坏，增强扫描伴或不伴异常强化。晚期脊髓灰质炎患者可见脊髓在 T_2WI 呈异常高信号，多数可见脊髓萎缩[8]，可能是运动神经元的萎缩或缺失、反应性神经胶质增生、血管周围和实质内的炎性改变所致[9]。麻痹型脊髓灰质炎患者晚期可合并脊髓空洞。

【诊断要点】

1. 患者有与脊髓灰质炎确诊者的接触史或有脊髓灰质炎流行地区的居留史。

2. 临床表现多为发热、恶心呕吐、肌肉酸痛、肌张力下降、不对称性弛缓性瘫痪等症状。

3. 病灶多位于颈腰段脊髓，以脊髓前角运动神经损害最为显著，脑干和其他部位也可受累，较少累及大脑皮质。

4. MRI 平扫：急性期及亚急性期 T_1WI 呈低信号，轴位 T_2WI 显示脊髓前角呈异常高信号，矢状位 T_2WI 可见脊髓前部连续分布的条带状高信号；晚期脊髓 T_2WI 呈异常高信号，可出现萎缩，增强扫描伴或不伴异常强化。

5. 可从患者粪便、咽部、脑脊液和脑或脊髓组织中分离出脊髓灰质炎病毒。

6. 发病前6周内或发病后未接种过脊髓灰质炎灭活疫苗或口服脊髓灰质炎减毒活疫苗，未接触疫苗病毒，麻痹后1个月内从体内查到抗脊髓灰质炎病毒 IgM 抗体，或恢复期血清中和抗体或特异性 IgG 抗体滴度比急性期升高超过4倍以上，可帮助确诊。

【鉴别诊断】

脊髓灰质炎患者早期并未出现特征性表现，CT 及 MRI 平扫早期往往未见异常表现，缺乏特异性，常常可以通过其临床病史（脊髓灰质炎患者可出现因中枢神经系统受激而引起的多汗、烦躁、嗜睡及明显头痛）和实验室检查等与其他类型脑炎、急性弛缓性瘫痪（acute flaccid paralysis，AFP）鉴别[10]。急性播散性脑脊髓炎（ADEM）少数情况下可与口服脊髓灰质炎减毒活疫苗相关，该病通常是单相临床病程，伴有不同程度的脑病和局灶性神经系统体征，大多数患者对糖皮质激素治疗有良好反应，可以完全康复，并且没有神经系统后遗症。

【研究现状与进展】

关于脊髓灰质炎 MRI 系统的研究较少，只有一些病例报道。典型表现为 T_2WI 中脊髓中央灰质前角信号强度的明显增加，一般没有占位效应及强化。需结合临床症状和分离出脊髓灰质炎病毒才能进行诊断。

（杜小旦　杨军乐　王　俭）

参考文献

[1] 中华人民共和国国家卫生和计划生育委员会. 脊髓灰质炎诊断标准：WS 294—2016. 北京：中国标准出版社，2016.

[2] 李宏军. 实用传染病影像学. 北京：人民卫生出版社，2014.

[3] Ferraz-Filho JRL, dos Santos Torres U, de Oliveira EP, et al. MRI

findings in an infant with vaccine-associated paralytic poliomyelitis. Pediatr Radiol, 2010, 40（1）：S138-140.

[4] Wu W, Wang H, Li K, et al. Recipient vaccine-associated paralytic poliomyelitis in China, 2010-2015. Vaccine, 2018, 36（9）：1209-1213.

[5] Malzberg MS, Rogg JM, Tate CA, et al. Poliomyelitis：hyperintensity of the anterior horn cells on MR images of the spinal cord. Am J Roentgenol, 1993, 161（4）：863-865.

[6] Choudhary A, Sharma S, Sankhyan N, et al. Midbrain and spinal cord magnetic resonance imaging（MRI）changes in poliomyelitis. J Child Neurol, 2010, 25（4）：497-499.

[7] Maloney JA, Mirsky DM, Messacar K, et al. MRI findings in children with acute flaccid paralysis and cranial nerve dysfunction occurring during the 2014 enterovirus D68 outbreak. Am J Neuroradiol, 2015, 36（2）：245-250.

[8] França MCJ, Schmutzler KM, Garibaldi SG, et al. Bilateral substantia nigra involvement in vaccine-associated poliomyelitis. Neurology, 2006, 66(10)：1597-1598.

[9] Ziller MG, Stommel EW. Spinal magnetic resonance imaging in chronic poliomyelitis. J Clin Neuromuscul Dis, 2014, 16（1）：24.

[10] Nelson GR, Bonkowsky JL, Doll E, et al. Recognition and management of acute flaccid myelitis in children. Pediatr Neurol, 2016, 55：17-21.

第八章 虫媒传染病相关脑内感染

第一节 流行性乙型脑炎

【概述】

流行性乙型脑炎（epidemic encephalitis B）简称乙脑，是由乙脑病毒引起的中枢神经系统急性传染病，具有嗜神经性，以脑实质炎症为主要改变。日本首次成功分离乙脑病毒，故本病也称日本脑炎（Japanese encephalitis）。乙脑病毒通过蚊媒在动物和人类宿主之间传播，流行于夏秋季，多侵犯儿童，被毒蚊叮咬后病毒在单核吞噬细胞系统内繁殖，进而入血形成病毒血症，是否发病及严重程度主要取决于病毒数量、毒力和被感染者的免疫力。免疫力强者多呈隐性感染，而免疫力弱者，乙脑病毒破坏血脑屏障侵入中枢神经系统，造成脑炎，其病死率高且易留后遗症。多数感染者不发病，呈隐性感染。乙脑主要好发于10岁以下儿童，以2～6岁者多发，男性多于女性。在非流行区成年人也可发生乙脑。临床多出现急性发热、抽搐、意识障碍、脑膜刺激征等症状，重症者可发生呼吸衰竭并留有后遗症[1]。

根据临床发展阶段，本病可分为4期。①初期：病程第1～3天，患者出现急性发热，可伴头痛、呕吐、抽搐、意识障碍，为病毒血症期。②极期：病程第4～10天，患者出现全身病毒血症症状及脑部损害症状，如高热、惊厥、抽搐、意识障碍、脑膜刺激征，甚至昏睡、昏迷，昏迷程度越深，时间越长，病情越严重。严重者脑实质病变可致中枢性呼吸衰竭。③恢复期：病程第10～14天，体温于极期过后降至正常或接近正常，多数患者逐渐恢复正常，部分恢复慢者经积极治疗后多于6个月内恢复。④后遗症期：6个月后仍残留恢复期症状时为后遗症期[1,2]。

根据临床表现轻重程度本病可分为4型。①轻型：体温38～39℃，表现为头痛、呕吐，患者意识多清晰或出现嗜睡状态，一般无抽搐，部分患儿可出现惊厥，多在1周内恢复，不会出现后遗症。②普通型：体温约40℃，一般持续4～5天，患者出现头痛、呕吐，多有半昏迷或短暂昏迷，偶尔出现惊厥，部分浅反射消失，深反射亢进，伴有脑膜刺激征，多在7～9天恢复，一般无后遗症。③重型：体温持续40～41℃，患者存在呕吐、烦躁或昏迷表现，可出现反复惊厥，深反射、浅反射均消失，脑膜刺激征明显，多在10天后进入恢复期，较少留有后遗症。④暴发型：患者体温急剧上升，呈高热或过高热，并有反复强烈抽搐，可在1～2天出现深昏迷，可有中枢性呼吸衰竭、脑疝等表现，严重者因呼吸衰竭而死亡，而幸存者均留有后遗症[1,2]。实验室检查血象白细胞总数多在$(10～20)×10^9$/L，中性粒细胞可达80%以上；脑脊液压力增高，外观清亮，白细胞计数增高，多在$(50～500)×10^6$/L，蛋白轻度增高；血清学检查，1个月内未接种乙脑疫苗者，血液或脑脊液中乙脑病毒IgM抗体阳性；早期感染者脑脊液或血清中可分离出乙脑病毒或检测出乙脑病毒的特异性核酸。

【病理学表现】

乙脑病变可以累及脑灰质，严重程度为大脑皮质、丘脑、中脑黑质、基底节＞脑桥、小脑和延髓＞脊髓[3]。肉眼观察可见软脑膜充血、水肿、出血。镜检可出现：①血管变化和炎症反应，血管出现扩张、充血，其周围间隙增宽，脑组织水肿。炎症反应是以淋巴细胞、浆细胞、单核细胞浸润为主，多以坏死和变性的神经元为中心，或在血管周围间隙形成血管套。②神经元变性、坏死、肿胀，神经元核出现固缩、溶解及消失，尼氏小体消失，空泡变、细胞核偏位等；可见坏死变性的神经细胞周围出现增生的少突胶质细胞（卫星现象）；也可见小胶质细胞包围坏死变性的神经元及吞噬坏死变性的神经元（噬神经细胞现象）。③软化灶形成，出现筛网状软化灶，由灶性神经细胞坏死、液化所致，具有一定的特征性。④胶质细胞增生，小胶质细胞增生形成小胶质细胞结节[1,2]。

【影像学表现】

1. CT 乙脑病变可累及脑灰质，但其主要好发于丘脑，其次为基底节、额叶和颞叶。早期 CT 平扫主要表现为边缘模糊的斑片状稍低密度灶，可出现不同程度的脑组织水肿和脑积水，部分患者 CT 表现可未见明显异常。极期患者可见脑实质内多发或单发片状低密度灶，边界清或不清，增强扫描无明显强化，可伴有占位效应、脑水肿、脑积水等改变。伴有出血者 CT 表现为脑实质内条片状高密度。少数极期 CT 表现可未见明显异常，恢复期及后遗症期可见部分软化灶形成，可伴有不同程度的脑积水、脑萎缩等表现。部分完全恢复的患者，其 CT 表现可未见明显异常。

2. MRI 主要表现为脑实质内多发斑片状异常信号，多位于丘脑、基底节区、中脑、大脑皮质、小脑、脑桥、脊髓前角等。急性期病变在 T_1WI 上呈稍低信号，T_2WI 呈稍高信号，FLAIR 序列呈稍高信号（图 8-1-1，图 8-1-2），增强扫描后未见明显异常强化，软脑膜可见轻度强化；恢复期病变 T_1WI 呈等信号或稍低信号，T_2WI 呈稍高信号，DWI 和 FLAIR 序列呈稍高信号。伴有出血者在 MRI 上信号在不同时期显示不同。有研究报道，乙脑的特征性成像模式为斑点状到均匀，在 DWI 和 FLAIR 图像上具有高信号[4]。

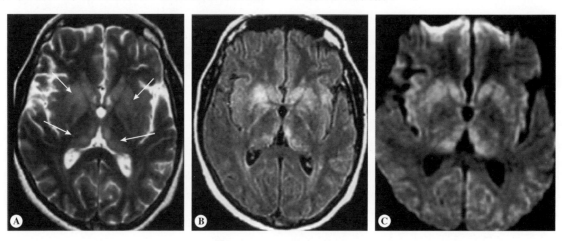

图 8-1-1 乙型脑炎（1）

双侧背侧丘脑、基底节区可见多发斑片状病灶。A. T_2WI 呈稍高信号；B. FLAIR 序列呈稍高信号；C. DWI 序列呈稍高信号（$b=1000mm^2/s$）[本病例和图片引自 Sawlani V. Diffusion-weighted imaging and apparent diffusion coefficient evaluation of herpes simplex encephalitis and Japanese encephalitis. J Neurol Sci, 2009, 287 (1-2): 221-226., 特此感谢]

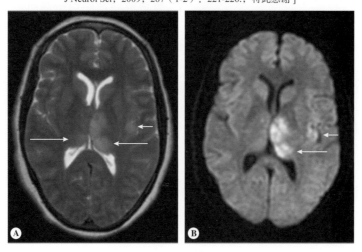

图 8-1-2 乙型脑炎（2）

双侧背侧丘脑、左侧岛叶可见斑片状病灶。A.T_2WI 呈稍高信号，边界模糊（白箭头）；B.DWI 显示左侧背侧丘脑及岛叶扩散受限（白箭头）

（图片由天津市第一中心医院夏爽教授提供，特此感谢）

3. SPECT SPECT表现提示乙脑病变在急性期过度灌注，在亚急性或慢性期呈低灌注。这些变化的诊断价值不大，但有助于理解后遗症，尤其是运动障碍[1]。

【诊断要点】

1. 乙脑流行地区居留史，好发于儿童。

2. 急性期临床表现多为发热、头痛、喷射性呕吐、脑膜刺激征阳性等。

3. 极期CT平扫：丘脑、基底节、大脑半球多发片状低密度灶。极期MRI平扫：病变T_1WI呈稍低信号，T_2WI呈稍高信号，FLAIR序列呈稍高信号。急性期及亚急性期病变在DWI上呈稍高信号，恢复期病变在DWI上呈等信号。

4. 实验室检查：脑脊液压力轻度增高，乙脑病毒抗原检查阳性，特异性IgM抗体阳性，脑组织中分离出乙脑病毒可确诊。

【鉴别诊断】

1. 细菌性脑膜炎 多为炎性渗出物覆盖于脑表面脑膜，病变较广泛，CT平扫显示脑间回模糊，脑沟、脑池密度升高，增强扫描可见脑膜线样或脑回样异常强化。除脑膜表现外，细菌性脑膜炎可伴有脑炎、脑脓肿、硬膜下积脓等征象。乙脑主要表现为丘脑、基底节区、中脑、大脑皮质、小脑、脑桥等多发部位的斑片状异常密度和信号。早期不典型病例不易与乙脑鉴别，需要结合临床症状和实验室检查。

2. 结核性脑膜炎 常累及颅底软脑膜、基底池、环池、侧裂池等脑膜，CT平扫可见脑膜增厚及散在的钙化影像，增强扫描表现为脑底池系统的脑膜不同程度增厚并呈线样或结节样异常强化。一般无季节性，起病缓慢且病程长，多有其他部位的结核病史，涂片或培养可找到结核分枝杆菌，而且乙脑基底池侵犯比结核性脑膜炎少见。

3. 肝豆状核变性、克-雅病及Wernicke脑病等代谢性脑病 肝豆状核变性病变主要位于双侧豆状核、大脑导水管周围灰质、大脑脚及基底节区；克-雅病主要表现为T_2WI上双侧尾状核、壳核对称性高信号；Wernicke脑病改变表现为在T_2WI上第三脑室和导水管周围可见对称性高信号。乙脑主要表现为双侧丘脑、大脑脚、基底节区的异常信号，其临床表现有助于鉴别。乙脑发病急性期有高热，血白细胞计数多有增高，结合实验室检查有助于鉴别。

4. 其他类型病毒性脑炎 ①单纯疱疹病毒性脑炎：病灶多先累及单侧或双侧颞叶，但豆状核边界清楚，病灶容易融合成大片状；②EV71感染手足口病脑炎：病灶多累及中脑、延髓后部、齿状核、豆状核及侧脑室旁深部白质等部位。而乙脑累及颞叶时，多数伴有丘脑受累，并多累及中脑黑质，结合临床病史及实验室检查有助于鉴别。

【研究现状与进展】

1. 磁共振扩散加权成像（DWI） 扩散成像对急性期病变较为敏感，随着病程延长，敏感度下降，早期出现神经系统症状，数小时内就可检测到病灶，但在发病48h内，T_2WI和FLAIR敏感度较DWI高，可能是由于乙脑病毒引起脑组织损伤早期为细胞毒性水肿，后出现病毒病理阶段，转变为血管源性水肿[5]。急性期及亚急性期病变在DWI上呈稍高信号，恢复期病变在DWI上呈等信号。但恢复期和后遗症期的DWI及ADC图变化比常规MRI明显。

2. 氢质子波谱成像（^{1}H-MRS） 可定量评价乙脑患者脑内常见代谢物的改变。乙脑病变在^{1}H-MRS多表现为NAA峰不同程度地下降，Cho及Cr峰变化不大，多数可见Lac峰升高，少数患者可见MI峰。有报道发现患者的NAA峰明显下降，可能会出现后遗症，而NAA峰轻度下降的患者预后良好，Lac峰浓度低者比浓度高者预后好[6]。

（杜小旦　丁爽　王俭）

参考文献

[1] Misra UK, Kalita J. Overview: Japanese encephalitis. Prog Neurobiol, 2010, 91(2): 108-120.

[2] 李宏军. 实用传染病影像学. 北京：人民卫生出版社，2014.

[3] Basumatary LJ, Raja D, Bhuyan D, et al. Clinical and radiological spectrum of Japanese encephalitis. J Neurol Sci, 2013, 325(1/2): 15-21.

[4] Arahata Y, Fujii K, Nishimura T, et al. Longitudinal magnetic resonance imaging changes in Japanese encephalitis. Brain Dev, 2019, 41(8): 731-734.

[5] Sawlani V. Diffusion-weighted imaging and apparent diffusion coefficient evaluation of herpes simplex encephalitis and Japanese encephalitis. J Neurol Sci, 2009, 287(1/2): 221-226.

[6] 白光辉，叶信健，严志汉，等. 小儿流行性乙型脑炎磁共振波谱特征及随访研究. 放射学实践，2010，25(10): 1094-1096.

第二节 包 虫 病

包虫病（hydatid disease, echinococcosis）是指人体感染棘球绦虫的幼虫棘球蚴而引起的寄生虫病，是一种全球性的人畜共患病。其流行于全世界畜牧业发达的地区，我国主要集中在北部或西北部，包虫病是新疆、青海、西藏、宁夏、内蒙古等游牧民族聚集区的地方病和常见病。近年来随着城市饲养犬类的日益增加，非包虫病易感人群的城市居民发病率也呈上升趋势。在包虫病的流行地区，人群的易感率约为1%，家犬、牧犬和野犬的棘球绦虫感染率为20%～70%，羊、牛等牲畜的棘球蚴感染率为30%～90%[1]。棘球绦虫种类繁多，可导致不同类型的包虫病，目前我国常见的类型为囊型包虫病和泡型包虫病。前者由细粒棘球蚴感染所致，主要在患者感染棘球蚴虫卵后出现囊肿；而后者则由泡状棘球蚴感染所致，可在发病部位形成局部肿块，酷似恶性肿瘤，多发时又似恶性肿瘤转移，既往将泡型包虫病视作"恶性肿瘤"，有"虫癌"之称。两者的虫体形态、病理变化、临床表现均不相同。

包虫病的发病部位以肝为多，其次为肺和脑，肺、脑等其他部位感染多为血液循环转移所致。脑包虫病的发病率占全身包虫病发病率的1%～4%，脑囊型包虫病较多，约占80%，其中儿童发病率显著高于成人。脑泡型包虫病的发病率较低，仅占泡型包虫病全身转移性病变的1%～3%[2]。脑泡型包虫病临床诊断十分困难，故影像学诊断至关重要。近年来随着社会进步和卫生条件的不断改善，包虫病出现了各种变异，影像学表现趋向复杂化。实验室检查中血常规可发现半数以上脑两型包虫病患者嗜酸性粒细胞增多，免疫学检测头节抗体、囊液抗体等包虫病特异性抗体阳性，多数原发性脑囊型包虫病患者血清免疫学检查多为阴性，脑泡型包虫病血清免疫学检查阳性率较高。

一、脑囊型包虫病

【概述】

脑囊型包虫病（cerebral cyst echinococcosis, CCE）也称包虫囊肿，是指由细粒棘球绦虫的幼虫细粒棘球蚴引起脑部感染的寄生虫病。细粒棘球蚴可寄生于脑内的任何部位，以大脑中动脉供血区多见，顶叶和额叶好发。

脑囊型包虫病以原发性感染多见，最主要的传染源为犬，犬是棘球绦虫的终宿主。细粒棘球绦虫的成虫寄生于犬的小肠上段，虫卵随粪便排出，污染土壤、食物或水源等。人与羊等偶蹄类动物则为中间宿主。人在被虫卵污染的场所中活动，虫卵由手、食物或水经口进入体内，经胃肠道消化液的作用孵化出六钩蚴。六钩蚴脱壳后逸出，钻入肠壁静脉，再经门静脉血流侵入肝，肝是人体囊型包虫病首先累及和最常累及的部位。少数六钩蚴通过肝血窦再次进入血液循环，并经颈内动脉进入脑内，进而生长发育形成包虫囊肿。WHO根据囊虫的活性将脑囊型包虫病分为5型：Ⅰ型及Ⅱ型有繁殖能力；Ⅲ型为过渡期；Ⅳ及Ⅴ型为蜕变期，无活性，无繁殖能力。而根据影像学表现其则可分为单发型、多发型、子囊型、钙化型、破裂型、感染型等。

脑囊型包虫病早期多无明显症状和体征，包虫囊肿较大时因压迫所在部位而产生压迫症状，如头痛、恶心、呕吐、视神经盘水肿等，也可表现为局灶性症状，如偏瘫、失语、偏身感觉障碍及癫痫发作等症状。

【病理学表现】

1. 肉眼观察 单纯包虫囊肿呈乳白色，半透明，表面光整平滑有光泽，囊壁厚度均匀，直径为1～3mm。多子囊型包虫囊肿除了有1个大的母囊外，内部还可见多个大小不等的子囊，子囊与母囊结构相似，为乳白色或半透明状囊泡。

2. 光镜下观察 包虫囊肿的囊壁分为外囊及内囊两部分。外囊是宿主感染棘球蚴发生免疫反应所形成的一层纤维囊壁，是由新生的成纤维细胞组成的纤维结缔组织包膜，周围可见浆细胞及多核巨噬细胞浸润。内囊即虫体本身，分为两层，外层为角质层，内层为生发层。角质层由生发层细胞的分泌物形成，不含细胞结构。生发层主要由生发细胞构成，是胚蚴增殖的基地。在生发层的内面生长着许多细小颗粒状的育囊及雏囊。育囊有1个很薄的包膜，内含多个原头蚴。原头蚴呈卵圆形，白色颗粒状，可见4个吸盘及顶突，顶突上有两圈头钩，顶突突入体内时其呈卵圆形，顶突由体内翻出而突出时，呈鸭梨形。包虫囊肿内充满水样囊液，是宿主血液的衍生物质，含有蛋白质、碳水化合物、包虫代谢产物及宿主体液等多种成分。囊型包虫病病灶由完整的寄生虫囊膜（内囊）和受压的宿主组织反应层（外囊）包绕，囊膜产生囊液使病灶向周围膨胀性地扩大，子囊使囊肿具有多房的特征；囊肿变性时出现囊液稠厚和囊壁/囊内容物钙化；当内囊膜从外囊上剥离时，可以出现各种囊膜剥离征象[3]。

【影像学表现】

1. X线检查 一般无明显异常表现，即使囊型包虫病合并钙化也不易显示。囊型包虫病累及颅骨时可出现单囊或多囊性膨胀性骨质破坏，易穿破骨板形成颅内、颅外软组织肿块。局限于颅底者缺少单囊或多囊的特点，而呈骨质硬化表现，一般均无骨膜反应。脑实质内的囊型包虫病的包虫囊肿较大时可产生颅内压增高的征象，可表现为后床突骨质吸收、蝶鞍扩大、松果体钙斑移位等。小儿可出现颅骨指压痕、颅骨菲薄甚至颅骨缺损。

2. 血管造影 通常脑囊型包虫病在脑血管造影上无特异性表现。当囊型包虫病的包虫囊肿较大时，周围血管可呈弧形移位。一般表现为囊肿部位无血管区，囊肿周围血管弧形受压、移位，环绕无血管区呈"手抱球"征象，脑血管牵拉变细，管径一致，似"蜘蛛足"样。

3. CT表现

（1）单纯囊肿型脑囊型包虫病：单发多见，偶有多发。CT平扫表现为圆形或卵圆形囊性肿物，边缘光滑锐利，病灶周围一般无水肿，内部密度均匀，接近脑脊液密度，周边可见均匀一致的等密度包膜。囊肿较大时，可压迫邻近脑组织、脑室及中线结构引起占位效应。包虫囊肿退化时，囊壁可合并钙化，囊壁钙化为包虫囊肿的特征性表现。增强扫描囊肿一般无异常强化，当包虫囊肿合并感染时囊壁可有轻度强化[4]（图8-2-1）。

（2）多子囊型脑囊型包虫病：包虫囊肿内出现数量不等的子囊，形成"囊内有囊（子囊）"或囊内有分隔的特征性表现，子囊的密度稍低于母囊的密度（图8-2-2）。

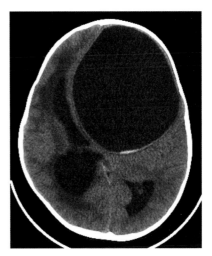

图 8-2-1 左侧额叶脑囊型包虫病（单纯囊肿型）

CT平扫显示病灶内部呈水样低密度，周边可见均匀一致的等密度包膜，并可见少量钙化

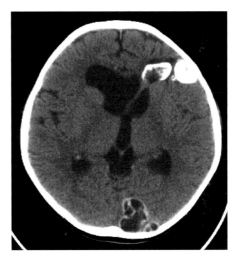

图 8-2-2 左侧枕叶脑囊型包虫病（多子囊型）

CT平扫显示病灶内部囊液呈低密度，内可见多发分隔，呈母囊内嵌套多个小子囊的表现

（3）钙化型囊型包虫病（蜕变型）：包虫囊肿壁可见弧形、壳状或环形高密度钙化，囊内容物密度增高。脱落的内囊膜、子囊及头节均可发生钙化，以至整个包虫钙化，但钙化多不均匀。

（4）多发型囊型包虫病（播散型）：可为血源性或医源性播散，多有包虫摘除手术史或合并其他部位的包虫囊肿。其特点为多发病灶，多为单房病灶，可呈簇状分布。本型可见于脑实质内任何部位（包括脑室系统）。

4. MRI 单纯囊肿型表现为单发或多发的囊性占位灶，约85%的囊肿直径>4.5cm。内部囊液在T_1WI上呈低信号，在T_2WI上呈高信号，周边环绕连续厚薄均匀一致的囊壁，囊壁在 T_2WI 上呈低信号，是其特征性表现。FLAIR 序列囊液与脑脊液一样被抑制为低信号。增强扫描囊壁一般不强化，合并感染时可呈轻度强化（图 8-2-3）。

多子囊型表现为母囊内多发大小不等的子囊，子囊多沿母囊周边排列，呈"玫瑰花瓣征"或"车轮征"，母囊及子囊囊液在 T_1WI 上均呈低信号，但子囊囊液信号低于母囊，子囊壁通常显示不清，母囊及子囊囊液在 T_2WI 上均呈高信号，母囊壁及子囊壁呈稍低信号，增强扫描均无异常强化，合并感染时可见环形强化（图 8-2-4）。当合并内囊破裂时，内囊漂浮于囊液中，形成"飘带征"（图 8-2-5）。

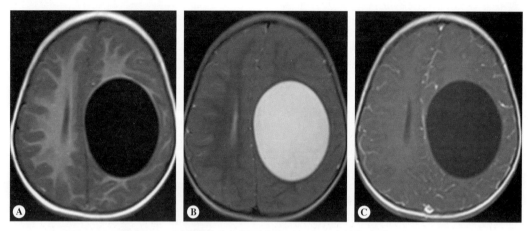

图 8-2-3　左侧额顶叶交界区脑囊型包虫病（单纯囊肿型）

A. T_1WI 囊液呈低信号，病灶周边可见厚薄均匀一致的等信号囊壁；B. T_2WI 囊液呈高信号，周边也可见稍低信号囊壁，增强扫描图像；C. 囊腔内容物及囊壁均未见强化

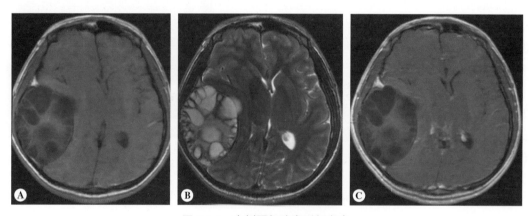

图 8-2-4　右侧颞部脑囊型包虫病

A. T_1WI 内部呈低信号和等信号的混杂信号，母囊内可见多发大小不等的子囊，子囊信号低于母囊信号；B. T_2WI 病灶内部呈以高信号为主的混杂信号，子囊信号高于母囊信号，部分子囊壁呈低信号；C. 增强扫描图像上未见明显强化

【诊断要点】

1. 有流行地区居留史，或传染源和易感动物接触史；儿童高发，好发于额叶或顶叶，占位效应不明显。

2. 单发或多发囊性病灶，囊壁厚薄均匀一致，内囊破裂时可见"飘带征"；多子囊型可见"玫瑰花瓣征""车轮征"等。

3. CT 平扫显示囊腔内呈均匀低密度，囊壁可合并钙化表现；MR 平扫 T_1WI 囊腔内以低信号为主，囊壁呈等信号；T_2WI 囊腔内以高信号为主，囊壁呈稍低信号；增强扫描多无异常强化，合并感染者囊壁可见异常强化。

4. 免疫学检查可辅助诊断本病，包虫病特异性抗体检测对本病有较高的诊断价值。

【鉴别诊断】

脑包虫病是包虫病中的少见类型，但其影像学表现具有特征性，结合流行地区居留史、传染源或易感动物的接触史等，鉴别并不困难。本病需要与蛛网膜囊肿、表皮样囊肿、脑脓肿进行鉴别。

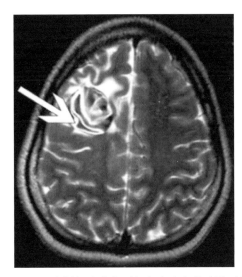

图 8-2-5 右侧额叶脑囊型包虫病（内囊破裂型）
T_2WI 包虫囊肿内囊破裂，内可见"飘带征"

1. 蛛网膜囊肿 为最常见的颅内囊性病变，包虫囊肿也为脑内囊性病变，因此两者需要鉴别。蛛网膜囊肿一般位于蛛网膜下腔内、脑实质之外，形态多不规则。而包虫囊肿多为较规则的类圆形肿物，多位于脑实质之内，蛛网膜病变罕见。包虫囊肿因具有内囊和外囊，所以可见明显的囊壁，而蛛网膜囊肿多因囊壁菲薄而显示欠佳。多子囊型包虫病有"囊内有囊"的特征性表现，结合包虫病流行地区居住史或传染源、易感动物接触史，不难鉴别。

2. 表皮样囊肿 又称胆脂瘤，是颅内较常见的一种囊性占位性病变。其多见于桥小脑角区或脑池系统内，发生于脑实质内不到10%，而包虫囊肿则多发于脑实质内。表皮样囊肿质软，见缝就钻，一般沿脑沟、脑池铸形生长。而脑囊型包虫病好发于脑实质，内部可见特征性的"玫瑰花瓣征"或"飘带征"。表皮样囊肿和包虫囊肿CT表现类似，以低密度为主，但表皮样囊肿的CT值更接近脂肪密度，而包虫囊肿则接近水的密度。表皮样囊肿在MRI上的特征性表现为DWI上呈高信号，而包虫囊肿在DWI上呈低信号。表皮样囊肿增强扫描无强化，脑囊型包虫病一般无强化，合并感染时囊壁轻度强化。两者表现不同，易于鉴别。

3. 脑脓肿 一般起病较急，有明确的细菌感染史，而囊型包虫病一般起病缓慢，有流行地区居住史或传染源、易感动物接触史。虽然脑脓肿及包虫囊肿均有明显的囊壁，但包虫囊肿的囊壁一般无异常强化，而脑脓肿的囊壁可呈明显的环形强化，且内壁光整。脑脓肿因其内容物所致的扩散受限而在DWI图像上呈明显高信号，为其特征性表现，而包虫囊肿在DWI一般为低信号。^{1}H-MRS脑脓肿可见氨基酸和Lac峰升高，醋酸盐和琥珀酸盐升高；而脑囊型包虫病则可见NAA、Cr、Cho峰下降，Lac和Ala峰升高，醋酸盐、丙酮酸和琥珀酸盐峰也升高，以资鉴别。

【研究现状与进展】

1. 磁共振扩散加权成像（DWI） 与大多数含水量丰富的囊性病灶类似，脑囊型包虫病囊腔内囊液水分子扩散运动不受限，因此在DWI序列上呈低信号。DWI有助于推测病灶囊性与实性成分，并与囊腔内含有混杂成分的囊性病变（如脓肿等）鉴别。

2. 氢质子波谱成像（^{1}H-MRS） 可以作为常规MRI和DWI的重要补充。脑囊型包虫病病灶的内部囊液^{1}H-MRS表现为NAA、Cr、Cho峰下降，Lac和Ala峰升高，醋酸盐、丙酮酸和琥珀酸盐峰也升高。^{1}H-MRS可用于脑囊型包虫病与脑脓肿的鉴别，细菌性脑脓肿由于病灶缺氧，乳酸在脓腔内堆积，细胞膜坏死，导致胞液内脂质和蛋白质释放。蛋白质又被大量蛋白水解酶分解成多种氨基酸，所以乳酸和氨基酸升高。未经治疗处理的细菌性脑脓肿内Lac峰和AA峰（氨基酸峰）的出现率接近100%。AA峰尚未在细菌性脓肿以外的其他坏死或囊性病变（包括脑囊型包虫病及真菌性脑脓肿的活体病灶）检查探测到，因此其诊断细菌性脑脓肿的敏感度及特异度极高，AA峰被认为是细菌性脑脓肿的关键标志物，可以用于与脑囊型包虫病相鉴别。

3. 磁共振水成像（magnetic resonance hydrography，MRH）技术 是近年来发展迅速的磁共振成像技术之一，此技术不仅能够清楚地显示含液的组织结构，敏感地显示囊型包虫病小子囊等细微结构，还可勾勒出病灶的轮廓，显示包虫病小子囊及与脑室等邻近受累结构的关系，对包虫病的诊断具有特殊的优势。MRH序列上，单纯囊肿型脑囊型包虫病表现为类圆形高信号，边缘光整；多子囊型脑囊型包虫病则表现为葡萄串样或玫瑰花瓣样高信号。

二、脑泡型包虫病

【概述】

脑泡型包虫病（cerebral alveolar echinococcosis，CAE）是指由多房棘球绦虫的幼虫泡状棘球蚴引起脑部感染的寄生虫病。病灶常多发。脑泡型包虫病几乎100%来源于肝泡型包虫病的血行转移，因此病灶好发于血供较丰富的皮髓质交界区。

多房棘球绦虫的终宿主主要为狐，其次是犬，中间宿主是以鼠类为代表的啮齿类动物，犬被认为是多房棘球绦虫的主要传染源。人体感染泡状棘球蚴的途径与细粒棘球蚴类似，泡状棘球蚴主要寄生于肝，中晚期病灶侵及血管向全身转移，少数通过颈内动脉入颅，多寄生于大脑皮质或皮质下区[5]。绦虫的虫卵随犬的粪便排出，污染周围环境。人吞食污染虫卵的食物后，虫卵进入宿主的十二指肠内，幼虫穿过肠壁经门静脉入肝，又经心脏、肺而达全身，因此在人体器官致病的分布与幼虫所经过的先后顺序有关。

脑泡型包虫病的临床表现与脑囊型包虫病类似。

【病理学表现】

1. 肉眼观察 病灶为块状或结节状，呈淡黄色或灰白色，切面似实质性肿瘤，呈黄褐色或灰白色，质地细腻，形似海绵状，可见多个大小不等的囊泡。病灶边缘不规则，无包膜，可见突向外生长的小结节。

2. 光镜下观察[6] 脑组织内散在大小不等的泡状棘球蚴小囊泡是其特征性表现。因人体不是泡状棘球蚴适宜的中间宿主，故囊泡内很少见原头节，一般仅可见角质层，且角质层较薄，偶尔可见单细胞性生发层。囊泡多呈圆形、树枝状或裂隙状，周围有嗜酸性粒细胞浸润，伴典型的肉芽组织形成及纤维组织增生，囊泡散在或成簇地包埋于纤维组织内，囊泡间的脑组织还可发生凝固性坏死。泡状棘球蚴以芽殖的方式生长（内外双殖芽生），多为外生性芽殖生长。泡状棘球蚴母囊的囊壁上可见多发的小疣状突起，逐渐向外生长延伸，同时形成多个小囊泡，囊泡逐渐增大形成子囊和孙囊，进一步向外增殖并向邻近组织浸润，周围神经组织受到相应破坏和挤压，病灶与邻近组织分界不清。小囊泡不断向外周增殖，囊泡群或囊泡巢及散在微小囊泡向外延伸形成浸润带。无数直径1～10mm的小囊泡形成实性增殖性结节或肿块，其周围可见淋巴细胞为主的炎性细胞浸润，炎性细胞浸润的外周可见成纤维细胞、类上皮样细胞及少数多核巨细胞形成类似结核样肉芽肿。这种"类肿瘤"似的生长方式是泡型包虫病特有的，因此其又称为"虫癌"[7]。

【影像学表现】

1. CT 病灶呈软组织密度肿块或结节，内部可见点状或颗粒状钙化，这是小囊泡内的囊壁退行性变并钙盐沉积所致，是脑泡型包虫病的特征性表现。增强扫描多呈明显不规则环形强化，病灶周围往往伴有较明显的水肿和占位效应。对于泡状棘球蚴特征性的小囊泡，CT不能明显辨认（图8-2-6）。

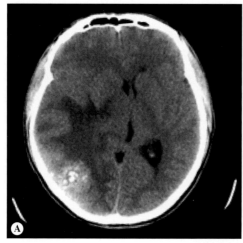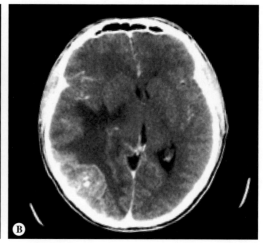

图8-2-6 右侧顶枕叶交界区脑泡型包虫病

右侧顶枕叶交界区类圆形病灶。A. CT平扫呈稍高密度，中央可见斑点状钙化；B. CT增强图像呈环形强化

2. MRI 脑泡型包虫病好发于血供丰富的皮质区或皮质下区,在脑实质内呈浸润性生长,常表现为类圆形或不规则形肿块,多有明显的占位效应和灶周水肿。其在 T_1WI 上呈等或稍高信号,在 T_2WI 上表现为以低信号为主的混杂信号,内部夹杂多发大小不等的高信号小囊泡,这种 T_2WI 上独有的信号特点为脑泡型包虫病的特征性表现[8]。增强扫描后脑泡型包虫病多呈不规则环形强化(图 8-2-7)。

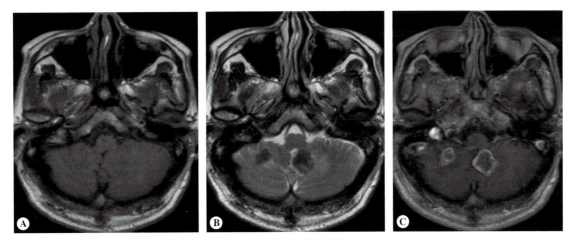

图 8-2-7 双侧小脑半球多发脑泡型包虫病

双侧小脑半球多发类圆形病灶。A.T_1WI 上呈等信号;B.T_2WI 上呈低信号,中央可见多发大小不等的稍高信号小囊泡;C.增强图像上呈环形强化

3. ^{18}F-FDG PET 在脑泡型包虫病病灶增殖浸润带内 ^{18}F-FDG 通过血液循环灌注至微血管并参与细胞代谢,泡球蚴自身分泌的类细胞因子可促进周围肉芽组织内的微血管生长,血管越密集,^{18}F-FDG 的摄取就越高,另外炎性细胞越多,^{18}F-FDG 的摄取也越高,而中心部位的钙化、坏死区域由于没有新生血管及炎性细胞也就没有明确的 ^{18}F-FDG 摄取,故 ^{18}F-FDG PET 在脑泡型包虫病病灶中表现为环形不均匀性放射性分布浓聚(图 8-2-8)。

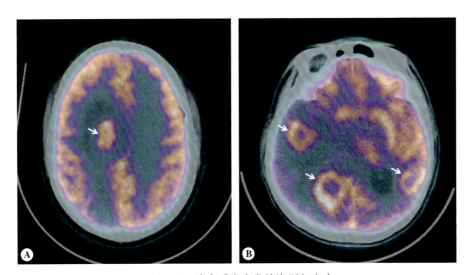

图 8-2-8 脑实质内多发脑泡型包虫病

A.^{18}F-FDG PET 显示右侧顶叶可见边界清晰的团块样放射性分布浓聚灶;B.^{18}F-FDG PET 显示右侧颞叶、双侧枕叶可见环形不均匀性放射性分布浓聚灶

【诊断要点】

1. 有流行地区居留史,或传染源、易感动物接触史。

2. 脑实质内单发或多发病灶,呈浸润性生长,与周围组织分界不清，多有占位效应，好发于皮质区或皮质下区。

3. CT平扫多呈等密度实性肿块，可合并钙化；MR平扫T_2WI以低信号为主，内夹杂大小不等的高信号囊泡，是其特征性表现，在MR水成像上显示更佳；增强扫描呈不规则环形强化。

4. 免疫学检查可辅助诊断本病，包虫病特异性抗体检测对本病有较高的诊断价值。

【鉴别诊断】

脑泡型包虫病是包虫病中的少见类型，但其影像学表现具有特征性，结合流行地区居留史、传染源或易感动物接触史等，其鉴别并不困难。本病需要与脑转移瘤、脑结核瘤、黑色素瘤相鉴别。

1. 脑转移瘤 为较常见的脑内肿瘤，其好发部位与脑泡型包虫病类似，均好发于皮髓质交界区。且转移瘤易合并出血，在T_2WI上也可表现为低信号，易与脑泡型包虫病混淆。但转移瘤常有脑外恶性肿瘤的病史，肿瘤中心常发生液化坏死，周围水肿明显，与肿瘤大小不成比例，通常肿瘤很小时即伴有广泛的水肿，此为转移瘤的特征性表现。增强扫描可呈结节状、环形、花环状等异常强化，内壁还可伴有不规则的附壁结节。^{1}H-MRS可见Cho峰升高，肌酐峰明显降低，NAA峰降低或缺失。PWI肿瘤实性部分呈明显高灌注，rCBV值升高。MRH则无小囊泡表现。而脑泡型包虫病常有明确的肝泡型包虫病病史，表现为脑实质内单发或多发病灶，呈浸润性生长，与周围组织分界不清，有一定占位效应。CT平扫为等密度实性肿块，可合并高密度钙化；MR平扫T_2WI表现为以低信号为主，内部夹杂多发大小不等稍高信号小囊泡，是不同于转移瘤的特征性表现，而且转移瘤易合并出血而脑泡型包虫病少见。^{1}H-MRS可见Cho、NAA、肌酐峰不同程度地降低，并可见明显的Lip峰伴或不伴Lac峰。PWI病灶内部实性部分呈低灌注状态，周边炎性反应带为相对高灌注。MRH可见特征性小囊泡表现，呈"蜂窝征"。两者表现不同，可以鉴别。

2. 脑结核瘤 与脑泡型包虫病的影像学表现类似，均表现为多发大小不等的结节，内部可见钙化，且在T_2WI上多呈低信号，增强扫描均呈环形强化。但脑结核瘤通常由肺结核或体内其他部位结核血行播散所致，多伴有结核性脑膜炎征象。而脑泡型包虫病多继发于肝泡型包虫病，T_2WI上可见不同于结核瘤的特征性小囊泡影，^{1}H-MRS结核瘤除可见Cho、NAA、肌酐峰不同程度地降低，除了这种与泡型包虫病类似的表现外，还可出现明显的Lip峰。DWI脑结核瘤多呈低信号，合并脓肿形成时可有高信号。而脑泡型包虫病病灶内部实性部分呈低信号，周边炎性反应带为高信号。MRH脑结核瘤无脑泡型包虫病的特征性小囊泡征象。两者容易鉴别。

3. 黑色素瘤 两者在T_2WI上均可表现为低信号，但脑泡型包虫病的T_2WI可见多发小囊泡样蜂窝状改变，且黑色素瘤较少出现钙化，结合包虫免疫试验及临床病史不难做出诊断。

【研究现状与进展】

1. DWI 能为脑泡型包虫病的诊断和鉴别诊断提供重要信息。脑泡型包虫病病灶主体有无数密集囊泡及囊泡群，导致水分子扩散运动受限，在DWI图像上呈稍高信号[9]。在ADC图上，与正常脑组织相比，脑泡型包虫病病灶区ADC值增高，eADC值较正常组织降低。此外应用相对ADC（rADC）值可鉴别脑血吸虫病与高级别胶质瘤和脑转移瘤，脑血吸虫病rADC值显著低于脑转移瘤，在脑型血吸虫病近侧灶周水肿rADC值显著高于高级别胶质瘤。

2. 氢质子波谱成像（^{1}H-MRS） 可以作为常规MRI和DWI的重要补充成像方法。脑泡型包虫^{1}H-MRS的特征性表现为Cho、NAA峰不同程度降低，可见明显Lip峰伴或不伴Lac峰，这是具有代表性的增殖病灶的谱线特点（图8-2-9），也是脑泡型包虫病与转移瘤、胶质瘤的鉴别要点[10-12]。

3. 磁共振灌注成像（PWI） 可反映CAE的血供特点，病灶内部呈低灌注状态，周边炎性反应带为相对高灌注。一项关于脑泡型包虫病MRI灌注研究的结果显示，病灶内部为rCBV降低，而病灶周围炎性反应带灌注增高。另一项研究发现，脑泡型包虫病病灶不同区域的rCBV值表现为边缘区＞对照区＞水肿区＞实质区，这说明边缘区的灌注最高，血供最丰富，而实质区的灌注最低，缺乏血供。部分研究结果显示脑泡型包虫病实质区的rCBV、rCBF、MTT值均低于对照区。分析主要原因可能为脑泡型包虫病变内部有无数密集囊泡及囊泡群，需求能量大，血液供应相对缺

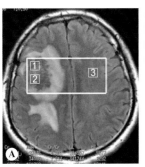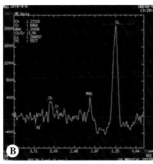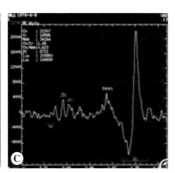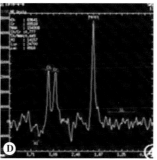

图 8-2-9　右侧额叶脑泡型包虫病

A. ¹H-MRS 定位相；B. 单峰增殖病灶（图 A 中 1 所在区域）：NAA 峰、Cho 峰及肌酐峰降低，并可见高尖 Lip 峰；C. 双峰增殖病灶（图 A 中 2 所在区域）：NAA、Cho 峰降低，并可见中等直立的 Lip 峰伴倒立的 Lac 峰；D. 对照区正常谱线（图 A 中 3 所在区域）

乏，从而引起坏死、液化，造成实质内低灌注；而边缘区的高灌注则可能由于病灶周边的血管增生及病灶的实质区边缘存在肉芽组织反应带。以转移瘤为代表的其他肿瘤实质区多表现为高灌注，边缘区则变为低灌注。

4. 磁共振水成像（MRH）技术　不仅能够清楚地显示含液的组织结构，还可勾勒出病灶的轮廓，对包虫病的诊断具有特殊的优势。与常规 MRI 相比，MRH 能显示脑泡型包虫病的小囊泡及与脑室等邻近结构的关系，与常规 MRI 结合应用可提高脑包虫病的检出率。与常规 MRI 相比，MRH 不但能够显示脑泡型包虫病的范围，而且对脑泡型包虫病的诊断和鉴别诊断有重要的价值。脑泡型包虫病的许多小囊泡、囊泡群是脑泡型包虫病的基本特征，也是与结核瘤、转移瘤等 T₂WI 上低信号疾病的鉴别要点。

（姜春晖　刘　军　王　俭）

参 考 文 献

[1] Zhang W, Li J, Mcmanus DP. Concepts in immunology and diagnosis of hydatid Disease. Clin Microbiol Rev, 2003, 16（1）：18-36.

[2] Stojkovic M, Junghanss T. Cystic and alveolar echinococcosis. Handb Clin Neurol, 2013, 114（114）：327-334.

[3] Zhang YF, Xie ZR, Ni YQ, et al. Curative effect of radiotherapy at various doses on subcutaneous alveolar echinococcosis in rats. Chin Med J, 2011, 124（18）：2845-2848.

[4] Wani NA, Kousar TL, Gojwari T, et al. Computed tomography findings in cerebral hydatid disease. Turk Neurosurg, 2011, 21（3）：347-351.

[5] Okuri A. Magnetic resonance spectroscopy and magnetic resonance imaging findings of the intracerebral alveolar echinococcosis. Craniofac Surg, 2014, 25（4）：1352-1353.

[6] 蒲鹏,刘丽,王国俊,等.脑泡型包虫病的 CT 和 MRI 表现与病理关系.临床放射学杂志，2012，31（9）：1238-1242.

[7] Karçaalincaba M, Sirlin CB. CT and MRI of diffuse lobar involvement pattern in liver pathology. Diagn Interv Radiol, 2010, 17（4）：334-342.

[8] 张锦煊,任月玲,王磊,等.脑泡状棘球蚴病 CT 及 MRI 表现及诊断.中华放射学杂志，2011，44：1148.

[9] Becce F, Pomoni A, Uldry E, et al. Alveolar echinococcosis of the liver：diffusion-weighted MRI findings and potential role in lesion characterisation. Eur J Radiol, 2014, 83（4）：625-631.

[10] Wang J, Yao WH, Yi BN, et al. Proton magnetic resonance spectroscopy in the evaluation of infiltration zone of cerebral alveolar echinococcosis. Chin Med J, 2012, 125（13）：2260.

[11] 王俭,依巴努·阿不都热合曼,姜春晖,等.脑泡型包虫病 MR 质子波谱特征分析.中华放射学杂志，2014，48（2）：89-92.

[12] Yang GC, Zhang QX, Tang GB, et al. Role of magnetic resonance spectroscopy and susceptibility weighted imaging in cerebral alveolar echinococcosis. Iran J Parasitol, 2015, 10（1）：122-127.

第三节　脑血吸虫病

【概述】

血吸虫也称裂体吸虫（schistosoma），引起人类致病的 3 种血吸虫分别是埃及血吸虫、曼氏血吸虫、日本血吸虫。流行于我国的为日本血吸虫，其分布于长江流域及南方 13 个省市的农村地区[1]。粪便中血吸虫虫卵污染水源，在中间宿主钉螺内孵育成尾蚴，人接触疫水后尾蚴经皮肤或黏膜侵入人体，在门静脉系统发育为成虫，数月内出现症状，也可迁延 1～2 年出现症状，原发感染后数年可复发。日本血吸虫常累及门静脉系统，引起门静脉系统以外损害者少，其称为异位血吸虫病，其中异位损害中以脑部损害常见，占血吸虫病的 2%～4%，称为脑型血吸虫病（cerebral schistosomiasis，CSM）[2]。目前研究认为血吸虫进入中枢神经系统的可能途径[3]如下：①寄生于门静脉系统的成虫排卵形成栓子，经肺血管由左心室入脑，或通过静脉系统与Baston脊椎静脉的吻合支逆流传播；②位于脑静脉的成虫（主要是雌虫）主要通过直接排卵而沉积。

实验室检查：急性脑血吸虫病周围血嗜酸性粒细胞增多，血清球蛋白增高，粪检（常需反复多次）可找到虫卵；患者的血和脑脊液标本血吸虫免疫试验即间接血凝集试验（IHA）及酶联免疫吸附试验（ELISA）阳性，粪便、脑脊液内查出血吸虫虫卵或毛蚴为实验室诊断金标准。

【病理学表现】

血吸虫虫卵经血液循环沉积于脑组织，常见于大脑，以顶叶、枕叶和额叶为多，少见于小脑、脑干、软脑膜及脉络丛[4]。引起的反应可分为特异性和非特异性两种。特异性病变指特征性的血吸虫性肉芽肿，即包括血吸虫虫卵结节或虫卵残体钙化，周围有大量嗜酸性细胞、淋巴细胞浸润及伴有纤维组织增生性肉芽肿。虫卵引起非特异性病变，灶周脑组织炎性水肿及灶性软化。结节中央可见一至数个成熟虫卵。非特异性反应为胶质细胞反应、脑软化和脑水肿。血管的炎性变化在脑血吸虫病中表现较突出，病变常累及中小型血管，引起全动脉炎、静脉炎和毛细血管增生，可致继发性脑梗死。

【影像学表现】

1. CT　CT平扫显示病变呈低密度影，病变呈多发点状（1～3mm）小结节和"簇状"融合而成大结节（5～45mm），病灶的形态和大小具有一定的特征性；灶周水肿明显，大多数病灶周围有明显低密度水肿，为"佛手"或"指套状"水肿（图8-3-1A）。增强扫描后绝大多数病例表现为点状（1～3mm）强化，"簇状"聚集融合而成大结节（5～45mm）或呈团块状强化（图8-3-1B）。动态增强表现为随时间延长强化逐渐明显，为"慢进慢退"表现。

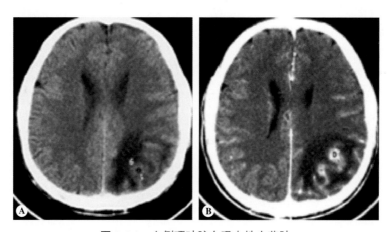

图8-3-1　左侧顶叶脑血吸虫性肉芽肿
A. CT平扫显示病灶与脑灰质等密度，病灶周围有明显的"指套状"水肿；B.增强扫描可见数个簇状聚集的点状强化结节

2. MRI　MRI平扫显示病变部位T_1WI呈等信号或稍低信号，T_2WI呈高信号或稍高信号；大多数病灶位于皮质或皮质下白质区，以幕上居多，也可发生于幕下，周围可见明显的"指套状"大片状水肿向皮质伸展；水肿也因病程变化和临床治疗疗效不同而有所改变；增强扫描强化形式多样，可呈点状、结节状、斑片状，多个小结节病灶融合呈"簇状"、团块状强化，部分病例显示多个簇状聚集的点状强化结节，中央伴有线状强化，有学者称为特征性"树枝征"[5]（图8-3-2）。

【诊断要点】

1. 患者来自血吸虫流行疫区或有疫水接触史。

2. CT和MRI增强扫描出现典型的"点状强化、簇状聚集征"或"树枝征"强化特征。

3. 结合血清免疫学检查结果阳性，脑脊液血吸虫抗体检测（ELSIA方法）结果阳性基本上可以明确诊断。实验室检查金标准为粪便、脑脊液内可查出血吸虫虫卵或毛蚴。

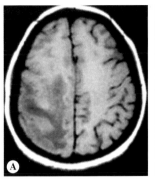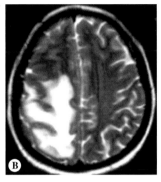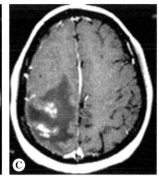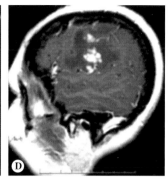

图 8-3-2 右侧额叶多发脑血吸虫性肉芽肿

右侧额叶多发斑片状病灶。A. T_1WI 显示病灶与脑灰质信号相同，呈等信号；B. T_2WI 显示病灶周围有明显的"指套状"水肿；C、D. T_1WI 增强扫描显示右侧额叶多个簇状聚集的点状强化结节，中央还伴有线性强化，即"树枝征"（轴位、矢状位）

【鉴别诊断】

1. 脑囊虫病 也常发生于皮质、皮质下，但脑囊虫病常见小囊，囊内可见偏心的点状高密度头节，即"靶征"。

2. 脑结核瘤 常有原发肺结核史，病灶可位于脑内任何部位，T_2WI 病灶中央可见等信号或低信号，增强后呈环形强化，可见"靶征"。

3. 脑内恶性胶质瘤 恶性胶质瘤多位于深部白质区，增强后呈花环状强化，强化区 DWI 为高信号，如果病灶侵犯胼胝体，则高度支持胶质瘤诊断。

4. 脑转移瘤 患者常有原发恶性肿瘤病史；一般为脑内多发病灶，多位于皮质下区，灶周水肿明显，不会出现病灶簇状聚集征。

5. 脑梗死 一般患者年龄较大，有突发病史，DWI 可见新近梗死灶，而血吸虫脑梗死患者年龄一般较小，有血吸虫感染史。

【研究现状与进展】

脑血吸虫病的诊断主要依靠 MRI 及实验室检查，特别是 MRI 增强扫描。X 线检查可显示脑血吸虫病钙化等间接征象，但对于颅内具体病变诊断价值有限。MRI 具有高软组织分辨率，其多序列、多模态检查可为脑血吸虫病的定位、定性甚至定量诊断提供大量信息。

其中，DWI 表观扩散系数（ADC）在脑血吸虫病、脑胶质瘤及转移瘤的鉴别诊断中有一定作用。有研究表明[6]，脑血吸虫病的 ADC 明显低于脑转移瘤的 ADC，脑血吸虫病近端局灶性水肿区 ADC 明显高于高级别胶质瘤。ADC 和近端局灶性水肿可能有助于准确诊断脑血吸虫病。

（刘含秋　王卫卫　张　丹）

参考文献

[1] 黄敬亨. 寄生虫病防治的重要策略——健康促进. 中国寄生虫学与寄生虫病杂志, 2003, 21（3）：129, 130.

[2] Roberts M, Cross J, Pohl U, et al. Cerebral schistosomiasis. Lancet Infect Dis, 2006, 6（12）：820.

[3] Ching HT, Clark AE, Hendrix VJ, et al. MR imaging appearance of intracerebral schistosomiasis. Am J Roentgenol, 1994, 162（3）：693, 694.

[4] 王长生, 杨月, 高志国. 脑血吸虫病的 MR 诊断及分期（附10例分析）. 中国临床医学影像杂志, 2002, 13（6）：437, 443.

[5] Liu H, Lim CC, Feng X, et al. MRI in cerebral schistosomiasis: characteristic nodular enhancement in 33 patients. Am J Roentgenol, 2008, 191（2）：582-588.

[6] Huang J, Luo P, Peng J, et al. Cerebral schistosomiasis: diffusion-weighted imaging helps to differentiate from brain glioma and metastasis. Acta Radiol, 2017, 58（11）：1371-1377.

第四节　脑　型　疟

【概述】

疟疾是一种常见的热带和亚热带虫媒传染病，每年造成约 100 万人死亡[1]，其中有一半发生于脑型疟（cerebral malaria, CM）患者。脑型疟是疟疾的一种凶险发作，多发生于恶性疟，主要发生于非洲儿童和亚洲成年人，绝大多数（超过90%）发生于撒哈拉以南非洲地区5岁或5岁以下的儿童，由于免疫力低或无免疫力，此类儿童感染疟疾后易发展为脑型。脑型疟是因疟色素及疟原虫感染大脑皮质微血管内的红细胞,被感染的红细胞体积增大,黏附性增加,形成栓子,引起微循环障碍和弥散性血管内凝血(disseminated intravascular coagulation,DIC),导致脑组织缺氧、充血、水肿、炎症与灶性坏死。脑型疟发病机制涉及几个过程,包括恶性疟原虫寄生红细胞微血管阻塞、过度促炎细胞因子产生、微血管血栓形成、内皮屏障功能丧失和内皮细胞失调。临床主要表现为突发性寒战、高热、头痛、意识障碍、抽搐,部分患者症状不典型,甚至无发热[2, 3]。临床上以厚薄血膜涂片染色检出疟原虫作为诊断疟疾的金标准。免疫学检测通常用于输血对象的筛查、疟疾流行病学调研及临床辅助诊断。

【病理学表现】

因脑型疟死亡的患者脑组织经典的病理学表现如下:脑血管中广泛充斥受感染的红细胞并黏附于血管内皮,由于受感染红细胞在微循环中阻塞而导致脑组织缺氧,因而产生大量乳酸。常常伴有环状出血、血管周围炎性细胞浸润、血小板活化及凝血酶沉积,免疫组化研究发现有内皮细胞的活化。因脑型疟死亡患者的尸检病理发现,96%的患者脑组织微循环内有受感染红细胞黏附,而非脑型疟死亡患者的脑组织中只有13%的患者有上述细胞存在[3, 4]。

【影像学表现】

1. CT表现 头颅CT的典型表现为弥漫性脑肿胀(图8-4-1),颅内局部的病变较少见,也可表现为正常的头颅CT。

2. MR表现 MRI较CT更清楚地显示脑肿胀,表现为脑组织的局灶性或弥漫性信号改变、T_2WI或FLAIR序列呈高信号,增强扫描后病灶呈脑回样强化(图8-4-2)。如果脑型疟在这个阶段没有引入有效的治疗,患者可能出现血管周围髓鞘不可逆坏死和出血性病变。

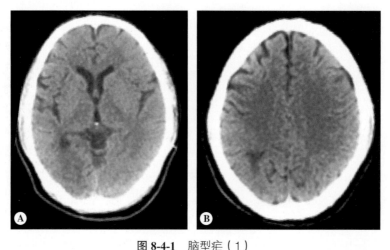

图 8-4-1 脑型疟(1)
A、B. CT平扫显示脑实质呈肿胀改变,脑沟、脑裂变窄(图片由浙江省人民医院王浩初医生提供,特此感谢)

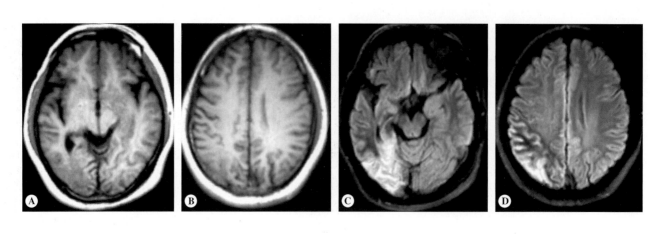

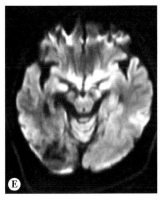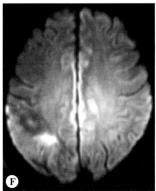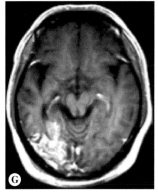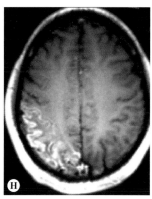

图 8-4-2　脑型疟（2）

右侧颞枕叶脑实质肿胀。A、B. T₁WI 呈低信号；C、D. FLAIR 序列呈高信号；E、F. DWI 显示病灶信号不均匀，部分区域呈高信号；G、H. T₁WI 增强显示病灶呈脑回样强化（图片由浙江省人民医院王浩初医生提供，特此感谢）

总之，虽然目前报道脑型疟的 MRI 特征是多样化的，但是当有流行疫区居留史的患者出现全身症状，并伴有急性出血性脑梗死时，应该强烈考虑脑型疟的诊断。

【诊断要点】

1. 多有疟疾流行疫区居留史。

2. 伴有畏寒、发热、意识不清或贫血、血小板减少等全身症状。

3. CT 表现为弥漫性脑组织肿胀。

4. MRI 表现为弥漫性脑肿胀及多发出血性脑梗死。

5. 实验室检查：厚薄血膜涂片染色检出疟原虫可以确诊。

【鉴别诊断】

1. 流行性乙型脑炎　好发于夏季多蚊虫地区，典型患者的 MR 上可见 T₂WI 及 FLAIR 序列异常高信号，累及大脑深部灰质核团，包括双侧丘脑、基底节等。

2. 细菌性脑膜脑炎　多有明确化脓性细菌感染的病史，CT 平扫显示蛛网膜下腔模糊不清，呈低密度。T₁WI、T₂WI 可表现正常，DWI 序列脑沟呈明显高信号，增强扫描呈软脑膜线性强化。脑脊液检查显示白细胞明显增多、蛋白增高和葡萄糖降低；可以从脑脊液中检测到相关病原体。

3. 脑梗死　有明确的突发病史，多见于老年高血压患者，经过随访复查，占位效应将减弱，且多不伴有全身发热症状，易与脑型疟鉴别。

【研究现状与进展】

MRI、CT 检查对脑型疟的诊断有一定的帮助，其中 MR 序列中的 FLAIR、DWI、SWI 在发现病变中有一定的优势。MRI 提供了一种非侵入性方法，可评估脑型疟患者大脑的基本解剖、代谢、生化和功能特征。

DWI 和 GRE 成像、SWI 分别对细胞毒性水肿和血液降解产物的检测非常敏感，可显示大脑内急性梗死、出血灶等[4,5]。但是对于病灶是否扩散受限，各研究报道不一致。

¹H-MRS 可以测量乳酸。此外，MRS 可以检测 N-乙酰天冬氨酸，其为轴突完整性的指标，可检测弥漫性轴突损伤。

功能磁共振成像有可能提供有关昏迷和恢复过程中神经活动区域分布的信息，有助于确定脑型疟的严重神经功能障碍是否起源于大脑的特定区域，或是否是全脑弥漫的过程。

（刘含秋　王卫卫　鲁君）

参考文献

[1] Shikani HJ, Freeman BD, Lisanti MP, et al. Cerebral malaria: we have come a long way. Am J Pathol, 2012, 181(5): 1484-1492.

[2] Hora R, Kapoor P, Thind KK, et al. Cerebral malaria—clinical manifestations and pathogenesis. Metab Brain Dis, 2016, 31(2): 225-237.

[3] Idro R, Jenkins NE, Newton CR. Pathogenesis, clinical features, and neurological outcome of cerebral malaria. Lancet Neurol, 2005, 4(12): 827-840.

[4] Mohanty S, Taylor TE, Kampondeni S, et al. Magnetic resonance imaging during life: the key to unlock cerebral malaria pathogenesis. Malar J, 2014, 13: 276.

[5] Nickerson JP, Tong KA, Raghavan R. Imaging cerebral malaria with a susceptibility-weighted MR sequence. Am J Neuroradiol, 2009, 30(6): e85-86.

第五节 脑阿米巴病

【概述】

阿米巴病（amebiasis）是由内阿米巴科、内阿米巴属的内阿米巴引起的疾病[1-4]，主要发生于热带和亚热带地区，南美洲东部、东南亚、墨西哥等地为高发地区，人群平均感染率为20%以上；在我国好发于西北、西南和华北地区，以云南、贵州、新疆、甘肃等地更为严重，感染率超过2%；常见于14岁以下的儿童和40岁以上的成人。阿米巴病是一种人兽共患肠道原虫病，病原寄生于动物的结肠和盲肠内，引起大肠黏膜糜烂和溃疡。本病起病缓慢，临床上以顽固性腹泻为特征，也可经血流转运或偶以直接侵袭引起继发性阿米巴病。按WHO建议的临床分型其可分为无症状的带虫感染（此型占90%以上，绝大多数是复合体中非侵袭种的感染）和有症状的侵袭性感染。

中枢神经系统的阿米巴原虫感染十分少见，主要分为溶组织阿米巴感染和自由生活的阿米巴感染。溶组织阿米巴感染引起继发性阿米巴性脑脓肿；自由生活的阿米巴是指广泛存在于自然界中的福氏耐格里阿米巴、棘阿米巴及曼德利尔阿米巴。其中，福氏耐格里阿米巴引起原发性阿米巴脑膜脑炎（primary amebic meningoencephalitis，PAM），棘阿米巴和曼德利尔阿米巴引起肉芽肿性阿米巴脑炎（granulomatous amebic encephalitis，GAE）。继发性阿米巴性脑脓肿患者都同时存在结肠原发性脓肿病灶及肝和肺的转移性脓肿。其脑部的脓肿多继发于肝或肺部脓肿。

原发性阿米巴脑膜脑炎多见于体健的青壮年，发病前有游泳、淡水接触史或尘埃吸入史。患者常起病急，且进展迅速，致死率高。临床主要表现为脑膜刺激征，病程晚期可出现脑实质受损的症状。血清中若能查到高滴度的阿米巴抗体，可作为本病诊断的有力证据。

【病理学表现】

继发性阿米巴性脑脓肿的病理特点与细菌性脑脓肿类似[5]。

原发性阿米巴脑膜脑炎的主要病理特点为化脓性脑膜炎和出血坏死性脑炎；软脑膜充血水肿，可见脓性分泌物；大脑、小脑及脑干均有弥漫性坏死出血灶，病灶有时可发生融合。镜下常表现为皮质表层及基底部的血管周围炎。在出血和坏死区可见独特的阿米巴血管套，即簇状分布的阿米巴滋养体密集排列在血管周围间隙和（或）血管壁上。

肉芽肿性阿米巴脑炎的病理特点为分散的局部坏死性囊性病变内含阿米巴滋养体，阿米巴滋养体多出现在血管周围，有侵蚀血管的倾向，周围具有肉芽肿反应，可见明显的炎症、坏死、出血，肉芽肿性脑炎可发展为坏死性动脉炎，甚至形成动脉瘤。

【影像学表现】

影像学表现无特征性。CT表现为大脑皮质或皮质下多发边界模糊的低密度灶，有中度占位效应，增强后病灶及周围可无明显强化（图8-5-1）。MRI显示脑内多发形态不规则异常信号，呈T_1WI低信号或等信号、T_2WI等信号或高信号，常伴明显水肿，可伴有占位效应。增强后病灶呈不均匀、环形或线性强化（图8-5-2）。

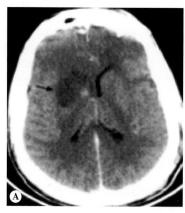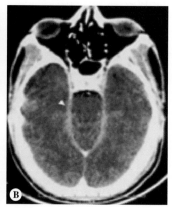

图 8-5-1 脑阿米巴病（1）

A.CT平扫显示右侧基底节类圆形低密度影；B.增强后中脑周围脑池内见线性强化影（图片由首都医科大学附属北京佑安医院李宏军教授提供，特此感谢）

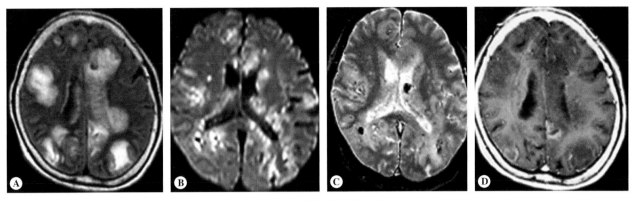

图 8-5-2 脑阿米巴病（2）

双侧基底节区、双侧枕叶及侧脑室后角可见多发类圆形异常信号。A. FLAIR 序列呈高信号；B. DWI 呈稍高信号；C. T₂WI 显示病灶中心呈低信号，周边呈高信号；D. 增强后病灶呈环形强化（图片由首都医科大学附属北京佑安医院李宏军教授提供，特此感谢）

【诊断要点】

1. 继发性阿米巴性脑脓肿有结肠原发灶及肝和肺转移灶。

2. 原发性阿米巴脑膜脑炎起病急，多见于体健的青壮年，发病前有游泳、淡水接触史或尘埃吸入史。

3. 肉芽肿性阿米巴脑炎起病缓，常发生于慢性消耗性疾病、使用免疫抑制剂或获得性免疫缺陷综合征等基础上，发病前无游泳史或淡水接触史。

4. 影像学检查表现无特征性，可类似脑炎和真菌性脑脓肿、细菌性脑脓肿和（或）结核性脑脓肿表现。

5. 病理学检查：从病变组织中培养或找出阿米巴的滋养体和包囊。血清检查：阿米巴抗体阳性，或能查到高滴度的阿米巴抗体，也是本病诊断的有力证据。

【鉴别诊断】

1. 结核性肉芽肿 两者 T₂WI 信号相似，脑内结核钙化常见，波谱出现明显脂质峰也有助于脑结核的诊断。

2. 细菌性脑脓肿 增强后可见连续环形强化，脓肿壁薄而均匀，同时需要结合临床病史及血常规、脑脊液检查结果综合分析。

3. 脑内恶性胶质瘤 恶性胶质瘤多位于深部白质区，增强后呈花环状强化，强化区 DWI 为高信号，如果病灶侵犯胼胝体，则高度支持胶质瘤

诊断；磁共振波谱（MRS）有助于两者的鉴别。

【研究现状与进展】

MRI、CT 均可用于颅内阿米巴感染的检查。MRI 具有软组织分辨率高的特点，其多序列、多模态检查可为颅内阿米巴感染的定位、定性，乃至定量诊断提供大量信息，是优先推荐的检查方法，DWI 和 MRS 等技术对颅内阿米巴和其他颅内占位性病变可能有一定的鉴别价值。CT 由于其扫描速度快、费用低，在颅内病变筛查方面可广泛应用，CT 在显示微小钙化和骨皮质破坏方面优于 MRI。但 CT 的软组织分辨率较低，诊断准确率不如 MRI。

（刘含秋　王卫卫　张　丹）

参考文献

[1] 祝玉芬，许月红，冯连元，等. 肉芽肿性阿米巴脑炎一例. 中华放射学杂志，2007，41（3）：335，336.

[2] Itoh K, Yagita K, Nozaki T, et al. An autopsy case of Balamuthia mandrillaris amoebic encephalitis, a rare emerging infectious disease, with a brief review of the cases reported in Japan. Neuropathology, 2015, 35（1）：64-69.

[3] Takei K, Toyoshima M, Nakamura M, et al. An acute case of granulomatous amoebic encephalitis-balamuthia mandrillaris infection. Intern Med, 2018, 57（9）：1313-1316.

[4] Linam WM, Ahmed M, Cope JR, et al. Successful treatment of an adolescent with Naegleria fowleri primary amebic meningoencephalitis. Pediatrics, 2015, 135（3）：e744-e748.

[5] 卢德宏，骆利康，徐庆中. 肉芽肿性阿米巴脑炎的临床病理学研究. 中华病理学杂志，1999，28（3）：169.

第九章　接触传染病相关脑内感染

第一节　狂犬病脑炎

【概述】

狂犬病（rabies）是由狂犬病毒（rabies virus）引起的，以侵犯中枢神经系统为主的急性人畜共患传染病，狂犬病毒通常由病兽通过唾液以咬伤方式传给人。临床表现有狂躁型和麻痹型。狂躁型又称典型或脑炎型，症状为特有的恐水、畏声、畏风、恐惧不安、咽肌痉挛、进行性瘫痪等，因恐水症状比较突出，其又称恐水症（hydrophobia）。本病尚无特效治疗药物，病死率达100%。

狂犬病毒对神经组织有强大的亲和力，自皮肤或黏膜破损处入侵人体后，通过神经逆行性、向心性向中枢传播。致病过程分为组织内病毒小量繁殖期、从周围神经侵入中枢神经期、从中枢神经向各器官扩散期3个阶段。

狂躁型狂犬病根据临床表现分为3期：①前驱期，患者出现乏力、食欲缺乏、发热、头痛等类似感冒的非特异性症状，继而对声、风、光等刺激敏感，出现咽喉紧缩感。具有诊断意义的早期症状是在愈合的伤口及其神经支配区有痒、痛、麻或蚁行等异样感觉。②兴奋期，患者出现高热、高度兴奋、恐惧不安、恐水、畏光、畏风等，恐水是其典型症状，但并非每例均有。患者可伴高热及交感神经亢进表现，神志多清晰，也可出现精神失常、幻视、幻听等。③麻痹期（昏迷期或死亡期），患者痉挛抽搐停止，然后全身弛缓性瘫痪，逐渐昏迷，最终因呼吸、循环和全身衰竭死亡。实验室检查唾液、脑脊液狂犬病毒抗原阳性，唾液、脑脊液中分离到狂犬病毒；确诊有赖于检查病毒抗原、病毒核酸检测狂犬病毒核酸阳性或尸检脑组织中发现内基小体。

【病理学表现】

本病的主要病理变化为急性弥漫性脑脊髓膜炎，脑膜多正常。大脑基底海马旁回、脑干部位（中脑、脑桥和延髓）和小脑病变最明显，表现为脑实质和脊髓充血、水肿及微小出血。镜下显示脑实质内有非特异的神经细胞变性与炎性细胞浸润。具有特征性的病变是神经细胞中的嗜酸性包涵体，即内基小体，圆形或卵圆形，直径为3～10μm，染色后呈樱桃红色。内基小体为狂犬病毒的集落，常见于海马及小脑浦肯野细胞中，1个细胞中可见1个或2个内基小体，但约20%的患者为阴性[1]。

【影像学表现】

1. CT　表现为基底节、脑室周围白质、海马、脑干多发低密度病灶，增强扫描病灶无强化[2]。

2. MRI　MRI检查对狂犬病毒脑炎具有重要诊断价值，且MRI信号强度变化与病变进展阶段有关，有助于临床诊断评估。MRI显示灰质受累，包括基底节、丘脑和海马、中脑等，病灶在T_1WI序列呈低信号，T_2WI和FLAIR序列呈高信号，边界不清，多对称分布[3]。上述部位扩散受限，DWI呈高信号。增强扫描病灶多无强化。在狂犬病患者的脑干和海马中已被证实为坏死性脑炎。

【诊断要点】

1. 被狂犬或病兽咬伤史。

2. 出现恐水、畏风、喉头痉挛等典型症状，或畏光、畏声、多汗、流涎及咬伤部位出现麻、痒、痛等感觉异常即可做出临床诊断。

3. CT和MRI检查，基底节、海马和脑干可见对称性低密度病灶，或长T_1长T_2信号改变，增强扫描病灶多无异常强化。

4. 确诊有赖于检查病毒抗原、病毒核酸或尸检脑组织中的内基小体。

【鉴别诊断】

1. 病毒性脑炎 神志改变明显,无恐水、畏风、畏光和流涎等表现,也以基底节和脑干改变为主,但同时有皮质和白质轻微改变,易出现扩散性颅内出血,而狂犬病毒脑炎出血者极为少见。

2. 脊髓灰质炎 以脊髓前角运动细胞受累表现最显著,一般症状较轻,肌痛明显,当出现肢体瘫痪时,其他症状多已消退,也无恐水表现。脊髓 MRI T_2WI 可见散在的片状高信号病灶,增强扫描病灶呈不均匀环形强化。

【研究现状与进展】

影像新技术对该病的诊断具有一定价值。当有神经元细胞肿胀或细胞毒性水肿时,细胞间隙缩小,水分子扩散受限,DWI 显示明亮的信号,ADC 下降。DTI 可以用来评估白质束的完整性,在脱髓鞘过程中,FA 值降低,病变脑与正常脑 FA 值的定量有助于早期发现脱髓鞘。当神经元细胞有损伤、炎症变化和胶质增生时,MRS 显示 NAA 峰值降低,表明神经元细胞损伤;细胞膜破裂导致 Cho 峰增加。黄竹航等[4]报道,狂犬病暴露后使用"2-1-1"程序接种人用狂犬病疫苗具有良好的免疫持久性,3 年内 2 剂加强免疫后具有较好的免疫应答。

（李 莉 任美吉）

参 考 文 献

[1] 张玲霞,周先志.现代传染病学.第 2 版.北京:人民军医出版社,2010.

[2] Awasthi M, Parmar H, Patankar T, et al. Imaging findings in rabies encephalitis. Am J Neuroradiol, 2001, 4（22）: 677-680.

[3] Desai RV, Jain V, Singh P, et al. Radiculomyelitic rabies: can MR imaging help? Am J Neuroradiol, 2002, 4（23）: 632-634.

[4] 黄竹航,苏家立,郑慧贞,等.狂犬病暴露后使用"2-1-1"程序接种人用狂犬病疫苗（Vero 细胞）3 年免疫持久性及 2 剂加强免疫效果观察.中华疾病控制杂志,2019,23（5）: 607-612.

第二节 神经布鲁氏杆菌病

【概述】

布鲁氏杆菌病（brucellosis）是一种常见的自然疫源性人畜共患病,在世界许多地区,包括东亚、中亚和地中海国家等都有不同程度的流行,我国主要流行地区包括内蒙古、新疆、黑龙江、吉林等。该病由布鲁氏杆菌属引起,人类通过与感染动物直接接触、割伤、擦伤伤口暴露于病原菌或吸入受感染的气溶胶,或摄入未经巴氏灭菌的牛奶或奶制品等途径感染此病。该病好发于青壮年,患者临床表现多样,持续或间断的不规则发热（也称波状热）是该病最常见的症状,其次是出汗和骨关节受累,也可出现肝大、脾大、泌尿生殖系统的并发症（附睾炎、肾小球肾炎）等。当布鲁氏杆菌侵犯中枢神经系统时,直接感染和其释放的内毒素引发特异性免疫炎症反应可导致中枢神经系统损伤,即为神经布鲁氏杆菌病（neurobrucellosis）。临床可有头痛、乏力、畏寒、感觉意识障碍、抽搐、听力减退、视力下降、展神经麻痹等神经系统症状。神经布鲁氏杆菌病的起病方式包括脑炎、脑膜脑炎、炎性脱髓鞘、周围神经病等。实验室检查脑脊液蛋白含量升高,血糖浓度正常或偏低,白细胞升高,以淋巴细胞为主,血清或脑脊液布鲁氏杆菌凝集试验可呈阳性;血清或脑脊液培养出布鲁氏杆菌概率较低。

【病理学表现】

布鲁氏杆菌主要侵犯人体网状内皮系统的细胞,在巨噬细胞、淋巴细胞等细胞内繁殖。其产生的毒力因子增加了这些生物体使用独特的机制逃避宿主防御的可能性。平滑的脂多糖通过穿透宿主细胞,改变细胞内交通,以避免溶酶体降解和杀伤,调节细胞内环境,使布鲁氏杆菌能在细胞内长期存活和再循环[1]。急性期网状内皮系统细胞呈弥漫性增生,慢性期则出现由上皮样细胞、巨细胞、浆细胞和淋巴细胞等组成的肉芽肿性病变,为特征的变态反应性炎症。肝、脾、淋巴结及骨髓均可发生类似病变。在羊型和猪型布鲁氏杆菌病中,尤其是在猪型布鲁氏杆菌病中常有化脓性肉芽肿形成。

【影像学表现】

神经布鲁氏杆菌病的影像学表现常为脑炎和脑膜炎、局限性或弥漫性脱髓鞘改变及血管病变[2]（图 9-2-1）。

1. 脑炎和脑膜炎 是神经布鲁氏杆菌病最常见的影像学表现。MRI 增强扫描表现为小脑幕、脑膜、基底核及神经根的异常强化,经治疗后病灶范围可以缩小或消失。

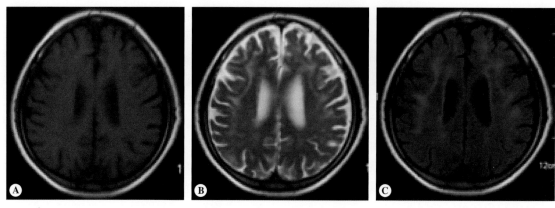

图 9-2-1 神经布鲁氏杆菌病

A. 双侧大脑半球皮质下白质区不规则形病灶，T_1WI 呈稍低信号；B. T_2WI 呈稍高信号；C. FLAIR 序列呈稍高信号（图片由新疆维吾尔自治区第六人民医院王艳医师提供，特此感谢）

2. 局限或弥漫性脱髓鞘 MRI 平扫可见双侧大脑皮质下白质、侧脑室旁白质、脑干、胼胝体、小脑的多发异常信号，T_1WI 呈低信号，T_2WI 呈高信号，FLAIR 序列呈高信号，增强扫描可见斑片状异常强化[3]。

3. 血管病变 可表现为腔隙性脑梗死、脑出血、静脉栓塞或脑小血管病变。头颅 CTA、MRA、DSA 可显示脑血管的相应改变[4]。

【诊断要点】

1. 好发于青壮年，有易感动物接触史，或有摄入未经灭菌的奶制品等病史。

2. 持续或间断性不规则发热（波状热），以及头痛、乏力、畏寒、意识障碍、抽搐、听力减退、视力下降、展神经麻痹等神经系统症状。

3. 影像学表现为脑炎和脑膜炎、局限或弥漫性脱髓鞘改变、腔隙性脑梗死、脑出血、静脉栓塞、脑小血管病变等。

4. 血清或脑脊液分离出布鲁氏杆菌或血清或脑脊液布鲁氏杆菌凝集试验阳性。

【鉴别诊断】

1. 多发性硬化（multiple sclerosis，MS） 为青年女性多见，且发病前无明显诱因，以多时相病程、反复发作为特点；而布鲁氏杆菌病为青壮年多见，发病前大多有直接接触受感染动物，或摄入未经巴氏灭菌的牛奶或奶制品等病史。MS 病灶多发，最常见部位为两侧脑室旁，病灶长轴与脑室"垂直"分布；T_1WI 呈低信号或略低信号，T_2WI 表现为"核心+晕环"征象，增强后新鲜病灶周围可见环形/半环形强化或斑点/斑片状强化；新老病灶可同时存在。而神经布鲁氏杆菌病的脱髓鞘改变表现为双侧大脑皮质下白质、侧脑室旁白质、脑干、胼胝体、小脑多发的异常信号，T_1WI 呈低信号，T_2WI 呈高信号，FLAIR 序列呈高信号，增强扫描可部分强化。

2. 结核性脑膜脑炎（tuberculous meningoencephalitis，TM） 多见于青少年和老年人，临床表现常有午后低热、盗汗、头痛和脑膜刺激征等；而布鲁氏杆菌病为青壮年多见，发病前大多有易感动物接触史，或摄入未经灭菌的奶制品等病史，最常见的临床表现为波状热，可与结核性脑膜脑炎相鉴别。结核性脑膜脑炎 MRI 表现为脑基底池闭塞，以鞍上池最多见，其次为环池与侧裂池，T_1WI 呈稍高信号，T_2WI 呈高信号，FLAIR 序列呈高信号，增强扫描显示脑基底池脑膜明显增厚强化，蛛网膜下腔也可受累，当伴有脑内结核瘤形成时，可呈结节状或环形强化。神经布鲁氏杆菌病的脑炎及脑膜炎改变增强扫描表现为小脑幕、脑膜、基底核及神经根强化，经治疗后病灶可以缩小或消失。

3. 急性播散性脑脊髓炎（acute disseminated encephalomyelitis，ADEM） 以 10 岁以下儿童好发，大部分患者发病前数周有感染史或疫苗接种史；ADEM 的颅脑 MRI 表现为两侧大脑皮质下白质广泛的异常信号，T_1WI 呈稍低信号，T_2WI 呈稍高信号，以侧脑室周围白质多见，周边可见水肿及因脑实质水肿挤压导致的脑室系统缩小；影像学表现与神经布鲁氏杆菌病类似，缺乏特异性，可根据血清学培养、血清凝集试验等进行鉴别。

【研究现状与进展】

随着影像技术在临床中的广泛应用，多种影像学检查技术显著提高了布鲁氏杆菌病的诊断效率。脑DSA可以检查出布鲁氏杆菌病患者的脑血管病变；CT可以显示布鲁氏杆菌病患者的脑水肿、脑脓肿及脑血管损伤等表现；MRI对该病的诊断更有价值，除了常规的平扫及增强扫描，MRI新技术为布鲁氏杆菌病的诊断提供了更多的优势。MR扩散相关技术，包括DWI及DTI可以更好地显示病灶内部水分子的扩散运动能力和扩散阻力的整体情况及脑白质纤维束走行。磁敏感加权成像（susceptibility weighted imaging，SWI）可以显示病灶的出血、钙化、铁沉积等。DTI能够在活体组织显示神经纤维束的走行和空间结构，能够清晰地显示神经纤维束的各种病理改变，更能准确地显示早期细微结构的变化，并用表观扩散系数（ADC）和各向异性分数（FA）定量分析。ADC值反映水分子的扩散情况，ADC值越高，水分子扩散能力越强，反之越低；FA值反映神经纤维对水分子的髓鞘化程度和受限程度，能够反映水分子的各向异性，FA值越高，各向异性越强，反之越低[5]。

（黄 瑞 王 艳² 王 俭）

参考文献

[1] Franco MP, Mulder M, Smits HL, et al. Human brucellosis. Lancet Infect Dis, 2007, 7（12）: 775-786.

[2] Ozkavukcu E, Tuncay Z, Selçuk F, et al. An unusual case of neurobrucellosis presenting with unilateral abducens nerve palsy: clinical and MRI findings. Diagn Interv Radiol, 2009, 15: 236-238.

[3] 刘桐希, 谢晟. 神经型布鲁菌病影像表现1例. 中国医学影像技术, 2018, 34（9）: 1439, 1440.

[4] 曹宇泽, 范思远, 姚明, 等. 以脑血管病为主要表现的神经型布鲁杆菌病七例分析. 中华神经科杂志, 2019, 52（4）: 298-303.

[5] 吴朋, 张玉姣, 郭宏兵, 等. 弥散张量成像对脊髓神经型布鲁菌病性脊柱炎的诊断价值. 中华地方病学杂志, 2019, 38（3）: 193-198.

第三节 神经梅毒

【概述】

梅毒（syphilis）是由梅毒螺旋体（treponema pallidum，TP）引起的一种慢性传染病，主要通过性接触传播。早期主要侵犯皮肤黏膜，晚期可侵犯血管、中枢神经系统及全身各器官。中枢神经系统受侵犯时称为神经梅毒（neurosyphilis，NS）。神经梅毒可以发生于梅毒初染后的几周至数年内的任何阶段，其临床表现多样，称为"伟大的模仿者"。

根据临床表现和病理变化，可将神经梅毒分为5种类型，即无症状型、脑膜型、脑膜血管型、脑实质型和梅毒性树胶肿型，以脑膜血管型多见。①无症状型：患者可无任何神经系统症状与体征；脑脊液检查仅见轻度异常；梅毒血清学检测阳性。本型如未予以系统治疗可进展为症状性神经梅毒。②脑膜型：早期神经梅毒之一，主要表现为脑膜炎症状，如头痛、呕吐、颈项强直，甚至出现意识障碍、抽搐发作、脑神经麻痹。亚急性或慢性病程者以颅底脑膜受累最为常见，病变主要累及第Ⅱ～Ⅵ对脑神经及第Ⅷ对脑神经[1]，影响脑脊液循环者还可出现颅内高压。③脑膜血管型：头痛和血管性病变相关的神经功能障碍最常见。神经系统症状缓慢或突然出现，体征与闭塞的血管有关，可出现偏瘫、偏身感觉障碍、偏盲、失语等；多伴有脑脊液的异常改变。④脑实质型：即麻痹性痴呆，是脑实质弥漫广泛损害的结果，症状以进行性痴呆伴脑神经损害征象为主[2]，若伴血管病变则可出现瘫痪、偏身感觉障碍、偏盲、失语等。⑤梅毒性树胶肿型：神经系统的占位性病变，特征是出现新生物、脑脓肿和结核瘤样症状，诊断较为困难。血清学梅毒试验呈阳性反应，血液和脑脊液VDRL试验阳性可以确诊。

【病理学表现】

脑膜血管型是脑膜及脑实质内血管的梅毒性动脉内膜炎，为TP侵犯血管内皮细胞，引起血管内膜、外膜坏死，致血栓形成、局部缺血和梗死[3]。

树胶肿是由梅毒早期强烈的脑膜炎性反应而形成的边界清晰的肉芽组织肿块，大脑树胶肿常来源于脑膜结缔组织及血管周围的脑实质，覆于大脑凸面，与脑实质及脑膜关系密切，常为单发，也可多发。树胶肿内部可见干酪样坏死，TP少见。

【影像学表现】

神经梅毒的不同病理类型可累及不同的部位，其影像学表现呈多样性，缺乏特异性，但影像学检查有助于观察神经梅毒的累及范围和部位。

1. 无症状型 脑实质无明显异常。

2. 脑膜型 以脑底部脑膜病变较为严重，常累及上颈段脊髓和脑神经，早期CT多无异常发现，MRI可见脑膜广泛增厚且明显脑回样强化。脑（脊）膜广泛增厚，T_2WI上基底池内脑脊液信号较脑室内的信号高，提示可能存在梗阻[4]。如果第四脑室外侧孔及正中孔因纤维结缔组织封闭，可出现梗阻性脑积水，导致脑室扩大。其病理改变主要是小血管炎引起的脑膜炎症。

脑神经受累是急性脑膜型神经梅毒的特点，易受累神经依序为前庭蜗神经、面神经、视神经和动眼神经。寇程等[5]研究发现，脑神经受累以单组脑神经受累多见。赵茜等[6]和曹娟等[7]报道多组脑神经同时受累的神经梅毒病例，提示神经梅毒也可引起多组脑神经受累。李琳等[8]对12例梅毒性视神经炎患者研究发现，83.33%的患者眼眶MRI可发现视神经形态、信号异常。

3. 脑膜血管型 前循环及后循环常可见单发或多发脑梗死灶，病灶多变，呈游走性，大小不等，主要位于皮质下和深部脑白质，包括胼胝体和内囊。CT显示不均匀或均匀低密度病灶，MRI可见长T_1长T_2信号（图9-3-1），注入钆喷酸葡胺（Gd-DTPA）后增强病灶呈斑片样或皮质脑回样强化，脑软化后信号与脑脊液相同[9]。刘仁伟等[10]报道，T_2-FLAIR能够清晰显示脑膜血管型患者蛛网膜下腔内、软脑膜表面有含蛋白质的高信号小结节影，因此认为，T_2-FLAIR能够有效地提高MRI对脑膜血管型患者脑膜炎症的敏感性。梅毒血管炎好发部位多为大脑中动脉、大脑前动脉、小脑后下动脉及脊髓前动脉供血区[11]。

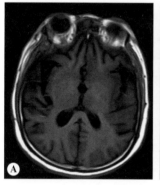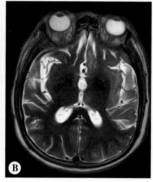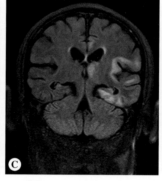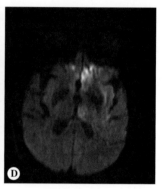

图9-3-1 神经梅毒（1）

A、B. 头颅MRI显示左侧颞叶皮质、皮质下白质及岛叶楔形长T_1长T_2信号，双侧半球中度脑萎缩；C、D. FLAIR和DWI显示上述病变呈高信号（图片由上海交通大学医学院附属瑞金医院唐永华提供，特此感谢）

4. 脑实质型 早期CT出现广泛的低密度改变，伴有水肿，晚期皮质弥漫性萎缩，侧脑室扩张。MRI显示皮质萎缩，皮质下神经胶质增生，尤以前部明显[12]（图9-3-2）。有研究表明，麻痹性痴呆引起的额颞叶萎缩预示着预后不良，认为MRI对判断神经梅毒的预后有相应的价值[13]。

5. 梅毒性树胶肿型 单发或多发病灶，低密度或等密度，增强扫描后病灶环形强化。MRI T_1WI上病灶呈类圆形，直径为2.0～2.5cm，位于大脑皮质及皮质下，病灶中心的干酪样坏死为低信号或等信号、低混杂信号灶，周围环绕大面积的低信号水肿区，并可见占位效应。干酪样坏死在T_2WI上为高信号或等信号、高低混杂信号，周围水肿带为高信号。增强扫描后病灶呈不规则环形强化，这是坏死区周围炎性肉芽组织新生血管的血脑屏障不成熟所致。邻近脑膜强化代表脑膜受累。

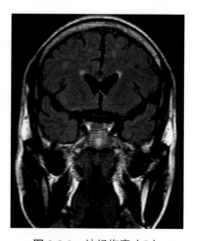

图9-3-2 神经梅毒（2）

MRI显示双侧额叶多发脱髓鞘病灶（图片由上海交通大学医学院附属瑞金医院唐永华提供，特此感谢）

【诊断要点】

1. 有性接触传播史。

2. 临床表现多样，早期主要侵犯皮肤黏膜，晚期可侵犯血管、中枢神经系统及全身各器官。

3. 不同类型影像表现：脑膜血管型表现为单发或多发脑梗死灶；脑实质型表现为脑萎缩，侧脑室扩张，额颞叶较为多见，伴有水肿；梅毒性树胶肿型多表现为脑内单发或多发类圆形病灶，周围伴有水肿，有占位效应，增强扫描后病灶环形强化。

4. 血清学梅毒试验呈阳性反应，血液和脑脊液 VDRL 试验阳性可以确诊。

【鉴别诊断】

1. 动脉粥样硬化型脑梗死 单纯脑梗死患者起病急，血液及脑脊液梅毒学检查均阴性，梗死区与大的供血动脉支配的范围相一致，多有高血压、高血脂、糖尿病等脑血管病高危因素；而脑膜血管型起病缓慢，血液及脑脊液梅毒学检查均阳性，病灶边界多欠清晰，范围较局限，或范围广但分散，这是由于梅毒多引起小动脉闭塞。

2. 单纯疱疹病毒性脑炎（HSE） 起病急，常由一侧受累进展为双侧受累，发病起始部位多位于颞叶内侧并逐渐向额叶和边缘系统扩展。皮质和皮质下存在广泛水肿和出血点，多有占位效应，增强扫描后病灶呈线样或脑回样强化。Hobbs 等[14]提出其特征性表现，即病灶与豆状核外缘有清楚的界限，凸面向外，边缘如刀割样，这与病毒不侵犯豆状核有关。HSE 导致的脑萎缩多发生于疾病晚期阶段，为继发性进行性脑萎缩，也可出现广泛的脑软化。神经梅毒的发病过程比 HSE 缓慢，常表现为颞叶轻度萎缩，脑实质型神经梅毒在 T_2WI 上颞叶内侧出现异常高信号，是其特征性表现之一。结合实验室检查和影像学表现有助于两者鉴别诊断。

3. 颅内胶质瘤、结核瘤、转移瘤 胶质瘤多位于灰白质交界，侵袭性强，占位效应较梅毒性树胶肿型重；而单发颅内梅毒性树胶肿型神经梅毒一般位于大脑凸面脑灰质，占位效应轻。结核瘤呈多发，增强扫描后病灶呈结节样强化，特征性表现为"靶征"；梅毒瘤 CT 呈块状或结节状低密度，周围水肿较轻，少数病灶可呈结节样或环状强化，MRI 表现类似于结核瘤，增强呈结节样强化，仅仅根据影像学表现鉴别十分困难，需结合临床感染病史，可为两者鉴别提供重要依据。多发颅内梅毒性树胶肿型神经梅毒多伴有邻近脑膜增厚强化，多起源于脑膜，与脑膜关系密切，病变的边缘与周围脑膜常以钝角相交，而结核瘤多位于脑实质，不会出现与脑膜钝角相交，也可作为一个鉴别要点；转移瘤表现为多发坏死，位于灰白质交界，出现广泛脑膜强化且结节很少见，结合原发病史，不难鉴别。

4. 退行性脑萎缩（帕金森病、阿尔茨海默病） 退行性脑萎缩发病年龄相对较大，且一般为对称性脑萎缩；神经梅毒脑萎缩为弥漫性萎缩，并且为一些特定结构的萎缩，尤其是内侧颞叶的萎缩，被认为是麻痹性痴呆的特征。麻痹性痴呆临床表现为认知能力下降、记忆力减退，MRI 表现为颞叶明显萎缩。梅毒引起的痴呆需与帕金森病、阿尔茨海默病等引起的痴呆相鉴别。

5. 结核性脑膜炎 发生于颅底较多，而且往往是早期。结核分枝杆菌经血液循环侵入颅内，首先沉积在颅底软脑膜和室管膜上，通过免疫反应引起脑膜炎性反应，在早期即可出现水肿、大量渗出，渗出物主要聚集于鞍上池。梅毒性脑膜炎的 CT 和 MRI 表现与其他脑膜炎相似，不同临床表型神经梅毒的 MRI 表现有一定重叠，且缺乏特异性，其基本表现主要有脑萎缩、脑炎、脑膜炎、脑梗死、多发缺血灶等改变，且多种病变可以同时存在。神经梅毒表现为伴有双侧颞叶对称或不对称高信号，梅毒性脑膜炎患者头颅 MRI 显示脑室扩大，早期增强扫描可见脑膜线状强化。MRA 表现出不同程度的血管改变，由局部狭窄到闭塞。结合临床病史，发现梅毒阳性并有上述影像学表现时可鉴别。结核性脑膜炎脑膜强化主要聚集于鞍上池，而梅毒性脑膜炎无此特征，再依据结核或梅毒感染病史可资鉴别。

【研究现状与进展】

1. MRS 在神经梅毒患者的诊断中应用较少。主要表现为病变区 NAA 峰及 Cho 峰较正常侧均下降，Cho/NAA 约为 1.18，提示为神经元损伤和丢失，但无特异性。

2. 磁共振动脉自旋标记（arterial spin labelling, ASL） 是一种无须注射对比剂即可得到相对清晰的脑血管灌注图像的方法，可获得全脑 CBF 值。

李洁等[15]研究证明，神经梅毒患者额叶、顶叶及颞叶 CBF 值较对照组增高，其中额叶、颞叶发生病变最多，受累部位主要位于大脑前动脉、大脑中动脉供血分布区，明显多于椎-基底动脉分布区，考虑可能与椎-基底动脉系统供血量仅占全脑供血量的 1/5 有关。此外，神经梅毒患者静息状态下大脑自发活动与正常人也存在明显差异[16]，间接说明 TP 侵入中枢神经系统，并对全脑产生影响。

梅毒对脑损害是一个动态过程，通过复查患者常规颅脑 MRI 及 ASL 发现，CBF 值增高的部位，治疗后 CBF 值较前降低，提示 TP 感染引起的脑炎消失，呈好转趋势，与患者临床症状好转相对应；CBF 值降低的部位，治疗后 CBF 值较前未发生变化，提示此部位缺血梗死，最后呈脑萎缩改变；CBF 值增高的部位，治疗后 CBF 值先持续增高，然后降低，提示脑内炎症反应并未减轻，呈加重趋势，最后脑内炎症消失，呈好转趋势。因此，对比治疗前后 CBF 值的变化，可作为评价治疗效果的参考。

ASL 的 CBF 值还能够较 MRI 更早地发现脑血流灌注改变，为神经梅毒的早期诊断和治疗提供重要依据。

（李 莉　刘宇鹏）

参考文献

[1] 王娜, 张馨月, 张吴琼, 等. 神经梅毒诊断与治疗新进展. 中国现代神经疾病杂志, 2016, 16（7）: 397-403.

[2] Das S, Kalyan A, Garg K, et al. A case of very early neurosyphilis presented as schizophrenia-like psychosis. Asian J Psychiatr, 2018, 31: 92, 93.

[3] Nagappa M, Sinha S, Taly AB, et al. Neurosyphilis: MRI features and their phenotypic correlation in a cohort of 35 patients from a tertiary care university hospital. Neuroradiology, 2013, 4（55）: 379-388.

[4] Good CD, Jager HR. Contrast enhancement of the cerebrospinal fluid on MRI in two cases of spirochaetal meningitis. Neuroradiology, 2000, 42（6）: 448-450.

[5] 寇程, 许东梅, 高俊华, 等. 20 例以颅神经受累为主要表现的神经梅毒患者临床分析. 中华实验和临床感染病杂志（电子版）, 2019, 13（2）: 172-176.

[6] 赵茜, 侯晓军. 以多颅神经损害为首发症状的神经梅毒 1 例报道. 神经病学与神经康复学杂志, 2004, 1（3）: 157-161.

[7] 曹娟, 李佳珍, 肖萧, 等. 以多组颅神经损害为首发症状的神经梅毒 1 例报告. 中风与神经疾病杂志, 2018, 35（2）: 176, 177.

[8] 李琳, 王佳伟. 梅毒性视神经炎 12 例临床分析. 中国现代神经疾病杂志, 2016, 16（7）: 416-423.

[9] Schmidley JW. 10 questions on central nervous system vasculitis. Neurologist, 2008, 14（2）: 138, 139.

[10] 刘仁伟, 方进智, 张玉忠. 脑膜血管型神经梅毒的 MRI 表现分析. 新发传染病电子杂志, 2018, 3（1）: 25-29.

[11] Escobar-Valdivia E, Medina-Piñón I, García-Sarreon A. Concomitant neurosyphilis and herpes simplex encephalitis in an immunocompetent patient: a case report. Neurol Sci, 2018, 39（1）: 185-187.

[12] Kodana K, Okada S, Komatsu N, et al. Relationship between MRI findings and prognosis for patients with general paresis. J Neuropsychiatry Clin Neurosci, 2000, 12（2）: 246-249.

[13] Serrano-Cardenas KM, Sánchez-Rodriguez A, Pozueta A, et al. Mesial encephalitis: an uncommon presentation of neurosyphilis: a case report and review of the literature. Neurol Sci, 2018, 39（1）: 173-176.

[14] Hobbs E, Vera JH, Marks M, et al. Neurosyphilis in patients with HIV. Pract Neurol, 2018, 18（3）: 211-218.

[15] 李洁, 叶靖, 张洪英. 神经梅毒 MRI 表现及血流灌注研究. 中国医学影像学杂志, 2019, 27（1）: 25-28.

[16] 毕军焱, 王海宝, 余永强. 静息态 fMRI 评价神经梅毒脑功能改变. 中国医学影像技术, 2015, 32（4）: 523-526.

第四节　手足口病并发脑干脑炎

【概述】

手足口病（hand-foot-mouth disease, HFMD）是由肠道病毒引起的急性传染病，以柯萨奇病毒 A 组 16 型（Cox A16）和肠道病毒 71 型（EV71）感染最常见。临床以手、足、口腔等部位皮肤黏膜的皮疹、疱疹或溃疡为典型表现，多数症状轻，病程自限。部分 EV71 感染者可引起无菌性脑膜炎、脑脊髓炎，甚至脑干脑炎等中枢神经系统并发症。

EV71 是一种高度嗜神经病毒，最易感染脑干，引发脑干脑炎及神经源性肺水肿，导致患儿病情迅速进展恶化，严重者死亡。Huang 等[1]根据神经系统临床症状的严重程度将脑干脑炎分为 3 级。Ⅰ级表现为肌震颤和共济失调，5% 的患儿留下永久性神经系统后遗症；Ⅱ级表现为肌震颤和脑神经受累，20% 的患儿留下后遗症；Ⅲ级表现为心肺功能迅速衰竭，80% 的患儿死亡，成活者留下严重的后遗症。研究显示，呕吐、心动过速、高血压和吞咽困难是脑干功能异常的重要标志。实验室检查：外周血白细胞计数、血糖、早期超敏 C-反应蛋白增高；脑脊液检查细胞数增多，蛋白升高；脑脊液可分离出 EV71 或 Cox A16 病毒及其他引起手足口病的肠道病毒，特异性核酸检测阳性，恢复期血清中和抗体比急性期有 4 倍及以上的增长。

【病理学表现】

HFMD并发脑炎的发病机制为病毒直接感染和病毒感染后诱发的急性脱髓鞘病变，早期表现为脑组织局限性或弥漫性水肿、神经细胞变性坏死、胶质细胞增生、炎性细胞浸润等，后期形成的软化灶则反映脑组织的不可逆性破坏[2]。

动物实验研究表明，EV71能沿受损或退变的突触沿脑神经或外周神经扩散[3]。入侵中枢神经系统后EV71主要侵及脊髓灰质、延髓背侧的迷走神经核、孤立束核和网状系统，以及下丘脑、小脑齿状核[3]。

【影像学表现】

EV71引起的脑干脑炎有其特定的好发部位，主要以脑桥、延髓为主。MRI是首选的检查方法，可观察病变的部位、范围及程度，并监测其进展和转归。此外，MRI表现与HFMD并发脑炎病理发展过程密切相关。病变早期，表现为神经元变性、炎性细胞浸润，在T_1WI表现不明显，T_2WI呈稍高信号（图9-4-1），或平扫正常而增强呈轻度强化，此时病灶多数是可逆的。病变进展期，出现神经元坏死，T_1WI呈低信号，T_2WI呈明显高信号，边界清晰；FLAIR和DWI均为高信号；占位效应不明显。部分病例后期脑干萎缩变细，脑干中央空洞形成。对疑似HFMD并发脑炎患者进行诊断时，在MRI增强扫描后进行薄层矢状位扫描以提高检出率。

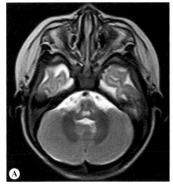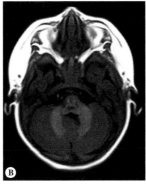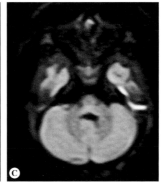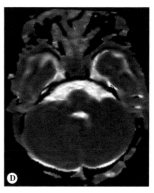

图9-4-1 手足口病并发脑干脑炎

A、B. MRI显示脑桥和延髓交界区长T_1长T_2信号，边界清晰；C、D. DWI和ADC显示上述病灶呈略高信号（图片由杭州市儿童医院劳群提供，特此感谢）

Huang等[1]将17例表现为T_2WI脑干高信号的脑干脑炎按易受累部位排序，依次为脑桥被盖部（72%）、延髓（55%）、中脑（44%）及齿状核（22%），症状越严重，受累范围越广泛，因无幕上脑组织异常信号和强化，称为菱脑炎。陈峰等[4]根据神经系统受累的影像学表现将脑干脑炎分为2型。Ⅰ型指以累及灰质核团为主的局限性病变，多对称性分布，部分合并脊髓前角损害；Ⅱ型表现为脑干后部模糊的片状稍长T_1稍长T_2信号，范围较广。随访研究发现，表现为脑干模糊的片状长T_1长T_2信号病灶的Ⅱ型患儿较脑干后部单侧或双侧局限性点状长T_1长T_2信号的Ⅰ型预后好，较少遗留后遗症状，推测可能与损害较轻有关。

HFMD并发单纯脑炎较少见，脑干脑炎同时伴有丘脑、小脑齿状核受累较为常见。布春青等[5]报道位于脑干病灶多为双侧对称性斑片状，丘脑病变为斑点状或小片状，基底节病变多为斑点状异常信号，大脑白质区病灶多为多发点状异常信号，考虑可能与病毒入侵途径、毒性强弱及不同部位对病毒入侵反应情况不同有关。

HFMD并发脑干脑炎常伴有脊髓炎，MRI主要表现为累及多个椎体段的长条形长T_1长T_2信号，边界模糊，无明显占位效应。Zeng等[6]报道，脑干脑炎伴颈髓横贯脊髓炎为病情危重征象，MRI表现为颈髓弥漫肿胀，呈稍长T_1稍长T_2信号，灰白质同时受累，分界不清，且与延髓异常信号连成一片。

【诊断要点】

1. 临床以手、足、口腔出现斑丘疹、疱疹为主要表现。

2. 累及中枢神经系统出现无菌性脑膜炎、脑脊髓炎，甚至脑干脑炎等中枢神经系统并发症。一侧或双侧脑神经受累，如眼球麻痹、吞咽困难、共济失调、肌阵挛、肢体运动或感觉障碍，重者迅速出现呼吸衰竭等。

3. HFMD 并发脑炎好发于脑干（中脑、脑桥或延髓），常见伴有丘脑、小脑齿状核受累。脑干病灶多为双侧对称性斑片状，丘脑病变为斑点状或小片状，基底节病变多为斑点状异常信号，大脑白质区病灶多为多发点状异常信号。

4. 实验室检查：脑脊液可分离出 EV71 或 Cox A16 病毒及其他引起 HFMD 的肠道病毒，特异性核酸检测阳性。

【鉴别诊断】

HFMD 并发脑干脑炎与其他病毒引起的脑炎的 MRI 表现相似，但临床表现、发病部位有所不同，故需鉴别。

1. 流行性乙型脑炎 病灶多位于基底节、丘脑，并向两侧对称性发展；有季节性、地区性、周期性和儿童多发等流行病学特征，潜伏期后可出现较为严重的神经系统症状。

2. 麻疹病毒性脑炎、腮腺炎病毒性脑炎 病灶多位于基底节、丘脑，并向两侧对称性发展；有相应麻疹和腮腺炎病史。

3. 单纯疱疹病毒性脑炎和带状疱疹病毒性脑炎 单纯疱疹病毒沿嗅神经及三叉神经引起双侧颞叶前中部病变；带状疱疹病毒沿面神经侵入颅内而引起双侧颞叶病变。单纯疱疹病毒性脑炎和带状疱疹病毒性脑炎分别在口周、面部及耳部反复出现较为疼痛的疱疹，继之出现神经系统症状。

【研究现状与进展】

陈锋等[7]研究认为，对 HFMD 并发脑炎的影像学表现进行分型有助于判断预后。病灶边界模糊型预后明显优于较清晰型，两者有明显的差异。此外，EV71 感染所致的脑干脑炎，单部位病灶患者的预后优于多病灶或合并 AFP 的患者[8]。DWI 在急性期检测 EV71 脑炎时比常规磁共振成像序列更敏感，发生细胞毒性脑水肿时，DWI 呈现高信号，ADC 值明显降低。

（李 莉 刘宇鹏）

参 考 文 献

[1] Huang CC, Liu CC, Chang YC, et al. Neurologic complications in children with enterovirus 71 infection. N Engl J Med, 1999, 341（13）：936-942.

[2] Lim CC, Lee KE, Lee WL, et al. Nipah virus encephalitis: serial MR study of an emerging disease. Radiology, 2002, 222（11）：219-226.

[3] Wong KT, Munisamy B, Ong KC, et al. The distribution of inflammation and virus in human enterovirus 71encephalomyelitis suggests possible viral spread by neural pathways. J Neuropathol Exp Neurol, 2008, 67（2）：162-169.

[4] 陈峰，李建军，刘涛，等. 肠道病毒71型感染手足口病合并脑干脑炎MRI特点及机制探讨. 重庆医科大学学报, 2011, 36（9）：1097-1100.

[5] 布春青，狄玉进，王金慎，等. 肠道病毒71型感染手足口病合并脑炎的MRI表现及特征. 医学影像学杂志, 2012, 22（8）：1234-1236.

[6] Zeng H, Wen F, Gan Y, et al. MRI and associated clinical characteristics of EV71-induced brainstem encephalitis in children with hand-foot-mouth disease. Neuroradiology, 2012, 54（6）：623-630.

[7] 陈锋，李建军，刘涛，等. 肠道病毒71型感染手足口病合并神经系统损害的MRI表现. 中华放射学杂志, 2010, 44（9）：946-949.

[8] Chen F, Liu T, Li J, et al. MRI characteristics and follow-up findings in patients with neurological complications of enterovirus 71-related hand, foot, and mouth disease. Int J Clin Exp Med, 2014, 7（9）：2696-2704.

第十章 艾滋病相关性脑内感染（血液传染病相关脑内感染）

艾滋病即获得性免疫缺陷综合征（acquired immunodeficiency syndrome，AIDS），是由人类免疫缺陷病毒（human immunodeficiency virus，HIV）引起的。自1981年美国首次报道以来，HIV感染几乎遍及全球，已成为严重威胁人类健康的世界性问题。

AIDS患者中，73%～80%有中枢神经系统受累，可出现神经系统症状，累及脑、脊髓、周围神经和肌肉，其中绝大多数是由感染引起，包括HIV（一种嗜神经病毒）直接入侵中枢神经系统，或者因免疫缺陷出现机会性感染。后者包括继发于AIDS的细菌、病毒、真菌和寄生虫的各种感染，多数感染发生的危险程度与$CD4^+$ T细胞计数呈正相关，包括弓形体感染、巨细胞病毒感染、进行性多灶性白质脑病（JC病毒感染）、结核分枝杆菌感染、隐球菌感染、梅毒等。

HIV相关性脑炎可以发生于任何年龄段，但以中青年患者多见，其次是婴儿（母婴传播），其可发生于感染的任何时期，但主要发生在AIDS晚期。最主要的临床表现为进行性痴呆，因此又称为艾滋病痴呆综合征。其表现为智力减退，认知、运动及行为方面功能障碍，有的患者可出现偏瘫、截瘫或癫痫发作。此外，常伴脑神经麻痹，第Ⅴ、Ⅶ或Ⅷ对脑神经受累多见。

AIDS相关的神经系统感染以颅内感染更常见，因其高发病率和死亡率，日益受到神经科及相关学科临床医师的高度重视。但因其病原体种类繁多，诊断具有极大挑战性。而神经影像学作为最重要的辅助检查手段，在鉴别过程中发挥了很大的作用。

第一节 人类免疫缺陷病毒相关性脑炎

【概述】

颅内HIV原发性感染指由HIV直接感染中枢神经系统引起脑损害的疾病，包括HIV相关性脑炎和AIDS相关性无菌性脑膜炎。HIV是一种嗜神经病毒，可被巨噬细胞吞噬，通过血脑屏障直接感染中枢神经系统，中枢神经系统感染是导致AIDS死亡率上升的主要原因之一。HIV可引起一系列神经综合征及周围血管病变，也可导致中枢神经系统和末梢神经系统脱髓性疾病。

HIV相关性脑炎（human immunodeficiency virus encephalitis，HIVE）为由HIV直接感染中枢神经系统引起脑损害并产生相应的精神神经症状，也称为艾滋病脑病，临床主要表现为痴呆，因此也称艾滋病痴呆综合征。AIDS对中枢神经系统损害的直接后果就是HIV相关性脑炎，发病率是机会性感染的3倍，最终导致艾滋病痴呆综合征。HIV相关性脑炎是由HIV直接侵犯脑部引起的感染，占神经系统并发症的34%～47%，不属于机会性感染。

近期研究认为，HIV对中枢神经系统损害的主要机制是广泛的免疫激活和炎性反应，HIV相关性脑炎主要发生于AIDS晚期。发病机制：①HIV感染神经系统血管内皮细胞，使血脑屏障受损；②HIV感染巨噬细胞和小胶质细胞，具有毒性作用，间接损伤神经；③HIV诱发自身免疫反应；④儿童AIDS患者自身免疫系统发育不完善，更易于被HIV侵犯。本病可急性起病，但更常见于HIV感染晚期，可分为急性和慢性两种类型，均有头痛及脑膜刺激征，但脑膜刺激常见于急性型，伴脑神经麻痹，第Ⅴ、Ⅶ或Ⅷ对脑神经受累多见。临床以脑萎缩和进行性痴呆为其主要临床症状。患者多以乏力和性欲减退等起病，以后发展为大小便失禁、进行性痴呆、意识不清。部分患者可出现偏瘫、截瘫或癫痫发作，是由于脑灰质、脑白质中出现扩散性小神经胶质结节和胶质细胞增生，白质中血管周围脱髓鞘等病理改变所致。实验室检查中HIV特异性抗体检测在感染2～6周后呈阳性，早期可检测到HIV P24抗原，但仅作为辅助诊断；脑脊液可分离出HIV；免疫功能检测CD_4T淋巴细胞计数及功能降低，CD_4T淋巴细胞与CD_8T淋巴细胞比值降低。

【病理学表现】

病理特点为脑白质和脑灰质散在分布小神经胶质结节、多核巨细胞浸润、大片白质稀疏、脱髓鞘和脑萎缩改变。

HIV通过巨噬细胞携带进入脑实质或直接感染血管内膜细胞进入脑内，靶器官主要是巨噬细胞及小胶质细胞，较少侵及神经元细胞[1]。但HIV聚集在胶质细胞或血管周围巨噬细胞内，产生的HIV蛋白能引起异常氧化压力，损害细胞活性，破坏内皮细胞的紧密连接，导致神经细胞损伤及凋亡。

脑组织大体观察可正常，也可明显萎缩，以额叶、颞叶较明显，晚期可见脑室扩张，脑实质总量减少。HIV首先侵犯脑白质，其次可侵犯基底节、脑灰质、脑干和小脑，还可出现脑萎缩改变，病情严重者可出现脑组织大片状坏死。光镜下观察HIV相关性脑炎以结节性脑炎和多核巨细胞脑炎为主。结节性脑炎表现为小胶质细胞增生聚集形成小结节，病变内可见广泛分布的小胶质结节浸润，此为HIV相关性脑炎的特征性表现。多核巨细胞脑炎表现为脑组织内多核巨细胞浸润。HIV相关性脑炎的病理诊断依据为小胶质细胞结节和多核巨细胞浸润，受累的脑白质内可见散在灶性脱髓鞘和空泡变性。血小板减少者可有出血表现。

【影像学表现】

1. CT表现 CT可无明显异常表现。多数病例CT表现为双侧大脑白质片状低密度，可累及多个脑叶和基底节区，好发于侧脑室周围和皮髓质交界区，早期可见脑组织水肿，多无明显占位效应，增强扫描无明显异常强化，侵犯脑膜时可有脑膜异常强化[2]。病灶较大或合并其他并发症时，可有占位效应。中晚期主要为脑组织总量减少，以灰质受累为主，常伴弥漫性脑萎缩改变（图10-1-1）。对于新生儿HIV相关性脑炎，约1/3的患儿出现基底节钙化。

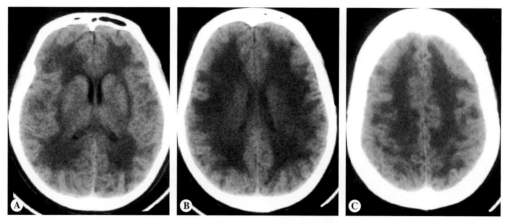

图10-1-1 HIV相关性脑炎CT表现

A～C.CT平扫显示双侧侧脑室周围大脑白质对称性大片状低密度，多发生于侧脑室周围白质和皮髓质交界区

2. MRI表现 MR可无明显异常表现。典型病例MRI表现为脑室周围、半卵圆中心区深部白质内弥漫性或斑片状异常信号，可累及基底节、脑干和小脑，病灶在T_1WI呈低信号，T_2WI呈高信号，边界不清，早期占位效应不明显，增强扫描无明显异常强化，如出现异常强化，需考虑合并机会性感染等原因。病变常累及双侧，但多不对称，可融合。中晚期可有局限性或弥漫性脑萎

缩改变[2]（图10-1-2）。位于脑室周围白质病灶影像学改变与皮质下动脉硬化性脑病类似，但皮质下动脉硬化多伴有高血压，发病年龄偏大，存在AIDS可与之相鉴别。

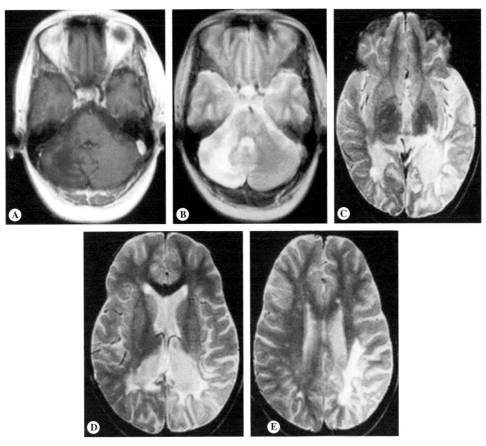

图10-1-2 HIV相关性脑炎MRI表现

右侧小脑半球可见片状异常信号。A. T_1WI呈低信号；B. T_2WI呈高信号，局部脑组织体积缩小、脑沟增宽、加深，呈脑萎缩改变；C～E. T_2WI显示双侧侧脑室后角呈对称性帽状、片状高信号，局部脑沟增深变宽，侧脑室后角牵拉扩大（图片由首都医科大学附属北京佑安医院李宏军教授提供，特此感谢）

【诊断要点】

1. HIV相关性脑炎好发于中青年，主要临床表现为进行性痴呆、运动功能障碍等。

2. 脑室周围或深部白质区多发斑片状病灶，可融合，多无明显水肿及占位效应，CT平扫呈低密度，MR平扫T_1WI呈低信号，T_2WI呈高信号，增强扫描病灶无明显异常强化，可伴局灶或全脑萎缩，灰质受累为主。

3. 影像学表现可以无明显异常，但是大多数患者表现为弥漫性脑萎缩，深部脑白质或脑室周围多发斑片状病灶是其主要特点。

4. 实验室检查中脑脊液可分离出HIV，确诊依赖于脑活检，病理诊断的主要依据为脑组织内发现小胶质细胞结节和多核巨细胞浸润。

【鉴别诊断】

HIV相关性脑炎应与巨细胞病毒性脑炎（cytomegalovirus encephalitis，CE）、AIDS合并进行性多灶性白质脑病（progressive multifocal leukoencephalopathy，PML）、亚急性海绵状脑病（subacute spongiform encephalopathy，SSE）、亚急性硬化性全脑炎（subacute sclerosing panencephalitis，SSPE）相鉴别。

1. 巨细胞病毒性脑炎（CE） 巨细胞病毒性脑炎和HIV相关性脑炎均可由先天性子宫内感染或后天性获得性感染所致。巨细胞病毒性脑炎的病理学特征为累及皮质的小神经胶质结节，而HIV相关性脑炎的病理特征除小神经胶质结节外，还有多核巨细胞浸润。巨细胞病毒性脑炎通常以发热、嗜睡、昏迷、惊厥、运动障碍等神经症状为主，起病急骤,而HIV相关性脑炎多见于AIDS的晚期,临床表现以进行性加重的痴呆为主。巨细胞病毒性脑炎影像学表现为脑实质内弥漫性或局限性沿脑血管走行分布的病灶,增强扫描常可见室管膜弥漫性强化。先天性感染者可见脑萎缩、脑室扩大及脑实质内钙化,脑内钙化以脑室周围区域最常见。而HIV相关性脑炎多表现为深部脑白质或脑室周围多发斑片状病灶,多伴弥漫性脑萎缩,HIV相关性脑炎通常增强扫描无明显异常强化且钙化少见,两者表现不同,可以鉴别。

2. AIDS合并进行性多灶性白质脑病(PML) 以成年人多见,而HIV相关性脑炎发病年龄较轻,新生儿也可发病。AIDS合并PML表现为局灶性运动感觉障碍,而HIV相关性脑炎主要表现为认知障碍和痴呆,两者的临床表现对确诊十分重要。AIDS合并PML的病理基础是脱髓鞘和白质坏死,HIV相关性脑炎主要是胶质细胞结节形成。AIDS合并PML的病灶主要分布在顶枕叶和额叶,不对称,呈进行性扩大、融合,病灶主要位于皮质下白质,多远离侧脑室周围,而HIV相关性脑炎的病灶除了分布在深部白质区外,脑室周围也是好发部位,但是两者的病灶密度和信号差别不大,增强扫描后病灶无明显异常强化,在早期两者难以鉴别。确诊依靠病理活检,AIDS合并PML病理改变为少突胶质细胞中的包涵体,电镜检查可见乳多空病毒颗粒,免疫组化可证实有乳多空病毒抗原,而HIV相关性脑炎病理改变主要为脑组织内小胶质细胞结节和多核巨细胞浸润,两者鉴别还需要结合临床表现。

3. 亚急性海绵状脑病(SSE) 是由朊病毒感染所致的罕见的散发性中枢神经系统疾病。临床以进行性痴呆、共济失调、肌阵挛及特征性周期性脑电图变化为特点。SSE的病理特点为大脑皮质、基底节、小脑等部位呈海绵状变性,神经细胞脱落坏死、胶质细胞重度增生和孔样空泡形成,但无炎性改变,而HIV相关性脑炎的病理特点则为小胶质细胞结节和多核巨细胞浸润。SSE影像学表现为双侧额颞叶和基底节等散在的片状病灶,可伴有进行性脑萎缩和痴呆,而HIV相关性脑炎的主要影像学表现为脑室周围或深部白质区多发病变,多为双侧,同时伴有广泛或局限性脑萎缩而且钙化少见。但是典型SSE在T_2WI和DWI上表现为双侧基底节区对称的异常高信号,尤其是在DWI上沿皮质脑回分布的脑回状异常高信号是其独有的特征性表现,与HIV相关性脑炎易于鉴别。

4. 亚急性硬化性全脑炎(SSPE) 是由变异麻疹病毒持续性中枢神经系统感染引起的缓慢进展的疾病。SSPE见于变异麻疹病毒感染后,而HIV相关性脑炎则见于HIV感染后。两者影像学表现类似,均为大范围的脑实质萎缩和多发白质病灶,但SSPE病灶多为对称性分布,而HIV相关性脑炎病灶多不对称。SSPE常具有典型的脑电图表现,为发作性每秒多次高波、双相波同时出现,而HIV相关性脑炎则无此脑电图表现。两者鉴别需结合临床病史和脑电图表现。

【研究现状与进展】

1. 氢质子波谱成像(^{1}H-MRS) 是目前唯一无创性观察活体组织代谢的技术。HIV相关性脑炎病灶内氢质子波谱可表现为NAA、NAA/Cr值降低,Cho、mI值升高,病灶区的脂质峰和乳酸峰升高,双侧基底节区Cho/Cr值升高。治疗后部分患者NAA/Cr值渐进性下降,部分升高,可为患者疗效评估提供影像学依据。

2. 磁共振扩散加权成像(DWI) DWI序列可表现为双侧侧脑室周围深部白质内弥漫性或斑片状融合的高信号。

3. 磁共振扩散张量成像(DTI) 是DWI的发展和深化,Nakamoto等[3]研究发现DTI可提示HIV感染者尾状核和海马中与葡萄糖代谢异常相关的微结构变化。Filippi等[4]研究认为胼胝体压部、膝部、额叶和顶叶亚区白质各向异性的减少和平均水扩散率随病毒载量增加而增加,而常规MRI无法显示这些区域差异。Pomara等[5]研究发现,与9例对照组相比,6例HIV感染患者额叶白质FA值异常降低。此外,内囊FA值异常升高,提示部分交叉纤维的断裂或缺失。影响白质纤维的炎症机制是HIV感染影响大脑的因素之一,这些研究为这一假设提供了证据。此外,DTI研究有可能为个体HIV感染患者最终发展为痴呆提供早期信息。

4. 磁共振灌注成像(PWI) Bladowska等[6]研究发现HIV相关性脑炎患者双侧额叶和颞顶叶皮质的rCBV值降低,低灌注区域可提示HIV感染引起的中枢神经系统损伤。而且HIV阳性的联合抗逆转录病毒疗法（combination antiretroviral therapy，cART）已治疗的患者较未治疗者可见更明显的灌注改变（灌注降低），这些变化可能是抗逆转录病毒药物产生的神经毒性引起的，也可能是治疗前已发生脑损伤（HIV感染及高病毒载量）。

CT和MRI为HIV相关性脑炎首选的影像学检查方法。CT价格低，MRI可提高微小病变的检出率，但是对于钙化的显示不如CT。近年来随着MRI新技术的发展，MRI在AIDS相关性疾病的诊断与鉴别诊断方面的应用越来越广泛。PET/CT在诊断颅内HIV原发性感染方面也具有一定意义，可以了解病变的葡萄糖代谢情况，了解病灶的病理生理及形态结构，明显提高诊断的准确率，但其费用高，应用价值有限。

（尤永笑　王　水　王　俭）

参考文献

[1] 张玉林，宋凤丽，吴昊，等.艾滋病相关性痴呆症的病理改变和影像学诊断.中华临床感染病杂志，2012，5（5）：318-320.

[2] 李宏军.实用艾滋病影像学.北京：人民卫生出版社，2012.

[3] Nakamoto BK，Jahanshad N，McMurtray A，et al. Cerebrovascular risk factors and brain microstructural abnormalities on diffusion tensor images in HIV-infected individuals. J Neurovirol，2012，18（4）：303-312.

[4] Filippi CG，Ulug AM，Ryan E，et al. Diffusion tensor imaging of patients with HIV and normal-appearing white matter on MR images of the brain. Am J Neuroradiol，2010，22（3）：277-283.

[5] Pomara N，Crandall DT，Choi SJ，et al. White matter abnormalities in HIV-1 infection：a diffusion tensor imaging study. Psychiatry Res，2008，10（5）：15-24.

[6] Bladowska J，Knysz B，Zimny A，et al. Value of perfusion-weighted MR imaging in the assessment of early cerebral alterations in neurologically asymptomatic HIV-1-positive and HCV-positive patients. PloS One，2014，9（7）：1-7.

第二节　弓形体脑病

【概述】

弓形体脑病（toxoplasmic encephalitis，TE）是由弓形体（toxoplasma）感染引起的人兽共患病，病原体经食物或水感染人体，呈局灶性或弥漫性坏死性炎症，是AIDS患者最常见的颅内感染之一，发病率为10%～30%，是导致AIDS患者死亡的常见原因。艾滋病相关性弓形体脑病呈亚急性起病，临床表现和影像学表现缺乏特异性。患者可有精神状态改变、妄想行为、发热、头痛、嗜睡甚至昏迷等弥漫性脑损害症状，可在几天或几周内死亡。脑膜受累者可伴脑膜炎，"假肿瘤征"形成后可出现一过性颅内高压的症状，影像学表现类似肿瘤或脑脓肿等占位病变。偏瘫、癫痫发作、视力障碍、神志不清、意识错乱、癫痫发作等神经精神症状为脑干和脊髓局灶性神经功能受损的体征；发热及脑膜刺激征较少见。实验室检查脑脊液涂片可发现弓形体；弓形体抗体（IgG和IgM）、循环抗原（CAg）、特异性核酸等检测阳性。

【病理学表现】

艾滋病相关性弓形体脑病可表现为局灶性或弥漫性脑膜脑炎，伴有坏死和小神经胶质细胞结节。大体肉眼观察可见患者大脑肿胀，表面常充血，局部变软，切面可见坏死灶[1]。艾滋病相关性弓形体脑病在脑内可形成急性或慢性炎性病变。病变较轻时可见血管周围炎、炎性细胞浸润和胶质细胞增生。病变较重时，灰质和白质内可见坏死灶，常为多发性、小灶性坏死。感染灶为凝固性坏死，在光镜下可见不典型单核细胞炎性反应，成片的淋巴细胞、浆细胞浸润，嗜酸性粒细胞较少见，并与增生的胶质细胞构成肉芽肿样结构。其还可形成弓形体脓肿，即以细胞碎屑为中心的坏死病变，周围以水肿和炎性脑组织环绕；坏死组织外周有特征性逗号状的速殖子（滋养体）和多发性大小不等的假囊。异常血管表现，包括血管周围及血管壁内单核细胞、淋巴细胞浸润，内皮细胞肿胀，血栓形成，管壁纤维素样坏死及管腔纤维化而闭塞。

【影像学表现】

根据艾滋病相关性弓形体脑病部位不同可将艾滋病相关性弓形体脑病分为脑室型、脑实质型及混合型。病灶好发于基底节和皮髓质交界区，可累及小脑、脑干、脑室和颅后窝。病变多为双侧、多发，少数为单发，病灶直径为0.4～3.0cm。

1. CT表现　CT平扫可见多发低密度或等密度病灶，单发少见，多发病变可融合成片状，伴有灶周水肿及占位效应，常不能明确区分感染灶和灶周水肿[2]。增强扫描病灶多呈结节状、环形、环靶状明显异常强化，以环形强化较为常见，强化环常薄而光滑，病灶较大时可见不规则厚壁（图10-2-1）。若发生在脑室，因为脑脊液密度与病变密度的差别，病变表现为致密的肿块阴影，边缘清晰。

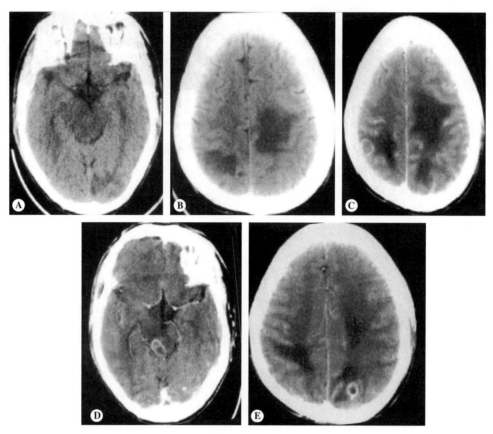

图 10-2-1 艾滋病相关性弓形体脑病 CT 表现

A～C. CT 平扫显示双侧顶枕叶、脑干斑片状低密度灶，边缘模糊；D、E. CT 增强扫描显示双侧枕叶、脑干多发环形强化灶，周围低密度为水肿带（图片由首都医科大学附属北京佑安医院李宏军教授提供，特此感谢）

2. MRI 表现 MRI 病灶的检出率明显高于 CT。病灶好发于基底节、皮髓质交界区、丘脑和小脑，表现为多发或单发病变，T_1WI 一般呈等信号或稍低信号，T_2WI 可呈稍高信号（图 10-2-2A），灶周水肿明显，可有占位效应，病变与周围水肿区的信号不易区分，病灶也可呈等信号或低信号，周围环绕的水肿带呈高信号；增强扫描病灶多呈结节状、环形、环靶状明显异常强化（图 10-2-2D）。环靶状强化称为"靶征"（最内层是强化中心，中间层是低信号强化，最外层是高信号强化），环靶状强化的出现高度提示本病，可有"同心靶征"和"偏心靶征"两种表现，后者更有特异性[3]。

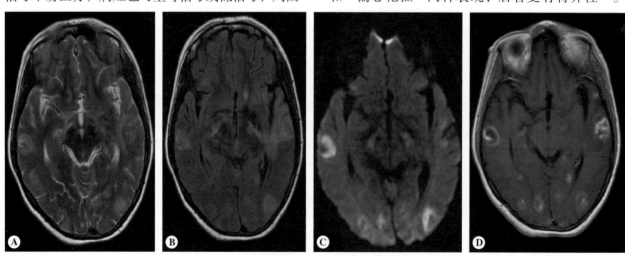

图 10-2-2 艾滋病相关性弓形体脑病 MRI 表现

A. T_2WI 显示双侧颞叶、枕叶可见多发类圆形稍高信号，部分病灶内可见点状低信号，灶周可见片状稍高信号水肿；B. FLAIR 序列呈稍高信号，灶周水肿显示更清晰；C. DWI 序列呈明显高信号；D. 增强扫描呈结节状及环靶状强化（靶征），右侧颞叶病灶呈典型的"靶征"

【诊断要点】

1. 好发于免疫缺陷者，男女老少均可发病。临床上可有头痛、发热、嗜睡甚至精神状态改变。

2. 病灶多为双侧、多发，少数为单发。好发于基底节、皮髓质交界区、丘脑和小脑。

3. CT平扫表现为多发片状低密度病灶，MR平扫T_1WI多呈等信号或稍低信号，T_2WI可呈高低混杂信号，增强扫描呈结节状、环形、环靶状异常强化，环靶状强化的出现高度提示本病，部分病灶可见"偏心靶征"。灶周水肿明显，有一定占位效应。

4. DWI上呈稍高信号；MRS上NAA、Cr、Cho和mI峰均降低，Cho/Cr升高，可见明显的Lip峰，也可合并Lac峰。

5. 脑脊液涂片发现弓形体；在组织、体液或有核细胞中找到游离的滋养体或细胞内滋养体可以确诊本病。

【鉴别诊断】

艾滋病相关性弓形体脑病应与脑原发性淋巴瘤、脑转移瘤、脑结核瘤相鉴别。

1. 脑原发性淋巴瘤 多发于脑室周围的中线部位和灰白质交界区，常为单发，部分为多发，占位效应和水肿明显，而艾滋病相关性弓形体脑病常为多发，多侵犯基底节和皮髓质交界区，周围水肿明显。淋巴瘤增强扫描多呈明显均匀强化，而弓形体病特征性表现通常为"偏心靶征"。艾滋病相关性弓形体脑病行抗弓形体治疗有效，两者可以鉴别。

2. 脑转移瘤 多位于灰白质交界处，转移瘤周围水肿明显者常见，病灶常合并中心坏死。CT、MR平扫的密度、信号多样，转移瘤增强扫描中结节状、环形强化多见，弓形体脑病增强扫描可见"偏心靶征"，是其特征性表现，可与脑转移瘤患者相鉴别，脑转移瘤患者大部分有脑外恶性肿瘤病史，结合病史常能做出诊断，两者可以鉴别。

3. 脑结核瘤 可单发或多发，钙化和干酪样坏死常见，结核瘤的肉芽肿部分在T_1WI上呈等信号或稍高信号，而在T_2WI上呈等信号或低信号，结核瘤在T_2WI上呈低信号是其特征性表现之一；增强扫描后结节状、环形异常强化多见，而弓形体脑病增强扫描可见"偏心靶征"，且结核瘤常合并结核性脑膜脑炎，脑结核瘤多有脑外结核病史，结合实验室检查不难鉴别。

【研究现状与进展】

1. 磁共振扩散加权成像（DWI） 艾滋病相关性感染和肿瘤DWI序列具有不同的ADC值，可为其诊断与鉴别诊断提供影像学依据。有研究发现弓形体脑病病灶实性区ADC值（平均值）比对照区明显降低，随访研究发现病灶脓肿形成初期水分子扩散受限，一般DWI呈高信号，经过治疗后，随着坏死组织液化，水分子扩散受限逐渐减轻，ADC值升高[4]。诊断弓形体脑炎需要多序列综合分析。

2. 氢质子波谱成像（^{1}H-MRS） 是目前唯一无创性观察活体组织代谢的技术。艾滋病相关性弓形体脑病^{1}H-MRS表现为病灶内常见的脑代谢物（如NAA、Cr、Cho和mI）降低或完全缺如，NAA/Cr、NAA/Cho显著降低，急性期NAA/Cr较缓解期更低，Cho/Cr升高，可见明显的Lip峰，可合并Lac峰。抗弓形体治疗后，NAA/Cr可完全恢复至正常水平，部分患者Cho/Cr下降，也可持续升高。

3. 磁共振灌注成像（PWI） 可作为弓形体脑病诊断和鉴别诊断的重要工具。Ernst等[5]研究报道弓形体脑病和淋巴瘤病灶的rCBV值有显著差异。研究发现，所有弓形体病病灶几乎都表现为乏血供，rCBV值明显降低的原因可能与病灶乏血供有关。由于艾滋病患者的低免疫状态，病变周围多缺乏明显的炎症反应。有研究发现，弓形体病变平均rCBV值和最大rCBV值均降低，周围水肿的rCBV值也降低。病灶及周围水肿呈低灌注表现可能与病灶内缺乏血管或周围水肿间质压力增加导致血管收缩有关。抗弓形体治疗后，病灶在2个月内明显吸收，且病变周围水肿的吸收先于病变本身的吸收，可以利用PWI进行治疗效果评估。

艾滋病相关性弓形体脑病的临床及影像学表现复杂多样，影像学诊断难度较大。CT价格低，为筛选本病的影像学检查方法，而MRI是本病最敏感、最有效的影像学检查方法。

（尤永笑　刘星博　王　俭）

参考文献

[1] 李宏军. 实用艾滋病影像学. 北京: 人民卫生出版社, 2012.

[2] Robert Y, Kelly K. Bacterial, fungal and parasitic infections of the central nervous system: radiologic-pathologic correlation and historical perspectives. RadioGraphics, 2015, 35 (2): 1141-1169.

[3] Masamed R, Meleis A, Lee EW, et al. Cerebral toxoplasmosis: case reviewand description of a new imaging sign. Clin Radiol, 2009, 64 (5): 560-563.

[4] Schroeder PC, Post MJD, Oschatz E, et al. Analysis of the utility of diffusion-weighted MRI and apparent diffusion coefficient values in distinguishing central nervous system toxoplasmosis from lymphoma. Neuroradiology, 2006, 48 (10): 715-720.

[5] Ernst TM, Chang L, Witt MD, et al. Cerebral toxoplasmosis and lymphoma in AIDS: perfusion MR imaging experience in 13 patients. Radiology, 1998, 208 (3): 663-669.

第三节　巨细胞病毒性脑炎

【概述】

巨细胞病毒（cytomegalovirus，CMV）是人类病毒性感染最常见的病原体之一，感染中枢神经系统引起巨细胞病毒性脑炎。人是巨细胞病毒的唯一宿主，巨细胞病毒感染分布于全世界，不同国家及不同地区的巨细胞病毒感染率不同。巨细胞病毒感染好发于免疫功能缺陷者，大部分巨细胞病毒感染无临床症状，巨细胞病毒可在人体内长期潜伏，在细胞免疫功能受损时被激活。巨细胞病毒感染常见于 AIDS 病程晚期（$CD4^+$ T 细胞计数 $< 50/mm^3$），可引起多器官感染。近年来，随着 AIDS、放射损伤、器官移植和恶性肿瘤等免疫抑制患者的增加，巨细胞病毒感染的发病率有逐年增高的趋势。我国是巨细胞病毒感染主要流行国家，研究报道健康人群巨细胞病毒抗体阳性率为 59.1%～96.1%。AIDS 患者所致的机会性病毒感染中以巨细胞病毒感染最为多见，AIDS 终末期其感染率甚至可达 40%，常累及大脑、小脑、脊髓和脊神经根。

中枢神经系统感染多通过胎盘传播，造成先天性巨细胞病毒感染，可引起胎儿畸形、智力低下和发育迟缓等。成人巨细胞病毒感染常导致全身性系统感染，常累及血管、视网膜、肺及消化道。临床表现以发热及呼吸道、神经系统和血液系统的症状为主，体温可从低热到 40℃，可有嗜睡、昏迷、惊厥、运动障碍、脑性瘫痪、脑积水、智力减退、视网膜脉络膜炎等症状。实验室检查中脑脊液常规生化检查可发现异常淋巴细胞，脑脊液白细胞轻度升高，巨细胞病毒抗体效价滴度升高；脑脊液 PCR 可检测到巨细胞病毒。

【病理学表现】

巨细胞病毒感染是由巨细胞病毒引起的性传播疾病，常累及室管膜，偶尔也可导致脑灰质、白质广泛破坏。巨细胞病毒为 DNA 病毒。巨细胞病毒感染病理特征表现为细胞增大，细胞核肿胀，核内含有嗜伊红病毒内容物，外周有晕环包绕，称为"鹰眼"征。

【影像学表现】

1. CT 表现　对于艾滋病相关性巨细胞病毒性脑炎 CT 检查脑萎缩最常见，有时可见脑白质低密度病灶，主要累及基底节，病灶也可位于脑室旁、脑桥和延髓。CT 上病灶呈片状脱髓鞘样低密度病灶，边界不清，占位效应不明显（图 10-3-1）[1]，

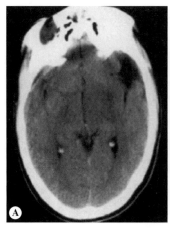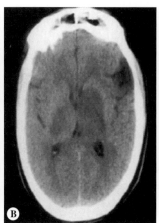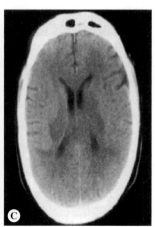

图 10-3-1　艾滋病相关性巨细胞病毒性脑炎 CT 表现

A～C. CT 平扫显示双侧基底节对称性低密度区，边界不清，占位效应不明显

常伴有点状高密度区,提示有出血性坏死,则更支持诊断。CT 显示巨细胞病毒性脑炎不敏感,增强扫描显示病灶呈环形或结节状强化,脑室周围和室管膜下也可见线状强化。

2. MRI 表现 主要累及基底节,T_1WI 呈低信号,T_2WI 呈高信号,可有明显水肿及占位效应(图10-3-2)。T_2WI、FLAIR 显示侧脑室室管膜下和其他损伤区域的多发点状、线状高信号。除脑萎缩外,T_2WI 可显示脑室周围斑片状高信号,较大的病灶内常有信号减低区。增强扫描显示室管膜下明显强化,而白质病变无强化,对诊断具有较高价值。炎症可引起中脑导水管或侧孔粘连,最终导致脑室扩大、脑积水。

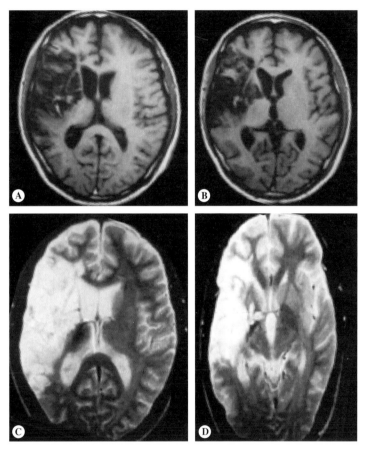

图 10-3-2 艾滋病相关性巨细胞病毒性脑炎 MRI 表现

A、B. T_1WI 显示右侧颞顶叶及基底节大片状病灶;C、D. T_2WI 呈高信号,占位效应及脑组织水肿不明显,脑沟增深、增宽,右侧侧脑室扩大(图片由首都医科大学附属北京佑安医院李宏军提供,特此感谢)

【诊断要点】

1. 有病毒感染史,起病急,多器官同时出现巨细胞病毒感染有助于诊断。

2. 临床表现为发热、嗜睡、昏迷、惊厥及进行性加重的神经精神症状。

3. 主要累及基底节,病灶也可位于脑室旁、脑桥和延髓。脑萎缩多见,CT 平扫显示片状脱髓鞘样低密度病灶,常伴有点状高密度区,如有出血性坏死,则更支持诊断。MR 平扫 T_1WI 呈低信号,T_2WI 呈高信号,增强扫描显示室管膜下明显强化,脑室周围白质病变无异常强化,对诊断具有较高价值。

4. 脑脊液白细胞轻度升高,巨细胞病毒抗体效价滴度升高,脑脊液分离到病毒可确诊。

5. 脑组织活检在神经细胞内见到嗜酸性包涵体或电镜下发现巨细胞病毒颗粒可以确诊。

【鉴别诊断】

艾滋病相关性巨细胞病毒性脑炎应与带状疱疹病毒脑炎、HIV 相关性脑炎、急性播散性脑脊髓炎(ADEM)相鉴别。

1. 带状疱疹病毒脑炎 病变程度较轻,预后良好。临床主要表现为意识模糊、共济失调。患者多有胸、腰部皮肤带状疱疹病史，血清及脑脊液可检出带状疱疹病毒抗原、抗体和核酸。头颅CT显示病灶主要累及大脑半球皮质部位，呈片状或肿块状低密度区，水肿明显，无明显出血坏死，而艾滋病相关性巨细胞病毒性脑炎常有脑萎缩，可见脑白质低密度病灶，常伴有点状高密度区，提示有出血性坏死。MRI显示大脑半球皮质部位呈片状或肿块状，T_1WI呈低信号，T_2WI呈高信号，水肿明显，无明显出血坏死，以资鉴别。

2. HIV相关性脑炎 艾滋病相关性巨细胞病毒性脑炎和HIV相关性脑炎的MRI表现相似，均可在脑室周围出现斑片状异常信号，T_1WI呈稍低信号，T_2WI呈稍高信号，两者多伴脑萎缩，HIV相关性脑炎增强扫描无异常强化，艾滋病相关性巨细胞病毒性脑炎增强扫描于室管膜下明显强化，而白质病变无强化，两者表现不同，可以鉴别。

3. 急性播散性脑脊髓炎（ADEM） 常有疫苗接种史或感染史，典型的影像学表现为脑室周围多发片状脱髓鞘样病灶，增强扫描可有斑片状强化。而艾滋病相关性巨细胞病毒性脑炎脑实质内的病变多无异常强化，且可见室管膜下明显强化病灶，两者表现不同，鉴别不难。

【研究现状与进展】

1. 磁共振扩散加权成像（DWI） 在室管膜和脑室周围白质中，DWI显示多发斑点状高信号，ADC值降低，无明显水肿，侧脑室室管膜下可见细线状高信号[2]。这种扩散受限状态长期存在，表明室管膜炎的存在，与尸检结果一致。对长期扩散受限的组织学理论解释是由巨细胞病毒内容物引起的细胞毒性水肿[3]。

2. 氢质子波谱成像（^{1}H-MRS） Midya等[4]研究认为磁共振波谱显示NAA减少和胆碱峰升高，以及乳酸/脂质双峰存在。

MRI、CT均可以用于免疫缺陷相关颅内感染的检查，以MRI为主。MRI具有分辨率高的特点，与CT相比，MRI不需增强就能够发现较多的病灶及其周围结构，对反映免疫缺陷相关颅内感染的全貌和提高其敏感度及特异度具有很大的临床价值。因此，MRI检查明显优于CT，但是免疫缺陷相关颅内感染的CT表现也有一定的特征性，不可或缺。

（尤永笑　周雁玲　王俭）

参考文献

[1] 李宏军. 实用艾滋病影像学. 北京：人民卫生出版社，2012.

[2] Seok JH, Park HJ, Ahn K. Diffusion MRI findings of cytomegalovirus-associatedventriculitis: a case report. Br J Radiol, 2011, 84（2）：179-181.

[3] Renard T, Daumas-Duport B, Auffray-Calvier E, et al. Cytomegalovirus encephalitis: undescribed diffusion-weighted imaging characteristics. Original aspects of cases extracted from a retrospective study. J Neuroradiol, 2016, 43（6）：371-377.

[4] Midya V, Chakraborty U. A study of N-acetyl aspartic acid/creatine ratio in the white matter of HIV positive patients and its application. Amsterdam: European Meeting Statisticians, 2015.

第四节　进行性多灶性白质脑病

【概述】

进行性多灶性白质脑病（progressive multifocal leukoencephalopathy，PML）是一种中枢神经系统脱髓鞘性疾病，多由JC病毒（乳多空病毒科）被激活而引起，渐进性或隐匿性发病，进行性加重。PML主要见于细胞免疫反应缺陷的患者，在艾滋病患者中的发病率为4%以上。随着艾滋病发病率逐渐升高，PML在艾滋病患者中的检出率也越来越高。病变发展较为复杂，临床表现也多种多样，死亡率高。艾滋病相关性PML起病隐匿，临床表现多样，可发生于任何年龄，但常见于50岁以上的成年男性。病程早期可出现特征性神经功能障碍、进行性精神衰退、性格改变和智力退化等表现。由于脱髓鞘的范围不同，患者可出现视觉障碍、偏瘫、四肢瘫、失语和失用等不同症状。晚期出现意识障碍甚至昏迷，整个病程中很少有患者出现发热及头痛，约10%的患者会出现头痛或癫痫。病情进展迅速，平均3～6个月死亡。实验室检查中免疫细胞学检测到乳多空病毒抗原；脑脊液或脑组织PCR可检测到JC病毒基因。

【病理学表现】

PML为机体免疫功能低下时亚急性中枢神经系统脱髓鞘疾病。曾经接触过JC病毒，且T细胞相关免疫防御功能被抑制为其主要易感因素。由于宿主T淋巴细胞针对JC病毒的免疫功能受损，无法抑制JC病毒的再次激活，使JC病毒得以继续复制并播散。乳多空病毒科的JC病毒已被证实是PML的病原体，病毒携带者是否发病与机体免疫是否异常有关[1]。免疫荧光法及原位杂交研究表明，PML 的病因为乳多空病毒感染艾滋病患者的脑星形细胞和少突胶质细胞。艾滋病相关性 PML 病理尸解，大体观察可见多个灶性脱髓鞘肿块，脑白质有类颗粒状的黄色软化灶，弥漫性不对称分布，融合的病灶可达数厘米。由于少突胶质细胞受乳多空病毒的选择性破坏，脑白质内多灶性脱髓鞘，脱髓鞘病变可以逐渐融合，轴突保持相对完整，局部少突胶质细胞显著丧失，周围少突胶质细胞增大，大部分病例血管改变和炎症反应均不明显。病灶常见于两侧大脑半卵圆中心皮质区的白质，继而累及脑室周围白质，甚至深部灰质核团，大脑半球比小脑和脑干易受累。

【影像学表现】

1. CT 表现 CT 平扫显示分布不均的多发低密度灶，境界不清，多发生于双侧大脑半卵圆中心。早期病灶呈圆形或椭圆形，后逐渐融合、扩大；增强扫描显示多数病灶无异常强化，极少数可有强化表现。病程晚期表现脑室扩大、脑沟增深增宽、脑回变窄等脑萎缩改变。

2. MRI 表现 PML 是一种进展性的脱髓鞘疾病，典型发病部位是大脑皮质下白质和小脑脚。幕上病变在大脑半球常呈多发对称性分布，位于血流最丰富的大脑皮质下白质，多发病灶分布范围与脑血管分布区不一致，少数为单侧或孤立性病灶，顶枕叶受累最常见，其次是颞叶和额叶；胼胝体压部受累并不常见，幕下病变主要位于小脑脚，呈单侧或双侧发病，病变会蔓延至中脑和延髓[2]。大脑 U 形纤维受累为特征性表现，多脑回受累似贝壳状，病灶 T_1WI 呈低信号，T_2WI 和 FLAIR 呈高信号，边界清楚，无占位效应，病灶周围无水肿（图 10-4-1），增强扫描无异常强化，合并免疫重建炎性综合征时可有部分异常强化。

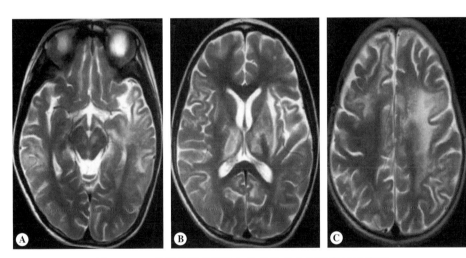

图 10-4-1 艾滋病相关性进行性多灶性白质脑病 MRI 表现

A. T_2WI 显示左侧颞叶及脑桥可见点状、片状高信号，水肿和占位效应不明显；B. T_2WI 显示双侧基底节对称性片状高信号，边界尚清晰，未见明显水肿及占位效应；C. T_2WI 显示双侧半卵圆中心不对称片状高信号，左侧为著（图片由首都医科大学附属北京佑安医院李宏军教授提供，特此感谢）

【诊断要点】

1. 好发于 50 岁以上的成年男性，病情进展迅速，可出现进行性脑损害症状。

2. 病灶多发，好发于顶枕叶皮质下白质，远离脑室周围，可以逐渐融合扩大，大脑 U 形纤维受累为特征性表现。

3. 脑白质多发片状低密度病灶，T_1WI 呈稍低信号，T_2WI 呈等信号或高信号，占位效应多不明显，增强扫描部分病灶周边强化。DWI 呈高信号，边界欠清晰，病灶核心呈低信号是 PML 的典型特征。

4. 脑脊液检查未见明显异常，脑电图检查可有弥漫性或局灶性异常表现。

5. 脑组织病理活检特征为多灶性脑白质脱髓鞘改变，应用 PCR 技术可在脑组织或脑脊液中检测到 JC 病毒基因。

【鉴别诊断】

随着艾滋病发病率的逐渐升高，PML 在艾滋病患者中的检出率也越来越高。病变发展较为复杂，临床表现也多种多样，死亡率高。影像技术的发展使 PML 的检出率越来越高，影像学在艾滋病相关性 PML 的诊断方面发挥越来越重要的作用。艾滋病相关性 PML 应与 HIV 相关性脑炎、多发性硬化（MS）、脑血管病相鉴别。

1. HIV相关性脑炎 主要表现为胶质细胞结节形成，T_1WI 病灶为等信号或稍低信号，多呈弥漫、对称性分布，大多位于脑室周围，而 PML 的病理基础是脱髓鞘改变，T_1WI 呈低信号，病变散发、不对称，好发于皮质下白质，远离脑室周围。HIV 相关性脑炎主要表现为认知障碍和痴呆，而 PML 主要表现为局灶性运动感觉障碍，因而临床表现对确诊十分重要。

2. 多发性硬化（MS） 在中枢神经系统脱髓鞘病变中最常见，病因不明，是以白质为主的炎性脱髓鞘疾病，好发于双侧脑室周围，反复恶化与缓解，进行性加重。MRI 典型表现为脑室旁白质类椭圆形病灶，垂直于脑室分布，即直角脱髓鞘征，急性期呈环形或结节状强化，稳定期病灶无明显异常强化[3]。PML 以皮质下白质病变为主，远离脑室周围，与脑室多无固定关系，且多无明显异常强化，两者鉴别不难。

3. 脑血管病 是艾滋病相关性神经系统疾病之一，可合并全身血管病变，影像学表现为脑实质虫蚀状、多灶性斑片状异常改变，有时表现为一侧大脑大面积梗死，常不对称，有不同程度的强化，也可无强化，MRA 可见脑动脉血管壁毛糙狭窄，远端小血管中断，血流信号减弱或消失。而 PML 的病理基础是脱髓鞘改变，T_1WI 呈低信号，病变散发、不对称，且多无明显异常强化，临床上病情呈进展性。

【研究现状与进展】

1. 氢质子波谱成像（^{1}H-MRS） PML 病变典型 ^{1}H-MRS 表现为 NAA 减少，Cho 水平升高，Lac 峰升高，mI 在 PML 早期增加，晚期减少，最终所有代谢物均降低。NAA/Cr 比值降低，Lac/Cr、Cho/Cr 和脂质/Cr 比值增加。有研究发现治疗后 NAA/Cr 比值升高，Cho/肌酸比值降低，^{1}H-MRS 可用于评估治疗效果[4]。

2. 磁共振扩散加权成像 扩散加权成像（DWI）上 PML 病灶边界欠清晰，呈高信号，病灶内部呈低信号，是 PML 的典型特征。随着时间的进展，周边信号逐渐降低，在常规 T_2WI 上仍为高信号。有研究显示，PML 患者 DWI 表现可能与疾病的分期有关[5]。新病灶和大病灶边缘显示正常或低 ADC 值，DWI 呈高信号，而老病灶和大病灶中心 ADC 值增加，DWI 呈低信号，这些发现也有助于区分 PML 与其他类似疾病[6]。有关研究认为与 $b=1000$ 相比，$b=3000$ 提高了 PML 重要影像特征的可视化效果，$b=3000$ 提高了病变边缘、内部和正常表现的白质之间的对比度分辨率，增加了边缘-核心模式的识别，有助于 PML 评价治疗反应和评估预后[7]。

CT、MRI 均可以用于免疫缺陷相关颅内感染的检查，以 MRI 为主。CT 为初筛性检查，MRI 具有分辨率高的特点，与 CT 相比，MRI 无须增强就能够发现较多的病灶及其内部结构和周围结构，对反映免疫缺陷相关颅内感染的全貌并提高病变的检查率具有重要的临床价值。因此，MRI 检查明显优于 CT。

（尤永笑　刘　强　王　俭）

参考文献

[1] 李宏军. 实用艾滋病影像学. 北京：人民卫生出版社，2012.

[2] Shah R, Bag AK, Chapman PR, et al. Imaging manifestations of progressive multifocal leukoencephalopathy. Clin Radiol, 2010, 65（6）：431-439.

[3] Sahraian MA, Radue EW, Eshaghi A, et al. Progressive multifocal leukoencephalopathy: a review of the neuroimaging features and differential diagnosis. Eur J Neurol, 2012, 19（8）：1060-1069.

[4] Kasane N, Hiroki U, Mayu S, et al. Akinetic mutism caused by HIV-associated progressive multifocal leukoencephalopathy was successfully treated with mefloquine: a serial multimodal MRI study. Intern Med, 2012, 51（2）：205-209.

[5] Cosottini M, Tavarelli C, Bono L, et al. Diffusion-weighted imaging in patients with progressive multifocal leukoencephalopathy. Eur Radiol, 2008, 18（5）：1024-1030.

[6] Yoon JH, Bang OY, Kim HS. Progressive multifocal leukoencephalopathy in AIDS: Proton MR spectroscopy patterns of asynchronous lesions confirmed by serial diffusion-weighted imaging and apparent diffusion coefficient mapping. J Clin Neurol, 2007, 3（4）：200-203.

[7] Godi C, de Vita E, Tombetti E, et al. High b-value diffusion-weighted imaging in progressive multifocal leukoencephalopathy in HIV patients. Eur Radiol, 2017, 27（9）：3593-3599.

第五节　马尔尼菲青霉菌感染

【概述】

马尔尼菲青霉菌病（penicilliosis marneffei，PSM）是由条件致病菌马尔尼菲青霉菌（penicillium marneffei，PM）感染引起的真菌病，PM 是艾滋病患者最常见的机会性感染致病菌之一。主要经过呼吸道吸入，也可经消化道、皮肤破损等感染，由巨噬细胞吞噬清除，当感染者免疫功能降低后，PM 在巨噬细胞内大量增殖而致病。当 HIV 侵犯人体免疫系统后，CD4+ T 淋巴细胞数量减少，导致人体细胞免疫功能缺陷，从而容易发生各种机会性感染[1]。PSM 在临床上可分为进行性播散型和局限型，由于艾滋病患者细胞免疫缺陷，PM 常常可以导致全身播散性病变。局部青霉菌病在皮肤和皮下感染中常见，而播散者更常累及肺、肝和淋巴结。呼吸系统是最常见的受累器官，而中枢神经系统中 PM 感染非常少见[2]。

艾滋病相关性脑内 PM 感染主要是迟发性的，CD4+ T 淋巴细胞 < 50/μl，其临床症状常出现在疾病的后期[3]。由于多系统受累，其临床表现复杂多样，发热和体重减轻是最常见的临床表现，有时发热是唯一的症状[4]。急性起病常出现真菌血症、休克等，面部、躯干上部及上肢出现丘疹，传染性软疣样坏死性丘疹是该病最具特征性的表现。亚急性期可有发热、头痛、消瘦、乏力等全身症状，一侧或双侧下肢活动障碍。在免疫活性宿主中，脓肿、溶骨性破坏、化脓性肺炎和肝大、脾大、淋巴结肿大是比较典型的表现，而在艾滋病患者中很少见到。37℃的生长特性和血管侵犯是该病传播和高死亡率的主要原因。约 50% 的患者有真菌血症，特别是在 HIV 阳性患者中，PM 常侵犯血管并可产生真菌栓子[2]。实验室检查：血液、脑脊液或骨髓中培养出 PM。

【病理学表现】

PM 为温度双相型真菌，在 25℃为菌丝相，生长快，菌落表面呈绒毛状，可形成皱褶，表现为脑回状，其颜色可在分化过程中由淡绿色变为灰色，2～3 天产生可溶性红色色素是其特征性表现。在 37℃酵母相下生长缓慢。PM 主要是分裂繁殖，菌体两端钝圆，如"腊肠"样，从菌体中部形成横隔并均匀分裂。PM 可造成肉芽肿性反应、化脓性反应和非反应性坏死。PM 经血行播散至中枢神经系统，引起单核吞噬细胞系统反应性增生，主要在脑内发生化脓性炎症。当机体免疫力相对较强时，以组织液化坏死为主，形成局部脓肿。免疫力低下的 HIV 感染者感染 PM，由于 T 淋巴细胞免疫缺陷，常常容易发生播散型病变[5]。

【影像学表现】

1. CT 表现 脑实质内可见多发低密度病灶，以皮髓质交界区多见，单发病灶少见，早期增强扫描病灶可无强化，随着病程进展，典型病灶强化呈结节状或环形强化（图 10-5-1）[6]。

2. MRI 表现 脑实质内多发片状病灶，T1WI 呈稍低信号，T2WI 呈稍高信号，病灶伴有明显水肿和占位效应，增强扫描可见环形或靶征样强化[6]。

【诊断要点】

1. 脑内感染多继发于 PM 的全身感染，CD4+ T 淋巴细胞 < 50/μl。

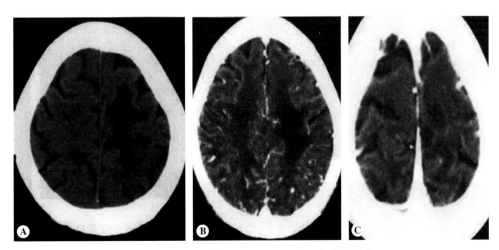

图 10-5-1 艾滋病相关性脑内马尔尼菲青霉菌病
A. CT 平扫显示双侧额叶、顶叶可见不规则片状低密度病灶，水肿明显，以左侧为著；B、C. 增强扫描病灶周边可见脑回样强化，并可见多个小结节样异常强化（图片由首都医科大学附属北京佑安医院李宏军教授提供，特此感谢）

2. 多发生于大脑皮髓质交界区，面部和躯干出现丘疹是该病的特征性表现。

3. CT 表现：脑实质内可见多发低密度病灶，伴有明显的水肿及占位效应，增强扫描呈结节状或环靶征强化。MRI 表现：脑实质内多发片状异常信号，T_1WI 呈稍低信号，T_2WI 呈稍高信号，增强扫描同 CT 表现，但其病灶检出率高于 CT。

4. 免疫学检查和病理组织学检查可以从培养的菌落和病理切片中检测到 PM。

【鉴别诊断】

1. 弓形体脑病 PSM 和弓形体脑病都是常见的艾滋病相关性机会性感染疾病，增强扫描均表现为多发的环形强化或靶征强化，但弓形体脑病病灶分布广泛，典型的影像学表现是"同心靶征"或"偏心靶征"，病灶占位效应明显，周围常伴有较明显的水肿。PSM 好发于皮髓质交界区，影像学表现缺乏特异性，脑脊液细菌培养见 PM，可确诊 PSM。

2. 结核瘤 PSM 与结核瘤增强扫描都呈环形强化，均可出现环靶征。结核瘤可单发或多发，病灶多发生钙化和干酪样坏死，T_2WI 常呈稍低信号是其特征，并且结核瘤多有脑外结核病史。而 PSM 好发于皮髓质交界区，病灶多为多发，在 T_2WI 上呈稍高信号，水肿及占位效应明显。

3. 隐球菌病 PSM 与隐球菌病增强扫描都呈环形强化，但 PSM 可出现靶征，而隐球菌病无靶征。隐球菌病好发于基底节、脑池周围，多见于血管周围间隙，而 PSM 多位于皮髓质交界区。隐球菌病中后期可形成特征性胶样假囊和隐球菌瘤，并出现脑积水、脑膜增厚并强化，而 PSM 无此特征性表现，两者可以鉴别。

【研究现状与进展】

中枢神经系统中 PM 感染非常少见，影像学表现可以初步提示。部分艾滋病晚期合并中枢神经系统感染的影像学表现也不典型，脑脊液改变可不符合常规，在无病原、病理检查结果之前应该仔细分析病史，根据疾病谱特点仔细鉴别，严格把握诊断性治疗指征，科学评估诊断性治疗效果，在疗效欠佳情况下积极寻找其他可能的病原学证据，脑组织活检是一种明确诊断的有效方式，多学科合作有助于提高诊断准确性、改善患者预后。本病目前有待进一步大规模研究。

（杜小旦　依巴努　王俭）

参考文献

[1] Chastain DB, Henao-Martínez AF, Franco-Paredes C. Opportunistic invasive mycoses in AIDS: cryptococcosis, histoplasmosis, coccidiodomycosis, and talaromycosis. Curr Infect Dis Rep, 2017, 19 (10): 36.

[2] Ye F, Luo Q, Zhou Y, et al. Disseminated penicilliosismarneffei in immunocompetent patients: a report of two cases. Indian J Med Microbiol, 2015, 33（1）: 161-165.

[3] Thuy L, Nguyen HC, Ngo T, et al. AIDS-associated penicillium marneffei infection of the central nervous system. Clin Infect Dis, 2010, 51（12）: 1458-1462.

[4] Noritomi DT, Bub GL, Beer I, et al. Multiple brain abscesses due to Penicillum spp infection. Rev Inst Med Trop Sao Paulo, 2005, 47（3）: 167-170.

[5] 缪作华, 何珏. 九例误诊为组织胞浆菌病的马尔尼菲青霉病的临床病理分析. 赣南医学院学报, 2002, 5（22）: 499-501.

[6] 李宏军. 实用传染病影像学. 北京: 人民卫生出版社, 2014.

第六节　马红球菌感染

【概述】

马红球菌（*Rhodococcus equi*）是一种兼性厌氧、胞内、非运动性、非孢子形成的寄生菌，是人畜共患的机会致病菌，通过受感染的土壤吸入、直接进入伤口或黏膜、通过消化道摄取等感染，最常见感染途径是接触后经呼吸道感染。一般是马、猪和牛的致病菌，人类马红球菌的感染率很低，但随着 HIV 感染增多，人类马红球菌感染也呈上升趋势。马红球菌可导致人类脑部、呼吸道等感染，并可引起败血症[1]。肺部是最常见的感染部位，疾病发作通常是隐匿的，并且是缓慢进行的，从肺部可通过血液传播至其他部位，导致脓肿形成。马红球菌所致的脑脓肿多发生于幕上，主要位于额叶、颞叶和枕叶。63% 的患者表现为脑部症状，包括浸润、脓胸和空洞性病变，提示存在肺-中枢神经系统综合征[2]。

不同的感染部位有不同的表现。临床可表现为病程长、发热、一侧肢体抽搐等脑炎症状，也可有头痛、呕吐、发热等脑膜炎症状，或无神经系统阳性症状。实验室检查菌株触酶试验阳性，脑脊液培养马红球菌呈紫红色或粉红色。

【病理学表现】

马红球菌是一种细胞内兼性厌氧的病原体，

感染人类巨噬细胞，抑制吞噬溶酶体融合，被认为是其致病性和耐药机制的基础[3]。病理可见嗜碱性包涵体。实验室诊断困难，与类白喉杆菌、芽孢杆菌或微球菌形态相似。根据生长条件和生长周期的变化，显微镜下形态从球形到杆状，马红球菌的适宜生长温度为10～40℃，最佳温度为30℃。其在非选择性培养基上容易生长，并形成光滑的黏液菌落，随着时间的延长，色素沉着菌落逐渐增多，因此称为红色色素球菌[4]。

【影像学表现】

CT及MRI显示艾滋病相关性脑内马红球菌感染表现为脑实质内多发类圆形病灶。MRI表现为T_1WI呈稍低信号，T_2WI呈稍高信号，灶周可见水肿并有明显的占位效应（图10-6-1）。增强扫描后病灶呈环形强化或环靶征。一般治疗后病灶范围减小[4]。

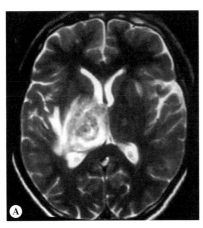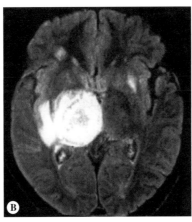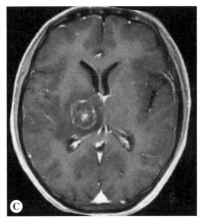

图10-6-1 艾滋病相关性脑内马红球菌感染
A. 右侧背侧丘脑区可见类圆形病灶，T_2WI呈稍高信号，周围可见水肿环绕；B. FLAIR序列上水肿范围显示更清楚；C. 增强扫描显示病灶呈环靶状强化（图片由首都医科大学附属北京佑安医院李宏军教授提供，特此感谢）

【诊断要点】

1. 病灶多位于大脑深部，由全身播散所致，多合并肺部马红球菌感染。

2. MRI可见脑内多发类圆形异常信号，T_1WI呈稍低信号，T_2WI呈稍高信号，有明显的占位效应，灶周可见水肿，增强扫描可见环形或环靶状强化。

3. 抗马红球菌感染治疗后，脑内病灶范围缩小或消失。

4. 实验室检查，菌株触酶试验阳性；脑脊液培养出现马红球菌，可确诊。

【鉴别诊断】

本病需要与其他感染性病变鉴别，如结核性脑炎、脑弓形体脑炎、树胶肿型神经梅毒脑炎、金黄色葡萄球菌性脑炎、隐球菌脑炎等，影像学表现类似[5]，不易区分，主要依靠实验室检查进行鉴别。

【研究现状与进展】

艾滋病相关性脑内马红球菌感染常由肺部马红球感染继发所致，诊断主要依靠实验室检查，脑脊液培养发现马红球菌可以确诊。相关影像学研究很少，有个案报道中提到艾滋病相关性脑内马红球菌感染经抗炎治疗后病灶范围缩小，周围水肿消失。

（杜小旦 王金英 王 俭）

参 考 文 献

[1] Velázquez BA, Tejero JC, Pérez LC, et al. Cerebral abscess due to Rhodococcus equi with pseudotumour presentation in an immuno-competent patient. Neurología, 2013, 28（8）：522-525.

[2] Roda RH, Young M, Timpone J, et al. Rhodococcus equi pulmonary-central nervous system syndrome：brain abscess in a patient on high-dose steroids-a case report and review of the literature. Diagn Microbiol Infect Dis, 2009, 63（1）：96-99.

[3] Rallis G, Dais P, Gkinis G, et al. Acute osteomyelitis of the mandible caused by Rhodococcus equi in an immunocompromised patient：a case report and literature review. Oral Surg Oral Med Oral Pathol Oral Radiol, 2012, 114（4）：e1-5.

[4] 李宏军. 实用艾滋病影像学. 北京：人民卫生出版社，2012.

[5] Rahamat-Langendoen JC, van Meurs M, Zijlstra JG, et al. Disseminated Rhodococcus equi infection in a kidney transplant patient without initial pulmonary involvement. Diagn Microbiol Infect Dis, 2009, 65（4）：427-430.

第七节 免疫重建炎性综合征

【概述】

免疫重建炎性综合征（immune reconstitution inflammatory syndrome，IRIS）是指 HIV 感染后的免疫功能不全状态下，应用高活性逆转录病毒疗法（HAART）治疗后，虽然患者免疫功能改善，$CD4^+$ T 淋巴细胞计数升高，HIV 病毒载量下降，但出现临床症状恶化的一组临床综合征。鉴于宿主的炎性反应在发病中的重要作用，故 DeSimone 等[1]首次提出将该疾病命名为"免疫重建炎性综合征"。IRIS 多发生于抗病毒治疗后的早期（常见于 3 个月内），发病率高，10%～50% 的患者在接受 HAART 后可发生 IRIS。IRIS 的发病机制尚不十分清楚，目前认为免疫抑制状态缓解所诱发的病原特异性免疫及炎性反应的重建是 IRIS 最可能的发病基础。机体内的抗原刺激物（包括临床隐匿的结构完整的病原体、死亡或濒死的病原体及其残存抗原）是导致 IRIS 发生的必要因素。病原体相关 IRIS 的发生率与其在体内清除能力有关，如肺炎链球菌能被快速清除，IRIS 的发病率较低，相反，结核分枝杆菌、隐球菌等不易被清除，IRIS 的发病率较高。目前普遍认为，IRIS 是因为接受 HAART 后免疫功能恢复，机体产生了针对体内潜伏病原体或已治疗过的病原体抗原成分的过度免疫炎性反应，从而导致临床症状恶化。IRIS 分为两种类型[2]：①暴露型，即进行 HAART 治疗前无相关感染表现，治疗后才出现，主要是针对活性病原体的反应；②矛盾型，即进行 HAART 治疗前感染已存在或已治疗，治疗后反而出现恶化，主要是针对非活性病原体的持续抗原成分的应答[3]。

中枢神经系统的 IRIS 比较罕见，多在条件致病菌感染治疗后出现。常见的引起中枢神经系统 IRIS 的病原体如下：①结核分枝杆菌，是高 HIV/TB 混合感染环境中最常见的 IRIS 形式。中枢神经系统结核分枝杆菌（TB）相关 IRIS 出现较晚，一般在进行 HAART 治疗后 5～10 个月发生，一旦出现，症状严重，故临床应高度警惕。目前缺乏该病的诊断标准，$CD4^+$ T 细胞/$CD8^+$ T 细胞 > 0.33 的患者发生免疫重建的概率相对较高[2]。②隐球菌，有研究发现，在隐球菌感染者中 9.4% 的患者存在 IRIS。危险因素包括女性、最初以脑部表现就诊，或脑、脑膜及肺部受累，以及中位 $CD4^+$ T 淋巴细胞计数较高。IRIS 起病时间为开始抗真菌药物治疗后 1～12 个月。③弓形体，由弓形体引起的 IRIS 较为少见，呈亚急性起病，临床表现和影像学表现缺乏特异性。常可见 $CD8^+$ 及 $CD68^+$ T 淋巴细胞在血管周围浸润，导致弥漫性脑损害的症状。④巨细胞病毒，因巨细胞病毒感染而发生的 IRIS 多由 $CD8^+$ T 淋巴细胞浸润引起，最易侵犯的器官是眼，另一个可被过度反应性免疫系统攻击的器官是脑。巨细胞病毒性脑炎的典型表现是脑室炎和孤立性局灶性病变。⑤PML，10%～20% 的 PML-HIV 患者可发生 IRIS，通常在开始接受 HAART 治疗后的 3～6 周出现[4]。

目前尚无公认的 IRIS 诊断金标准，但至少要满足以下 3 个条件：① HIV 感染/AIDS 患者接受 HAART 治疗后，血浆 HIV 病毒载量及 $CD4^+$ T 淋巴细胞计数有改善；②出现与炎症过程一致的临床症状和体征；③排除既往感染的自然病程或药物的不良反应。发生 IRIS 的危险因素主要包括：①机体处于显性/亚临床机会性感染，或体内存在残存的非活性病原体或其抗原成分；②机体基线 $CD4^+$ T 淋巴细胞计数低，如 $CD4^+$ T 淋巴细胞计数 < 50×10^6/L，CD4/CD8 < 0.15；③采用 HAART 治疗后患者体内病毒载量快速下降；④应用 HAART 起始时间距离机会性感染诊断或治疗时间过短。因此，若患者存在弥漫性感染，$CD4^+$ T 淋巴细胞计数低，又过早开始 HAART 治疗，患 IRIS 的风险也就越高。

【病理学表现】

IRIS 最主要的病理学表现是 $CD4^+$ 及 $CD8^+$ T 淋巴细胞在血管周围及脑实质内的炎性浸润[4]。另外，IRIS 往往由于 HIV 感染患者在进行 HAART 治疗前感染已存在或已治疗，却在治疗后反而出现恶化，所以感染相关 IRIS 与 HIV 感染合并不同病原体导致的机会性感染疾病的病理表现相同（详细参见第六章第二节、第十章第二至四节、第十二章第二节相关感染的病理学表现）。

【影像学表现】

IRIS 影像学表现并无特异性，与 HIV 感染合并机会性感染的影像学表现相同（详见第十章第一节相关内容）。但影像学检查方法是动态观察疾病变化的重要手段。因此，目前 IRIS 的诊断主要依靠临床病史结合影像学表现的连续动态变化。

IRIS 典型的影像学表现需要结合临床症状动态观察，在 HIV 感染行 HAART 治疗后的早期，出现新发感染症状或原有症状复燃或加剧，影像学表现为新发的机会性感染或已经好转的机会性感染进展。

以弓形体 -IRIS 为例：HIV 感染合并弓形体感染可表现为局灶性或弥漫性脑膜炎，增强扫描可出现无特异性的斑点状强化及脑膜明显异常强化。早期感染 CT、MRI 平扫显示脑实质内可见单发或多发的结节病灶，CT 平扫显示病变呈低密度或等密度，多发病变可融合形成片状；MRI 平扫 T_1WI 呈等信号或稍低信号，T_2WI 呈稍高信号，DWI 呈高信号，增强扫描后出现中度强化，强化较为均匀，无水肿或水肿较轻；感染后期，病变周围水肿范围扩大，增强后病灶呈结节状、环形、环靶状明显异常强化，以环形强化较为常见。与 HARRT 治疗前（图 10-7-1）相比，在抗 HIV 病毒治疗后，脑实质出现新的病灶（图 10-7-2）或脑实质内的病灶增多，或脑膜强化范围扩大、程度加重，并在抗弓形体、抗病毒治疗后，患者神经系统改变逐渐恢复正常（图 10-7-3），可以考虑发生了 IRIS。

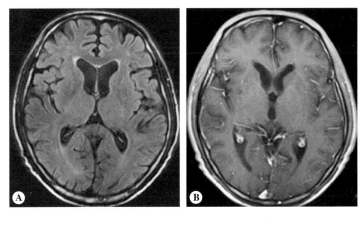

图 10-7-1　HIV 阳性 HARRT 治疗前
男性，61 岁，HIV 确诊阳性，于 HAART 治疗前行头颅 MRI 检查，颅内未发现病灶。A. T_2 FLAIR 序列；B. T_1WI 增强扫描

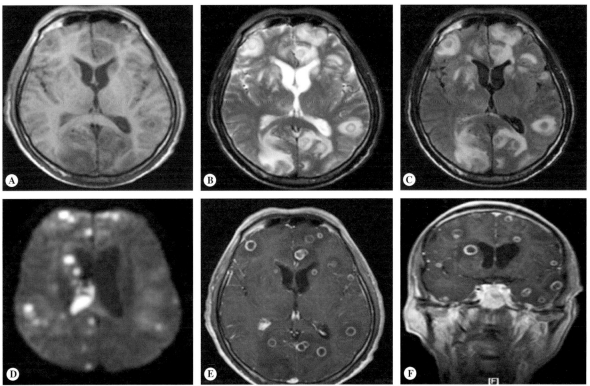

图 10-7-2　HARRT 治疗 1 个月后继发弓形体脑病
与图 10-7-1 同一患者，应用 HARRT 治疗后 1 个月，因出现头痛、神志障碍等神经系统症状再次入院复查，脑实质内可见弥漫性分布的类圆形及环形病灶。A. T_1WI 上病灶内部呈稍低信号，壁呈等信号；B. T_2WI 上病灶内部呈高信号，壁呈低信号，灶周可见大片状稍高信号水肿带；C. FLAIR 上病灶呈类圆形稍低信号；D. DWI 显示颅内可见多发类圆形及环形高信号；E、F. T_1WI 增强后病灶呈环形强化（轴位、冠状位）

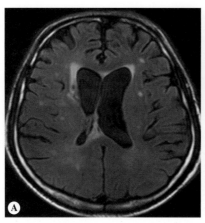 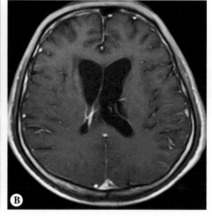

图 10-7-3　抗弓形体治疗并继续应用 HAART 治疗 2 个月后

与图 10-7-1 同一患者，开始抗弓形体（复方磺胺甲噁唑）及对症支持治疗并继续应用 HAART，患者神志逐渐转清。2 个月后复查，颅内多发病变明显吸收好转。A. FLAIR 显示颅内可见散在斑点状高信号，同前相比（图 10-7-2）病灶数量明显减少、病灶范围明显缩小；B. 颅内未见异常强化

【诊断要点】

1. HIV 阳性患者在接受 HAART 治疗后出现发热、潜伏感染 / 原有感染加重或恶化等症状。

2. 接受 HAART 治疗后 HIV 病毒载量下降和（或）$CD4^+$ T 淋巴细胞计数增加。

3. 影像学表现：艾滋病患者接受 HAART 治疗前无相关感染表现，HAART 治疗后影像学检查发现感染；或 HIV 感染患者进行 HAART 治疗前相关病原体感染已存在或已经过治疗好转，接受 HAART 治疗后（3 个月内）影像学检查出现进展或加重征象。

4. 明确诊断需要排除机会性感染与药物的不良反应。

【鉴别诊断】

因为目前人们对 IRIS 的认识还不够深入，所以需要结合具体情况综合、动态分析。鉴别诊断包括：机会性感染（可继发于 HAART 治疗失败）、抗病毒药物的不良反应等。患者对 HAART 治疗发生病原学和免疫学应答时，出现发热和组织器官炎性反应，往往会误诊为继发的机会性感染，常不容易做出正确诊断。HIV 感染患者抗病毒治疗后 0～3 个月和 5 年以上是机会性感染高发时段，与 IRIS 发生的时间不同，有助于鉴别。细菌性肺炎和肺结核、真菌性口炎是其主要机会性感染。

【研究现状与进展】

由于神经系统 IRIS 患者病情危重，病理结果难以取得，一些常见病原体所引起神经系统免疫重建所造成的神经影像学改变及对临床的诊断就十分重要。MRI、CT 均可用于辅助 IRIS 的检查，了解病灶大小、形态、位置、数量、密度，以 MRI 为主。MRI 在发现早期病灶方面较 CT 有明显优势，可以发现颅内病灶的大小、形态、位置，并可评估治疗效果。MRI 对于艾滋病相关感染炎症具有很好的空间分辨率，MRI 对早期病变的检出敏感度较高，并且对神经系统过度的炎性反应有提示作用，增强后脑膜强化、DWI 及 FLAIR 序列上出现高信号、占位效应（尤其是判断 PML 是否发生免疫重建）等都是提供诊断 IRIS 的线索[5]，影像学的重要性体现在可以动态观察疾病的变化过程，为临床发现颅内感染提供了依据。

（杨豫新　艾尼瓦尔·吾拉木　高　欣[1]）

参考文献

[1] DeSimone JA, Pomerantz RJ, Babinchak TJ. Inflammatory reactions in HIV-1-infected persons after initiation of highly active antiretroviral therapy. Ann Intern Med, 2000, 133（6）：447-454.

[2] Bahr N, Boulware DR, Marais S, et al. Central nervous system immune reconstitution inflammatory syndrome. Curr Infect Dis Rep, 2013, 15（6）：583-593.

[3] Shelburne SA, Hamill RJ, Rodriguez-Barradas MC, et al. Immune reconstitution inflammatory syndrome: emergence of a unique syndrome during highly active antiretroviral therapy. Medicine（Baltimore）, 2002, 81（3）：213-227.

[4] Post MJ, Thurnher MM, Clifford DB, et al. CNS-immune reconstitution inflammatory syndrome in the setting of HIV infection, part 2: discussion of neuro-immune reconstitution inflammatory syndrome with and without other pathogens. Am J Neuroradiol, 2013, 34（7）：1308-1318.

[5] Kozić D, Bjelan M, Boban J, et al. A prominent lactate peak as a potential key magnetic resonance spectroscopy（MRS）feature of progressive multifocal leukoencephalopathy（PML）: spectrum pattern observed in three patients. Bosn J Basic Med Sci, 2017, 17（4）：349-354.

第三篇

中枢神经系统感染与炎症疾病各论

第十一章　脑部化脓性感染 / 细菌性感染

第一节　化脓性脑膜炎

【概述】

化脓性脑膜炎（purulent meningitis，PM）是一种软脑膜、蛛网膜和蛛网膜下腔的弥漫性急性化脓性细菌感染性疾病[1, 2]，为严重的颅内感染之一，常与化脓性脑炎或脑脓肿同时存在。脑脊液内可发现病原菌，最常见的致病菌是脑膜炎双球菌、肺炎双球菌、流感杆菌，其次为金黄色葡萄球菌、链球菌、大肠埃希菌、变形杆菌、绿脓杆菌等。脑膜炎双球菌最常侵犯儿童，成人也可感染。肺炎双球菌脑膜炎好发于老人及婴幼儿。流感杆菌脑膜炎好发于 6 岁以下幼儿。大肠埃希菌是新生儿脑膜炎最常见致病菌。金黄色葡萄球菌和绿脓杆菌脑膜炎往往继发于腰椎穿刺、神经外科手术。患者常表现的症状为急性感染症状、颅内高压症状和脑局灶性症状。在急性脑炎阶段，患者有发热、头痛、呕吐等症状，血白细胞计数升高；脑脓肿形成阶段，患者有颅内压增高、头痛、视神经盘水肿等症状。脑脊液中检测到相关病原体作为本病的诊断依据。

【病理学表现】

各种致病菌引起的急性化脓性脑膜炎病理变化基本相同[3]。早期软脑膜及大脑浅表血管充血、扩张，炎症沿蛛网膜下腔扩散，大量脓性渗出物覆盖于脑表面，常沉积于脑沟及基底部脑池等处，也可见于脑室内。脓液颜色与致病菌种有关。随着炎症扩散，浅表软脑膜和室管膜均因纤维蛋白渗出物覆盖而呈颗粒状。病程后期因脑膜粘连引起脑脊液吸收及循环障碍，导致交通性或非交通性脑积水。儿童病例常出现硬膜下积液、积脓，偶可见静脉窦血栓形成、脑脓肿或因动脉内膜炎而致的脑软化、脑梗死。

【影像学表现】

1. CT　化脓性脑膜炎早期，CT 平扫大多无异常发现[4]，感染进一步发展，可因脑膜充血和蛛网膜渗出，而显示脑沟、脑池、脑裂，尤其脑基底池的密度增高或闭塞。并发脑炎时，脑实质内出现局限性或弥漫性低密度区，弥漫性脑水肿可使两侧侧脑室和第三脑室对称性缩小（图 11-1-1A）。增强扫描显示软脑膜和脑表面呈曲线样或脑回状强化，多见于额叶、顶叶、纵裂和侧裂（图 11-1-1B）。炎症波及室管膜和脉络膜丛引起室管膜炎

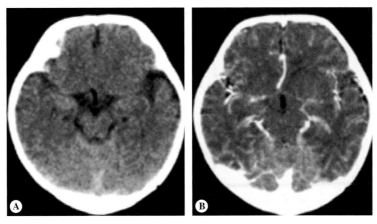

图 11-1-1　化脓性脑膜炎

A. CT 平扫显示脑沟、脑池密度增高；B. CT 增强扫描显示软脑膜和脑表面呈曲线样或脑回状强化

时，引起广泛的脓性纤维渗出，患者可发生蛛网膜腔隙或导水管狭窄而引起交通性或阻塞性脑积水。30%的病例及90%以上的新生儿病例的脑膜炎可伴发脑室炎，增强扫描脑室壁可出现局限性或弥漫性薄层线状强化，脑室壁粘连，出现脑室分隔状强化，常同时存在脉络膜丛炎。1岁以下的儿童，20%～33%的颅内感染可合并硬膜下和硬膜外积脓，其中10%～15%是脑膜炎的并发症，表现为颅板下方新月形或梭形低密度影，也可见于半球间裂，如形成包膜则可以强化。成人脑膜炎中，37%可合并脑血管损害而出现脑缺血与脑梗死，表现为均一性低密度灶，与血管分布一致。

2. MRI 化脓性脑膜炎早期，MRI平扫大多无异常发现。出现阳性时，可能为其原发病变的表现，或为脑膜炎及其并发症的表现。但MRI比CT敏感，常较CT显示的病变早和多[4]。

随着感染的发展，大量脓性渗出物覆盖于脑表面，常沉积于脑沟及脑基底部脑池等处。T_1WI，由于脓性渗出物积聚，蛛网膜下腔信号略高于脑脊液；T_2WI，可见蛛网膜下腔呈高信号；在早期可伴有蛛网膜下腔增宽，至后期蛛网膜下腔常狭窄或闭塞，基底池也常闭塞。增强T_1WI，可见软脑膜强化，显示为额叶、颞叶、顶叶脑表面延至脑沟内的曲线样强化（图11-1-2），以及冠状面或矢状面显示为较粗的线条状的基底池和侧裂强化。与增强CT相比，增强MR T_1WI，除可见额叶、颞叶、顶叶脑表面软脑膜强化，以及基底池和侧裂池强化外，还可在冠状面或矢状面成像上，可见大脑镰和小脑幕呈现较粗的线条状强化。增强T_1WI见软脑膜强化。对于出生7天以后所发生的晚发性细菌性脑膜炎，增强MR T_1WI可见脑表面（包括延及脑沟内）的软脑膜增强，可伴有邻近硬脑膜强化，两者之间为硬膜下间隙积液相隔；这种硬脑膜强化，可在临床上完全恢复后数月仍持续存在。

增强前后FLAIR成像，均能显示蛛网膜下腔，即脑沟、脑裂和（或）脑池呈现为高信号（图11-1-2）；增强T_1WI见软脑膜强化，常不易与皮质表面强化的小静脉相区别，但增强后T_1 FLAIR成像者则不存在此问题（因很少出现皮质表面小静脉强化）[5, 6]。有学者发现化脓性脑膜炎患者DWI可见脑沟内线状高信号，该征象有助于化脓性脑膜炎的诊断[7]。

细菌性（包括化脓性）、病毒性、结核性和真菌性脑膜炎增强后T_1WI和MR FLAIR均能显示软脑膜强化或蛛网膜下腔强化，两者相比，以增强后FLAIR成像为佳。不论是增强后MR T_1WI，还是增强MR FLAIR，所见细菌性（包括化脓性）、结核性、病毒性和真菌性脑膜炎的表现基本相似。但是，在强化脑膜的分布部位可能有所不同，细菌性（包括化脓性）脑膜炎多分布于大脑凸面和侧裂，而结核性脑膜炎和真菌性脑膜炎多分布于脑池，特别是基底池。

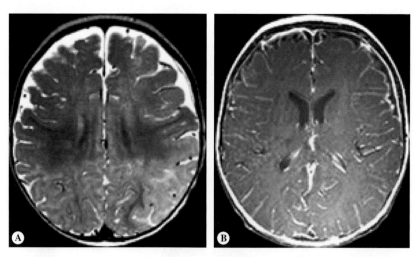

图11-1-2 化脓性脑膜炎

A.增强FLAIR序列显示广泛软脑膜强化，另双侧额叶表面硬脑膜下可见广泛高信号带，提示硬膜下积液和（或）积脓可能；B.T_1WI增强显示广泛软脑膜强化

MRI和CT均可发现脑膜炎的许多并发症，如脑室炎、脑炎、血管源性或细胞毒性脑水肿、脑积水、局灶性缺血性损伤（如脑梗死等）、感染性静脉窦血栓形成、硬膜下积液、硬膜下积脓、硬膜外脓肿和脑脓肿等。

【诊断要点】

1. 多有明确化脓性细菌感染的病史。

2. 影像学特性性表现为脑膜强化；CT平扫：蛛网膜下腔模糊不清，呈低密度。MR平扫：T_1WI、T_2WI可表现正常，FLAIR呈等信号或稍高信号，T_1和FLAIR增强扫描软脑膜和脑膜呈线样强化。

3. DWI序列脑沟可呈明显高信号。

4. 脑脊液检查：白细胞计数明显增高，蛋白增高和葡萄糖降低；可以从脑脊液中检测到相关病原体。

【鉴别诊断】

1. 脑膜癌病 又称癌性脑膜炎，可顺脑膜浸润性生长，也可以脑膜为根基形成结节或肿块，且可同时合并脑内转移，结合临床病史，可明确诊断。

2. 结核性脑膜炎 结核性脑膜炎的脑膜强化表现为线性强化，主要位于脑底部的脑池内，有时脑内可见结核瘤病灶而出现结节状强化，但这种结核瘤一般只出现在颅底而不会出现在脑凸面脑膜或室管膜下。

3. 病毒性脑膜炎 细菌性脑膜炎与病毒性脑膜炎的临床及影像学表现常难以鉴别，主要依靠脑脊液的实验室检查及培养。

【研究现状与进展】

MRI、CT均可用于化脓性脑膜炎的检查，以MRI为推荐检查方法。MR序列中，FLAIR、DWI对发现病变有一定的优势；CT、MRI增强扫描对显示脑膜炎具有重要价值，尤其是MR增强后FLAIR对显示脑膜改变更有优势，可作为推荐的检查序列。

（刘含秋　王卫卫　马建华）

参 考 文 献

[1] Heckenberg SGB, Brouwer MC, van de Beek D. Bacterial meningitis. Handb Clin Neurol, 2014, 121（3）: 1361-1375.

[2] Kim KS. Acute bacterial meningitis in infants and children. Lancet Infect Dis, 2010, 10: 32-42.

[3] Barichello T, Generoso JS, Collodel A, et al. Pathophysiology of acute meningitis caused by Streptococcus pneumoniae and adjunctive therapy approaches. Arq Neuropsiquiatr, 2012, 70（5）: 366-372.

[4] Mohan S, Jain KK, Arabi M, et al. Imaging of meningitis and ventriculitis. Neuroimaging Clin N Am, 2012, 22（4）: 557-583.

[5] Kastrup O, Wanke I, Maschke M. Neuroimaging of infections of the central nervous system. Semin Neurol, 2008, 28（4）: 511-522.

[6] Kamran S, Bener AB, Alper D, et al. Role of fluid-attenuated inversion recovery in the diagnosis of meningitis: comparison with contrast-enhanced magnetic resonance imaging. J Comput Assist Tomogr, 2004, 28: 68-72.

[7] Kawaguchi T, Sakurai K, Hara M, et al. Clinico-radiological features of subarachnoid hyperintensity on diffusion-weighted images in patients with meningitis. Clin Radiol, 2012, 67（4）: 306-312.

第二节　化脓性脑炎及脑脓肿

【概述】

化脓性病原体侵入脑组织引起局限性化脓性炎症，继而形成脓肿，分别称为化脓性脑炎和脑脓肿。两者是脑部感染发生和发展的连续过程。脑脓肿根据感染的来源可分为4类[1]。①邻近感染灶直接蔓延引起的脑脓肿：最常见耳源性脑脓肿，占全部脑脓肿病例的50%，是化脓性中耳炎，[如急性中耳炎、急性中耳乳突炎、慢性胆脂瘤型中耳炎（最多见）、慢性化脓性中耳炎]的并发症。耳源性脑脓肿多为单发性，2/3发生于颞叶，1/3发生于小脑半球。感染途径：中耳鼓室炎导致鼓室壁、鼓室盖、乳突小房顶、岩骨后部破坏，侵犯并破坏脑膜侵入脑实质，向上形成颞脑脓肿，向下则形成小脑脓肿。鼻源性脑脓肿：很少见，占脑脓肿的10%～20%，继发于额窦炎，脓肿常位于额叶前部和底部。头皮和颅骨感染引起的脑脓肿：局部感染未得到控制所致，脓肿的发生部位紧邻这些感染灶。②血源性脑脓肿：发病率仅次于耳源性脑脓肿，占全部脑脓肿的25%，脑外远隔部位的感染产生菌血症，经动脉、静脉或椎管静脉丛将感染播散至脑内，引起脑脓肿，又称迁移性脑脓肿或转移性脑脓肿，多发生于大脑中动脉供应区，额叶、顶叶最为多见。约50%的脓肿为多发性的。身体任何部位的感染灶都能引起血源性脑脓肿，最常见的是胸膜、肺、支气管的化脓性炎症，如肺脓肿、慢性脓胸、慢性支气管炎伴支气管扩张、肺癌继发感染等，有人称此为胸源性脑脓肿。先天性房室间隔缺损的患者易并发脑脓肿，原因是患者发生菌血症时，大部分静脉血不能经过肺部过滤而直接进入体循环，并至大脑；先天性房室间隔缺损患者多有红细胞增多症和血液浓缩，易形成脑部小血栓，这也是易得脑脓肿的原因之一，脑缺氧削弱了它的抗感染能力。③外伤性脑脓肿：约占10%，这是由颅脑外伤，特别是开放性脑外伤后异物（碎骨片、头发、金属异物、玻璃碎片等）进入脑内或清创不彻底继发性感染而引起的。近年来，由于神经外科手术的广泛开展，外伤后早期彻底清创已成为可能。另外，抗菌药物的广泛应用，使外伤性脑脓肿的发生率显著下降。④隐源性脑脓肿：10%左右的脑脓肿找不到原发感染灶，原因可能是原发感染灶较轻，经抗菌药物治疗得到控制，但是已有细菌经血液进入脑内，当患者抵抗力下降时，脑内的病灶就会渐渐形成脑脓肿；原发感染病灶深在隐匿，不易被人注意，如慢性咽部感染、压疮感染。隐源性脑脓肿的并发症呈慢性，术前常被误诊为肿瘤。脑脊液检查：白细胞计数明显增高，可以从脑脊液中检测到相关病原体作为确诊依据。

【病理学表现】

化脓性脑炎和脑脓肿的发生和发展是一个连续的过程，不能截然分期，但根据病理学表现的不同其可以分为3个阶段[2]。①急性脑炎阶段：任何原因引起的脑脓肿最初都引起局限性化脓性脑炎，历时7～14天，脑组织发生局限性炎症、充血、水肿、坏死，伴小静脉炎性栓塞及脑膜反应。显微镜下可见血管周围多形核细胞浸润。②化脓坏死阶段：历时7～14天，脑炎继续扩散，脑部软化坏死区逐步扩大融合，形成较大脓腔，周围有新生血管及大量结缔组织增生逐渐形成的不明显和不规则的肉芽组织。显微镜下可见大量中性粒细胞浸润。③包膜形成阶段：历时3～4周，也可短至12～14天，长至半年以上。脓腔及周围结缔组织明显增多，神经胶质细胞增加，逐渐使脓肿壁不断增厚。显微镜下脓肿壁分为3层，内层为化脓性渗出物、肉芽组织及胶质细胞、大量新生血管和中性粒细胞浸润；中间层为大量纤维结缔组织；外层为神经胶质增生、脑组织水肿、增多的血管及白细胞浸润。

【影像学表现】

1. CT 表现　脑脓肿由于期龄的不同而有不同的 CT 表现，根据 CT 表现确定其在脑炎期还是包膜形成期，对治疗有着十分重要的意义[3]。

（1）脑炎期：早期 CT 平扫可能显示正常，或显示皮质下或皮髓质交界区局灶性不规则边界模糊的低密度影，或为不均匀的低密度、等密度混合密度影，占位效应较明显（图11-2-1）。增强后扫描低密度区无强化，或呈不规则斑点状或脑回样强化，很少出现全面增强。晚期脑炎继续扩散，脑坏死软化逐渐融合，病灶趋于局限化，增强扫描可在中央低密度区周边显示一不规则、不完全的环状强化，延迟扫描可显示中央低密度区造影剂"充填"现象。周围脑组织水肿和占位效应明显，邻近脑沟、脑池、脑裂和（或）脑室受压变窄、移位甚至消失。

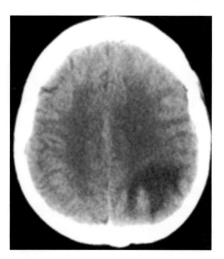

图11-2-1　脑脓肿脑炎期
CT 平扫显示左侧顶叶皮质下可见一片状等低密度区，周围水肿明显，占位效应明显

（2）脓肿期：早期 CT 平扫显示脓肿中央由坏死组织和脓液组成，呈略低密度影，有些脓腔内可见气液平面，约50%的病例在低密度灶的周边显示完整或不完整、规则或不规则的等密度或略高密度环（图11-2-2），环的 CT 值平均为34HU，厚度约为5mm，为纤维包膜层。

增强扫描显示脓肿内仍为低密度，脓肿壁轻度强化，表现为完整但不规则的浅淡环状强化，环壁可厚可薄，厚薄均匀或不均匀，外壁边缘模糊。随着脓肿壁的形成，增强扫描可见完整的、薄壁、厚度均一的明显强化，壁的 CT 值升至60HU，厚度为1～3mm。部分病例的强化环灰质侧较厚，室管膜侧较薄，这与脑白质血供较少而灰质血供丰富有关。此期脑水肿相对较轻，周边的低密度范围较前减少。脓肿范围逐渐缩小，

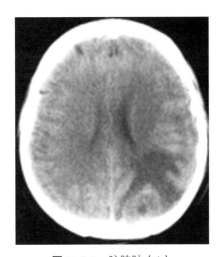

图 11-2-2　脑脓肿（1）
CT 平扫显示左侧顶叶皮质下可见结节状等低密度灶，中央为低密度，周围可见完整的等密度环，外周水肿明显，占位效应轻

纤维包膜增厚，周围水肿可减轻以至消失。CT 平扫显示脓肿中央低密度，略高于脑脊液，包膜完整，密度略高。增强扫描显示环形强化，环壁更加完整、光滑，壁厚增加，达 3～6mm，邻近脑膜强化。环形强化可持续存在数周至数月，甚至到停止药物治疗后 8 个月。形态一般为圆形或椭圆形，有时也可呈不规则形。脓肿较小时，可呈结节状强化。少数开放性骨折或术后感染病例，脓肿壁可厚而不规则。若脓肿内有气体形成，可见更低的密度影，并出现气液平面。多发脓肿的每一个脓肿的 CT 表现与单发脓肿相仿。约 50% 的病例大脑半球的脓肿有对侧脑室扩大，小脑脓肿常出现侧脑室和第三脑室扩大。脓肿如向脑室内破裂，可于脑室内出现异常密度影和脑室壁强化。脑脓肿经过内科治疗或外科穿刺治疗后，CT 随访可看到脓腔缩小、环状增强减弱和脑水肿减轻。

垂体脓肿罕见，蝶鞍冠状面 CT 扫描显示蝶鞍扩大或不扩大，鞍内可见低密度影，增强扫描显著强化，可呈实质性或环形强化，鞍膈有局限性膨出，垂体柄和腺垂体不易识别，与鞍内其他占位性病变很难区别。如发现鞍内有迅速增大的肿块和鞍内病变的临床症状，结合脑膜炎流行和脑脊液鼻漏的病史，应考虑鞍内垂体脓肿的可能。垂体瘤合并脓肿的诊断仍然困难。

2. MRI 表现　MRI 显示脑脓肿比 CT 优越，能对脑炎早期做出诊断而有助于临床治疗[4-6]。

（1）脑炎期：早期 T_1WI 上表现为白质内不规则边界模糊的等信号或稍低信号，T_2WI 上中心炎症与周围水肿区均呈高信号，有时脑炎的信号可稍低于周围水肿的信号。占位效应明显。应用 Gd-DTPA 增强后扫描，T_1WI 多数无强化，有的可呈斑片状不均匀强化。晚期坏死区相互融合后，最早的脓肿形成中心区，T_1WI 上呈低信号，T_2WI 上呈高信号；其周边可显示一较薄的不规则环状影，T_1WI 呈等信号或中等高信号，T_2WI 上呈等信号或稍低信号。增强扫描可见环形强化，持续 30～60 分钟，往往较平扫发现更多症状。周围脑水肿持续存在。

（2）脓肿期：脑脓肿形成的标志即出现脓肿壁，脓肿壁在 T_1WI 上呈相对等信号或略高信号，在 T_2WI 上呈相对低信号；脓腔在 T_1WI 上呈低信号，T_2WI 上呈高信号；周围脑水肿 T_1WI 呈低信号，T_2WI 呈高信号。注射 Gd-DTPA 增强后扫描显示脓肿壁明显强化，同 CT 强化环一样，可分辨出脓腔、脓肿壁、水肿带 3 个部分（图 11-2-3，图 11-2-4）。

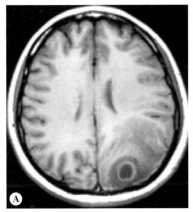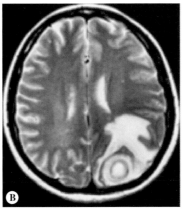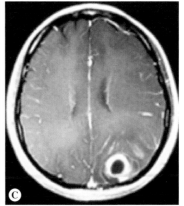

图 11-2-3　脑脓肿（2）
左侧顶叶皮质下类圆形病灶，清晰显示脑脓肿的脓腔、脓肿壁、水肿带 3 个部分。A. T_1WI 脓肿壁呈内层高、外层低的信号，脓腔呈低信号，周围脑水肿呈低信号；B. T_2WI 脓肿壁呈相对低信号，脓腔呈高信号，周围脑水肿呈高信号；C. T_1WI 增强后扫描显示脓肿壁明显环形强化

对于中心坏死液化的成熟脓肿,在 T_1WI 上的信号强度由低到高有以下规律,脑脊液≤中心空洞<周围水肿的脑组织<正常脑组织。在 T_2WI 上信号强度根据回波时间(TE)及脓肿内蛋白质成分和脓肿中心液化程度不同而有不同强度的信号,当 TE < 100ms 时,正常脑组织<脑脊液<空洞≤水肿的脑组织;当 TE 延长时,脑脊液、空洞液体和水肿之间的信号差异缩小,这是因为在长重复时间(TR)图像上 T_2 弛豫已最大化,而短和中等 TE 时 T_1 对比显著,使得空洞内含蛋白质的液体和脑水肿信号高于脑脊液信号,由于脓肿内大量的蛋白质成分导致局部组织黏稠,水分子扩散受限,DWI 表现为高信号(图 11-2-4C),具有特征性,在鉴别诊断时有一定价值。

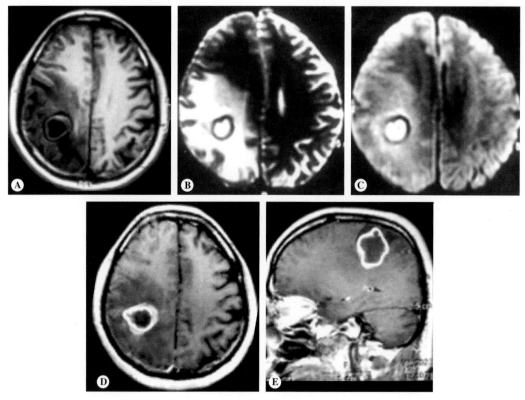

图 11-2-4 脑脓肿(3)

右侧额叶可见一类圆形病灶。A. T_1WI 脓肿壁呈内层高、外层低的信号,脓腔呈低信号,周围脑水肿呈低信号;B. T_2WI 脓肿壁呈低信号,脓腔呈高信号,周围脑水肿呈高信号;C. DWI 上脓肿壁呈相对低信号,脓腔呈基本均匀高信号;D、E. T_1WI 增强后显示脓肿壁明显环形强化

如果没有蛋白质和其他大分子物质,空洞的信号将和脑脊液的信号相同,DWI 为脑脊液样低信号。脓肿壁的信号特点可能是脓肿壁的胶原或出血所致,也可能是分布于脓肿周围巨噬细胞吞噬的顺磁性自由基所致,因为其可使局部 T_1 和 T_2 弛豫时间缩短而形成脓肿壁的信号特点,以下事实支持这一假说,肉芽肿在 T_2WI 上也可出现类似的低信号环,而没有出血。另外有些转移灶没有铁沉积和出血,相反却有大量的巨噬细胞。更复杂的解释为自由基促使正铁血红蛋白形成,所以事实上出血和自由基对信号特点的产生可能同时起着作用。脓腔内见到气平面及液平面,为脓肿的典型表现。

3. ^{18}F-FDG PET 表现

(1)脑炎期:早期 ^{18}F-FDG PET 可表现为阴性,或者表现为病变部位不规则、边缘模糊的 ^{18}F-FDG 放射性分布略高影,随着炎症进展,炎性细胞不断地摄取 ^{18}F-FDG,则 ^{18}F-FDG PET 表现为病变部位的放射性分布进一步增高,由于中央部位开始出现坏死,从而 ^{18}F-FDG PET 表现为不规则小片状放射性分布稀疏降低或缺损。

(2)脓肿期:早期由于新生血管及大量结缔组织增生形成炎性肉芽组织,大量的炎性细胞不断地摄取 ^{18}F-FDG,从而 PET 表现为局限的境界清晰的团块样放射性分布浓聚灶(图 11-2-5)。随着脓肿壁及脓腔的形成,则 PET 表现为"炸面圈"

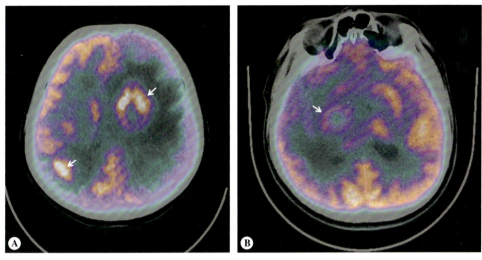

图 11-2-5 右侧顶叶、左侧额叶及右侧基底节区脑脓肿

A. 脑 ^{18}F-FDG PET 显示右侧顶叶及左侧额叶团块状或环形不均匀性放射性分布浓聚灶；B. 脑 ^{18}F-FDG PET 显示右侧基底节区环形放射性分布浓聚灶

样的环形放射性分布浓聚灶，中心部位表现为放射性分布明显降低甚至缺损。

【诊断要点】

1. 多有明确化脓性细菌感染的病史。

2. 脓肿好发于皮质或皮髓质交界区，类圆形病变，周围水肿明显。

3. CT 平扫：脓腔呈低密度，脓肿壁呈等密度或稍高密度。MR 平扫：脓液 T_1WI 呈低信号，T_2WI 呈高信号，脓肿壁 T_2WI 呈等信号或稍低信号，增强扫描呈内壁光滑完整的环形强化；DWI 序列上脓液常呈明显高信号。

4. 脑脊液检查：白细胞计数明显增高，可以从脑脊液中检测到相关病原体。

【鉴别诊断】

化脓性感染是临床较常见的颅内感染性疾病之一。CT 及 MRI 平扫早期可未见异常表现，感染早期急性脑炎阶段影像学表现缺乏特异性，其定性诊断主要依靠病史、体征、脑脊液的实验室检查，影像学表现可以辅助诊断并起到定位的作用。脑脓肿影像学表现较为典型，鉴别不难。脑脓肿需要与脑囊虫病、高级别星形细胞瘤、脑转移瘤、脑内血肿、脑梗死、手术后残腔等相鉴别。

1. 脑囊虫病 常为多发囊性病灶，囊腔内可见偏心性生长的头节，头节常有钙化，病灶周围水肿相对较轻，增强扫描可不强化或轻度环形强化。而脑脓肿多为单发，病灶周围常伴有范围较大的指压状水肿，增强扫描中脓肿壁呈明显较规则完整的环形强化。

2. 高级别星形细胞瘤 因常合并囊变、坏死而呈环形强化，与脑脓肿的强化方式相似，因此两者需鉴别。高级别星形细胞瘤的环形强化厚薄不均，形态不规则，中央坏死常不完全，呈"丝瓜瓤"改变，而大多数脑脓肿中的环形强化多完整均匀，内壁光整，DWI 序列上胶质瘤中央液化坏死一般呈低信号，而脓腔内的脓液呈高信号。

3. 脑转移瘤 易发生坏死和囊变，强化方式多为环形强化，与脑脓肿表现相似。但脑转移瘤好发于中老年患者，且多有脑外恶性肿瘤病史，常为多发病灶，部分环形强化的病灶内壁不光整，可见附壁结节。而脑脓肿则好发于青少年，也可见于老年人，单发多见，增强扫描环形强化的病灶内壁光滑完整，多无附壁结节。在 DWI 序列上，脑转移瘤中央液化坏死区多呈低信号，而脑脓肿中央脓液则多呈高信号。

4. 脑内血肿 吸收期，血肿周围包膜可呈环形强化，需与脑脓肿相鉴别。除了典型病史外，血肿吸收时常呈豆形或肾形，CT 上呈三层结构，中央呈高密度，周边呈低密度，外围薄而均匀的包膜强化。而脑脓肿的三层结构则是中央呈低密度，周边纤维包膜呈稍高密度，外周灶周水肿呈低密度，与脑内血肿表现截然不同。

5. 脑梗死 少数脑梗死也可出现环形强化及占位效应，但脑梗死都有明确的突发病史，多见于老年高血压患者，经过随访复查，占位效应会减弱，强化效应也随病期而有变化，易与脑脓肿区别。

6. 手术后残腔　增强时出现环形影，一般壁较薄。肿瘤术后环形强化是正常手术残腔还是残腔感染形成脓肿，鉴别甚难。假如发现残腔保留分泌功能而使临床症状恶化，则提示脓肿。

7. 放射性脑病　有放疗病史，强化极不规则。

【研究现状与进展】

MRI、CT 均可用于化脓性脑炎及脑脓肿的检查，以 MRI 为主。

MRI 具有高软组织分辨率，其多序列、多模态检查可为化脓性脑膜炎、脑炎、脑脓肿的定位、定性，乃至定量诊断提供大量信息。近年来，随着多种 MRI 新技术问世，其临床应用逐渐普及，MRI 新技术在颅内化脓性感染诊断、鉴别诊断、手术方案制订及治疗随访中有广泛应用[4-6]。

1. 磁共振扩散加权成像（DWI）　能为脑脓肿的诊断和鉴别诊断提供重要信息。DWI 显示脑脓肿一般呈高信号，ADC 值较低。脑脓肿各期常规 MRI 表现不尽相同，脑炎期 DWI 呈等信号；当脑实质内出现坏死灶时，脑脓肿内其扩散减慢，ADC 值降低；随着脓肿吸收缩小，中心坏死 DWI 呈等信号及低信号。总之，脑脓肿的 DWI 不是固定不变的，而是随着脓肿各期的演变而变化。脑脓肿的临床表现和实验室检查不典型时，影像学诊断起着重要的作用。有研究报道，脓肿治疗后脓腔 ADC 值会升高，ADC 值持续降低或反复降低，可以提示感染复发。

2. 磁共振灌注成像（PWI）及磁共振磁敏感成像（SWI）　PWI 也可用于脑脓肿和坏死性或囊性强化肿瘤的鉴别。最近的研究表明，脑肿瘤囊壁的平均相对脑血容量明显高于脑脓肿。

SWI 诊断脑脓肿的文献报道不多，但有研究表明，化脓性脑脓肿在 SWI 上特征性表现为"环征"，即脓肿病灶边缘的外侧可见完整光滑的低信号环，病灶边缘内侧可见高于脓腔信号的环，因此 SWI 可以用于化脓性脑脓肿和坏死性胶质瘤的鉴别。

3. 氢质子波谱成像（^{1}H-MRS）　可以作为常规 MRI 和 DWI 的重要补充成像方法。未经治疗的化脓性脓肿脓腔的特征性表现：NAA 峰、Cho 峰及 Cr 峰缺如，氨基酸（AA，0.9ppm）和乳酸（Lac，1.3ppm）的水平升高，伴或不伴醋酸（1.9ppm）和琥珀酸（2.4ppm）升高。^{1}H-MRS 还可以通过显示早期异常改变进而随访观察颅内脓肿治疗后的效果，有研究表明，氨基酸峰会在治疗过程中逐渐消失，醋酸峰和琥珀酸峰也可在 1 周内消失，而乳酸峰由于巨噬细胞受累则可能持续更长时间。做多体素 MRS 检查时，同样应注意将有关体素置于脓腔的中央。

4. 扩散张量成像（DTI）　可显示脓腔内脓液的各向异性分数（FA）值与脓液的神经炎性黏着分子（neuroinflammatory adhesion molecule）呈正相关。Nath 等发现脓腔内脓液的 FA 值增高和平均扩散度（MD）值降低，对脑脓肿诊断的敏感度和特异度分别为 100% 和 75%；治疗后脓腔内脓液的 FA 值将降低，而 MD 值不降低，提示 FA 值可用于监控脑脓肿的治疗效果。

5. PWI 的方法　主要有 2 种，基于 T_2WI 技术的动态磁敏感对比增强（dynamic susceptibility contrast-enhanced，DSC）法和基于 T_1WI 技术的动态对比增强（dynamiccontrast-enhanced，DCE）法。研究化脓性脑脓肿脓肿壁与伴坏死腔的恶性脑瘤腔壁 MR PWI 鉴别诊断的文章中，大多数采用 DSC，少数采用 DCE。研究发现，增强 T_1WI 呈环形强化的伴坏死腔腔壁的 rCBV 值明显高于强化脓肿壁的 rCBV 值，从而有利于两者鉴别。

简而言之，DWI、MRS 可对化脓性感染的诊断和鉴别诊断及术后评估发挥更大作用，脑脓肿在 DWI 呈高信号，MRS 可探测到特异性代谢产物，DTI 可以显示纤维束与病灶之间的关系，避免手术损伤重要纤维束。

（刘含秋　姜春晖　王石峰）

参考文献

[1] 沈天真，陈星荣.神经影像学.上海：上海科学技术出版社，2004.

[2] 武忠弼.病理学.第 4 版.北京：人民卫生出版社，1997.

[3] Hughes DC, Raghavan A, Mordekar SR, et al. Role of imaging in the diagnosis of acute bacterial meningitis and its complications. Postgrad Med J, 2010, 86（1018）：478-485.

[4] Teixeira J, Zimmerman RA, Haselgrove JC, et al. Diffusion imaging in central nervous system infections. Neuroradiology, 2001, 43（12）：1031-1039.

[5] Ebisu T, Tanaka C, Umeda M, et al. Discrimination of brain abscess from necrotic or cystic tumors by diffusion weighted imaging. Magn Reson Imaging, 1996, 14（6）：1113-1116.

[6] Toh CH, Wei KC, Chang CN, et al. Differentiation of pyogenic brain abscesses from necrotic glioblastomas with use of susceptibility-weighted imaging. AJNR Am J Neuroradiol, 2012, 33（8）：1534-1538.

第三节 硬膜外和硬膜下脓肿

【概述】

颅内积脓是一种化脓性炎症,常由于血行扩散或邻近化脓性感染组织直接蔓延而产生颅内硬膜外或硬膜下积脓[1-4]。按照脓肿部位颅内积脓可划分为硬膜外脓肿和硬膜下脓肿。最常见的病因是耳鼻咽喉部的慢性化脓性感染。另外发生于颅骨的骨髓炎、化脓性脑膜炎、败血症及开颅术后继发感染等也可引起。金黄色葡萄球菌是硬膜外/下脓肿最常见的致病菌。由于硬膜外腔内有少量结缔组织和静脉丛,进入该腔隙内的病原菌在硬膜外间隙内扩散,形成蜂窝织炎,然后形成脓肿。颅内硬膜外脓肿(intracranial epidural abscess,IEDA)又称硬膜外积脓(intracranial epidural empyema,IEDE),为一种硬膜外间隙的化脓性感染性疾病。硬脑膜对化脓性炎症有一定阻挡作用,它使来自颅骨骨髓炎等的脓液积聚于硬膜外间隙,使与硬膜粘连甚紧密的颅骨局限性剥离,形成单发或多发梭形或球形的局部积脓。颅内硬膜下积脓(intracranial subdural empyema,ISDE)又称颅内硬膜下脓肿(intracranial subdural abscess,ISDA),为一种较少见的,位于颅内硬脑膜和蛛网膜之间的化脓性感染;硬膜下腔无间隔,化脓性物质在这一间隙内积聚时易于扩散,常蔓延至整个大脑半球的凸面、纵裂或沿颅底延伸;常同时伴有脑内脓肿。在急性脑炎阶段,患者有发热、头痛、呕吐等症状,血白细胞计数升高;脑脓肿形成阶段,患者有颅内压增高、头痛、视神经盘水肿等症状;实验室检查:脓腔形成后外周血象多正常或轻度增高,部分患者红细胞沉降率加快;脓液或脑脊液细菌涂片可观察到致病菌。

【病理学表现】

在病理上颅内积脓可分为急性期、亚急性期和慢性期。硬膜外脓肿,病原菌在硬膜外间隙内形成蜂窝织炎,然后形成脓肿;而硬膜下腔脓肿,化脓性物质扩散范围较广,常累及整个大脑半球的凸面、纵裂或沿颅底蔓延;可同时伴有脑内脓肿。

【影像学表现】

1. 硬膜外脓肿

(1) CT:CT平扫,在脓肿包膜形成或达一定厚度前,硬膜外脓肿显示为颅骨内板下边界模糊或清楚的梭形低密度区,可呈水样密度或略高于水的密度。若为产气菌感染,可出现液平面。在包膜形成并达一定厚度之后,颅骨内板下的梭形低密度区的边界清楚,其内包膜呈等密度或略高密度(图11-3-1A)。硬膜外脓肿并发出血时,脓腔内的液体密度可分为两层,脓液居于上层,血液居于下层。CT增强扫描,可显示硬膜外脓肿的包膜明显强化,呈高密度的弧形带,于颅骨内板下可见轮廓清楚的不增强梭形低密度区(图11-3-1B)。硬膜外脓肿可并发硬膜下脓肿或硬膜下积液,CT增强扫描可分别显示它们。硬膜下积液一般没有包膜形成,或有很薄的包膜形成,增强成像时很薄的包膜可能有轻度强化[5,6]。如果硬膜下脓肿的包膜尚未形成,或包膜甚薄,则很难与硬膜下积液相区别。有时硬膜外脓肿和硬膜下脓肿同时存在。

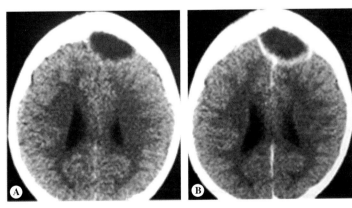

图 11-3-1 硬膜外脓肿

A. CT平扫显示左额前部颅骨下方与脑表面之间,有一梭形低密度区,其密度略高于脑脊液,其内缘见一脓肿包膜所构成的弧形略高密度带;
B. 增强后脓肿包膜明显强化

硬膜外和硬膜下脓肿同时存在时，CT较难区别，MRI检查可能有所帮助。当硬膜外脓肿形成在先时，其包膜所构成的脓肿壁常较厚；而后来形成的硬膜下脓肿的包膜可能尚未形成，或包膜甚薄，则可能区别两者（图11-3-2）。当脓肿位于中线时，冠状面扫描可以显示大脑镰附着处上矢状窦离开颅内板下移，还有利于显示静脉窦内有无血栓形成。如不并发脑炎，积脓下面的脑组织表现正常，较大的硬膜外脓肿显示脑皮质受挤压和推移，脑的中线结构向对侧移位。

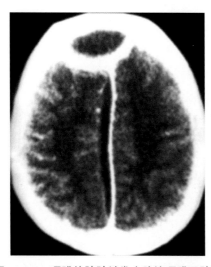

图 11-3-2　硬膜外脓肿继发大脑镰硬膜下脓肿
CT增强扫描显示前额部颅板下局限性梭形低密度区，其内缘见一脓肿包膜所构成的较厚弧形明显强化带，提示为硬膜外脓肿。另见纵裂内有一低密度带，其左缘为强化的大脑镰，其右缘为一轻度强化的细线状影，后者可能为大脑镰硬膜下积脓的包膜

（2）MRI：T_1WI平扫，颅骨内板下的脓腔显示为边界清楚的凸透镜形或梭形低信号区，其信号强度接近于脑脊液；如脓液蛋白含量很高，则其信号强度可明显高于脑脊液；T_2WI，脓腔显示为高信号，其信号强度与脑脊液相仿；FLAIR，脓腔显示为高信号、等信号或低信号，或混合信号强度，有时可见信号强度分层的表现，其信号强度取决于脓液的组成成分，如是否含有坏死不甚完全所残留的沉渣，以及蛋白含量的多少等；脓肿包膜在T_1WI上呈现为略低信号带，即略低于或等于脑皮质的信号强度；在T_2WI和FLAIR上，呈现为略高信号带，即略高于脑皮质的信号强度，或呈现为等信号。增强T_1WI，脓肿包膜均明显强化；近脑表面的包膜一般都强化，近颅骨表面的包膜为骨膜所构成，一般不强化；如骨膜

炎较严重，肉芽组织形成较多时，也可构成脓肿包膜而强化（图11-3-3）。如脓肿内含有气体则出现液平面，在T_1WI和T_2WI上，上方的气体均为黑色的无信号区。DWI，脓腔显示为高信号，表示扩散受限[6]；脓肿包膜呈现为低信号，也可呈现为等信号。

硬膜外脓肿可以并发脑膜炎、脑脓肿和硬膜下脓肿，如果发生这些颅内疾病，MRI可以显示。

2. 硬膜下脓肿

（1）CT：CT平扫，典型的硬膜下脓肿显示为颅骨内板与脑表面之间有一跨越颅缝、较薄的、范围广泛的新月形等密度或低密度区（图11-3-4A）；其密度与积脓的黏稠度有关，越稀薄者密度越低，但往往高于脑脊液；增强后CT扫描，在对比剂注射速度较快，并行早期扫描时，可见积脓区的内表面由强化的血管和强化的脑皮质所构成，清楚地显示出积脓区的内侧边缘；慢性期硬膜下脓肿，脓腔周围因边缘粘连和包膜形成，病灶可呈现为单发或多发的凸透镜形、圆形或类圆形；增强后扫描，位于颅骨和脑表面之间脓腔的内侧边缘强化，有时外侧边缘可出现边界清楚、厚度均匀的明显强化带，为增强的脓肿包膜所构成。发生于大脑镰和小脑幕硬膜下间隙的硬膜下脓肿，除部位不同之外，其形态也不相同。大脑镰硬膜下间隙的硬膜下脓肿，位于两大脑半球之间，急性期呈条带状，慢性期多呈梭形或球形。小脑幕硬膜下间隙的硬膜下脓肿，以冠状面扫描所显示者为佳，显示为凸透镜形、圆形或类圆形；横断面扫描不一定呈现为凸透镜形，可呈现为不规则的类圆形。增强后扫描，也显示包膜强化。慢性硬膜下脓肿邻近的软脑膜和脑皮质可感染而出现炎症，行增强扫描时，可见强化包膜的内侧有脑回样增强[5,6]。如上所述，硬膜下脓肿可并发脑血栓性静脉炎及静脉窦炎，进一步可形成脑梗死；发生这些并发症时，可见相应的CT表现。有时硬膜下脓肿范围较小，而脑水肿区却很大，占位效应明显，中线结构移位显著。

（2）MRI：急性和慢性期硬膜下脓肿的MRI形态与CT所见相同。大脑半球表面硬膜下间隙的积脓或脓腔，在T_1WI和T_2WI图像上，分别呈现为信号强度接近于脑脊液的低信号和高信号，覆盖于大脑半球表面；在T_1WI上，其信号强度常

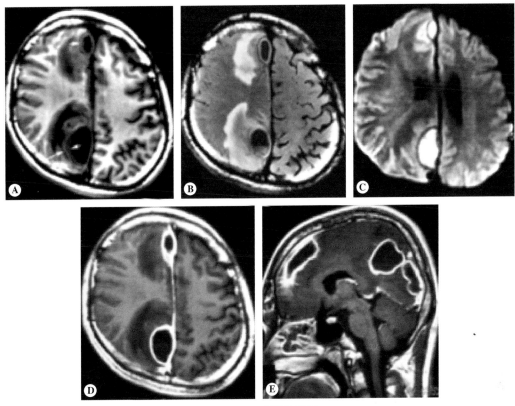

图 11-3-3 硬膜外脓肿

右侧大脑镰旁大小不一的凸透镜形的硬膜外脓肿。A. T_1WI 上脓肿包膜呈略低信号，其信号强度低于受压的脑皮质；B. FLAIR 序列显示灶周水肿较严重，以位于脑白质部分者更为明显，脓腔内脓液为等信号或低信号，并见液液平面；C. DWI 上脓腔为高信号，包膜为低信号；D、E. 增强后脓肿包膜明显强化

略高于脑脊液。慢性期结缔组织所构成的包膜在 T_1WI 和 T_2WI 上均呈现为低信号；增强后 T_1WI，包膜明显强化；近脑表面的包膜一般都强化，近颅骨表面的包膜可强化或不强化。位于大脑镰和小脑幕的硬膜下间隙的硬膜下脓肿，因其部位特殊，最好能进行三维观察，以了解其全貌。此外，于冠状面和矢状面观察还有利于显示小脑幕和脑底部的硬膜下脓肿。大脑镰硬膜下间隙的硬膜下脓肿，位于两大脑半球之间，急性期呈条带状，慢性期多呈梭形或球形。小脑幕硬膜下间隙的硬膜下脓肿，以冠状面扫描所显示者为佳，显示为凸透镜形、圆形或类圆形；横断面扫描不一定呈现为凸透镜形，可呈现为不规则的类圆形。继发于脑膜炎的硬膜下脓肿，常可同时显示脑膜炎的 MRI 表现，如显示广泛的硬膜、蛛网膜强化和软脑膜强化等。如显示硬膜下脓肿邻近有局限性硬膜、蛛网膜强化或软脑膜强化，则可能为硬膜下脓肿的炎症向邻近脑膜蔓延所致。与上述的脑脓肿相仿，硬膜下脓肿的脓腔在 DWI 和 ADC 图上分别显示为高信号和低信号，表示扩散受限[7]（图 11-3-4）。

硬膜下脓肿并发血栓性静脉炎、静脉窦炎和（或）脑梗死等并发症时，可见相应的 MRI 表现。

【诊断要点】

1. 多有明确化脓性细菌感染的病史。

2. 脓肿好发于颅内硬膜外和硬膜下。

3. CT 平扫：脓腔呈低密度，脓肿壁呈等密度或稍高密度。MR 平扫：脓液 T_1WI 呈低信号，T_2WI 呈高信号，脓肿壁 T_2WI 呈等信号或稍低信号，增强扫描呈内壁光滑完整的环形强化；DWI 序列脓液呈明显高信号。

4. 脑脊液检查：白细胞计数明显增高，可以从脑脊液中检测到相关病原体。

【鉴别诊断】

1. 硬膜下脓肿

（1）颅内硬膜下血肿：硬膜下血肿在不同的时期 MRI 信号表现不同，与脓肿信号特征存在差异，而且硬膜下脓肿时，硬脑膜可有明显的强化，结合 DWI 呈高信号的典型特征可鉴别。

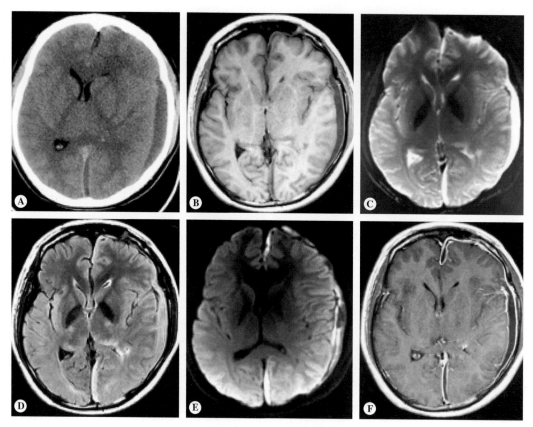

图 11-3-4 颅内硬膜下脓肿

A. CT 平扫显示左侧额、颞部颅骨与脑表面之间及中线大脑镰旁可见跨越颅缝的、较薄的、新月形低密度区，其内表面形态类似脑表面脑回的形态；B. T_1WI 为低信号；C. T_2WI 为较均匀的高信号；D. FLAIR 序列呈高信号；E. DWI 呈高信号（多数为 T_1WI 信号强度略高于脑脊液区域）；F. 增强后显示包膜明显强化

（2）颅内硬膜下积液：两者均表现为硬膜下间隙增宽；硬膜下积液近似脑脊液信号，与脓肿信号特征存在差异，而且硬膜下脓肿时，硬脑膜可有明显的强化，DWI 呈明显高信号，不难鉴别。

2. 硬膜外脓肿

（1）颅内硬膜外血肿：硬膜外血肿患者多数有明显外伤史，可合并脑挫伤、颅内血肿、颅骨或脊柱骨折等表现，通常无感染病史。硬膜外血肿在不同时期的 MRI 信号不同，慢性期可见血肿壁强化，而硬膜外脓肿始终呈 T_1WI 低信号，T_2WI 高信号，DWI 呈典型高信号，不难鉴别。

（2）颅内硬膜外积液：常见于颅脑外伤后慢性硬膜外血肿液化，密度或信号近似脑脊液，局部颅骨无受压变薄，增强扫描邻近脑膜无强化；另外，硬膜外积液罕见。

【研究现状与进展】

MRI、CT 均可用于硬膜外/下脓肿的检查，以 MRI 为首选检查。

MRI 具有高软组织分辨率，其多序列、多模态检查可为化脓性脑膜炎、脑炎、脑脓肿的定位、定性，乃至定量诊断提供大量信息。DWI、MRS 可对化脓性感染的诊断和鉴别诊断及术后评估发挥更大作用，脑脓肿在 DWI 呈高信号，MRS 可探测到特异性代谢产物。CT 因其扫描速度快、费用低，在颅内病变筛查方面可有广泛应用，CT 在显示微小钙化和骨皮质破坏方面优于 MRI。但 CT 的软组织分辨率较低，诊断准确率不如 MRI。

（刘含秋　王卫卫　陈红燕）

参考文献

[1] Kanu OO, Ukponmwan E, Bankole O, et al. Intracranial epidural abscess of odontogenic origin. J Neurosurg Pediatr, 2011, 7 (3): 311-315.

[2] DeVries S. Metastatic epidural bacterial abscess in a 4-year-old boy. JAMA Neurol, 2013, 70 (5): 648-649.

[3] Seto T, Takesada H, Matsushita N, et al. Twelve-year-old girl with intracranial epidural abscess and sphenoiditis. Brain Dev, 2014, 36 (4): 359-361.

[4] Osborn MK, Steinberg JP. Subdural empyema and other suppurative complications of paranasal sinusitis. Lancet Infect Dis, 2007, 7 (1): 62-67.

[5] Salunke PS, Malik V, Kovai P, et al. Falcotentorial subdural empyema: analysis of 10 cases. Acta Neurochir (Wien), 2011, 153 (1): 164-169.
[6] Parmar H, Ibrahim M. Pediatric intracranial infections. Neuroimaging Clin N Am, 2012, 22 (4): 707-725.
[7] Wong AM, Zimmerman RA, Simon EM, et al. Diffusion-weighted MR imaging of subdural empyemas in children. AJNR, 2004, 25: 1016-1021.

第四节 脑室炎

【概述】

化脓性脑室炎（purulent ventriculitis）是脑室炎的一种，其特征为脑室内脓性液体积聚，为化脓性细菌感染所致[1-3]。脑室炎曾称为脑室膜炎（ependymitis）、脑室内脓肿（intraventricular abscess）和脑室积脓（ventricular empyema, pyocephalus）。

化脓性脑室炎的感染原可以通过以下途径进入脑室：①血流感染，远处的化脓性细菌感染，通过血流播散至室管膜下或脉络膜而进入脑室；②直接种植，继发于外伤或外科手术的化脓性细菌感染，如脑室内导管植入时带来的感染；③脑室邻近感染直接扩散，脑室邻近脓肿破入脑室；④脑室外感染的脑脊液回流入脑室，继发于化脓性脑膜炎的化脓性脑室炎很可能是通过此途径而来。

化脓性脑室炎最常见的致病菌为葡萄球菌属（Staphylococcus）细菌[4]，包括金黄色葡萄球菌（Staphylococcus aureus）等；肠杆菌属（Enterobacter）细菌，包括产气肠杆菌（Enterobacter aerogenes）和阴沟肠杆菌（Enterobacter cloacae）等；其他细菌，如大肠埃希菌（Escherichia coli）、肺炎链球菌（Streptococcus pneumoniae）、肺炎克雷伯菌（Klebsiella pneumoniae）、绿脓杆菌（Pseudomonas aeruginosa）和新型隐球菌（Cryptococcus neoformans）等也可能为化脓性脑室炎的致病菌。因大多数化脓性脑膜炎的病原菌是通过脉络膜丛进入脑部的，故大多数的化脓性脑膜炎都有轻度的脑室炎；30%以上的脑膜炎有脑室室管膜炎症，多见于年轻患者，特别是婴儿。近30年来，由于化脓性脑膜炎的医院内感染增多，化脓性脑室炎的发生有所增多。化脓性脑室炎多为隐匿性起病，其临床症状和体征常为发热、头痛、恶心、呕吐、意识障碍和脑膜刺激征。腰椎穿刺行脑脊液化验，可见脑脊液中中性粒细胞计数增高、蛋白含量增高和葡萄糖含量降低；脑脊液中检测到相关病原体可作为确诊依据。

化脓性脑室炎常首发于侧脑室，然后逐渐向其他脑室蔓延，其发病率为0.2%~4%；发生化脓性脑室炎患者常常病情凶险，死亡率高达58%。糖尿病是化脓性脑室炎的主要危险因素之一。实验室检查显示外周血白细胞总数升高，反应蛋白及降钙素原升高；脑脊液中糖水平降低、蛋白水平升高及有核细胞增多，脑脊液培养及涂片可检测到致病菌。

【病理学表现】

化脓性脑室炎最初多发生于侧脑室，一方面由于炎性反应的影响或化脓性物质积聚在这一间隙内易于扩散，炎症累及局部室管膜，脑室内粘连及隔膜形成，导致脑脊液吸收、分泌异常和脑脊液循环障碍，从而引起脑积水，并在脑室内形成感染性分隔小腔。

【影像学表现】

1. CT表现 化脓性脑室炎常能引起脑积水和脉络膜丛扩大，增强前CT扫描，分别显示为脑室扩大和脉络膜丛增大；如有脑室内脓液碎屑沉积，则显示为脑室低下部位，如侧脑室三角区或枕角内，有密度较高的脓液碎屑沉积；增强后CT扫描，除显示脑室扩大和有密度较高的脓液碎屑沉积外，还可显示室管膜强化和扩大的脉络膜丛强化[1,3]（图11-4-1）。

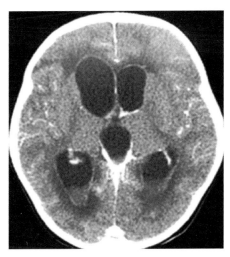

图11-4-1 化脓性脑室炎
增强后CT扫描显示侧脑室和第三脑室扩大、室管膜强化，双侧侧脑室枕角内有密度较高的脓液碎屑沉积（图片由复旦大学附属华山医院陈星荣教授提供，特此感谢）

CT 对于显示室管膜强化和脓液碎屑沉积等不及 MRI 敏感,当 CT 难以确定诊断时,应立即行 MRI 检查。

2. MRI 表现 对化脓性脑室炎的显示和诊断颇有价值[5-7]。MRI 对显示化脓性脑室炎的脑室扩大和脉络膜丛扩大十分敏感,对显示脑室炎所造成的脑室内信号异常也十分敏感,T_1WI,有时可显示脑室低下部位,如侧脑室三角区或枕角内,有信号强度高于脑脊液和低于脑实质的脓液碎屑沉积;增强 T_1WI,还可显示室管膜强化和扩大的脉络膜丛强化;T_2WI,可显示脑室低下部位,有信号强度低于脑脊液和高于脑实质的脓液碎屑沉积;FLAIR,所显示脑室低下部位的脓液碎屑,呈现为信号强度高于脑脊液和脑白质的信号强度;脓液碎屑沉积在 DWI 上显示为高信号,在 ADC 图上显示为低信号(图 11-4-2)。脑室内积脓周围有包膜形成时,则形成脑室内脓肿,表现为局部脑室内信号强度异常;T_1WI 上,其信号强度高于脑脊液和低于脑实质,T_2WI 上,脓肿包膜呈现为低信号,脓腔内脓液呈现为与脑脊液信号强度相仿的高信号;增强 T_1WI,显示脓肿包膜强化。

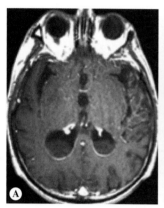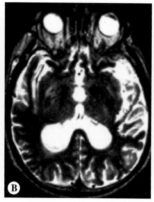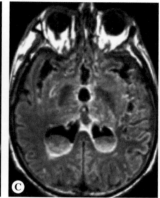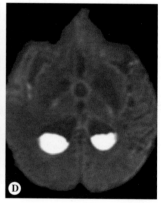

图 11-4-2 化脓性室管膜炎

侧脑室和第三脑室扩大。A. T_1WI 增强显示侧脑室三角区室管膜强化;B. T_2WI 显示侧脑室三角区内的脓液碎屑沉积的信号低于脑脊液;C. FLAIR 序列显示侧脑室三角区内的脓液碎屑沉积的信号强度高于脑脊液;D. DWI 显示侧脑室三角区内的脓液碎屑沉积呈高信号(图片由复旦大学附属华山医院陈星荣教授提供,特此感谢)

MRI 可发现许多脑室炎的并发症,如脑膜炎、脑炎、血管源性或细胞毒性脑水肿、局灶性缺血性损伤(如脑梗死等)、感染性静脉窦血栓形成、硬膜下积液、硬膜下脓肿、硬膜外脓肿和脑脓肿等。如发生这些并发症,MRI 可显示相应的表现。并发脑炎时,增强 T_1WI 常能显示病灶强化;而并发脑水肿时,增强 T_1WI 不能显示病灶强化。

【鉴别诊断】

1. 脑积水 脑室系统扩大,严重时可见间质性脑积水,但脑室为脑脊液密度或信号,增强后脑室壁常无异常强化。

2. 脑室积血 患者常有蛛网膜下腔出血或脑内出血破入脑室病史和影像学表现;MRI 上常常可见液平面,SWI 可见脑室内含铁血黄素沉积,增强后脑室壁无明显强化。

【诊断要点】

1. 多有明确化脓性细菌感染的病史。

2. 病变发生于脑室内。

3. CT 平扫:脑室系统扩大,脑脊液密度增高。MR 平扫:脓液 T_1WI 呈低信号,FLAIR、T_2WI 呈高信号,DWI 上脑室呈高信号或高低混杂信号,增强扫描呈脑室壁可见线性强化。

4. 脑脊液检查:白细胞计数明显增高,可以从脑脊液中检测到相关病原体。

【研究现状与进展】

化脓性脑室炎的影像学检查方法包括超声、CT 和 MRI,其中以 MRI 的诊断价值最高,为化脓性脑室炎诊断的第一线工具。超声主要用于囟门未闭的婴儿。MR 检查中,DWI、FLAIR 和增强扫描是诊断化脓性室管膜炎的重要序列。Hong 等[8]研究认为,脑脓肿破入脑室后,脑室内脓肿与脑脓肿在 DWI 上均表现为高信号,但在相应的 ADC 图上,脑室内脓肿其信号强度是可变的(中到低信号),推测其可能归因于高浓度的大分子、细胞和细胞碎片被脑脊液稀释，相较于 DWI，ADC 图（ADC 值的区域变化）对显示脓液的含量或浓度的细微变化更为敏感。

（刘含秋　王卫卫　王云玲）

参考文献

[1] Fukui MB, Williams RL, Mudigonda S. CT and MR imaging features of pyogenic ventriculitis. AJNR Am J Neuroradiol, 2001, 22（8）: 1510-1516.

[2] Kanamalla US, Ibarra RA, Jinkins JR. Imaging of cranial meningitis and ventriculitis. Neuroimaging Clin N Am, 2000, 10（2）: 309-331.

[3] Lambo A, Nchimi A, Khamis J, et al. Primary intraventricular brain abscess. Neuroradiology, 2003, 45（12）: 908-910.

[4] Fujikawa A, Tsuchiya K, Honya K, et al. Comparison of MRI sequences to detect ventriculitis. AJR, Am J Roentgenol, 2006, 187(4): 1048-1053.

[5] Spanu T, Rigante D, Tamburrini G, et al. Ventriculitis due to staphylococcus lugdunensis: two case reports. J Med Case Rep, 2008, 2: 267.

[6] Marinelli L, Trompetto C, Cocito L. Diffusion magnetic resonance imaging diagnostic relevance in pyogenic ventriculitis with an atypical presentation: a case report. BMC Res Notes, 2014, 7: 149.

[7] Jorens PG, Voormolen MH, Robert D, et al. Imaging findings in pyogenic ventriculitis. Neurocrit Care, 2009, 11（3）: 403-405.

[8] Hong JT, Son BC, Sung JH, et al. Significance of diffusion-weighted imaging and apparent diffusion coefficient maps for the evaluation of pyogenic ventriculitis. Clin Neurol Neurosurg, 2008, 110（2）: 137-144.

第五节　脉络丛炎

【概述】

脉络丛是许多中枢神经系统感染的重要入口[1,2]。结核分枝杆菌、隐球菌和诺卡氏杆菌是引起原发性脉络丛炎的主要感染原。其中结核分枝杆菌和隐球菌引起的中枢神经系统感染多表现为脉络丛炎，而诺卡氏杆菌的颅内感染通常表现为脓肿。大多数感染性病原体侵入中枢神经系统是通过血流传播的。而隐球菌感染的发病机制与结核分枝杆菌感染有许多相似之处，感染都是通过吸入获得的，病原体一旦被吸入，就被控制在肺或淋巴结的水平，可以保持休眠状态。导致疾病的微生物只在包囊菌株中增殖，当感染剂量大到使宿主防御系统不堪重负，或者存在使宿主免疫受损的潜在疾病的情况下，病灶可破裂将杆菌排入脑脊液，引起脑膜炎。类似隐球菌病中，真菌可通过血行播散到达脉络丛，定植于脉络丛，然后进入脑脊液，引起脑膜炎、脑炎或室管膜炎。隐球菌也通过血管周围间隙进入脑实质，在这些空腔内扩张形成本病特有的假性囊性病变。与结核性和隐球菌性颅内感染（通常表现为脑膜炎）不同，诺卡氏杆菌感染最常表现为脑室内脓肿形成。因此，诺卡氏杆菌脉络丛炎更加危险，需要更积极的治疗。原发性脉络丛炎是一种罕见但严重的疾病，早期发现可以在感染进一步扩展到中枢神经系统之前进行干预。神经影像学可观察到不同程度的异常，但是单纯的放射学检查结果并不针对特定的病原体，微生物诊断仍然依赖于临床，包括患者病史、细菌培养或活检；从脑脊液中检测到相关病原体可作为此病的确诊依据。

【病理学表现】

诺卡氏菌是部分不耐酸的分枝杆菌[2,3]。其栖息于土壤中，吸入空气中的杆菌是最常见的感染途径。诺卡氏菌最常见的中枢神经系统感染表现为脑脓肿，大多是孤立病灶，而在约 1/3 的病例中发现了多个病灶，也可以看到脑膜炎、脑肉芽肿、弥漫性实质浸润和脊髓受累，但作为孤立的表现少见。

结核分枝杆菌与真菌可通过血行播散到达脉络丛，定植于脉络丛，然后进入脑脊液，引起脑膜炎、脑炎或室管膜炎。结核分枝杆菌在脉络丛形成结节瘤或结节肉芽肿，破裂进入脑室可发展为脑室内结节瘤。隐球菌的多糖具有阻碍吞噬作用，阻碍白细胞迁移。因此，与结核等其他形式的神经感染相比，隐球菌引起的炎症反应是最小的。同时隐球菌也不释放任何外来毒素，因此很少引起组织坏死。继发性改变如纤维化、钙化、梗死或出血也非常罕见，即便存在也往往是由压迫引起的。

【影像学表现】

1. CT 表现　平扫可显示脉络丛呈单侧或双侧突起。脑积水较为常见，病灶周围可见低密度水肿。增强后，脉络丛明显强化，双边室管膜可有强化，病灶邻近的脑实质可呈环形强化[3]。

2. MR 表现　除了可显示上述特征外，还可以发现脑室内囊性肿块及血管周围间隙扩大。双侧侧脑室脉络膜不对称或双侧突出及脉络丛显著强化是主要特征性影像学表现，但扩大的程度从细微到严重异常不等。虽然 T_1WI 和 T_2WI 上的信号强度是可变的，但增强图像可以通过强化提示脉络丛炎的严重程度。由于炎性室管膜和脉络丛之间的粘连，脑室内形成小的囊腔，炎症反应也容易延伸到脑室壁，邻近的脑实质常出现广泛水肿[4]（图11-5-1）。

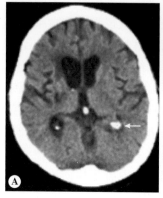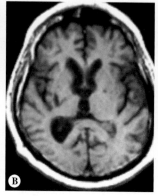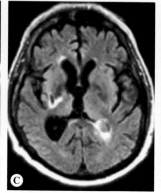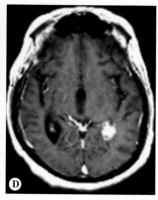

图 11-5-1 脉络丛炎

A. CT平扫显示左侧脉络膜丛钙化；B. T_1WI显示左侧脉络膜丛轻度突起，双侧侧脑室后角内脉络丛不对称；C. FLAIR序列显示明显的室周水肿；D. T_1WI增强显示左侧脉络膜丛明显强化（图片由首都医科大学附属北京佑安医院李宏军教授提供，特此感谢）

【鉴别诊断】

脉络丛肿瘤：尤其是脉络膜丛乳头状瘤和脉络丛癌，其影像学表现与脉络丛炎相似，表现为以脉络丛为中心的肿大、强化肿块伴脑积水。脉络丛癌常表现为肿瘤向实质扩展及周围水肿。在鉴别感染与肿瘤时，DWI可能有所帮助，病变处的高信号提示有感染。虽然实质脓肿表现出扩散受限的特征，但很多病例中受累的脉络丛没有扩散受限。磁共振波谱在诊断特异性局灶性实质病变中也有很高的价值。此外，病史也具有鉴别意义，脉络丛炎进展更为迅速。

【诊断要点】

1. 多有明确病原体感染的病史。

2. CT及MR平扫表现为单侧或双侧侧脑室脉络丛突起，脑积水，侧脑室后角脑室旁水肿，增强可见局部脉络丛异常强化和室管膜异常强化；DWI病变处可有高信号。

3. 脑脊液检查：白细胞计数明显增高，可以从脑脊液中检测到相关病原体。

【研究现状与进展】

CT对于未形成脓肿的病灶检出率较低。MR可以早期发现病变，增强MR、DWI序列及MRS可以对该病的诊断和鉴别诊断发挥重要作用。MR显示的某些特异性征象对于鉴别不同的病原体有一定提示作用，但明确的诊断仍依赖于临床表现及实验室检查。

（刘含秋　王卫卫）

参考文献

[1] Hagiwara E, Nath J. Choroid plexitis in a case of systemic nocardiosis. Emerg Radiol, 2007, 14（5）：337-343.

[2] Mogilner A, Jallo GI, Zagzag D, et al. Nocardia abscess of the choroid plexus: clinical and pathological case report. Neurosurgery, 1998, 43（4）：949-952.

[3] Patronas NJ, Makariou EV. MRI of choroidal plexus involvement in intracranial cryptococcosis. J Comput Assist Tomogr, 1993, 17（4）：547-550.

[4] Kovoor JME, Mahadevanb A, Narayana JP, et al. Cryptococcal choroid plexitis as a mass lesion: MR imaging and histopathologic correlation. Am J Neuroradiol, 2002, 23：273-276.

第六节　李斯特菌病

【概述】

脑李斯特菌病，是脑组织内感染单核细胞性李斯特菌所导致的中枢神经系统病变[1]；其感染途径如下：致病菌首先进入消化道，通过胃肠道血行播散进入中枢神经系统。患者常为免疫力低下的老年人、接受肿瘤治疗患者、移植患者、患糖尿病或肝硬化等慢性消耗性疾病患者、孕妇和新生儿。但一些脑干脑炎的患者常为无易感因素的年轻人。

单核细胞性李斯特菌感染患者最常见的临床表现为胃肠炎、菌血症和脑膜炎。中枢神经系统受累可引起脑膜炎、脑炎或脑干脑炎。有的患者出现脑室扩张、脑出血甚至颈髓受累。临床表现为头痛、发热、恶心、呕吐、局部神经系统症状，部分患者可出现癫痫发作、呼吸无力、定向障碍等。如引起脑干脑炎则患者可出现相应不对称的小脑、延髓、脑桥上部受累的症状。如果病情严重，患者可出现意识障碍甚至昏迷。脑脊液内可发现病原体。

【病理学表现】

李斯特菌可以侵袭如中枢神经系统、妊娠子宫或胎儿等通常抗感染的组织。病菌经胃肠道血行播散或通过脉络丛到达中枢神经系统，并引起脑膜炎[2, 3]。李斯特菌还可通过脑毛细血管内皮细胞（以紧密连接为特征的单层脑血管内皮细胞）到达脑实质。李斯特菌感染的巨噬细胞可能通过大脑中动脉内皮细胞，导致脑炎，进而形成脑脓肿。此外，李斯特菌可通过外周硬脑膜途径侵犯中枢神经系统。而当细菌通过周围神经系统进入中枢神经系统时，感染还会沿着轴突扩散。由于病菌会沿着大脑的白色纤维束传播，形成独特的解剖学特点，从而为影像学早期诊断提供了重要线索。

【影像学表现】

出现头颅CT异常者只占1/4。头颅MR较头颅CT更容易发现颅内病变。影像学表现无特征性。CT可显示侧脑室周围或脑实质白质区的弥漫性低密度灶，MRI为长T_1和T_2信号，不易与脱髓鞘、胶质瘤或缺血性血管疾病区分。增强CT扫描，病灶多呈环形强化。增强MRI可进一步显示病灶内的坏死区，周围水肿明显[3, 4]。

【鉴别诊断】

1. 高级别星形细胞瘤 因常合并囊变、坏死而呈花环形强化，中央坏死常不完全而呈"丝瓜瓤"改变，且环形强化区DWI呈高信号。

2. 脑转移瘤 转移瘤常为多发病灶，多位于皮质或皮质下，易发生坏死和囊变，部分环形强化的病灶内壁不光整，可见附壁结节，周围水肿明显。脑转移瘤好发于中老年人，且多有原发恶性肿瘤病史。

【诊断要点】

1. 多有明确病原体感染的病史。

2. 常规CT、MR检查无特征性。

3. 脑脊液检查：白细胞计数明显增多，可以从脑脊液中检测到相关病原体。

【研究现状与进展】

MRI、CT均可用于李斯特菌颅内感染的诊断，MRI为推荐的检查方法。CT可显示李斯特菌感染引起的颅内脓肿，但对于具体病变诊断价值有限。MRI具有高软组织分辨率，特别是对侵及神经束的病变有很好的显示，对涉及脑干、脊髓的病变也具有很高的诊断价值。MRI的常规序列平扫+增强及DWI等为颅内李斯特菌的诊断鉴别诊断及治疗后随访提供了重要的信息。CT因其扫描速度快、费用低，在筛查是否存在颅内病变可有广泛应用，但CT的软组织分辨率较低，诊断准确率有所欠缺。

（刘含秋　王卫卫　丁　爽）

参 考 文 献

[1] 刘袁媛，张文宏，王冯滨. 重症单核细胞增多性李斯特菌脑膜脑炎1例. 微生物与感染，2011，6（3）：153-157.

[2] 徐德民，武涛，周美宁. 重症脑膜脑炎型李斯特菌病一例. 中国神经免疫学和神经病学杂志，2008，15（5）：392-393.

[3] Karlsson WK, Harboe ZB, Roed C, et al. Early trigeminal nerve involvement in Listeria monocytogenes rhombencephalitis: case series and systematic review. Neurology, 2017, 264（9）: 1875-1884.

[4] Kayaaslan BU, Akinci E, Bilen S, et al. Listerial rhombencephalitis in an immunocompetent young adult. Int J Infect Dis, 2009, 13（2）: e65-e67.

第十二章 脑部病毒性感染

第一节 疱疹病毒属感染

一、单纯疱疹病毒性感染

【概述】

单纯疱疹病毒（herpes simplex virus，HSV）侵入中枢神经系统（CNS）引发一系列炎性改变，以脑实质受累为主时，称为单纯疱疹病毒性脑炎（herpes simplex virus encephalitis，HSVE），是CNS最常见的病毒感染性疾病，国外单纯疱疹病毒性脑炎发病率为（0.4～1）/10万，占所有病毒性脑炎的20%～68%。病毒最常侵犯颞叶、额叶及边缘系统，因其常导致脑实质出血性坏死和（或）变态反应性损害，故也称急性坏死性脑炎或出血性脑炎。

单纯疱疹病毒性脑炎分为新生儿型和成人型。在成人和年龄较大的儿童中，单纯疱疹病毒性脑炎通常累及颞叶和额叶，由1型单纯疱疹病毒引起。在新生儿中，单纯疱疹病毒性脑炎通常由2型单纯疱疹病毒引起，在分娩过程中获得，并有弥漫性脑受累。病毒感染潜伏期平均为6天，范围为2～21天。前驱期症状包括头痛、头晕、恶心、呕吐、咽喉痛、肌痛、全身不适等。单纯疱疹病毒性脑炎多为急性起病，发病后出现超高热，体温可达40～41℃，持续约1周，之后出现一系列神经系统症状，如头痛、恶心、脑膜刺激征；累及脑神经时引发脑神经功能障碍，如眼球协同功能障碍、展神经麻痹等；可引发局灶性神经损害症状，如偏瘫、失语、偏身感觉障碍和共济失调等；患者也可出现部分性或全身性痫性发作；患者可出现精神症状，如呆滞、缄默、幻觉、言语错乱、偏执、烦躁、行为异常等；多数患者可出现意识障碍，如意识模糊、嗜睡、谵妄及精神错乱甚至昏迷。重症患者可因大范围的脑组织坏死、水肿导致颅内高压，形成脑疝甚至导致死亡。

血清学检查显示35%～50%的患者出现中性粒细胞增多，40%出现低钠血症[1]。脑脊液检查显示约90%的患者淋巴细胞增多，25%出现低血糖，70%蛋白水平升高[1]。脑脊液单纯疱疹病毒DNA聚合酶链反应（PCR）是诊断单纯疱疹病毒性脑炎的金标准；发病7～10天后出现抗单纯疱疹病毒IgG抗体具有较高的诊断价值。

【病理学表现】

单纯疱疹病毒性脑炎病理改变包括脑实质水肿、出血、坏死、软化，其中出血性坏死是最重要的病理改变，常呈不对称分布，以颞叶、岛叶、额叶眶回及边缘系统最常受累，也可累及枕叶，也可双侧大脑半球弥漫性受累。镜下神经细胞弥漫性变性、坏死伴出血，灶性坏死的血管周围大量淋巴细胞、浆细胞浸润，胶质细胞增生。神经元及神经胶质细胞核内可见嗜酸性染色的包涵体[2]。

单纯疱疹病毒性脑炎的病理改变大致分为两期。第一期为发病初期，约持续1周，主要表现为不对称的颞叶、额叶炎性改变、水肿，脑回增宽，脑沟变窄，表面脑膜可有充血、渗出，甚至出血坏死软化。第二期为坏死出血期，表现为额叶、颞叶脑实质的灶性或片状出血、坏死。急性期过后，出现胶质增生甚至脑组织萎缩[3]。

【影像学表现】

发病1周内头颅CT多表现正常，其后可见一侧或双侧不对称性颞叶、额叶、岛叶低密度影，可有轻中度占位效应，发生出血时可见高密度影；增强CT扫描可见颞叶、额叶、岛叶脑表面线状强化（图12-1-1）。

病变侵犯颞叶、额叶、岛叶皮质区时，可表现为"刀切征"，其是由于病变不累及基底节区，豆状核常不受侵犯，病变区与豆状核分界清楚，凸面向外，而呈刀切样改变，是本病最具特征性的表现。病变侵犯基底核、丘脑、脑干时则表现为"基底核突显"征[6]。

【诊断要点】

1. 患者有偏盲、偏瘫、失语、眼肌麻痹、共济失调、多动、脑膜刺激征等弥漫性及局灶性脑损害症状，明确的疱疹病毒接触及感染史。

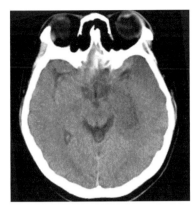

图 12-1-1　单纯疱疹病毒性脑炎（1）

头颅 CT 显示左侧颞叶内侧面、左侧海马旁回片状低密度影

MRI 表现为一侧或双侧不对称性颞叶、额叶、岛叶片状 T_1WI 低信号、T_2WI 高信号，在 FLAR 上呈高信号，边缘模糊，多累及皮质及皮质下白质，多伴出血，可有轻中度占位效应，在 DWI 序列上显示扩散受限，表现为高信号，ADC 值下降（图 12-1-2～图 12-1-4）。增强扫描可表现为病变区脑表面线状或脑回样强化，偶尔也可表现为类环形强化。PWI 上病灶表现为高灌注[4,5]。抗病毒治疗后，患者可出现脑萎缩。

2. 病变多呈不对称分布，多累及一侧颞叶内侧面、额叶眶面，可延续累及扣带回及岛叶，通常不累及基底节区，表现为典型的"刀切征"。

3. T_2WI、FLAIR 序列上表现为皮质及皮质下高信号，T_1WI 上皮髓质分界不清晰，可有轻至中度占位效应。

4. 病原学检查脑脊液单纯疱疹病毒 DNA 聚合酶链反应（PCR）是诊断单纯疱疹病毒性脑炎的金标准；发病 7～10 天后出现抗单纯疱疹病毒 IgG 抗体具有较高的诊断价值。

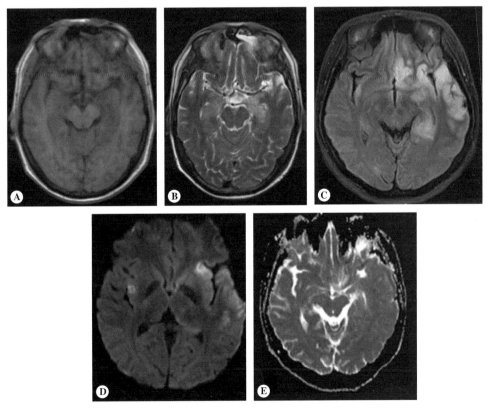

图 12-1-2　单纯疱疹病毒性脑炎（2）

A. T_1WI 上双侧海马区呈片状低信号；B. T_2WI 上双侧海马区呈片状高信号；C. FLAIR 序列上病变呈非对称分布，左侧颞叶、左侧海马、左侧岛叶、左侧额叶眶回可见大片状高信号，右侧仅海马区见小片状高信号；D. DWI 显示病变呈非对称性分布，左侧颞叶、左侧岛叶可见片状高信号，右侧仅海马区见小片状高信号；E. A、C、D 图示上述病变（DWI 序列上高信号区）呈不同程度信号降低

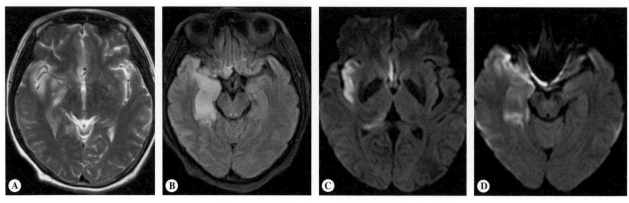

图 12-1-3　单纯疱疹病毒性脑炎（3）

A. T₂WI 显示右侧颞叶、岛叶、海马区斑片状高信号，病变边界不清；B. FLAIR 序列呈高信号；C、D. DWI 显示右侧颞叶、岛叶、海马及右侧丘脑可见斑片状高信号

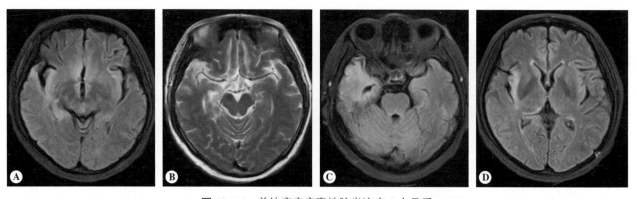

图 12-1-4　单纯疱疹病毒性脑炎治疗 1 个月后

上述患者，单纯疱疹病毒性脑炎治疗 1 个月后。A、C、D. FLAIR 序列：同前相比（图 12-1-3），右侧颞叶、岛叶、海马区斑片状高信号范围明显缩小；B. T₂WI 病变区斑片状高信号范围明显缩小，邻近颞叶脑沟增宽，右侧侧脑室颞角扩张

【鉴别诊断】

1. 肠道病毒性脑炎（enterovirus encephalitis）　夏秋多见，病初为胃肠道症状，影像学主要表现为脑皮质及脑室旁片状低密度影，这与肠道病毒侵犯中枢神经系统造成大脑小动脉、脑膜、室管膜的炎症改变有关，尤其是脑室旁小动脉炎症反应；PCR 检出脑脊液中病毒 DNA。

2. EB 病毒感染（EB virus infection）　脑实质单发或多发性低密度灶，基底节区钙化，交通性脑积水，伴颅内出血、脱髓鞘样改变；脑电图检查主要表现为弥漫性双侧导联连续高幅慢波或 δ 波。

3. 水痘 - 带状疱疹病毒性感染（varicella-zoster virus infection）　头部 CT 显示病灶区白质有多灶性缺血和出血性梗死，多集中在灰白质交界区。DSA 显示大脑中动脉近端呈串珠状狭窄，多由于带状疱疹所致颅内动脉内膜炎引起脑梗死。脑脊液检出水痘 - 带状疱疹病毒抗体，以鉴别此感染。

4. 大脑胶质瘤　额颞叶的恶性胶质瘤出现局部坏死和出血性改变时应注意与单纯疱疹病毒性脑炎相鉴别。脑恶性胶质瘤常伴有明显的出血坏死，CT 及 MRI 显示病变不均匀，占位效应明显[6]。

【研究现状与进展】

1. 单纯疱疹病毒性脑炎的诊断　需密切结合临床情况，出现发热、头痛，伴有精神症状时，要注意与本病相鉴别。

2. 实验室检查　发病 7～10 天后脑脊液检查出抗 HSV IgG 抗体对单纯疱疹病毒性脑炎具有较高的诊断价值[7]。

3. 影像学检查　MRI 是单纯疱疹病毒性脑炎最敏感、最特异的成像方法，尤其是在病程早期，典型表现为中颞叶、眶额叶和岛叶的 T₂WI 不对称高信号病变。DWI 在检测早期病变上展现出诊断优势，表现为扩散受限，但在检测累及丘脑病变上劣于 FLAIR。

4. 神经电生理检查　可以检测到弥漫性放电

异常,或者额颞叶癫痫样放电,可以评估病情的严重程度和预后情况。

参考文献

[1] Sili U, Kaya A, Mert A, et al. Herpes simplex virus encephalitis: clinical manifestations, diagnosis and outcome in 106 adult patients. J Clin Virol, 2014, 60(2): 112-118.

[2] 武红. 脑电图对单纯疱疹病毒性脑炎早期诊断和预后价值. 中国实用神经疾病杂志, 2015, 18(2): 141-142.

[3] 王学义, 邹卿, 蒲涛. 单纯疱疹病毒性脑炎60例临床分析. 四川医学, 2012, 33(8): 1433-1435.

[4] 张岩岩, 李云芳, 王杏, 等. 单纯疱疹病毒性脑炎的CT及MRI表现. 放射学实践, 2014, 29(3): 276-278.

[5] Kataoka H, Ueno S. Herpes simplex virus and acute fulminant disseminated encephalitis with extensive white matter lesions. J Infect, 2009, 59(1): 70-72.

[6] Leib DA. Herpes simplex virus encephalitis: toll-free access to the brain. Cell Host Microbe, 2012, 12(6): 731-732.

[7] Linde A, Klapper PE, Monteyne P, et al. Specific diagnostic methods for herpesvirus infections of the central nervous system: a consensus review by the European Union Concerted Action on Virus Meningitis and Encephalitis. Clin Diagn Virol, 1997, 8(2): 83-104.

二、水痘-带状疱疹病毒性感染

【概述】

水痘脑炎多发生于15岁以下儿童,带状疱疹性脑炎常发生于中老年人,发病均无季节性。中枢神经系统症状与疱疹出现的先后时间不尽相同,多发生在疱疹后数天至数周,也可在发疹之前或发疹期出现,也可发生于无水痘-疱疹患者[1]。

中枢神系统症状包括头痛、呕吐、癫痫发作、意识改变、神经异常及局灶性神经功能缺失症,少数可出现烦躁不安、谵妄甚至昏迷、死亡。累及脑干可出现脑神经麻痹,常伴发热。健康儿童或成人感染多症状轻微,预后良好,而存在免疫功能缺陷或使用免疫抑制剂治疗者感染常出现严重症状,预后不良,甚至死亡[2]。

脑脊液检查可出现单核细胞增多;脑脊液/血清白蛋白比值增高,常提示血脑屏障破坏。病原学检查在病变急性期可以通过脑脊液水痘-带状疱疹病毒DNA PCR检查和(或)鞘内水痘-带状疱疹病毒DNA抗体的检测进行,中枢神经症状出现1~3周时,脑脊液中DNA含量减少,而病毒DNA抗体成为诊断的主要指标。可采用酶联免疫吸附法(ELISA)测定水痘-带状疱疹病毒IgG血清/脑脊液比值帮助诊断。

【病理学表现】

病理显示带状疱疹期间,感觉神经节广泛坏死,神经元结构破坏,表现为多灶坏死性脑脊髓炎、脑实质肿胀、弥漫性炎性反应,吞噬细胞浸润,脑膜血管周围大量淋巴细胞、浆细胞浸润;神经元变性,病灶区神经细胞核内可见嗜酸性包涵体,胶质细胞增生,伴脱髓鞘损害。电镜下包涵体内可见病毒颗粒[3]。

水痘-带状疱疹病毒除了直接侵犯颅内引发脑组织损害外,还可造成颅内不同管径血管的炎性反应,导致相应脑实质的出血性或缺血性改变,多发生于皮质及皮质下灰白质交界区及白质深部灰质核团。

【影像学表现】

头部CT显示多灶缺血性和出血性梗死低密度影,多见于皮质及皮质下白质、深部核团及脑干,增强扫描病变呈脑回样强化[4]。

MRI表现为T_1WI多灶性低信号,T_2WI呈高信号,急性期在DWI上表现为扩散受限,呈高信号,ADC值降低。增强类似CT增强,呈脑回样强化(图12-1-5~图12-1-8)。

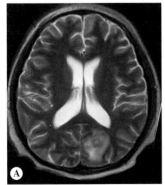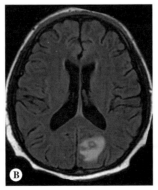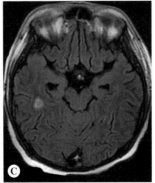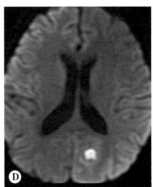

图12-1-5 水痘-带状疱疹性脑炎(1)

A. T_2WI显示左侧枕叶可见斑点状高信号;B、C. FLAIR序列显示左侧枕叶可见斑点状高信号、周围伴大片水肿,右侧颞叶内侧可见斑点状高信号;D. DWI显示左侧枕叶病变呈高信号

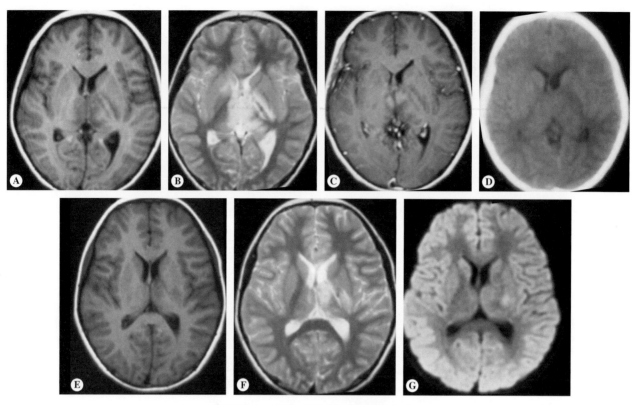

图 12-1-6　水痘-带状疱疹性脑炎（2）

双侧丘脑、基底节区可见多发斑片状、条状异常信号。A.T₁WI 呈低信号；B.T₂WI 呈高信号，右侧侧脑室前角受压；C.T₁WI 增强后部分病灶呈轻度斑片状强化；D.CT 显示上述病灶呈稍低信号至等密度信号，病灶边缘模糊，中线结构略向右移位；E、F. 治疗 3 周后复查，T₁WI、T₂WI 显示病灶范围较前（图 12-1-6A，图 12-1-6B）明显缩小；G.DWI 显示左侧基底节区病灶呈高信号

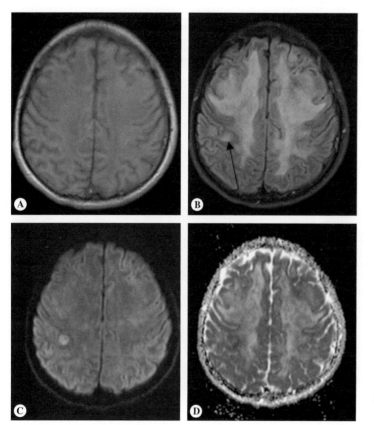

图 12-1-7　水痘-带状疱疹性脑炎（3）

A. T₁WI 显示双侧额顶叶白质区可见弥漫分布的片状稍低信号；B. FLAIR 序列显示双侧额顶叶白质区病变呈稍高信号，右侧顶叶可见一结节状高信号（箭头）；C. DWI，右侧顶叶结节呈稍高信号；D. ADC 图示右侧顶叶结节呈混杂低信号，双侧额顶叶白质区病变 ADC 信号增高

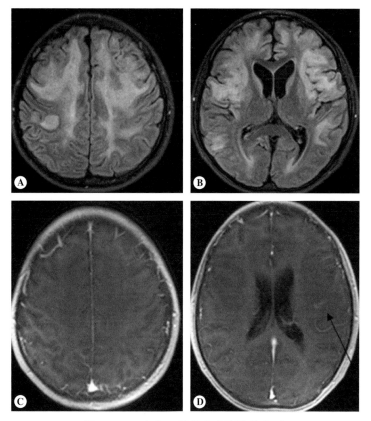

图 12-1-8 水痘-带状疱疹性脑炎（4）

A、B. FLAIR 序列显示双侧额顶颞岛叶皮质下白质区可见多发片状高信号，提示双侧额顶颞岛叶脑回弥漫性肿胀，另于右侧顶叶可见类圆形高信号；C、D. T_1WI 增强显示双侧额顶颞岛叶皮质下白质区病变呈低信号，左侧额叶可见小斑片状强化灶（箭头）

DSA 可显示受累大脑中动脉近端串珠状狭窄，多由带状疱疹所致颅内动脉内膜炎造成。

【诊断要点】

1. 中枢神经系统症状主要为头痛、呕吐、癫痫发作、神经异常、意识改变，少数还有烦躁不安、谵妄甚至昏迷、死亡，常伴发热。

2. 多灶缺血性和出血性梗死灶，多见于皮质和皮质下白质、深部核团及脑干，增强扫描病变呈脑回样强化，增强扫描呈脑回样强化。

3. DSA 可显示大脑中动脉近端呈串珠状狭窄[5]。

4. 血清学检查水痘-带状疱疹病毒 IgG 血清/脑脊液比值升高是诊断本病较常用的检查方法。

【鉴别诊断】

1. EB 病毒感染（EB virus infection） 脑实质单发或多发性低密度灶，基底节区钙化，交通性脑积水，伴颅内出血、脱髓鞘样改变；脑电图检查主要表现为弥漫性双侧导联连续高幅慢波或 δ 波。

2. 单纯疱疹病毒性感染（herpes simplex virus infection） 典型征象为一侧或双侧不对称性颞叶、额叶、岛叶片状异常密度或信号，多累及皮质及皮质下白质，多伴出血，可有轻中度占位效应，在 DWI 序列上显示扩散受限，ADC 值下降。增强扫描可表现为病变区脑表面线状或脑回样强化，偶尔也可表现为类环形强化。病变侵犯颞叶、额叶、岛叶皮质区时，可表现为"刀切征"，此征是由于病变不累及基底节区，豆状核常不受侵犯，病变区与豆状核分界清楚，凸面向外，呈刀切样改变，是本病最具特征性的表现。病变侵犯基底核、丘脑、脑干时则表现为"基底核突显"征。

3. 肠道病毒性脑炎（enterovirus encephalitis） 夏秋多见，病初多有胃肠道症状，影像学主要表现为脑皮质及脑室旁的片状低密度影，这与肠道病毒侵犯中枢神经系统造成大脑小动脉、脑膜、室管膜的炎症改变有关，尤其是脑室旁小动脉炎症反应。

【研究现状及进展】

1. 影像学检查 CT 和 MRI 均可显示异常，后者更敏感。病变为皮质性和深部病变，均发生于灰质和白质及灰白质交界区。大多数病变是缺血性的，但也可能是出血性的。对于缺血性病变的检测,MRI DWI 序列更为敏感,发生于血脑屏障时,病变区域显示 MRI 强化。

2. 血管成像技术 DSA 检查可发现受累大脑中动脉、前动脉存在多处狭窄段。若怀疑血管炎,可以使用 CTA 或 MRA,但比传统的血管造影更不敏感,尤其是远端血管,新的检查方法如高分辨率 MRI(HRMR)越来越多地被采用[6]。

3. 血清学检查 水痘-带状疱疹糖蛋白 IgE 可诊断水痘-带状疱疹性脑炎。

参考文献

[1] 葛蒙梁,金祖余. 抗水痘-带状疱疹病毒药物研究进展. 国外医学:皮肤性病学分册,1996,(06):344-348.

[2] 沈晔,陈建华. 抗水痘-带状疱疹病毒药物的研究进展. 安徽医药,2012,16(1):4-6.

[3] Kennedy PG, Barrass JD, Graham DI, et al. Studies on the pathogenesis of neurological diseases associated with Varicella-Zoster virus. Neuropathol Appl Neurobiol, 1990, 16(4):305-316.

[4] 俞蕙,朱启镕. 水痘-带状疱疹病毒感染的研究现状. 中国计划免疫,2001,7(2):59-62.

[5] 亓俊明,李应光. 水痘-带状疱疹病毒感染治疗的研究近况. 国际皮肤性病学杂志,1996,22(2):83-86.

[6] Grahn A, Studahl M. Varicella-zoster virus infections of the central nervous system. Prognosis, diagnostics and treatment. J Infect, 2015, 71(3):281-293.

三、EB 病毒感染

【概述】

EB 病毒(Epstein-Barr virus,EBV)是引发儿童中枢神经系统病毒感染的常见病原之一。EBV 在自然界中广泛存在,经唾液进行传播,进入人体后破坏 B 淋巴细胞表面的相关受体,激发相应的变态反应,累及脑实质和(或)脑膜导致 EB 病毒性脑炎(Epstein-Barr virus encephalitis,EBE)。

大多数患者出现淋巴结肿大、咽炎、脾大,约 10% 的患者有肝大、黄疸、腭黏膜疹及皮疹。EBE 可累及脑实质的任何区域,以小脑最易受累,患者大多以步态异常起病,严重者可因急性小脑肿胀导致小脑扁桃体疝而死亡。EBE 可致儿童和青年急性偏瘫。脑电图检查主要表现为弥漫性双侧导联连续高幅慢波或 δ 波。EBV 血清学或脑脊液 PCR 检查阳性是诊断本病的金标准,脑脊液检查显示细胞增多,蛋白、葡萄糖含量接近正常。

【病理学表现】

EBV 在咽淋巴组织内繁殖,随后释放入血,进入血液循环到达脑组织和脑膜,引起炎症。

急性 EBE 多为病毒直接侵犯脑组织和脊髓、脑膜、周围神经多个部位的神经轴索,引起脑水肿、出血、血管周围白细胞浸润、胶质细胞增生,也可表现为弥漫性坏死灶和血管周围出血,形成急性出血性白质脑炎,常累及脑干、间脑和小脑。

慢性 EBE 则与病毒引起的自身免疫反应有关,免疫复合物沉积、感染引发炎性反应造成脑组织脱髓鞘改变、血管周围淋巴细胞浸润,其中可见不典型淋巴细胞。

【影像学表现】

CT 显示脑实质单发或多发性低密度灶,伴颅内出血时出现高密度影。MRI 常表现为 T_2WI 上尾状核和壳核对称性高信号,可累及丘脑、皮髓质、脑干、胼胝体压部,DWI 及 ADC 上信号增高或降低[1,2]。MRS 成像显示 NAA 减少,氨基酸和肌醇水平增加(图 12-1-9,图 12-1-10)。

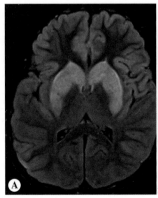
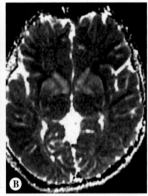
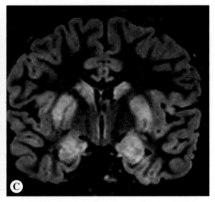

图 12-1-9 EB 病毒性脑炎(1)

A、C. FLAIR 序列显示双侧纹状体(尾状核和壳核)、海马可见对称性斑片状高信号;B. ADC 图示上述病变信号未见降低

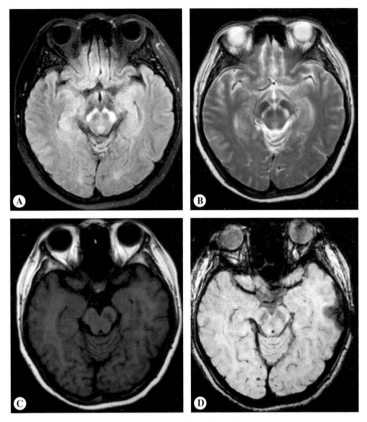

图 12-1-10 EB 病毒性脑炎（2）
A. 双侧大脑脚对称性条状病灶，FLAIR 序列呈高信号；B. T$_2$WI 呈稍高信号；C. T$_1$WI 呈低信号；D. SWI 信号未见异常

【诊断要点】

1. 患者有明确病毒感染病史，多有咽炎、全身淋巴结肿大、肝脾大、皮疹等症状。

2. 影像学检查：CT 表现为非特异性的低密度病灶；MRI 常表现为 T$_2$WI 上尾状核和壳核对称性高信号，可累及丘脑、皮髓质、脑干、胼胝体压部。

3. 实验室检查：嗜异凝集抗体试验阳性、EBV 病毒载量检测阳性及 EBV 特异性抗体阳性。

【鉴别诊断】

EBV 常累及基底节区，因此 EBE 需与其他可引起基底节区异常的疾病相鉴别，临床病史和首发症状对于鉴别有一定帮助。

1. 线粒体脑病（mitochondrial encephalopathy） 线粒体脑病及其他有机酸尿症，影像学表现可见类似 EBE，但是这类疾病常伴进行性精神运动发育迟缓症状，而无其他神经系统缺损症状。

2. 缺血和缺氧损伤（ischemia and hypoxia damage） 缺血和缺氧损伤、一氧化碳中毒或低血糖，需与 EBE 鉴别，病史有益于鉴别，并且这类疾病通常伴有白质弥漫性受累，表现出明显的扩散受限。

3. 静脉窦血栓形成（sinus thrombosis） 同样会造成脑组织肿胀及 DWI 和 ADC 信号变化，MRV 有助于排除诊断[3,4]。

【研究现状与进展】

影像学诊断 EBE 比较困难，MRI 常表现为 T$_2$WI 上尾状核和壳核对称性高信号，但不具特异性。嗜异凝集抗体试验阳性、EBV 病毒载量检测阳性及 EBV 特异性抗体阳性可明确诊断。因此在研究儿童脑炎时应综合使用分子、血清学和影像学技术[5]。

参 考 文 献

[1] 胡东劲，严建春，张卫东. 病毒性脑炎的 CT 诊断. 放射学实践，2001，16（6）：405-407.

[2] 李绍英. 儿童 EB 病毒脑炎 24 例临床分析. 中国实用儿科杂志，2004，19（3）：172-173.

[3] 张明，阳明玉. 儿童 EB 病毒性脑炎研究进展. 医学综述，2010，16（16）：2444-2446.

[4] Spagnolo F, Ceppi D, Cardamone R, et al. Frontotemporal dementia with parkinsonism presenting as posterior cortical atrophy. Mov Disord, 2011, 26（11）：2131-2132.

[5] Hagemann G, Mentzel HJ, Weisser H, et al. Multiple reversible MR signal changes caused by Epstein-Barr virus encephalitis. Am J Neuroradiol, 2006, 27(7): 1447-1449.

四、人类疱疹病毒 6 型感染

【概述】

人类疱疹病毒 6 型（human herpes virus 6, HHV-6）是一种嗜人 T 淋巴细胞的双链 DNA 病毒，属于疱疹病毒 β 亚科。HHV-6 具有显著的嗜淋巴细胞性和嗜神经性，其感染与儿科诸多疾病有关，如器官移植后感染、幼儿急疹等。HHV-6 可侵入中枢神经系统，严重时可造成潜在的永久性损伤甚至危及生命[1]。

血清抗 HHV-6 IgG 和（或）IgM 间接免疫荧光检测是一种广泛应用于 HHV-6 感染诊断的方法。采用 PCR 和逆转录（RT）-PCR 检测病毒核酸已成为血浆、血清和脑脊液标本中 HHV-6 鉴定的首选方法。

【病理学表现】

病毒在急性感染后发生再活化，HHV-6 在宿主唾液腺、肝、淋巴系统、中枢神经系统等各个部位长期潜伏，机体免疫功能低下或抑制时而致病，特别是宿主存在免疫缺陷时；有研究表明，即使宿主免疫功能正常，HHV-6 也有再活化的可能，是因为 HHV-6 感染本身可选择性阻碍树突细胞的成熟及影响一些细胞因子的产生，导致免疫功能抑制[2]。

【影像学表现】

影像学上病灶常位于颞叶内侧及内嗅皮质，尤其易累及海马体与丘脑；与单纯疱疹病毒性脑炎相比，病灶更为局限，并且较少累及岛叶皮质。FLAIR 显示病变清晰。增强检查病变可轻度强化，或无强化。

【诊断要点】

1. 多见于婴幼儿，有明确的病毒接触史及感染史、单核细胞增多症，表现为发热、双侧颈淋巴结肿大，无触痛。

2. 影像学检查：病灶常位于颞叶内侧及内嗅皮质，尤其易累及海马体与丘脑，并且较少累及岛叶皮质。FLAIR 显示病变清晰。增强检查病变可轻度强化，或无强化。

3. 实验室检查：婴幼儿检测抗 HHV-6 IgM 是诊断初期感染的可靠指标。幼儿急疹初期抗体阴性，7 天后抗体滴度开始升高，2 周时方可测得。病毒培养是确诊活动性 HHV-6 感染的方法。血标本中检测到 HHV-6 DNA，支持 HHV-6 的活动性复制[3,4]。

【鉴别诊断】

1. EB 病毒感染（EB virus infection） 脑实质单发或多发性低密度灶，基底节区钙化，交通性脑积水，伴颅内出血、脱髓鞘样改变；脑电图检查主要表现为弥漫性双侧导联连续高幅慢波或 δ 波。

2. 单纯疱疹病毒性感染（herpes simplex virus infection） 典型征象为一侧或双侧不对称性颞叶、额叶、岛叶片状异常密度或信号，多累及皮质及皮质下白质，多伴出血，可有轻中度占位效应，在 DWI 序列上显示扩散受限，ADC 值下降。增强扫描可表现为病变区脑表面线状或脑回样强化，偶尔也可表现为类环形强化。病变侵犯颞叶、额叶、岛叶皮质区时，可表现为"刀切征"，其是本病最具特征性的表现。病变侵犯基底核、丘脑、脑干时则表现为"基底核突显"征。

3. 肠道病毒性脑炎（enterovirus encephalitis） 夏秋多见，病初多有胃肠道症状，影像学主要表现为脑皮质及脑室旁的片状低密度影，这与肠道病毒侵犯中枢神经系统造成大脑小动脉、脑膜、室管膜的炎症改变有关，尤其是脑室旁小动脉炎症反应。

【研究现状与进展】

HHV-6 感染多发生于免疫功能低下患者，也可发生于免疫功能正常的患者，且与中枢神经系统疾病（如脑膜炎、多发性硬化症、颞叶内侧硬化、移植后边缘脑炎等）有关。

HHV-6 中枢神经感染影像学具有特异性分布特点，病灶常位于颞叶内侧及内嗅皮质，尤其易累及海马体与丘脑，并且较少累及岛叶皮质。FLAIR 显示病变清晰。增强检查病变可轻度强化，或无强化。但是需要结合临床症状、血清及脑脊液抗 HHV-6 IgG 和（或）IgM 抗体及病毒 DNA PCR 检查进行诊断[5]。

参考文献

[1] 王楚，詹学．人疱疹病毒 6 型感染的研究进展．儿科药学杂志，

2014, 20 (8): 62-65.
[2] 赵敏, 姜素椿. 人疱疹病毒 6 型研究现状. 传染病信息, 1999, 12 (4): 165, 166.
[3] Hill JA, Venna N. Human herpesvirus 6 and the nervous system. Handb Clin Neurol, 2014, 123: 327-535.
[4] Harberts E, Yao K, Wohler JE, et al. Human herpesvirus-6 entry into the central nervous system through the olfactory pathway. Proc Natl Acad Sci U S A, 2011, 108 (33): 13734-13739.
[5] Caserta MT, Hall CB, Schnabel K, et al. Diagnostic assays for active infection with human herpesvirus 6 (HHV-6). J Clin Virol, 2010, 48 (1): 55-57.

五、猴 B 病毒感染

【概述】

猴 B 病毒又称猴疱疹病毒 1 型，属于疱疹病毒科，α 疱疹病毒亚科，和人类单纯疱疹病毒 1 型（herpes simplex virus 1, HSV-1）及人类单纯疱疹病毒 2 型（herpes simplex virus 2, HSV-2）同为单纯疱疹病毒属的成员。猴 B 病毒在猿猴间自然感染，亚洲地区的猕猴是这种病毒的天然宿主，该病毒是非人灵长类动物携带的最具潜在危险的人兽共患病毒，可以引起人和猴共患的烈性传染病。猴 B 病毒主要是经由被感染的猕猴咬伤及抓伤传染给人类，而空气飞沫传染不是很重要的传染途径。

被感染的猿猴仅有单纯口腔疱疹，而人类被感染猴咬伤或抓伤，则会引发猴 B 病毒症，潜伏期 2～30 天，受伤部位局部区域疼痛、发红、肿胀，出现疱疹，有渗出物，常并发淋巴管炎和淋巴结炎，接着出现上行性脊髓炎或脑脊髓炎的症状，绝大部分在发病后 3 周内死亡，少部分急性期治愈患者需长期服用有效抗病毒药物[1,2]。

猴 B 病毒对人类的致病作用远比对猴强。病毒感染后潜伏期为 2 天至 10 年，一旦发病则病情严重。人类感染猴 B 病毒主要是由于直接接触猴的感染性唾液或组织培养物，如被感染猴咬伤、抓伤，或实验室操作污染等。

诊断方法包括酶联免疫分析、聚合酶链反应（PCR）、蛋白印迹等。PCR 对血清学样本的特异度和敏感度现已接近 100%。对于有症状的患者，应对其皮肤伤口进行病毒培养。实验室检查中脑脊液可分离出 B 病毒，脑脊液可检测到 B 病毒特异性抗体与抗原，B 病毒核酸检测阳性。

【病理学表现】

猴 B 病毒机制和 HSV 相似，初次的病毒复制发生在黏膜感染部位，通过神经轴突运输至感觉神经元，潜伏在感觉神经节中，在潜伏期，病毒不再复制。B 病毒可以从潜伏状态激活，通过神经元轴索传至黏膜上皮细胞重新复制。B 病毒可导致脑实质肿胀、淋巴细胞性脑膜炎，淋巴细胞聚集在血管周围，形成血管套袖，常伴广泛出血。炎症累及范围较大，可累及大脑半球、小脑、脑干及脊髓。

【影像学表现】

CT 对于早期 B 病毒脑炎检出率很低。MRI 上病变表现为 T_1WI 低信号、T_2WI 高信号，病变累及范围广，常累及大脑半球、小脑、脑干及脊髓。

【诊断要点】

1. 猴 B 病毒的接触史及感染史。
2. 影像学检查：病变表现为 T_1WI 低信号、T_2WI 高信号，病变累及范围广，常累及大脑半球、小脑、脑干及脊髓。
3. 实验室检查：脑脊液可分离出 B 病毒，脑脊液可检测到 B 病毒特异性抗体与抗原。

【鉴别诊断】

1. 急性播散性脑脊髓炎（acute disseminated encephalomyelitis） 急性播散性脑脊髓炎病毒感染或疫苗接种后数天或数周发病，病理基础为累及脑白质的脱髓鞘改变，表现为脑白质不对称的多发点片状病灶，病灶中心可出现坏死灶及偶见的小出血灶，也可同时累及皮质、脑干或基底节区，急性期可有灶周水肿及病灶的明显增强。

2. 单纯疱疹病毒性脑炎（herpes simplex encephalitis） 典型征象为一侧或双侧不对称性颞叶、额叶、岛叶片状异常密度或信号，多累及皮质及皮质下白质，多伴出血，可有轻中度占位效应，在 DWI 序列上显示扩散受限，ADC 值下降。增强扫描可表现为病变区脑表面线状或脑回样强化，偶尔也可表现为类环形强化。病变侵犯颞叶、额叶、岛叶皮质区时，可表现为"刀切征"，其是本病最具特征性的表现。病变侵犯基底核、丘脑、脑干时则表现为"基底核突显"征[3,4]。

【研究现状及进展】

目前国内外报道显示本病发病率较低，多见

于病例报道，现有的影像学检查方法对本病的诊断尚处初步研究阶段，诊断需综合临床病史、症状及实验室检查等。

（夏　爽　王绍舟　刘　强）

参考文献

[1] 本藤良，谷仁烨. 猿猴疱疹B病毒感染. 日本医学介绍，2006，27（9）：398.

[2] 李晋文，向志光. 简析猴B病毒在人类的致死性. 中国比较医学杂志，2017，27（9）：98-103.

[3] 李晓波，贺争鸣. 猴B病毒检测技术研究与应用进展. 实验动物科学，2007，24（4）：59-62.

[4] Davenport DS, Johnson DR, Holmes GP, et al. Diagnosis and management of human B virus（Herpesvirus simiae）infections in Michigan. Clin Infect Dis, 1994, 19（1）：33-41.

第二节　Papova 病毒性感染

【概述】

乳多空病毒科由乳头状瘤病毒、多形瘤病毒、空泡病毒3个病毒名称的第一个字组成。英文的"Papova"相应地由"Papilloma""Polyoma""Vacuolating agent"3个病毒名称的前2个字母构成。

人乳头状瘤病毒（papilloma virus, HPV）是在人和动物中分布广泛的一种嗜上皮性病毒，常诱发人类良性肿瘤和疣，如人类寻常疣、尖锐湿疣及乳头状瘤。多形瘤病毒（polyoma virus）又称鼠耳下肿瘤病毒。猿猴空泡形病毒（vacuolating agent）是在人类和猴子中都发现的致瘤病毒。

HPV在引起中枢神经系统症状前常有皮肤症状，如皮疹、疣等，起病时症状常较轻微，以头痛、发热为主，部分患者可有其他神经损害症状。确诊需脑脊液内检出HPV[1,2]。

【病理学表现】

乳头状瘤病毒可转化鳞状上皮或黏膜的基底层细胞，在宿主体内引起肿瘤，角化过度伴角化不全，棘层肥厚，呈外生性乳头瘤样增生。棘层上部和颗粒层内见灶状空泡化细胞，基底膜完整。纤维乳头状瘤病毒既可转化皮肤角质细胞，又可转化真皮成纤维细胞，而其他乳头状瘤病毒则不能转化成纤维细胞[3]。

【影像学表现】

颅脑CT、MRI（包括增强MRI）对于病变检出率低，常无阳性发现。脑脊液病毒载量很高时，血脑屏障可被破坏，出现局灶性强化。病变呈斑片状，常累及额顶叶皮质，FLAIR敏感显示病变，呈高信号，病变无强化或轻度强化（图12-2-1，图12-2-2）。

【诊断要点】

1. 有病毒相关接触史及感染史，发生黏膜表面感染和皮肤感染。

2. 影像学检查常无异常表现，也可以表现为斑片状，常累及额顶叶皮质，FLAIR敏感显示病变，呈高信号，病变无强化或轻度强化。

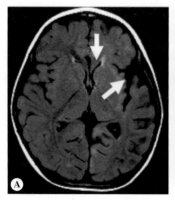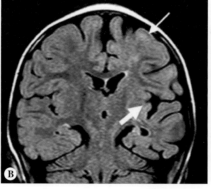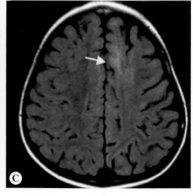

图 12-2-1　人乳头状瘤病毒脑炎（1）

A. FLAIR序列显示胼胝体膝部、左侧外侧裂周围萎缩，邻近脑沟增宽；B. FLAIR序列显示左侧额叶（细箭头）、左侧岛叶（粗箭头）信号增高；C. FLAIR序列显示左侧额叶多发斑片状稍高信号（细箭头）

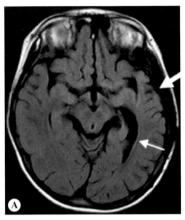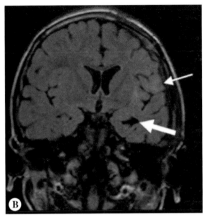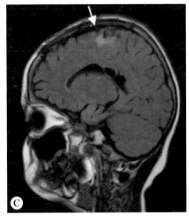

图12-2-2 人乳头状瘤病毒脑炎（2）

A. FLAIR序列可见左侧大脑半球皮质萎缩（粗箭头），左侧侧脑室颞角扩大（细箭头）；B. FLAIR序列可见左侧侧脑室颞角扩大（粗箭头），左侧外侧裂周围额叶皮质下可见斑片状稍高信号（细箭头）；C. FLAIR序列显示左侧额叶皮质下斑片状稍高信号（细箭头）

3. 病原学检查：根据不同标本采用点杂交或原位杂交检测HPV DNA；应用重组技术表达抗原检测患者血清中IgG抗体，或抗原免疫动物制备免疫血清或单克隆抗体检测组织或局部黏液中HPV抗原[4]。

4. 病理镜检：取疣状物制作组织切片或采集生殖道局部黏液涂片，光镜下观察到特征性空泡细胞或角化不良细胞和角化过度细胞，可初步判断HPV感染。

【鉴别诊断】

单纯疱疹病毒性脑炎：典型征象为一侧或双侧不对称性颞叶、额叶、岛叶片状异常密度或信号，病变多累及皮质及皮质下白质，多伴出血，可有轻中度占位效应，在DWI序列上显示扩散受限，ADC值下降。增强扫描可表现为病变区脑表面线状或脑回样强化，偶尔也可表现为类环形强化。病变侵犯颞叶、额叶、岛叶皮质区时，可表现为"刀切征"，其为本病最具特征性的表现。病变侵犯基底核、丘脑、脑干时则表现为"基底核突显"征。

【研究现状与进展】

目前现有影像学检查对本病无特异性诊断价值，需与病史、临床症状及实验室检查结合综合分析进行诊断。

（夏　爽　王绍舟　付子奥）

参 考 文 献

[1] Amalfitano A, Martin LG, Fluck MM. Different roles for two enhancer domains in the organ and age specific pattern of polyomavirus replication in the mouse. Mol Cell Biol, 1992, 12（8）：3628-3635.

[2] de La Roche Saint André C, Mazur S, Feunteun J. Viral genomes maintained extrachromosomally in hamster polyoma virus induced lymphomas display a cell specific replication in vitro. J Virol, 1993, 67（12）：7172-7180.

[3] Andrews DW, Gupta J, Abisdris G. Evidence that the middle T antigen of polyomavirus interacts with the membrane skeleton. Mol Cell Biol, 1993, 13（8）：4703-4713.

[4] Baker TS, Newcomb WW, Olson NH, et al. Structures of bovine and human papillomaviruses. Analysis by cryoelectron microscopy and three-dimensional image reconstruction. Biophys J, 1991, 60（6）：1445-1456.

第三节　黄病毒感染

【概述】

黄病毒是指通过吸血节肢动物（蚊、蜱、白蛉等）传播疾病的病毒，主要包括乙型脑炎病毒、登革病毒、黄热病毒、森林脑炎病毒、西尼罗病毒、墨累山谷脑炎病毒等。黄病毒进入脑部引起的炎症性疾病即为黄病毒脑炎（flavivirus encephalitis）。在我国主要的黄病毒有流行性乙型脑炎病毒、登革病毒和森林脑炎病毒。流行性乙型脑炎病毒引起的乙型脑炎已在第八章第一节介绍，故此处不再叙述。多见于非洲、欧洲、北美、中亚地区的西尼罗病毒将在本节第二部分介绍，多见于澳大利亚的墨累山谷脑炎病毒将在本节第三部分介绍。

一、常见黄病毒感染

登革病毒（dengue virus, DENV）以伊蚊为主要传播媒介，在我国多见于南方地区，可引起登革热、登革出血热、登革休克综合征。登革病毒感染者中中枢神经系统受累相对少见，中枢神经系统病变可为继发于肝肾功能不全、低血压的脑病，也可为病毒直接侵犯所致的脑炎，还可能为免疫复合物介导的血管炎和脱髓鞘病变。通过检测脑脊液中抗DENV IgM抗体、病毒RNA或非结构蛋白1（NS1）确诊。

森林脑炎病毒（forest encephalitis virus）以蜱为传播媒介，故又称蜱传脑炎病毒（tick-borne forest encephalitis virus, TBFEV），可引起森林脑炎，春夏季发病为主，多见于俄罗斯和我国东北、西北林区。多数患者表现为隐性感染，少数患者经过1～2周的潜伏期后突然出现高热、头痛、恶心、颈项强直、意识障碍、肢体瘫痪等症状，重症者可因延髓麻痹而出现呼吸循环衰竭甚至死亡。感染后可获得持久免疫力。通过血清学或脑脊液分离出TBFEV或检测出特异性IgM或IgG抗体进行确诊[1]。

黄热病毒（yellow fever virus）以伊蚊为主要传播媒介，可引起黄热病，多见于非洲、南美洲。患者可出现高热、头痛、黄疸、蛋白尿、相对缓脉和出血等症状，中枢神经系统症状多为由于病情严重而出现的癫痫或肝性脑病，影像学检查无明显异常。

【病理学表现】

登革病毒感染多为全身多系统受累，可见肝、肾、心、脑的退行性变。中枢神经系统受累者可见蛛网膜下腔出血和脑实质灶性出血、脑水肿及脑软化。

森林脑炎病理改变广泛，灰质、白质、脑膜均可受累，多为炎性渗出性改变，表现为出血、充血、血管周围淋巴细胞套状浸润，神经细胞变性、坏死，胶质细胞增生，也可见退行性病变。

【影像学表现】

登革脑炎：脑实质内呈单发或多发斑片状影，CT上多为低密度，MRI平扫显示T_1WI低信号或等信号、T_2WI高信号，FLAIR呈高信号，DWI和ADC呈扩散受限改变，轻度强化，SWI有时可见病灶内出血。病变多累及小脑、基底节区、内囊、脑干等部位[2]。

森林脑炎：CT多表现为低密度斑片状病灶，一般无强化或轻度强化。MRI平扫显示T_1WI低信号或等信号、T_2WI高信号，FLAIR呈高信号，DWI和ADC呈扩散受限改变，无强化或轻度强化。病灶多见于基底节区、丘脑[3,4]。

【诊断要点】

1. 患者有相应的蚊虫叮咬史，潜伏期可出现流感样症状，随后出现高热、意识障碍、惊厥甚至肢体瘫痪症状。

2. 影像学检查：MRI平扫显示脑实质内呈单发或多发斑片状T_1WI低信号、T_2WI高信号，FLAIR呈高信号。病灶于DWI及ADC均呈高信号，多为基底节区、丘脑、小脑等处受累。

3. 实验室检查：检测到病毒特异性IgM、IgG抗体，RT-PCR扩增发现病毒核酸序列均可确诊。

【鉴别诊断】

MRI鉴别诊断包括丘脑梗死、肿瘤、Wilson病和Wernicke脑病。虽然MRI检查在双侧大脑脚、丘脑和基底节区也可发现异常信号改变，但它们都有各自的影像学特征，如肿瘤一般包括原发肿瘤和转移瘤，大多数肿瘤会出现周围脑组织水肿，占位效应明显，转移瘤一般有原发灶。增强扫描常发现异常强化征象。Wernicke脑病患者双侧丘脑和脑干对称性病变以第三脑室和中脑导水管周围对称性T_2WI高信号为特征，乳头萎缩是Wernicke脑病急性期的典型表现。Wilson病以双侧对称基底节区、小脑齿状核、内囊和丘脑受累为主要特征，T_2WI上苍白球的特征性低信号是其特征性表现，同时可见角膜K-F环。结合临床表现、实验室检查，Wilson与黄病毒脑炎相鉴别。但几种黄病毒脑炎的影像学表现缺乏特异性，鉴别还需结合临床表现和实验室检查。

【研究现状与进展】

MRI DWI可呈现出丘脑从点状到均匀、从左向右的特征性改变，并伴有低表观扩散系数，提示黄病毒可能首先影响一侧丘脑，再向另一侧扩散，其特征模式由点状到均匀，与细胞毒性水肿的表现相一致[5]。

黄病毒感染中枢神经系统后可出现神经元功能障碍，代谢降低，^{18}F-FDG PET/CT 检查可见 ^{18}F-FDG 摄取降低。PWI 可显示病灶区域局部脑血流量减少。

参考文献

[1] 杨艳, 杜彦丹. 蜱传脑炎研究进展. 中华流行病学杂志, 2016, 37(10): 1435-1438.

[2] Hegde V, Aziz Z, Kumar S, et al. Dengue encephalitis with predominant cerebellar involvement: report of eight cases with MR and CT imaging features. Eur Radiol, 2015, 25(3): 719-725.

[3] Zawadzki R, Garkowski A, Kubas B, et al. Evaluation of imaging methods in tick-borne encephalitis. Pol J Radiol, 2017, 82: 742-747.

[4] Pichler A, Sellner J, Harutyunyan G, et al. Magnetic resonance imaging and clinical findings in adults with tick-borne encephalitis. J Neurol Sci, 2017, 375: 266-269.

[5] Arahata Y, Fujii K, Nishimura T, et al. Longitudinal magnetic resonance imaging changes in Japanese encephalitis. Brain Dev, 2019, 41(8): 731-734.

二、西尼罗病毒感染

【概述】

西尼罗病毒进入脑部引起的，通过蚊虫传播的炎性疾病称为西尼罗病毒脑炎。西尼罗病毒于1937年在非洲乌干达西尼罗河地区被首次发现并因此得名[1-4]。在中国到目前为止还没有在动物体内发现西尼罗病毒，也没有西尼罗病毒感染病例。

西尼罗病毒为 RNA 病毒，病毒大小约为 40nm。鸟类是主要的宿主，病毒在鸟类—蚊子—鸟类的循环中维持和扩大传播。人类和其他脊椎动物，如马，是偶然的宿主，被认为在传播周期中起着次要的作用。此外，病毒也可以通过输血或器官移植在人与人之间传播，但人与人之间的接触不会导致疾病的传播。它属于黄病毒科。主要通过血清学及脑脊液中 IgM 抗体或脑脊液核酸扩增试验阳性确诊[1-4]。

【病理学表现】

西尼罗病毒性脑膜炎患者可能存在局灶性脑神经或延髓损伤，有些患者由于脊髓前角细胞损伤而出现肢体急性瘫痪（弛缓性瘫痪），并伴有腱反射消失或减弱，膀胱功能障碍。部分患者可能有特殊的临床症状，如帕金森综合征、症状性肌痉挛、弛缓性瘫痪等，提示与其基底节、丘脑、脑桥和前角细胞的病毒侵袭和损伤有关[5]。

【影像学表现】

1. CT 表现 通常无明显异常。

2. MR 表现 MR FLAIR 及 T_2WI 通常表现为灰质、白质、小脑、基底节区、丘脑及内囊、脑桥、中脑区边界欠规则的斑片状高信号影，或仅白质、放射冠、内囊的 DWI 扩散受限。病变也可累及脑膜、脊髓、马尾、神经根。有的病例也可无异常表现[5]。

【诊断要点】

1. 患者出现高热、剧烈头痛（以额部和眶后为剧）、颈项强直、肌阵挛、抽搐、平衡障碍和步态失常、静止性和动作性震颤或抽搐、性格或行为改变和昏迷等重症临床症状。

2. 病变在 T_2WI/FLAIR 成像上表现为边界欠规则的斑片状高信号影，病变无强化，在 DWI 上扩散受限。病灶也可累及中脑、胼胝体、颞叶、小脑、脊髓等部位。

3. 实验室检查可检测到病毒特异性 IgM、IgG 抗体；或 RT-PCR 扩增发现病毒 RNA。

【鉴别诊断】

单纯疱疹病毒性脑炎典型征象为一侧或双侧不对称性颞叶、额叶、岛叶片状异常密度或信号，多累及皮质及皮质下白质，多伴出血，可有轻中度占位效应，在 DWI 序列上显示扩散受限，ADC 值下降。增强扫描可表现为病变区脑表面线状或脑回样强化，偶尔也可表现为类环形强化。病变侵犯颞叶、额叶、岛叶皮质区时，可表现为"刀切征"，其是本病最具特征性的表现。病变侵犯基底核、丘脑、脑干时则表现为"基底核突显"征。

【研究现状与进展】

西尼罗病毒脑炎影像学检查无特异性，可表现正常或仅 DWI 出现异常，也可表现为受累部分在 T_2WI 和 FLAIR 上呈现高信号。病灶分布无倾向性。因此诊断时需结合病史、临床症状、实验室检查进行综合考虑。

参考文献

[1] 粟秀初. 西尼罗病毒性脑炎. 世界核心医学期刊文摘: 神经病学分册, 2006, 2(6): 1, 2.

[2] 靳寿华, 张海林. 西尼罗病毒的研究进展. 中国病原生物学杂志,

[3] Turell MJ, Dohm DJ, Sardelis MR, et al. An update on the potential of north American mosquitoes (diptera: culicidae) to transmit west nile virus. J Med Entomol, 2005, 42 (1): 57-62.
[4] Hayes EB, Sejvar JJ, Zaki SR, et al. Virology, pathology, and clinical manifestations of west nile virus disease. Emerg Infect Dis, 2005, 11 (8): 1174-1179.
[5] Ali M, Safriel Y, Sohi J, et al. West nile virus infection: MR imaging findings in the nervous system. Am J Neuroradiol, 2005, 26 (2): 289.

三、墨累山谷脑炎病毒感染

【概述】

墨累山谷脑炎病毒进入脑部引起的炎症性疾病即为脑部墨累山谷脑炎病毒感染。墨累山谷脑炎主要发生于澳大利亚新南威尔士地区的墨累山谷地区和维多利亚地区，本病的主要传播媒介是库蚊。此外，从伊蚊、三带喙库蚊和尖音库蚊中分离出病毒。大水鸟（如苍鹭、白鹭等）是病毒的主要扩散宿主，哺乳动物（如兔和大袋鼠）对维持病毒的循环也起了很重要的作用。病毒越冬机制及继续流行的起源尚不清楚。即使在澳大利亚的热带地区，本病的全年流行也不多见，实验研究表明，本病毒在埃及伊蚊可经卵传播[1]。

墨累山谷脑炎可通过检测血清中特异性IgM和IgG抗体或通过PCR检测墨累山谷脑炎病毒确诊。

【病理学表现】

墨累山谷脑炎病毒可在许多脊椎动物及蚊子细胞中繁殖，在原代鸡胚细胞和传代猪肾细胞、猴肾细胞及田鼠肾细胞中可形成空斑，在原代鸡胚纤维细胞中加入含有Fc受体的巨噬细胞可促进病毒生长。各种途径接种新生小鼠均可致病。本病的发病机制与流行性乙型脑炎相似[2]。

【影像学表现】

MRI在T_2加权图像上表现为丘脑高信号，可累及红核、黑质和颈髓。这些发现先于血清学诊断，与流行性乙型脑炎相似。在合适的背景下，丘脑T_2WI高信号提示黄病毒感染[3]。

【诊断要点】

1. 患者来自疫区，发病前2周曾与墨累山谷脑炎病毒感染者密切接触。

2. 影像学检查：MRI在T_2加权图像上表现丘脑高信号，可累及红核、黑质和颈髓。

3. 实验室检查：可通过检测病毒特异性IgM、IgG抗体或通过RT-PCR扩增发现病毒RNA确诊。

【鉴别诊断】

流行性乙型脑炎：又称日本脑炎，是乙型脑炎病毒引起的中枢神经系统的急性传染病。该病以儿童为主，呈地方性及季节性。MRI T_1WI在中脑、丘脑、基底节区可见低信号或混杂信号病变，T_2WI及FLAIR上病灶呈高信号。

【研究现状与进展】

墨累山谷脑炎的影像学表现的报道较少，研究表明MR可以用于观察病变的范围和严重程度，但确诊仍需结合疫区生活史、临床症状及实验室相关检测。

（夏　爽　付子奥）

参考文献

[1] Evans IA, Hueston L, Doggett SL. Murray Valley encephalitis virus. N S W Public Health Bull, 2009, 20 (11/12): 195.
[2] Lee E, Lobigs M. Mechanism of virulence attenuation of glycosaminoglycan-binding variants of Japanese encephalitis virus and Murray Valley encephalitis virus. J Virol, 2002, 76 (10): 4901-4911.
[3] Einsiedel L, Kat E, Ravindran J, et al. MR findings in Murray Valley encephalitis. Am J Neuroradiol, 2003, 24 (7): 1379-1382.

第四节　尼帕病毒感染

【概述】

尼帕病毒性脑炎是由副黏病毒科亨尼帕病毒属的尼帕病毒（Nipah virus，NiV）引起的一种人畜共患传染病。尼帕病毒是20世纪90年代末在马来西亚霹雳州尼帕村死亡病例中分离出来的一种人兽共患的新型病毒。该病毒主要发现于东南亚的马来西亚、孟加拉国及其周边地区，对蝙蝠不致病，对猪有一定的致病性，对人的致病力很强。尼帕病毒可引起动物和人类严重脑炎和呼吸系统疾病，发病率和死亡率都很高，人感染尼帕病毒后病死率达40%～70%。尼帕病毒被列为最危险的生物安全4（P4）级病原。人类的潜伏期为4天到2个月。患者表现为发热、头痛、头晕和呕吐，甚至发展为严重脑炎。神经系统受累多样且呈多灶性，包括无菌性脑膜炎、弥漫性脑炎和局灶性脑干受累。小脑症状相对较常见。患者也可出现精神症状，包括抑郁和性格变化等，也可出现持续的认知障碍等[1,2]。

尼帕病毒感染可通过检测到病毒特异性 IgM 抗体或 RT-PCR 扩增发现病毒核酸序列确诊。

【病理学表现】

尼帕病毒感染可以涉及身体的所有系统。尼帕病毒感染的基本病理变化是多器官血管炎和内皮细胞炎症。中枢神经系统感染表现出广泛和扩散的小坏死病灶。术后检查显示，脑是受感染最严重的器官，灰质、白质、基底神经节、小脑、脑干、脊髓可能被侵入，也可涉及肺、心脏、肾等其他器官。可在中枢神经系统组织中检测到尼帕病毒抗原，尤其是血管内皮细胞和实质细胞。在其他组织中也可以检测到少量的病毒抗原。血管炎主要发生于小动脉、毛细血管、小静脉，表现为血管壁坏死，白细胞、单核细胞等炎性细胞血栓形成和浸润。尼帕病毒感染引起患者死亡的主要原因是受病毒感染的神经细胞大量死亡，脑组织出现广泛的局灶性梗死。

【影像学表现】

在病变的急性期和后期，MRI 显示病灶多位于脑实质周边区域（皮质下）、基底池周围、脑干、灰白质交界区及脑室周围区域，直径 2～7mm 的多发小灶性病变，呈圆形或类似条状，T_2WI 及 FLAIR 呈高信号，病变周围无水肿。即使出现整个脑实质广泛播散性病灶，也很少出现较大团块状病灶，接近一半的患者出现大脑皮质损伤。病变晚期，部分患者可见陈旧性出血表现。FLAIR 序列上蛛网膜下腔无高信号改变。急性期增强扫描显示病变无强化，也无明显脑膜强化。主要病理表现为血管炎引起的血栓形成，进而引起整个大脑广泛的微梗死形成。部分患者在病变急性期和后期 MRI 表现无明显差异，而复发性和迟发性脑炎在 MRI 上皮质可出现明显的融合病变，表明复发性和迟发性尼帕病毒性脑炎的 MRI 表现和早期尼帕病毒性脑炎有明显差异（图 12-4-1）[2]。

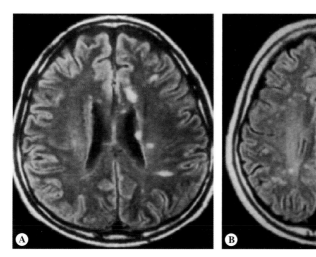

图 12-4-1 尼帕病毒感染
A、B. FALIR 序列显示双侧额叶、顶叶大脑皮质下和侧脑室周围深部白质多发不规则高信号病灶

【诊断要点】

1. 患者来自疫区，发病前 2 周曾与猪或尼帕病毒感染者密切接触，或曾食用可能被果蝠污染的食物等。

2. 患者有发热、眩晕、头痛、呕吐、不同程度的意识模糊和明显的脑干功能失调等症状。

3. 影像学检查：急性期及后期 MRI 表现为大脑皮质下和白质深部等部位多发小灶性病变，T_2WI 及 FLAIR 呈高信号；复发性和迟发性病毒性脑炎表现为连续的皮质受损。

4. 实验室检查：可通过检测到尼帕病毒特异性 IgM、IgG 抗体或 RT-PCR 扩增发现病毒核酸序列确诊。

【鉴别诊断】

尼帕病毒性脑炎影像学表现多样,应与其他病毒性脑炎、脑梗死、多发性硬化等相鉴别。

1. 单纯疱疹病毒性脑炎 典型征象为一侧或双侧不对称性颞叶、额叶、岛叶片状异常密度或信号,多累及皮质及皮质下白质,多伴出血,可有轻中度占位效应,在DWI序列上显示扩散受限,ADC值下降。增强扫描可表现为病变区脑表面线状或脑回样强化,偶尔也可表现为类环形强化。病变侵犯颞叶、额叶、岛叶皮质区时,可表现为"刀切征",其是本病最具特征性的表现。病变侵犯基底核、丘脑、脑干时则表现为"基底核突显"征。

2. 流行性乙型脑炎 又称日本脑炎,是乙型脑炎病毒引起的中枢神经系统急性传染病。该病以儿童为主,呈地方性及季节性。MRI T_1WI 在中脑、丘脑、基底节区可见低信号或混杂信号病变,T_2WI 及 FLAIR 病灶呈高信号。

3. 多发性硬化 是最常见的脱髓鞘疾病,以病灶播散多发、病程常有缓解与复发交替为特征,好发于中青年女性。脑内病变主要分布于大脑半球内的脑室和深部白质周围,其次是脑干和小脑。病变以圆形为主,斑块多见,部分病灶融合。CT平扫显示病灶均匀或低密度,边界模糊,大部分病灶无明显占位效应,病灶多为多发,大小不一。在急性期或活动期,病灶呈环状或结节状强化,而慢性期和激素治疗后则无强化。多发性硬化病变的MRI表现因分期不同而异,活动期病灶以 T_1WI 低信号和 T_2WI 高信号为主,DWI 为高信号,静态期 T_1WI 不明显,T_2WI 为稍高信号,DWI 为等信号或低信号。多数病灶在增强扫描的活动期增强,但在静息期或激素治疗后未见增强或轻度强化。强化病灶可呈片状、结节状、环形、半圆形和弧形。强化的程度与血脑屏障的破坏和修复反应有关。结节性强化是一种新的病变,而环状强化常表示旧病变的反应性[3]。

【研究现状与进展】

尼帕病毒性脑炎影像学表现多样,MRI更利于观察病变分布范围和严重程度,确诊需结合疫区生活史、临床症状及实验室相关检测。

(夏 爽 王绍舟 付子奥)

参考文献

[1] Lamp B, Dietzel E, Kolesnikova L, et al. Nipah virus entry and egress from polarized epithelial cells. J Virol, 2013, 87(6): 3143-3154.

[2] Ang BSP, Lim TCC, Wang L. Nipah virus infection. J Clin Microbiol, 2018, 56(6): e01875-17.

[3] 李宏军. 实用传染病影像学. 北京: 人民卫生出版社, 2014.

第五节 圣路易斯病毒性脑炎

【概述】

由圣路易斯脑炎病毒(St. Louis encephalitis virus,SLEV)引起的、经蚊媒介传播的人畜共患中枢神经系统感染性疾病称为圣路易斯病毒性脑炎(St. Louis virus encephalitis,SLVE)。该病毒的基本传播周期为鸟-蚊-鸟循环;在自然界中,人类只是一个偶然的宿主。据研究发现,唯一在自然感染后患病的动物是人类。SLEV 由库蚊属中的许多蚊子传播,并由雀形目鸟类扩增。基于全长E基因序列的系统发育分析将SLEV菌株分为8个基因型。基因型Ⅰ和Ⅱ在美国是普遍的,而基因型Ⅴ在南美洲广泛分布。其他基因型分布有限:基因型Ⅲ位于南美洲南部,Ⅳ仅限于哥伦比亚和巴拿马,Ⅵ位于巴拿马,Ⅶ位于阿根廷,而Ⅷ仅在巴西亚马孙地区检测到。本病通过对血清或脑脊液中SLEV RNA的分子检测确诊[1]。

【病理学表现】

患者被感染的节肢动物咬伤后,病毒在局部淋巴结和局部组织中复制,并通过血液到达中枢神经系统。病毒血症的发生和持续取决于病毒在神经系统以外的局部组织中复制的阶段、特异性抗体的出现及单核巨噬细胞系统清除病毒的速度,因此临床表现有很大差异。肉眼可见脑充血水肿的表现。镜下可见神经细胞、单核细胞、淋巴细胞和多形核白细胞浸润血管周围,形成"血管周围"结构,部分胶质细胞增生,多形性白细胞聚集形成结节,病变主要见于脑干灰质、白质、基底神经节,并可侵犯小脑和脊髓。

【影像学表现】

SLVE 在 CT 表现为脑萎缩或慢性缺血性改变,有的无异常表现,T_2WI 上通常表现为黑质的高信号,在 T_1WI 平扫或增强上无异常信号[2]。

【诊断要点】

1. 患者来自疫区，发病前2周曾与SLEV感染者密切接触。

2. CT表现为脑萎缩或慢性缺血性改变；MRI表现为T_2WI黑质高信号。

3. 实验室检查：可检测到SLEV特异性IgM、IgG抗体；或RT-PCR扩增发现病毒RNA。

【鉴别诊断】

墨累山谷脑炎：MRI在T_2加权图像上表现为丘脑高信号，可累及红核、黑质和颈髓。这些发现先于血清学诊断，与流行性乙型脑炎相似。

【研究现状与进展】

SLVE的MRI表现具有一些特征，如T_2WI上通常表现为黑质的高信号，但是对于诊断，还是需要结合疫区生活病史及实验室的相关检查。

（夏　爽　付子奥）

参 考 文 献

[1] Diaz LA, Coffey LL, Burkett-Cadena ND, et al. Reemergence of St. Louis encephalitis virus in the Americas. Emerg Infect Dis, 2018, 24（12）：2150-2157.

[2] Wasay M, Diazarrastia R, Suss RA, et al. St Louis encephalitis: a review of 11 cases in a 1995 Dallas, Tex, epidemic. Archi Neurol, 2000, 57（1）：114.

第六节　肠道病毒性脑炎

【概述】

肠道病毒性脑炎（enterovirus encephalitis）是由肠道病毒感染所致。人类肠道病毒性脑炎占病毒性脑炎的10%～20%。肠道病毒包括脊髓灰质炎病毒、柯萨奇病毒、埃可病毒和新肠道病毒。不同类型的病毒可以引起不同类型的疾病。同一类型的病毒可以引起不同的临床症状，而相同的临床症状可能是由不同类型的病毒引起的。

由肠道病毒引起的传染病分布于世界各地，在热带和亚热带地区常年可见。在温带地区，夏天更常见。温暖、卫生条件差、潮湿、人群拥挤地区的传染病发病率较高。儿童由于免疫系统发育不成熟，易感染肠道病毒。患者一般有发热、意识障碍、头痛、呕吐、表情淡漠、嗜睡等急性或亚急性症状，更易出现颈椎病和典型脑膜刺激征。严重的患者出现神经精神症状，如精神错乱、昏迷，有时出现局灶性或全身性惊厥[1]。

肠道病毒性脑炎可以通过实时荧光聚合酶链反应（RT-PCR）检测病毒核酸、酶联免疫吸附试验（ELISA）测定脑脊液特异性IgM抗体确诊。

【病理学表现】

肠道病毒颗粒小，形状如同二十面体，直径为24～30nm，不含类脂体，核心有单链核糖核酸，耐乙醚等脂溶性溶剂，耐酸，对各种抗生素、抗病毒药物、去污剂具有耐药性。大多数病毒在细胞培养中产生细胞病变效应。肠道病毒通常寄生于肠道，只有少数情况下，病毒进入血液循环或神经组织。病毒的正常携带者是罕见的，隐性感染比较常见，少数人感染后立即出现临床症状。肠道病毒通过血液循环进入中枢神经系统引起脑膜、室管膜及大脑小动脉的炎症反应[2]。

【影像学表现】

头颅CT主要表现为脑皮质及脑室旁的片状低密度影，这与肠道病毒通过血液循环进入中枢神经系统引起脑膜、室管膜及大脑小动脉的炎症反应有关，特别是脑室旁的小血管炎症病变。

脊髓MRI显示从颈到脊髓圆锥T_1WI呈低信号，T_2WI呈高信号，病灶集中于脊髓颈段、下胸段和腰骶段水平，横轴位显示双侧或单侧脊髓前角T_1WI呈低信号，T_2WI呈高信号。脑MRI表现为双侧小脑中脚点状或模糊层状T_1WI低信号、T_2WI高信号，脊髓MRI增强扫描显示脊髓前角轻度增强，同侧前根明显强化[3]。MRI显示病变主要位于小脑中脚，病变边界不清，双侧常对称发生（图12-6-1，图12-6-2）。

【诊断要点】

1. 早期有发热和消化道、呼吸道先驱症状，出现头痛、畏光，颈项强直、恶心、呕吐等脑膜刺激征，以及皮疹。

2. CT表现为脑皮质及脑室旁的片状低密度影。

3. MRI可显示双侧小脑中脚、脊髓前角对称性高信号影，FLAIR显示敏感。增强检查可见轻度强化。

4. 脑脊液病原学检查：可检测到致病肠道病毒特异性抗体与抗原。

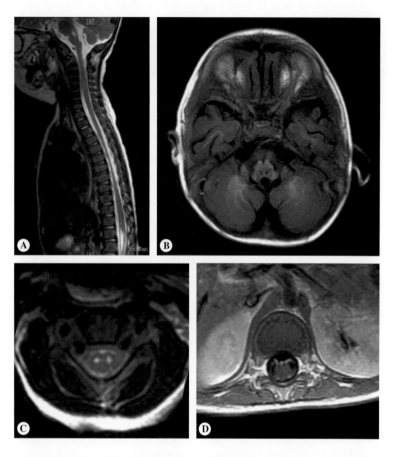

图 12-6-1 肠道病毒性脑炎、脊髓炎
A. T₂WI 显示脑桥、延髓、颈段至圆锥脊髓内可见长条状高信号（矢状位）；B、C. 颈段脊髓前角可见对称性点状异常信号，T₁WI 呈低信号，T₂WI 呈高信号（轴位）；D. T₁WI 增强显示脊神经双侧前根明显强化（图片由海南省人民医院陈峰教授提供，特此感谢）

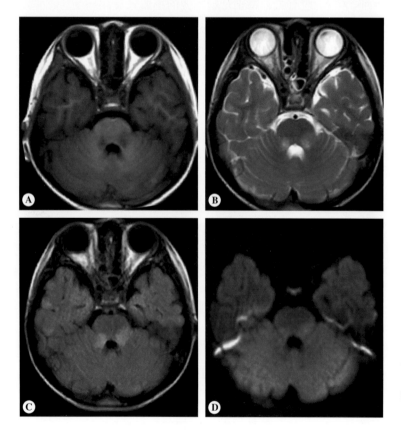

图 12-6-2 肠道病毒性脑炎
患儿，男，6岁，间断发热7天，双下肢无力；查体，四肢肌张力降低；MRI 平扫，双侧小脑中脚可见斑片状病灶。A. T₁WI 呈低信号；B、C. T₂WI 和 FLAIR 序列呈稍高信号；D. DWI 呈稍高信号，病变边界不清

【鉴别诊断】

1. EB病毒感染脑炎 脑实质单发或多发性低密度灶，基底节区钙化，交通性脑积水，伴颅内出血，脱髓鞘样改变；脑电图检查主要表现为弥漫性双侧导联连续高幅慢波或δ波。

2. 单纯疱疹病毒性脑炎 1周内CT表现正常，其后为一侧或双侧颞叶至岛叶的低密度影、占位效应、高密度影伴出血、颞叶和岛叶的线状强化。脑MRI表现为颞叶、眶额表面、岛叶和角回轻度低信号和高信号，出血时T_1和T_2呈高、低混合信号，脑水肿和占位效应。增强扫描后可发现脑膜或脑回强化。但部分患者无颅脑MRI异常表现。

3. 水痘-带状疱疹病毒性脑炎 头部CT显示病灶区白质有多灶性缺血和出血性梗死，多集中于灰白质交界区。DSA显示大脑中动脉近端呈串珠样狭窄，多由带状疱疹导致颅内动脉内膜炎引起脑梗死。

【研究现状与进展】

1. 好发于儿童，常出现呕吐、头痛、发热及中枢神经受损症状，增加了儿童手足口病等的发生危险。

2. 影像学检查：MRI可以更敏感地观察到脑实质、脊髓的病灶范围及严重程度，为临床评估病情提供依据。

3. 病原学检查：RT-PCR是检测病毒核酸的重要手段，对微量特异性核酸序列可快速检测，且准确度高。

（夏　爽　李　清　付子奥）

参 考 文 献

[1] Dourmashkin RR, Dunn G, Castano V, et al. Evidence for an enterovirus as the cause of encephalitis lethargica. BMC Infect Dis, 2012, 12（1）: 136.

[2] Wang SM, Lei HY, Huang KJ, et al. Pathogenesis of enterovirus 71 brainstem encephalitis in pediatric patients: roles of cytokines and cellular immune activation in patients with pulmonary edema. J Infect Dis, 2003, 188（4）: 564-570.

[3] Lei Z, Jie Y, Ojcius D M, et al. Novel and predominant pathogen responsible for the enterovirus-associated encephalitis in eastern China. PLoS One, 2013, 8（12）: e85023.

第十三章 脑部真菌性感染

第一节 隐球菌病

【概述】

中枢神经系统隐球菌感染属于条件致病菌感染，主要是由新型隐球菌经呼吸道侵入颅脑而导致的一种急性、亚急性或慢性真菌感染性疾病，青年多见，男性发病率高于女性。新型隐球菌分布具有全球性，常见于禽类如鸽子的排泄物、土壤及植物腐败物。吸入含隐球菌的气溶胶是人体最常见的感染途径。新型隐球菌和格特隐球菌是人类隐球菌病的主要病原体。新型隐球菌按血清学分类可分为A、B、C、D及A/D 5型，其中血清型B和C为新型隐球菌格特变种，A为新型隐球菌grubii变异型，D为新生变种。

隐球菌病在全球范围内每年约有100万的新发感染病例，在免疫抑制患者中，隐球菌感染的发病率为5%～10%；在AIDS患者中，隐球菌的感染率可以高达30%；而在免疫功能正常的人群中，隐球菌感染率虽然仅为1/10万左右，但目前也呈逐年升高趋势。隐球菌感染多见于免疫功能受损的患者，包括HIV感染、器官移植、恶性肿瘤、糖尿病及一些慢性呼吸系统疾病患者。对于非HIV感染患者发生隐球菌病最大的风险因素包括恶性肿瘤、糖尿病、类固醇类药物治疗、实质器官移植及肝衰竭、肾衰竭等慢性疾病。

隐球菌病临床表现各异，包括发热、渐进性头痛、精神和神经症状（精神错乱、易激动、定向力障碍、行为改变、嗜睡等）。随着病情的发展患者可出现脑神经麻痹、运动与感觉障碍、小脑功能障碍、癫痫发作及痴呆。本病易侵袭中枢神经系统引起脑膜炎，偶可见局灶性颅内肉芽肿，即隐球菌瘤。脑膜炎的临床表现包括可持续数周至数月的头痛，并伴有精神状态及性格的改变；还可以表现为发热、嗜睡和昏迷。其他症状包括脑积水、突发性感音性耳聋、脑神经麻痹、运动和感觉功能缺损、小脑功能障碍和癫痫。也可由于颅内压增高，患者出现眼部症状，表现为眼球运动麻痹、视神经盘水肿和视力完全性丧失。

【病理学表现】

1. 肉眼观察 脑膜血管充血、脑水肿，蛛网膜下腔内有胶样渗出物，不透明，软脑膜弥漫性或局灶性增厚，尤以脑底部和外侧裂附近为重，脚间窝和脑沟内见小结节。脑的切面上，在外侧裂和纹状体附近散在许多囊状间隙，内为胶样物，类似的病变还可见于小脑和脊髓中。脑室有中度扩大。约50%的病例显示多发的脑实质内囊肿，类似于肥皂泡样改变，由扩大的血管周围间隙融合而成，直径>5mm，单发或多发，可聚集成簇状囊肿，为隐球菌荚膜所产生的黏液、胶状物质充填而扩张，形成的小囊腔内含大量隐球菌，呈肥皂泡状，具有特征性，隐球菌囊肿在基底节最为明显。

2. 显微镜下观察 隐球菌表现为单个酵母形，菌体为圆形，直径为4～7μm，周围有3～5μm厚的囊鞘围绕。囊鞘在PAS染色或黏液卡红染色下呈强阳性。有时隐球菌的染色与脑实质内的淀粉样小体类似，容易被混淆。早期病变在蛛网膜下腔或囊肿的腔隙内见大量的隐球菌菌体，悬浮于胶样物中，部分菌体在吞噬细胞和异物巨细胞中。PAS染色及墨汁染色可显示隐球菌。HE染色中隐球菌呈淡淡的紫红色或不着色（与背景同色），与红细胞类似，为圆形或卵圆形，无核结构的实心体，比淋巴细胞小或稍大，部分与皱缩的红细胞大小相仿，菌体大小不一，单个或成簇排列，菌体周围可见圆形透亮区，部分菌体有出芽，呈葫芦形或哑铃形（图13-1-1）。

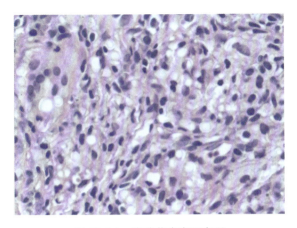

图 13-1-1 隐球菌病病理表现
HE 染色显示大量组织细胞、多核巨细胞、上皮样组织细胞聚集，以慢性炎性纤维化为主，构成肉芽肿；菌体在多核巨细胞内，菌体呈淡蓝色，周围有透明区

脑脊液墨汁染色发现隐球菌生长可确诊本病，但敏感度不高。血液和（或）脑脊液乳胶凝集试验检测隐球菌荚膜多糖抗原敏感度较高，但在免疫性疾病中可呈假阳性。

【影像学表现】

1. 血管周围间隙扩大 血管周围间隙（VR间隙）为小动脉的周围血管间隙，病灶主要分布于前连合附近、大脑凸面皮质下半卵圆中心、极外囊和小脑丘脑比较少见，一般不出现于皮质内。CT 主要表现为多发斑点状及类圆形低密度影。MRI 表现为脑实质内点状、圆形或椭圆形异常信号影，T_1WI 呈等信号或低信号，T_2WI 呈高信号，增强后无明显强化，直径多≤3mm，类似腔隙性脑梗死。

2. 胶样假性囊肿 MRI 表现为 T_1WI 呈低信号，T_2WI 呈高信号伴外周环状低信号（低信号环可能为囊壁高铁血红蛋白或激活的巨噬细胞产生的自由基及顺磁性伪影，扩散受限可能与隐球菌产生酸性黏多糖及高蛋白含量、高黏稠度有关）；假性囊肿内无血管结构，边界清楚，部分扩散受限；增强扫描多无强化，或片状强化；大的假性囊肿可演变为脓肿，出现强化和扩散受限。不强化的主要原因为胶样假性囊肿不像其他炎症或恶性肿瘤，不破坏血脑屏障。

3. 脑膜强化 脑膜炎累及的脑膜在 T_2WI 呈高信号，好发部位包括大脑基底部、小脑幕及大脑表面，常累及蛛网膜、软脑膜，严重时甚至可累及全脑膜，表现为线样脑膜增厚及强化，可伴邻近脑组织水肿（图 13-1-2）。

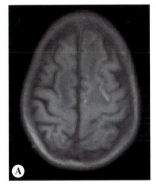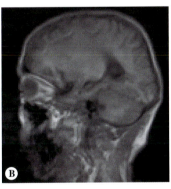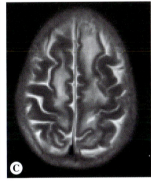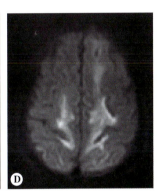

图 13-1-2 脑隐球菌感染（1）
患者，男，54 岁，既往乙型肝炎病史 30 余年。A. T_1WI 增强扫描显示脑膜线状增厚并强化，邻近脑组织水肿呈斑片状稍低信号（轴位）；B. T_1WI 增强扫描矢状位图像；C. T_2WI 显示双侧额叶脑实质呈大片状高信号（轴位）；D. DWI 呈片状高信号，表现为脑水肿的水分子扩散受限（图片由南昌大学附属第一医院何玉麟提供，特此感谢）

4. 脑积水 主要表现为脑室扩大（以双侧脑室扩大、脑池增宽为主），为 CT 最常见表现。

5. 隐球菌肉芽肿

（1）MRI 表现：病灶的好发部位为双侧基底节区及双侧脑室旁，MRI 表现为 T_1WI 呈等信号、稍低信号，T_2WI 呈高信号，病灶周围可见水肿。增强后可见明显结节状、串珠状均匀强化，也可呈环形强化，也可无明显强化（图 13-1-3，图 13-1-4）。

（2）^{18}F-FDG PET 表现：中枢神经系统感染隐球菌常表现为胶样假性囊肿及肉芽肿性病变，由于肉芽肿性病变在病理上为特征性的慢性肉芽肿反应，包括巨噬细胞、淋巴细胞和异物巨细胞浸润，而这些炎性细胞可以不断地摄取 ^{18}F-FDG，表现为境界清晰的团块样放射性分布浓聚灶，也有部

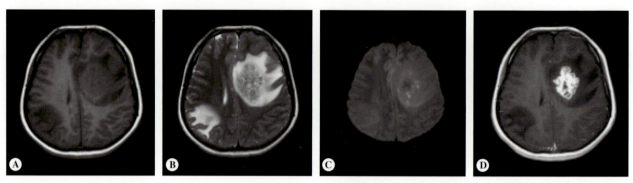

图 13-1-3　脑隐球菌肉芽肿

左侧放射冠区、右侧顶叶可见多发大小不等的类圆形及结节状肉芽肿。A. MRI 平扫显示 T_1WI 呈等信号；B. T_2WI 呈稍低信号，周围可见片状高信号水肿；C. DWI 序列呈稍高信号；D. 增强扫描显示病灶呈明显结节状强化

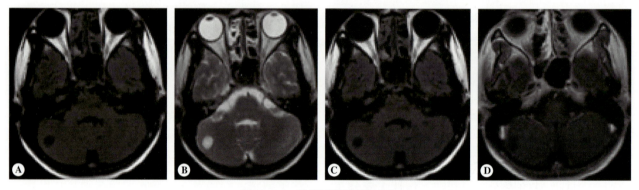

图 13-1-4　脑隐球菌感染（2）

患者，女，31 岁，HIV 阴性。A. T_1WI 平扫显示右侧小脑半球类圆形低信号影，边界较清，内信号均匀（轴位）；B. T_2WI 平扫显示病灶呈高信号（轴位）；C. FLAIR 序列病灶呈低信号（轴位）；D. T_1WI 增强扫描显示病灶无明显强化（轴位）

分患者表现为"炸面圈"样的环形放射性分布浓聚灶，中心部位表现为放射性分布明显降低甚至缺损（图13-1-5）。而胶样假性囊肿 PET 表现为放射性分布明显降低或缺损。

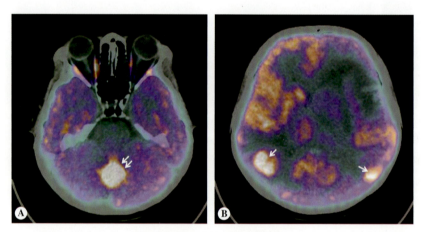

图 13-1-5　脑隐球菌肉芽肿

A. 脑 ^{18}F-FDG PET 显示小脑蚓部边界清晰的团块状放射性分布浓聚灶；B. 脑 ^{18}F-FDG PET 显示双侧枕叶边界清晰的团块状放射性分布浓聚灶

6. 其他　部分患者可出现脑萎缩，多为轻度；颅内钙化很少见；中枢神经系统隐球菌感染也可继发血管炎、血栓及血管闭塞，出现脑梗死[1-3]。

【诊断要点】

1. 临床上早期有颅内高压症状，进行性加重，全身炎症反应不剧烈，一般无发热和其他感染症状。

2. 影像学诊断应密切结合临床资料及实验室检查；影像学检查，MRI 对病灶的检出率明显高于 CT，且能提供更多信息，如脑实质内血管周围间隙扩大、胶样假性囊肿、脑积水、脑萎缩及脑膜强化。

3. 对于已确诊的治疗患者，实验室检查可提供脑脊液内有无新型隐球菌的情况。

【鉴别诊断】

1. 结核性脑膜炎 结核分枝杆菌经血液循环侵入颅内，首先沉积于颅底软脑膜和室管膜，发生在颅底较多，而且往往是早期。MRI 表现为脑底部脑池模糊，延髓、视交叉、脑桥、脚间池、桥前池等处蛛网膜下腔内长 T_1 或混杂 T_2 信号。增强后部分患者脑膜强化，强化程度高于隐球菌感染。结核性脑膜炎患者的脑积水发生率明显高于新型隐球菌性脑膜炎，严重程度多为中至重度，在发病的早期即可出现[4]。

2. 病毒性脑炎 影像学表现以脑实质病变为主，MRI 表现为边界不清的异常信号区，急性期可伴有出血，主要累及双侧或单侧颞叶，合并脑膜炎时增强扫描可见脑膜不规则线样强化。

3. 其他病原体所致的脑脓肿 脓肿增强后表现为典型的环形强化，壁完整、光滑、均匀，DWI 可见明显扩散受限。

4. 肿瘤病变 转移瘤表现为皮质下小病灶，大水肿；胶质瘤表现为强化，壁厚薄不均，可伴有囊变、出血和坏死等。如继发血管炎，则需排除其他病因所致脑梗死和血管炎的可能，仅靠单一影像学检查很难确诊，影像科医师需结合临床和实验室检查全方位分析。

【研究现状与进展】

1. 实时荧光定量 PCR（fluorescent quantity-polymetase chain reaction，FQ-PCR）：是一种融汇 PCR 技术、DNA 探针杂交技术（标记有荧光报告基团和荧光淬灭基团），结合先进的光谱检测技术发展起来的一项新技术，与常规的 PCR 对体内新型隐球菌的检测相比，FQ-PCR 检测技术具有敏感度及特异度均较高的优势，并且能防止在检测过程中使用的染料溴化乙啶对人体强的致癌性导致检测人员较大的安全威胁问题[5]。

2. MRI 的诊断信息优于 CT，对白质病变的显示明显要比 CT 及其他影像学方法敏感得多。在扩散加权图像上，假性囊肿由于其内容物的黏度高而表现为扩散受限、DWI 上的高信号和 ADC 图上的低信号；增强扫描后无强化。而这些囊肿可以解释隐球菌感染的中心腔的 DWI 特征与化脓性脓肿的相反。由此推断，隐球菌感染的中心腔内容物的黏度比脓液低得多，表现为扩散不受限，更像自由水分子[6]。

3. MRS 观察到的氨基酸可以作为颅内感染性病变的诊断依据，颅内隐球菌感染的 MRS 图像表现为脂峰增高，假性囊肿病变显示乙酸盐峰、丙氨酸峰和脂峰，包膜完整的病灶可显示琥珀酸峰、丙氨酸峰、乳酸盐峰和脂峰。隐球菌的形态学变化复杂，MRS 的应用前景非常广泛[6, 7]。

4. 血胶体金免疫层析法：隐球菌荚膜多糖抗原检测对诊断免疫缺陷患者肺隐球菌感染的敏感度及特异度均可达 98%～100%[8, 9]，是一种简便、快捷及有效的早期诊断方法。

5. 乳胶凝集试验（latex agglutination test，LAT）：通过与墨汁染色涂片及真菌培养进行对比分析发现，乳胶凝集试验对隐球菌性脑膜炎具有较高的检出率，表明乳胶凝集试验具有早期诊断隐球菌性脑膜炎的优势。并且乳胶凝集试验是以高效价抗隐球菌抗体吸附于标准大小的乳胶上作为抗体，检测患者脑脊液中隐球菌荚膜多糖抗原的试验方法，具有较高的灵敏度和特异度[10]。

（刘白鹭 吕哲昊 何玉麟）

参考文献

[1] 王月波，施裕新，张志勇. AIDS 及非 AIDS 相关新型隐球菌性脑膜脑炎的临床及影像学对照研究. 放射学实践，2012，27（9）：932-936.

[2] 邱天文，朱红梅，温海. 隐球菌侵袭血脑屏障相关机制研究进展. 中国真菌学杂志，2016，11（3）：190-192.

[3] Shih RY, Koeller KK. Bacterial, fungal, and parasitic infections of the central nervous system: radiologic-pathologic correlation and historical perspectives. Radiographics, 2015, 35（4）: 1141-1169.

[4] 肖海清，王小宜，谢芳芳，等. 结核性脑膜炎与新型隐球菌性脑膜炎的 MRI 征象鉴别. 湖南中医药大学学报，2015，35（5）：53-55.

[5] 尤校雷. 新型隐球菌 FQ-PCR 检测体系在血流感染动物模型的应用研究（硕士学位论文）. 石家庄：河北医科大学，2016.

[6] Orlowski HLP, McWilliams S, Mellnick VM, et al. Imaging spectrum of invasive fungal and fungal-like infections. Radiographics, 2017, 37（4）: 1119-1134.

[7] Kawaguchi T, Sakurai K, Hara M, et al. Clinico-radiological features of subarachnoid hyperintensity on diffusion-weighted images in patients with meningitis. Clin Radiol, 2012, 67（4）: 306-312.

[8] Vidal JE, Boulware DR. Lateral flow assay for cryptococcal antigen:

an important advance to improve the continuum of hiv care and reduce cryptococcal meningitis-related mortality. Rev Inst Med Trop Sao Paulo, 2015, 57 (Suppl 19): 38-45.

[9] Huang HR, Fan LC, Rajbanshi B, et al. Evaluation of a new cryptococcal antigen lateral flow immunoassay in serum, cerebrospinal fluid and urine for the diagnosis of cryptococcosis: A Meta-Analysis and systematic review. PLoS One, 2015, 10 (5): e0127117.

[10] 唐新龙, 王玉. 乳胶凝集实验在隐球菌感染早期诊断中的应用. 中华医院感染学杂志, 2018, 28 (17): 2561-2563.

第二节 曲霉菌病

【概述】

曲霉菌在自然环境中无处不在，约占空气中真菌的12%，主要以枯死的植物、动物的排泄物及动物尸体为营养源，为寄生于土壤中的腐生菌，常被人类吸入。曲霉菌的形态特征是在分生孢子的头部有一个顶囊，已知的曲霉菌至少有170种以上，其中只有几种可引起人类疾病。曲霉菌感染最重要的因素是宿主抵御病原体入侵组织的能力，但吸入病原体的负荷也与感染的发生相关。曲霉菌是一种条件致病菌，曲霉菌病则好发于严重免疫抑制的患者，包括HIV感染、器官移植、酗酒和血液系统恶性肿瘤等；无免疫抑制但有慢性基础疾病（如糖尿病）的患者也可发生；本病甚至可发生于免疫功能正常者。中枢神经系统的曲霉菌感染较为罕见，感染途径大多是由肺原发灶经血液循环播散至脑、脑膜，少数患者也可由邻近组织（眼、耳、鼻等）感染直接侵犯蔓延所致。

中枢神经系统曲霉菌感染的临床表现特异性较低，头痛往往是首发症状，可逐渐加重，也可出现精神异常、躁动不安等症状，严重者可出现不同程度的意识障碍和颅内高压症状，形成局部的脑膜炎时可出现相应位置的头痛。曲霉菌易侵犯血管引起出血或阻塞，局灶性神经功能缺损的临床表现与病灶的占位效应、病变血管破裂出血后血肿的位置及脑梗死有关。

本病血液和脑脊液检查的阳性培养结果极低，仅凭此检查中枢神经系统的曲霉菌感染较困难，另外，人的皮肤、眼、耳、消化道均可分离出曲霉菌，对这些部位标本培养的阳性结果应慎重考虑，病理检查仍以无菌部位采取的标本组织具有诊断意义。人体的血液、脑脊液、脑组织中无曲霉菌存在，如发现阳性结果可确诊曲霉菌感染。

中枢神经系统的曲霉菌感染的实验室检查如下。

（1）血常规检查：外周血白细胞总数升高，以中性粒细胞为主。

（2）脑脊液常规和生化检查：淋巴细胞明显增多，蛋白含量轻度升高，糖含量正常或减少。

（3）取脑脊液、病变组织直接镜检或接种于培养基上，脑脊液培养多为阴性，仅少数为阳性。本病侵犯脑室或引起脑膜炎时阳性率可升高。

（4）血清学检查：包括曲霉菌抗原与抗体的检测。本方法简便有效，但只能用于非免疫抑制型患者。免疫抑制型患者由于免疫反应差，常检测不到相关抗体，对其检测曲霉菌循环抗原较可靠。

（5）病理学检查：肺内咳出物、病理组织等均可行病理切片，HE染色发现菌丝、孢子与分生孢子头即可确诊。必要时行PAS染色、嗜银染色检查。

（6）分子生物学等技术：如应用核酸探针等，尚处于探索阶段。

【病理学表现】

中枢神经系统曲霉菌感染病理类型多变，包括脑部出血性或缺血性损伤、脑脓肿、颅内肉芽肿、脑膜炎、脑炎等。曲霉菌选择性浸润并破坏颅内主要血管的弹性组织，有时可引起炎症，进而引起组织坏死、分解，大血管扩张并出血、梗死甚至形成曲霉菌性动脉瘤。曲霉菌性脑脓肿常为多发性病变，好发部位为大脑灰白质交界区，伴有脑水肿。曲霉菌经鼻窦、鼓室侵入颅内后可引起颅底骨质破坏、局部硬膜外脓肿、硬脑膜炎、肉芽肿形成、局部颅底神经受累等。

【影像学表现】

由于曲霉菌可侵犯、破坏穿支动脉，中枢神经系统曲霉菌感染早期表现为脑梗死或脑出血，好发部位为基底节区、丘脑、胼胝体，随着病变进展，可形成颅内脓肿。中枢神经系统曲霉菌感染的CT及MRI影像学表现除具有一般脑实质内脓肿的影像学形态外，还具有两种特殊形态特点。①影像学表现为脑实质内多灶性、多形态损害，包括脑梗死、脑出血、脑脓肿、颅内肉芽肿、脑膜炎、脑炎等，可同时出现；②局部硬膜外脓肿，硬脑膜可见强化，周围鼻旁窦、眼眶的软组织也可见强化，如病变侵犯视神经，视神经鞘与视神经可见强化。

1. CT 表现

（1）脑梗死：多表现为边界不清的低密度病灶，可有轻度或无占位效应。

（2）脑出血：多表现为颅内边界较清的不规则高密度灶，曲霉菌侵犯破坏动脉导致霉菌性动脉瘤破裂时可出现蛛网膜下腔出血。

（3）脑膜炎：脑沟、脑回变浅，脑池呈等密度或稍高密度，可表现为局限性脑膜增厚。增强扫描后脑膜不均匀性弥漫性增厚。

（4）脑脓肿：在CT平扫图像上，脓肿多表现为单发或多发的低密度灶，边界较清，且具有一定的占位效应。增强扫描病灶多呈环形强化。部分患者可合并脑出血改变。脓肿进一步机化、纤维化可形成肉芽肿，CT平扫表现为结节状等密度或稍低密度病灶。增强扫描后病灶中心部分出现坏死而表现为不均匀强化。

2. MRI 表现

（1）梗死性改变：T_1WI 呈不均匀低信号，T_2WI 呈不均匀高信号，合并出血时可伴低信号。

（2）脑膜炎：表现为 T_1WI 低信号，T_2WI 等高信号，FLAIR 序列对病灶的显示更为敏感；增强扫描后脑膜可见不均匀增厚且异常强化。

（3）脑脓肿改变：MRI 表现为蜂窝状混杂异常信号，多数表现为 T_1WI 低信号，T_2WI 高信号，脓肿内壁不光滑，边缘可见环形水肿带。增强扫描后病灶呈环形强化或葡萄串状强化，T_2WI 上脓肿壁与中央坏死灶之间呈不规则低信号影，说明曲霉菌繁殖正处于活跃阶段，此低信号表现对诊断中枢神经系统曲霉菌感染有一定价值。此外，免疫功能正常的患者MRI增强扫描可见清晰、明显的强化灶，而免疫功能低下患者呈现强化幅度较低的、模糊的强化灶，故病灶不同的强化还可反映患者的免疫状态[1-3]。

【诊断要点】

1. 曲霉菌脑病在多种易感因素下易诱发，临床表现以发热、头痛、偏瘫和意识障碍为主。

2. 影像学早期表现为脑梗死或脑出血，好发部位为基底节区、丘脑、胼胝体；MRI多表现为蜂窝状混杂信号影，大部分病灶 T_1WI 以低信号为主，T_2WI 以高信号为主，增强扫描后病灶呈环形或葡萄串状强化，侵犯脑膜时，增强扫描后脑膜呈不均匀弥漫性增厚，并异常强化。

3. 确诊主要依靠活检或脑脊液培养查到曲霉菌菌丝、孢子或分生孢子头。

【鉴别诊断】

脑曲霉菌病在临床上较为少见，且缺乏特异性影像学表现，定性诊断主要依靠曲霉菌感染病史、体征及脑脊液实验室检查等，影像学表现可作为辅助诊断手段之一。本病需与隐球菌脑感染、毛霉菌病等相鉴别。

1. 隐球菌脑感染 新型隐球菌脑膜脑炎的 CT 及 MRI 表现主要是脑实质内血管周围间隙扩大形成的胶样假性囊肿、脑积水、脑萎缩及脑膜强化，MRI 对病灶的检出率明显高于 CT，且能提供更多信息。

2. 毛霉菌病 毛霉菌一旦侵入脑内可迅速引起脑炎、脑膜炎，多呈急性起病，少数呈亚急性或慢性。颅脑 CT 或 MRI 显示脑脓肿、脑梗死、鼻窦混浊、骨质破坏，少数呈脑出血等改变，组织病理学找到病菌最有确诊意义。

【研究现状与进展】

1. 磁敏感加权成像（SWI）：使用相位和量级数据来加强相邻组织的敏感性差异并产生增强对比度。SWI 在颅内真菌感染中无双环征，但常会见到环形低信号影合并中心低信号，以此可以与一般的细菌性脑脓肿相鉴别，出现低信号环的原因可能是其内含有诸如铁和镁等顺磁性物质，其在 T_2 及 T_2^* 梯度回波序列上呈低信号，可能与病理上的出血坏死有关[4, 5]。

2. 颅内曲霉菌感染病灶在 DWI 上呈高信号，反映病变中心部分扩散限制，符合脓肿形成。脓腔的 MRS 显示醋酸盐（1.92ppm）、琥珀酸盐（2.4ppm）和一些氨基酸（0.9ppm）及乳酸盐升高，与脑肿瘤的囊性或坏死光谱显著不同[4]。临床使用 MRS 评估颅内曲霉菌感染的重要性还在于通过感染病灶的代谢状况可以监测治疗效果。通过适当的治疗，乙酸盐、氨基酸和琥珀酸盐通常在1周内分解，而乳酸菌可能由于巨噬细胞的参与持续升高[4, 5]。

3. PCR：采用特异性扩增方法能快速、准确检测出曲霉菌的 DNA 成分，系统评价表明 PCR 方法在血液和支气管肺泡灌洗液中对侵袭性曲霉菌病有较好的诊断价值[6]。对中枢神经系统曲霉菌感染的诊断，脑脊液的PCR优于血PCR检测和脑脊液GM检测[7]。

（刘白鹭　吕哲昊　李慧敏）

参考文献

[1] 李云芳, 李宏军. 艾滋病相关性脑内曲霉菌感染一例. 放射学实践, 2012, 27（9）: 1038, 1039.

[2] 刘旭晖, 卢水华. 从循证医学角度看曲霉菌病诊治策略的改变——2016年美国感染病学会新版《曲霉菌病诊治指南》解读. 中国防痨杂志, 2017, 39（1）: 16-21.

[3] 刘清, 尹晟, 易良杰, 等. 曲霉菌脑病的临床及影像学特点. 临床神经病学杂志, 2014, 27（2）: 130-132.

[4] Oner AY, Celik H, Akpek S, et al. Central nervous system aspergillosis: magnetic resonance imaging, diffusion-weighted imaging, and magnetic resonance spectroscopy features. Acta Radiol, 2006, 47（4）: 408-412.

[5] Antulov R, Dolic K, Fruehwald-Pallamar J, et al. Differentiation of pyogenic and fungal brain abscesses with susceptibility-weighted MR sequences. Neuroradiology, 2014, 56（11）: 937-945.

[6] Sun W, Wang K, Gao W, et al. Evaluation of PCR on bronchoalveolar lavage fluid for diagnosis of invasive aspergillosis: a bivariate metaanalysis systematic review. PloS One, 2011, 6（12）: e28467.

[7] 刘真君, 贺光明, 董伟, 等. 脑脊液PCR检测对中枢神经系统侵袭性曲霉菌感染的诊断价值——系统评价和双变量Meta分析. 中西医结合心脑血管病杂志, 2017, 15（9）: 1041-1045.

第三节　毛霉菌病

【概述】

毛霉菌是一种条件致病菌，空气、土壤及腐败食物中可见，毛霉菌可通过空气中的孢子、食入或皮肤直接接种进入人体，当人体免疫力下降时，毛霉菌可迅速侵犯黏膜、血管、骨质，进一步导致组织坏死，并能够向邻近组织蔓延，如患者未得到有效、及时治疗，短时间内即可引发非常严重的后果。本病是由藻菌纲真菌引起的致命性真菌感染，较为少见，但极为严重，根据感染部位可将本病分为鼻脑型、肺型、肠胃型、脑型等。临床工作中以鼻脑型病例为主，单纯脑型少见。病原菌以毛霉菌目中的根霉菌及毛霉菌较常见，前者好侵犯鼻、鼻窦、脑及消化道，后者好侵犯肺。本类真菌菌丝粗（10～20μm），不分隔，呈直角分支；壁厚薄不均，其横切面似孢子。

脑型毛霉菌病（cerebral mucormycosis, CM）多为血行播散感染，即致病菌进入血液后直接播种于脑组织。本病的特征为侵犯脑动脉，动脉壁受侵后产生化脓性动脉炎，继而引发脑栓塞，导致组织梗死，形成脑深部局限性脑炎和（或）脓肿。颅脑、心脏等与外界无直接交通的器官感染时，应考虑血行播散所致。经静脉注射感染的患者，仅表现为颅脑病变，一般多为脑基底节病变。

鼻脑型毛霉菌病是最常见的类型，糖尿病酮酸中毒的患者最易受感染，常通过血管扩散至鼻窦、眼球或大脑，感染通常是暴发性的，且病死率较高，组织坏死性病变常发生于鼻黏膜，有时可见于腭部，菌丝侵犯血管可引起鼻中隔、腭和眼眶或鼻窦周围骨骼的进行性组织坏死；鼻脑型毛霉菌病临床表现为发热、头痛、昏睡、面部或眼眶疼痛、神经麻痹、颅眼眶水肿、蜂窝组织坏死等，鼻部症状为鼻腔脓性分泌物、反复鼻出血，易被误诊为鼻窦炎而漏诊，感染可数日内扩散至颅内导致鼻腭部焦痂，视网膜动脉、颈内动脉、海绵窦血管栓塞和脑组织缺血坏死等，临床表现为持续性头痛、意识障碍、脑膜炎体征、失明、偏瘫和癫痫等。鼻窦炎合并面部、鼻腔或上腭无痛性黑色焦痂形成是鼻脑型毛霉菌病的特征性表现，但仅见于20%～40%的患者，提示预后不良。

由于毛霉菌病早期症状缺乏特异性，诊断具有一定困难，大多数患者常因眼部或鼻部症状首诊于眼科、耳鼻喉科，或因发热就诊于内科。真菌培养多为阴性，不适合毛霉菌病的快速诊断，直接镜检较培养更有意义，可将受检组织用10%氢氧化钾溶液浸泡溶解或用荧光结合抗体处理后，直接镜检找到形态特征符合毛霉目菌丝特点的真菌是诊断毛霉菌病的金标准。

【病理学表现】

毛霉菌有极强的亲血管性，病菌一旦在感染部位生长繁殖，可产生弹性蛋白酶，迅速侵犯周围血管（尤其是动脉），菌丝侵犯血管内皮并产生化脓性动脉炎，孢子可在动脉的弹力层增殖，使其从血管中膜剥离，导致血管炎、血栓、血管阻塞和组织梗死。脑毛霉菌病最突出的组织病理改变是由于真菌侵入血管，尤其是大动脉、小动脉而出现血栓和邻近组织缺血、梗死和坏死，在血管壁内可见菌丝，病灶可以化脓，甚至形成肉芽肿。大体病理表现为组织大片状凝固性坏死、真菌性肉芽肿、真菌性血管炎、血栓形成、骨质破坏。典型的肉芽肿形态以菌丝和中性粒细胞为中心，围绕上皮样细胞和多核巨细胞，再外围是数量不等的浆细胞、淋巴细胞及嗜酸性粒细胞，在多核巨细胞胞质中可见菌丝。这些病理学表现进一步揭示机体抵御毛霉菌侵犯的局部反应机制，即中性粒细胞为杀菌的一线力量，多核巨细胞及上皮样细胞为二线力量，而淋巴细胞、浆细胞等为三线力量。透射电镜下观察不到菌丝的整体形态，加之所取标本体积较小，不及光镜观察。

【影像学表现】

1. CT表现

（1）急性脑梗死：毛霉菌的亲血管性导致感染性血栓形成或感染性动脉炎引起血管闭塞，表现为脑实质内边界不清的低密度病灶，梗死面积较大时可有占位效应。CTA显示颈内动脉、颅内动脉呈螺旋形、蛇行充盈缺损或闭塞。

（2）脑脓肿：梗死区进一步坏死可形成局限性化脓灶，CT平扫表现为颅内多发低密度影，具有占位效应，病灶边缘可见水肿带。大多患者可伴有鼻甲黏膜结节样增厚，鼻窦骨壁点状破坏。

（3）肉芽肿：CT多表现为边界欠清的低密度或混杂密度肿块影，增强扫描病灶不均匀强化，部分病灶强化区内伴无强化腔。

2. MRI表现 急性脑梗死时梗死区表现为T_1WI不均匀低信号，T_2WI不均匀高信号，受累部位以脑叶居多，其次为脑膜和基底节区。脓肿形成时病灶多呈T_1WI低信号、T_2WI高信号，脓肿内壁不光滑，边缘伴水肿带，增强扫描后病灶边缘结节样强化。

肉芽肿形成后MRI平扫显示深部白质内大小不规则的结节灶，T_1WI呈等、低混杂信号，T_2WI呈不均匀高信号，增强后结节灶显著不均匀强化，外侧缘见明显切迹。周围为多个散在边界欠清的点状、片状强化灶围绕（图13-3-1）。出现此种征象的原因可能为病原菌在脑内形成坏死为主的炎性肉芽组织，含有坏死和肉芽肿的病灶、致病的病原菌直接向周围扩散，形成了主灶周围出现多个子灶的表现；主灶与子灶之间有条形强化影相连为其特征性表现，此特征也能反映病原菌从主灶向周围扩散的过程。病灶边缘内陷并可出现尖角征，不具有张力感，与颅内肿瘤呈膨胀或浸润性生长不同[1-3]。

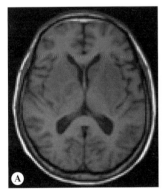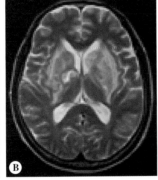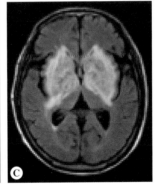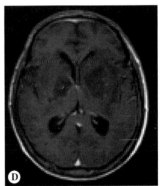

图13-3-1 脑毛霉菌感染

患者，男，60岁，因"突发左侧肢体乏力9天，加重伴意识障碍5天"入院。A. T_1WI显示双侧基底节区多发结节样低信号，周围水肿带呈稍低信号；B. T_2WI显示双侧基底节区多发结节样混杂高信号，周围水肿带呈稍高信号；C. FLAIR序列双侧基底节区病灶呈不均匀高信号，占位效应明显；D. T_1WI增强扫描后病灶呈环形强化，代表脓肿壁的强化（图片由广东三九脑科医院汪文胜提供，特此感谢）

【诊断要点】

1. 毛霉菌的亲血管性易导致感染性血栓形成或感染性动脉炎引起血管闭塞，表现为脑实质的不规则梗死灶。

2. 颅内病变受累部位以脑叶居多，其次为脑膜和基底节区。

3. 直接镜检找到形态特征符合毛霉目菌丝特点的真菌是诊断毛霉菌病的金标准。

【鉴别诊断】

1. 脑曲霉菌病 多继发于肺曲霉菌病，有肺部感染症状，经血行播散到脑，一般表现为头痛、恶心、呕吐，但发热多不明显。曲霉菌侵入颅内后多在颅前窝、颅中窝脑膜和脑实质形成炎性肉芽肿或化脓性改变。而脑毛霉菌病首先出现海绵窦及窦内的颈内动脉病变症状，随后出现脑膜和脑实质损害表现。

2. 胶质瘤 颅内任何部位均可发现，最好发部位为脑深部白质，分布与动脉供血区无关，很少出现散在强化，且病灶边缘无向内凹陷的锐角及切迹征。

3. 转移瘤 恶性肿瘤病史，病变好发于皮髓质交界区，颅内多发，瘤体小，周围可伴大片水肿。

4. 细菌性脓肿 内壁光滑，有张力感。

5. 慢性炎症肉芽肿性病变 鉴别诊断较难，中枢神经系统的毛霉菌感染形态学无明显特异性。MRS 缺乏亮氨酸、异亮氨酸、缬氨酸共振频谱，可与一般颅内细菌性感染鉴别。

【研究现状与进展】

1. ^{1}H-MRS 对中枢神经系统毛霉菌感染的诊断有一定帮助，脑毛霉菌内基底神经节坏死/出血性病变中琥珀酸盐（2.4ppm）、乙酸盐（1.9ppm）和丙氨酸（1.5ppm）峰值显著升高，伴随着 NAA 的消耗及肌酸和肌醇水平降低。Cho 明显增高，与组织学上明显的急性肉芽肿炎症变化相符合[4]。

2. ^{18}F-FDG PET/CT 扫描作为一种可以监测颅内毛霉菌感染的工具，克服了 CT 及 MRI 的局限性，能够在常规影像学检查方法发现病变形态学改变之前检测到病变活跃的功能/代谢变化，表现为病灶的 ^{18}F-FDG 摄取增高[5]。

（刘白鹭 吕哲昊 刘丽丽）

参 考 文 献

[1] 于会艳，董敏，曹素艳. 鼻眶脑型毛霉菌病致急性脑梗死1例. 中国卒中杂志，2013，8（4）：281-284.

[2] 王玉良，王媛，陈金波，等. 鼻眼脑型毛霉菌1例典型病例并文献复习. 中国实用神经疾病杂志，2014，17（18）：141，142.

[3] 李文德，李运军，王爱平，等. 孤立性脑型毛霉菌病1例报告并文献复习. 临床神经外科杂志，2013，10（6）：371，372.

[4] Ghuman MS, Kaur S, Bhandal SK, et al. Bilateral optic nerve infarction in rhino-cerebral mucormycosis: a rare magnetic resonance imaging finding. Neurosci Rural Pract, 2015, 6（3）：403, 404.

[5] Altini C, Niccoli-Asabella A, Ferrari C, et al. 18F-FDG PET/CT contribution to diagnosis and treatment response of rhino-orbital-cerebral mucormycosis. Hell J Nucl Med, 2015, 18: 68-70.

第四节 念 珠 菌 病

【概述】

念珠菌是真菌中最常见的条件致病菌，呈卵圆形，有芽孢及细胞发芽伸长而形成的假菌丝。念珠菌对热的抵抗力不强，加热 1h 后即可死亡，但对干燥、日光、紫外线及化学制剂等的抵抗力较强。念珠菌多寄生于人的皮肤、口腔、阴道和肠黏膜等处，当人体免疫功能低下或正常寄居部位的微生态环境失调时，容易引发念珠菌病。念珠菌病的易感人群包括早产儿、低体重儿、存在各种基础疾病而致免疫力低下的新生儿及免疫功能缺陷、中性粒细胞减少、长期静脉输液或外周中心静脉置管后、长期应用细胞毒类药物与皮质类固醇类药物的患者。

念珠菌性脑膜炎少见，主要由血行播散或脑室引流引起，起病较为隐匿，临床多表现为慢性或亚急性过程。中枢神经系统白念珠菌病与化脓性脑膜炎好发年龄相近，均为婴幼儿，表现为发热，可伴抽搐、烦躁、呕吐、咳嗽、腹泻和食欲缺乏等症状，脑脊液培养阳性率低，易漏诊和误诊。然而，中枢神经系统白念珠菌病也有其特点：①病程多迁延，精神反应相对较好，感染中毒症状不重；②颅内压增高症状不明显；③脑脊液改变与化脓性脑膜炎相似，但易反复，表现为白细胞轻至中度升高，分类以多核为主，糖含量降低显著，蛋白含量显著升高；④炎症指标无显著升高，外周血白细胞正常或轻度升高，C 反应蛋白和红细胞沉降率无明显升高；⑤抗生素治疗无效。这些特点可能与白念珠菌毒力较低和易形成局限性化脓灶或肉芽肿有关。由于念珠菌是人体正常菌群之一，痰、粪便和阴道分泌物单纯培养阳性，只能说明有念珠菌存在，不能确诊为念珠菌病，因此脑念珠菌病除根据临床表现外，需多次、多途径培养为同一菌种方可确诊，直接镜检看到假菌丝和芽孢说明处于致病状态。

【病理学表现】

念珠菌感染可波及大脑皮质、小脑及脊髓，脑和脑膜念珠菌感染常表现为化脓性炎症或肉芽肿形成，中枢神经系统念珠菌感染的微小脓肿中央为菌丝和坏死炎性细胞，周围为增生的内皮细胞、反应性胶质细胞及水肿样改变的星形细胞；较大的脓肿周边可见毛细血管增生和白细胞浸润（肉芽组织）。肉芽肿主要由巨噬细胞和异物巨细胞构成，有时可见结核结节或干酪样坏死，还可并发脑脓肿、脑血栓及脑实质软化与坏死。

【影像学表现】

中枢神经系统念珠菌感染侵袭范围广泛，好

发部位为皮质下白质、深部脑室周围及半卵圆中心白质，甚至可累及小脑及脑干。最常见的影像学表现为多发脑实质环形病灶和脑室周围白质融合病灶，分别为多发微小脓肿和融合而成的较大脓肿；CT 表现为多发点状、类圆形低密度影，MRI 可表现为广泛分布于皮质下、脑室周围白质、基底节和小脑弥漫性粟粒样结节影。T_1WI 高信号和 T_2WI 低信号与早期细胞破坏、脓肿内的蛋白及脂类等物质增加有关；MRI 增强扫描可见明显环形强化，软脑膜也可见强化，硬脑膜及大脑镰表现为明显条带状强化（图 13-4-1）。脓肿早期或脓肿较小时表现为 T_1WI 高信号结节，恢复期病灶体积变小，仍表现为 T_1WI 高信号、T_2WI 低信号、FLAIR 高信号，这可能与胶质细胞增生有关，病变体积较大或中央出现液化坏死时表现为环形强化结节。临床感染 2 周后，病灶在 T_1WI 呈稍高信号或等信号，T_2WI 呈稍高信号，周边低信号，FLAIR 呈高信号或稍低信号，增强扫描后病变呈"满天星"样强化（图 13-4-2），本病在不同的病理阶段对应着不同的影像学特征。

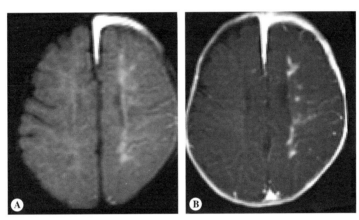

图 13-4-1 脑念珠菌感染（1）
患者，女，3 月龄，反复腹胀 3 个月。A. 增强 FLAIR 序列显示左侧侧脑室旁白质及半卵圆中心可见片状稍高信号，边缘模糊；B. T_1WI 增强后左侧侧脑室旁白质及半卵圆中心病灶呈较明显强化，左侧额叶软脑膜可见明显线状强化，左侧额部硬脑膜及大脑镰呈明显条带状强化（图片由广州市妇女儿童医疗中心李鹤虹提供，特此感谢）

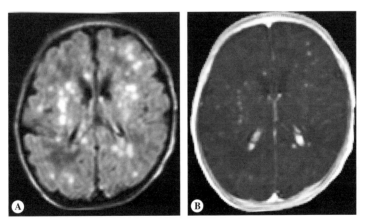

图 13-4-2 脑念珠菌感染（2）
患者，男，出生 1h，出生时发现腹部膨隆 1h。A. 增强 FLAIR 序列显示双侧大脑半球内均可见弥漫分布的小点状异常信号，大部分呈高信号，部分病灶呈稍低信号；B. T_1WI 增强后双侧大脑半球呈"满天星"样强化（图片由广州市妇女儿童医疗中心李鹤虹提供，特此感谢）

中枢神经系统念珠菌感染脑脓肿的 DWI 图像多为高信号，不同时期 DWI 信号的表现不一，即 ADC 值不同。DWI 高信号表明病灶中水分子移动受限，为内皮细胞肿胀、蛋白及脂类增加、脓肿壁形成所致；MRI 的动态变化与临床治疗转归有着密切的关系，白质广泛受累可能是导致神经发育迟缓的主要原因。MRI 动态检查可对预后判定、损伤后脑发育提供直接且客观的依据。DWI 多灶性高信号结合全身性真菌感染的表现有助于中枢神经系统念珠菌感染的早期诊断[1-4]。

【诊断要点】

1. 中枢神经系统白念珠菌感染缺乏特异性临床表现，尤其是婴幼儿，症状常不典型。

2. 早期多表现为 T_1WI 高信号和 T_2WI 低信号，FLAIR 呈高信号，2周后 T_1WI 呈稍高信号或等信号，FLAIR 呈高信号或稍低信号。增强扫描表现为"满天星"样强化。

3. 多发微小脓肿可能是新生儿中枢神经系统白念珠菌感染重要的特征性病理改变。

4. 需多次、多途径培养为念珠菌方可确诊，直接镜检应看到假菌丝和芽孢，菌丝存在说明处于致病状态。

【鉴别诊断】

中枢神经系统白念珠菌感染需与脑脓肿、隐球菌脑感染相鉴别。

1. 脑脓肿 典型的脓肿增强后多呈环形强化，壁完整、光滑、均匀，DWI 可见明显扩散受限。

2. 隐球菌脑感染 新型隐球菌脑膜脑炎的 CT 及 MRI 表现主要是脑实质内血管周围间隙扩大形成的胶样假性囊肿、脑积水、脑萎缩及脑膜强化，MRI 对病灶的检出率明显高于 CT，且能提供更多信息。

【研究现状与进展】

1. 脑微小脓肿、脑膜炎、巨大脑脓肿及血管并发症是颅脑念珠菌感染的主要病理学变化，与患者的不良预后有着密切的关系，影像学特征的改变可以为诊断及判定预后情况提供重要的信息。MRI 对颅内细小病灶的显示优于 CT，可清晰显示颅内病变细节病灶，病变早期 DWI 呈多灶性高信号改变，再结合全身性真菌感染的表现有助于本病的临床诊断，动态的 MRI 改变与临床治疗转归密切相关，为疾病的演变过程提供直接客观的依据。因此 MRI-DWI 和 MRI 动态检查对中枢神经系统念珠菌感染的诊断与预后评估有重要的临床意义[5,6]。

2. 基因芯片技术：在内转录间隔区 2（internal-transcribed spacer-2，ITS-2）通用引物及 ERG11 基因特异性引物扩增区找出适合作为探针的所有序列，将候选序列递交到基因数据库进行 Blast 比较，筛选出 T_m 值最接近、特异性最好的一段寡核苷酸进行探针合成。采用序列特异的寡核苷酸（氨基化探针）点样于醛化玻璃芯片上，制备寡核苷酸芯片，与不对称荧光 PCR 扩增的 205 株临床分离菌株 ITS-2 基因单链 DNA 杂交，5 种临床常见致病性念珠菌和新型隐球菌均能被准确鉴定，说明该试验方法具有很好的特异性[7]。

3. 血浆 1,3-β-D 葡聚糖检测：葡萄糖广泛存在于真菌细胞壁，真菌进入人体深部组织或血液后，经巨噬细胞的吞噬、消化作用后，1,3-β-D 葡萄糖可从真菌细胞壁中释放出来，从而血液或其他体液（如尿、脑脊液、腹水、胸腔积液等）中 1,3-β-D 葡萄糖含量增高[8]，故通过对血浆 1,3-β-D 葡萄糖的定量检测可辅助侵袭性真菌感染的早期诊断。

（刘白鹭　吕哲昊　陈婷婷）

参考文献

[1] 毛健，李娟，陈丹，等. 磁共振成像在早产儿白色念珠菌感染脑脓肿诊断中的意义. 中国当代儿科杂志，2011，13（8）：621-626.

[2] 祝绍磊，韩晓华，曲志强，等. 颅内白色念珠菌感染一例报告及文献复习. 中外医疗，2012，31（14）：8，9.

[3] 胡冰，陈荷英，李绍英，等. 婴儿中枢神经系统白色念珠菌病 5 例并文献复习. 中国循证儿科杂志，2011，6（5）：386-390.

[4] 高媛媛，杨思达，钟微，等. 中枢神经系统白色念珠菌感染 3 例临床特征、影像学分析和文献回顾. 中国临床神经科学，2016，24（3）：311-317.

[5] Zhang SC. Cerebral candidiasis in a 4-year-old boy after intestinal surgery. Child Neurol, 2015, 30（3）: 391-393.

[6] Lin DJ, Sacks A, Shen J, et al. Neurocandidiasis: a case report and consideration of the causes of restricted diffusion. Radiol Case Rep, 2013, 7（5）: 1-5.

[7] 王敬华，虞培娟，葛平，等. 基因芯片技术检测临床常见致病性念珠菌和新型隐球菌及 ERG11 基因点突变的实验分析. 检验医学，2018，8（33）：742-748.

[8] Su KC, Chou KT, Hsiao YH, et al. Measuring (1,3)-beta-D-glucan in tracheal aspirate, bronchoalveolar lavage fluid, and serum for detection of suspected Candida pneumonia in immunocompromised and critically ill patients, a prospective observational study. BMC Infect Dis, 2017, 17（1）: 252.

第五节　副球孢子菌病

【概述】

副球孢子菌病（paracoccidioidomycosis）是由副球孢子菌引起的一种慢性化脓性肉芽肿性疾病，多侵犯黏膜、皮肤、肺和淋巴系统。中枢神经系统的副球孢子菌感染的特征为肉芽肿与巴西布鲁氏菌的存在，好发人群为免疫抑制者，病原体可通过血液或淋巴道感染肺部，继而累及中枢神经系统，称为中枢神经系统副球孢子菌感染。球孢子菌属双态真菌，在环境中营腐生生长，呈菌丝态，表现为分隔成段的有传染性的关节孢子，也称关节菌丝型，在人及动物组织中则形成球形厚壁孢子囊，内含许多内生孢子，也称孢子型或小球体。球孢子菌属包括 C. immitis 和 C. posadasii，均可致病。C. immitis 与 C. posadasii 在基因组和转录组水平上有所不同，但菌种形态学、表型特点和致病性十分相似，因此临床上一般不加以细分，统称为球孢子菌。

球孢子菌主要存在于土壤、空气、水及动物皮毛和粪便中，经呼吸道吸入感染，也可在外伤后经皮肤感染。感染后，50%～60%的患者呈无症状隐性感染，40%的患者有自限性感冒或流感样症状，10%的患者可发展为肺炎，<1%的患者发展为播散性感染。感染早期，患者还常出现皮肤结节性红斑、多形红斑及对称性多关节痛等反应性症状。播散性感染最常累及的部位为皮肤、骨骼和中枢神经系统，但实际上可累及任何器官。临床表现因受累器官而异，可伴发热、寒战、盗汗、体重减轻、肌肉疼痛及疲乏等全身症状。严重者可致感染性休克。由于播散性感染临床表现复杂多变，容易误诊，球孢子菌脑膜炎的症状和体征是非特异性的。另外，症状的发生通常是亚急性的，甚至是慢性的，在脑膜炎症状发生后的几周或几个月才确定诊断也很常见[1]。直接镜检痰、分泌物或黏膜刮取物，镜下可见芽生厚壁孢子，真菌培养为阳性，血清学试验可检测抗体和抗原。

【病理学表现】

病理学检查常用的特殊染色方法包括哥氏六胺银（Gomori methenamine silver，GMS）、钙荧光白（Calcofluor white，CFW）和 PAS 染色。但培养和病理学检查的阳性率较低，且因病理学检查为有创检查，无法广泛开展，因此仍需血清学检查以辅助诊断。

副球孢子菌属双态型，组织内呈圆形，壁厚，直径为 20～80μm，成熟时含有数个到数百个圆形或不规则形内生孢子，呈周边向内排列，球体成熟后又释放出内生孢子，形成新的球体。直接镜检可见内有孢子的孢子囊，真菌培养可见菌丝、关节孢子球。原发性皮肤球孢子菌病为慢性肉芽肿，内有中性粒细胞、嗜酸性粒细胞、淋巴细胞及浆细胞浸润，有时可见小脓肿，内含有内孢子的孢子囊。进行性播散球孢子菌病则脓肿形成，可见干酪样坏死，在异型巨细胞内可见内孢子囊。

【影像学表现】

中枢神经系统的副球孢子菌感染多发生于幕上。神经影像学检查可能会发现脑积水、基底性脑膜炎、脑梗死和肉芽肿性病变。脑积水是球孢子菌脑膜炎最常见的并发症，见于 30%～50% 的患者。血管炎性梗死通常是由小的和中等大小的血管炎症所导致。椎动脉的动脉瘤是一种不常见但严重的并发症，疑似患者需要做 MRA 进行排除。

1. CT 表现

（1）脑膜炎：脑沟脑回变浅，脑池呈等密度或稍高密度，增强扫描多数患者软脑膜、硬脑膜明显强化。

（2）梗死性改变：多表现为边界不清的低密度病灶，形态与脑血管分布有关，可有轻度或无占位效应。

（3）脓肿、肉芽肿病变：在 CT 平扫图像上，病灶为低密度，边界较为清晰，病灶一般具有一定的占位效应。增强扫描病灶多呈环形强化，病灶中心部分为低密度。

2. MRI 表现

（1）脑膜炎：T_1WI 和 T_2WI 均呈异常信号，T_1 为等信号、低信号，T_2 可为等信号、低信号、高信号，常表现为低信号，FLAIR 显示病灶更明显。增强扫描软脑膜、硬脑膜明显强化。

（2）梗死性改变：T_1WI 呈不均匀低信号，T_2WI 呈不均匀高信号，合并出血时，病灶边缘可见低信号。增强扫描病灶一般不强化。

（3）脓肿、肉芽肿病变：典型的球孢子菌脑脓肿病变多表现为在 T_2WI 上中心高信号、外周低信号环，在 T_1WI 上刚好相反，增强扫描后可见病灶环形强化。球孢子菌脑脓肿腔可表现为扩散受限，DWI 表现为高信号。慢性脓肿进一步机化、纤维化可形成肉芽肿，多见于免疫功能正常或有轻度免疫功能缺陷者。球孢子菌肉芽肿性疾病的 MRS 特征是高脂质的存在，在 MRS 上 0.9ppm、1.3ppm、2.0ppm 和 2.8ppm 可显示脂质峰，可能是由于肉芽肿中心的脂肪酸内的甲基成分。

磁共振多序列的检查方法在鉴别肉芽肿和炎

性病变中具有相当明确的优势，如增强扫描、扩散加权成像和磁共振波谱等。典型的球孢子菌脑脓肿病变多表现为在 T_2WI 上中心高信号、外周低信号环，在 T_1WI 上刚好相反，增强扫描后可见病灶环形强化。同样也可以观察到病灶周围的脑白质信号改变。MRS 可用于鉴别化脓性脓肿与真菌性肉芽肿，DWI 在鉴别坏死成分来源自肿瘤或脓肿的应用价值高于确定脓肿的病原学[2-5]。

【诊断要点】

1. 副球孢子菌病为地方真菌病，患者常有流行区的居留史。

2. 球孢子菌脑膜炎的症状和体征是非特异性的，可伴发热、寒战、盗汗、体重减轻、肌肉疼痛及疲乏等全身症状。

3. 影像学表现为 T_2WI 上中心高信号、外周低信号环，与 T_1WI 刚好相反；增强扫描后可见病灶环形强化；MRS 可显示脂质峰；DWI 表现为扩散受限。

4. 直接镜检痰、分泌物或黏膜刮取物，镜下可见芽生厚壁孢子可确诊。

【鉴别诊断】

1. 脑囊虫病 表现为单发或多发的囊性病灶，典型者增强扫描可见附壁点状或结节状强化（头节），而囊壁强化不明显。

2. 囊性转移瘤 多有原发肿瘤病史，且病灶多位于皮髓质交界区，往往多发，壁厚，内壁不规则，病灶小，周围可伴有大片水肿。在扩散加权像中，中央的液化坏死区无扩散受限（低信号），外周的囊壁呈扩散受限。

3. 粟粒性脑结核 病灶绝大多数位于灰白质交界区，早期以炎性渗出为主，MRI 平扫主要表现为脑内广泛分布大小不等的长 T_1、长 T_2 信号水肿区，增强扫描中表现为大小接近、分布均匀、明显强化的小结节，渗出病变则向增生或坏死转变，MRI 表现为 T_2WI "靶征"小结节，增强扫描呈环形强化。

【研究现状与进展】

1. 磁共振多序列的检查方法在鉴别肉芽肿和炎性病变中具有相当明确的优势，如增强扫描、扩散加权成像和磁共振波谱等。MRS 可用于鉴别化脓性脓肿与真菌性肉芽肿，肉芽肿性疾病的特征是高脂质的存在，在 MRS 上 0.9ppm、1.3ppm、2.0ppm 和 2.8ppm 可显示脂质峰，可能是由于肉芽肿中心的脂肪酸内的甲基成分。此外，琥珀酸盐（2.4ppm）、乙酰乙酸盐（1.9ppm）和丙氨酸（1.4ppm）可见于化脓性脓肿而非副球孢子菌肉芽肿。

2. DWI 在鉴别坏死成分来源于肿瘤或脓肿的应用价值高于确定脓肿的病原学。肿瘤坏死通常扩散不受限制。虽然化脓性脓肿表现出限制性扩散，但也可见于真菌性脓肿[2]。

3. 球孢子菌抗原（CAg）检测诊断：目前检测 CAg 的试剂盒使用酶联免疫吸附法，具有较高的阳性率（70.8%），其抗原滴度与病情有较好相关性，但这种方法与其他真菌病的诊断方法有较高的交叉反应率（10.7%）。如果联合检测抗原和抗体，可能提高诊断的正确性[6]。

（刘白鹭　吕哲昊　付莉伟）

参考文献

[1] 吴吉芹, 朱利平. 球孢子菌病的流行病学、临床表现及诊治进展. 微生物与感染, 2017, 12（1）: 44-49.

[2] Reis F, Collier PP, Souza TF, et al. Neuroparacoccidioidomycosis (NPCM): magnetic resonance imaging (MRI) findings. Mycopathologia, 2013, 175（1/2）: 181-186.

[3] Souza PV, Pinto WB, Matas SL. Paracoccidioidomycosis: a rare cause of infectious encephalomyelopathy. Arq Neuropsiquiatr, 2014, 72（11）: 904, 905.

[4] Silva-Vergara ML, Rocha IH, Vasconcelos RR. Central nervous system paracoccidioidomycosis in an AIDS patient: case report. Mycopathologia, 2014, 177（1/2）: 137-141.

[5] Shih RY, Koeller KK. Bacterial, fungal, and parasitic infections of the central nervous system: radiologic-pathologic correlation and historical perspectives. Radiographics, 2015, 35: 1141-1169.

[6] Kassis C, Zaidi S, Kuberski T, et al. Role of coccidioides antigen testing in the cerebrospinal fluid for the diagnosis of coccidioidal meningitis. Clin Infect Dis, 2015, 61（10）: 1521-1526.

第六节　放线菌类病

一、脑放线菌病

【概述】

放线菌病（actinomycosis）是由放线菌引起的一种渐进性、化脓性、肉芽肿性的慢性感染性疾病。放线菌是原核生物，绝大多数为厌氧菌或兼性厌氧菌。放线菌病为内源性疾病，人与人或人与动物之间无传染性，本病多侵犯男性，男女比例为3∶1，且多发于农村（发病率5/10 000），城市发病率为农村的1/10。在发达国家中发生率为（1～6）/100万人口。近年在发达国家，放线菌病呈下降趋势，可能与卫生条件改善和更加广谱的抗生素应用有关。

放线菌属于正常菌群，在正常人口腔、扁桃体隐窝、上呼吸道、胃肠道和泌尿生殖道（女性外生殖器）内都可能有放线菌存在，一般情况下不致病，在机体免疫力减弱、口腔卫生不良等情况下，可引起内源性感染，导致软组织的化脓性炎症，若无继发感染，可形成慢性肉芽肿，并伴有多发性瘘管形成，脓液中可查到硫黄样颗粒。放线菌侵犯头颈部（55%）、腹部（20%）、肺部（15%）及其他部位（10%）。临床特点为多发性结节、脓肿及广泛纤维化。放线菌面颈部感染占绝大多数，大多近期有口腔炎、拔牙后面颈部肿胀、新结节不断产生、多发脓肿和瘘管形成。病原菌可累及胸部或引起吸入性肺部感染，在肺部形成病灶。中枢神经系统的放线菌感染非常少见，占所有放线菌病的2%～3%，极易误诊、漏诊。

脑放线菌病的症状和体征与化脓性感染很像，但症状通常轻微、缓慢，因此就诊前患者出现症状的持续时间通常长于典型的化脓性脑脓肿。脑放线菌病表现为发热的病例不超过50%，此外能提示其为感染性病变的证据非常少，因此，脑放线菌病最初常被误诊为肿瘤。革兰氏阳性的丝状微生物和组织学检查发现的硫黄颗粒均强烈支持放线菌病的诊断。放线菌病的确诊需要从临床标本中或硫黄颗粒中直接分离出放线菌。

【病理学表现】

脑放线菌病按病理过程分类：①局限型，可表现为脓肿（67%），一般以大脑半球的单发脓肿为多见，可有不同程度的包膜形成或纤维性病变，或有很厚的纤维性脓肿壁及少量肉芽组织、浆细胞、上皮样细胞，巨细胞少见，脓肿壁主要由单核细胞和大量多形核白细胞浸润，周围脑组织充血、水肿和星形细胞增生，具有一般慢性脑脓肿的特点，其中见到革兰氏染色阳性的菌丝体或放线菌颗粒具有诊断价值。有时放线菌侵犯脑室壁，病变类似肿瘤，有包膜形成，中心有胶样物质，其中可见典型的硫黄颗粒，这种类似肿瘤病例的诊断则主要依靠组织学所见。②弥漫型，主要表现为脑膜炎或脑膜脑炎（13%），其他可有肉芽肿（7%）、硬膜下脓肿（6%）、硬膜外脓肿（6%）。放线菌性脑膜炎易与结核性脑膜炎混淆，两者的脑脊液检查结果相似（葡萄糖水平正常或降低，蛋白质水平升高，单核细胞增多）。放线菌性肉芽肿由于纤维成分较多，可在中枢神经系统的各部位形成较硬的结节或肉芽肿性病变，在手术标本做病理活检之前很难诊断为放线菌病。有时脑膜炎和脑脓肿合并发生，脑底部脑膜炎可扩散至垂体区，导致严重后果。

【影像学表现】

1. 血管造影表现　放线菌性脑脓肿可显示血管受压移位的占位性改变，也可因脑膜炎、脑动脉炎而致颈内动脉虹吸上段、大脑中动脉和前动脉近端不规则狭窄性改变，脑缺血、缺氧导致脑组织内厌氧菌性脑脓肿形成。

2. CT表现

（1）放线菌性脑膜炎：脑沟脑回变浅，脑池呈等密度或稍高密度，部分表现为局限性脑膜增厚或软脑膜结节形成。增强扫描软脑膜、硬脑膜明显强化。

（2）放线菌性脑脓肿：通常单发，常累及颞叶或额叶。CT平扫显示脓肿中央呈略低密度，低密度灶周边可见完整或不完整、规则或不规则的等密度或稍高密度环，为纤维包膜层。增强扫描脓肿内仍为低密度，脓肿壁呈厚壁、不规则、结节状明显强化，邻近脑膜可见线状强化，病灶周围伴低密度水肿带。这些表现也可见于由其他原因引起的脑脓肿和恶性肿瘤。

（3）硬膜下脓肿、硬膜外脓肿：硬膜下脓肿表现为硬脑膜下新月形低密度影，邻近脑组织受压，中线结构移位，有时可伴有邻近脑组织水肿、脑脓肿。增强扫描可见包膜强化，尤以脑组织侧包膜强化明显。硬膜外脓肿表现为边界不清的双凸面型病变，呈低密度或等密度。增强扫描后病变的内侧凸面强化。一般病变不会显著压迫脑实质，除非病变很大。

3. MRI表现

（1）放线菌性脑膜炎：T_1WI和T_2WI均呈异常信号，T_1WI呈低信号，T_2WI呈等信号、高信号，FLAIR序列显示病灶更明显。增强扫描后软脑膜、硬脑膜明显强化。

（2）放线菌性脑脓肿：脓肿壁在T_1WI上呈等信号或稍高信号，在T_2WI上呈"葡萄簇状"低信号；脓腔内的脓液在T_1WI上呈低信号，在T_2WI上呈高信号；灶周水肿在T_1WI上呈稍低信号，在T_2WI上呈稍高信号。增强扫描后脓肿壁明显强化。由于脓肿的脓液内含有大量蛋白质成分，可导致局部组织黏稠，水分子扩散受限，DWI序列表现为显著高信号。脓肿壁的ADC值较高，可能是由于炎症导致脓肿壁的细胞外液增多。

（3）硬膜下脓肿、硬膜外脓肿：硬膜下脓肿的脓液在T_1WI为低信号，T_2WI为高信号，增强扫描可见脓肿壁明显强化。MRI可清晰显示邻近脑组织水肿，并可有效地区分硬膜外脓肿与硬膜下脓肿。硬膜外脓肿在MRI上与硬膜下脓肿相似，增强扫描可见脓肿位于硬膜外[1-3]。

【诊断要点】

1. 脑放线菌病常伴有黏膜屏障破坏或合并其他细菌感染。

2. 放线菌性脑膜炎表现为T_1WI呈低信号，T_2WI呈等高信号，FLAIR序列显示病灶更明显。增强扫描后软脑膜、硬脑膜明显强化；放线菌性脑脓肿壁在T_1WI上呈等信号或稍高信号，在T_2WI上呈"葡萄簇状"低信号；增强扫描放线菌性脑脓肿明显强化，中央化脓性坏死区无强化，DWI脓腔表现为显著高信号，可作为特征性影像学表现。

3. 革兰氏阳性的丝状微生物和组织学检查发现的硫黄颗粒均强烈支持脑放线菌病的诊断。

4. 脑放线菌病的确诊需要从临床标本或硫黄颗粒中直接分离出放线菌。

【鉴别诊断】

脑放线菌病的诊断一直是个难题，定性诊断主要依靠病史、体征及组织学检查。虽然脑放线菌病往往缺乏特异性临床和影像学表现，但脓肿壁呈"葡萄簇状"低T_2信号征象可能有助于脑放线菌病的诊断。这种特殊的感染应与囊性脑肿瘤（如高级别星形细胞瘤、囊性转移瘤等）或慢性肉芽肿性疾病（如结核）相鉴别。

1. 星形细胞瘤 可发生于脑内任何部位，但常发生于深部白质，在MRI平扫上往往信号混杂，T_2WI多为高信号。高级别星形细胞瘤占位效应明显，水肿明显。增强扫描病灶呈花环状强化或环形强化，其囊壁不规则，可见明显强化的壁结节。在扩散加权像中，中央的液化坏死区无扩散受限（低信号），外周的囊壁呈扩散受限（高信号）。

2. 囊性转移瘤 多有原发肿瘤病史，且病灶多位于皮髓质交界区，往往多发，壁厚，内壁不规则，病灶小，周围可伴有大片水肿。在扩散加权像中，中央的液化坏死区无扩散受限（低信号），外周的囊壁呈扩散受限。

3. 结核瘤 主要表现为薄壁环状强化，环内常见典型的"靶征"，靶心较大。

【研究现状与进展】

1. 磁共振扩散张量成像（DTI） 可用于脑放线菌病的辅助诊断。脑放线菌病的FA值很高，可能是由于脑放线菌病表现为肉芽肿和脓肿，组织学上含有炎性细胞、毛细血管、坏死碎片、蛋白质和氨基酸。细胞结构和血管成分对FA值的影响很大，脑放线菌病含细胞和血管成分较多，而且脓肿壁纤维成分较多，导致脑放线菌病的FA值很高。

2. 磁共振脑灌注成像及氢质子波谱成像（^{1}H-MRS） 已用于放线菌性脑脓肿的术前评估。放线菌性脑脓肿局部血容量降低，提示血供减少。局部CBF降低，提示放线菌性脑脓肿与正常脑组织相比血供较少。放线菌性脑脓肿的MRS特征包括氨基酸升高，这是由于蛋白水解酶活性增强导致蛋白质分解。波谱中存在乙酸盐和琥珀酸，可能说明致病菌的糖酵解和发酵过程增强，乙酸盐和琥珀酸的存在有助于鉴别厌氧菌脓肿和需氧菌脓肿，MRS中存在琥珀酸和乙酸盐提示为厌氧菌感染。病灶无强化的部分表现为FA值升高、ADC降低、CBF值降低和氨基酸升高，乙酸盐和琥珀酸峰值升高，提示为低灌注的脓肿腔。而环状强化的部分表现FA值、ADC值和CBF值升高，提示为脓肿壁[4]。

二、诺卡菌病

【概述】

诺卡菌型放线菌（nocardia actinomycetes）在分类学上属于细菌域、厚壁菌门、放线细菌纲、放线菌目中的一类形态相似的微生物。其在自然界中分布广泛，但由于分离、分类方法所限，绝大多数（85%以上）还没有被人们所认识。诺卡菌型放线菌是一类重要的自然资源，有些种能产生抗生素，如利福霉素等；有些种产生可供利用的重要的代谢产物，如2,3-二羟基苯甲酸、环己乙酸、羟基苯酮丁酸、L-组氨酸、16α-羟基甾体等；有些种产生重要的酶类，如胆固醇氧化酶、葡萄糖异构酶、溶菌酶等；有些种可用于废水（物）的生物处理。另外，也有些种引起人和动物的诺卡菌病和足菌病。

1967年，Prauser第一次提出了"诺卡菌型放线菌"的概念，以概括形态上具有初生前丝体，并规律性断裂成球状或杆状小体的一类革兰氏阳性放线菌。

约1/3的患者在感染初期没有症状，随着病情进展，患者也可有弥漫性头痛、呕吐、视物模糊或嗜睡等症状，可持续数周，如累及脊髓可出现感觉性共济失调、步态不稳等症状。如果患者身体状况不佳，中枢神经系统的诺卡菌感染可能会进展或复发，脑脓肿的治愈率为50%，死亡率高达55%。取痰、脓液、脑脊液、组织块等进行病原菌检查，先经消化，再离心集菌即可制片进行直接镜检，革兰氏染色可见细长、弯曲有分支的菌丝；取材接种于不含抗生素的培养基中，在有氧条件下培养，随后根据菌落特征，结合生化特点来进行鉴别。

【病理学诊断】

诺卡菌型脑脓肿可为卵圆形，含有丰富的绿色、暗淡、浅褐色的脓性物质。镜下显示多发性坏死，主要由淋巴细胞和中性粒细胞组成，周围的脑实质可见胶质增生。银染色可见丰富的直角分枝细菌，革兰氏染色可显示珠状特征。

【影像学表现】

影像学检查无特异性，MRI显示硬脑膜、大脑镰和小脑幕弥漫性增厚，在T_1WI和T_2WI图像中可见明显的结节样低信号影及明显的水肿。DWI可无明显扩散受限。增强扫描显示不均匀轻度强化，病灶边缘强化。

【诊断要点】

1. 多由肺部病灶迁徙而来，少数也可为原发性；患者出现脑膜刺激症状，如头痛、头晕、恶心、呕吐、不规则发热等。

2. 侵袭脑膜引起脑膜炎，侵袭脑实质形成多发性脓肿，也可以相互融合成大的脓肿。

3. MRI显示硬脑膜、大脑镰和小脑幕弥漫性增厚。

4. 取痰、脓液、脑脊液、组织块等进行病原菌检查方可确诊。

【鉴别诊断】

诺卡菌型脑脓肿同脑放线菌病相似，应与囊性脑肿瘤（如高级别星形细胞瘤、囊性转移瘤等）或慢性肉芽肿性疾病（如结核）相鉴别。

1. 星形细胞瘤 可发生于脑内任何部位，但常发生于深部白质，在MRI平扫上往往信号混杂，T_2WI多为高信号。高级别星形细胞瘤占位效应明显，水肿明显。增强扫描病灶呈花环状强化或环形强化，其囊壁不规则，可见明显强化的壁结节。在扩散加权像中，中央的液化坏死区无扩散受限（低信号），外周的囊壁呈扩散受限（高信号）。

2. 囊性转移瘤 多有原发肿瘤病史，且病灶多位于皮髓质交界区，往往多发，壁厚，内壁不规则，病灶小，周围可伴有大片水肿。在扩散加权像中，中央的液化坏死区无扩散受限（低信号），外周的囊壁呈扩散受限。

3. 结核瘤 主要表现为薄壁环状强化，环内常见典型的"靶征"，靶心较大。

【研究现状与进展】

1. 目前诺卡菌型脑脓肿的相关研究罕少，其同脑放线菌病相似，磁共振扩散张量成像可协助诊断，诺卡菌型的FA值同样很高，可能是由于其组织学上含有炎性细胞、毛细血管、坏死碎片、蛋白质和氨基酸，导致脑放线菌病的FA值升高，影像学诊断仍存在很大挑战[4]。

2. 聚合酶链反应（PCR）：rpoB、secA1、16S rRNA基因是诺卡菌较保守的基因序列，变异性小。但对分枝杆菌、放线菌与诺卡菌16S rRNA基因序列进行比较的结果显示，它们有一定的同源性，利用16S rRNA很难将其区分。同时用多重PCR同时检测诺卡菌的rpoB、secA1、16S rRNA基因具有较好的诊断价值，目前还未发现非诺卡菌菌株同时含有这3个基因，因此多重PCR同时出现这3条条带时可判定为诺卡菌[5]。

（刘白鹭　吕哲昊）

参 考 文 献

[1] Wang S, Wolf RL, Woo JH, et al. Actinomycotic brain infection: registered diffusion, perfusion MR imaging and MR spectroscopy.

Neuroradiology, 2006, 48 (5): 346-350.
[2] 熊远香, 刘道斌, 吴雄君, 等. 化脓放线菌致脑外伤术后颅内感染一例. 中华检验医学杂志, 2004, 27 (7): 83.
[3] 郑焱, 楚瑞琦, 谭升顺. 脑型放线菌病. 中国皮肤性病学杂志, 2002, 16 (6): 59, 60.
[4] Heo SH, Shin SS, Kim JW, et al. Imaging of actinomycosis in various organs: a comprehensive review. Radiographics, 2014, 34 (1): 19-33.
[5] 孙渭歌, 侯雪新, 徐帅, 等. 快速鉴定诺卡菌的多重聚合酶链反应的建立. 微生物与感染, 2014, 9 (2): 107-111.

第七节 组织胞浆菌病

【概述】

组织胞浆菌病（histoplasmosis）为原发性真菌病，由荚膜组织胞浆菌引起，潜伏期一般为接触后3～21天。组织胞浆菌病传染性很强，传染源为自然界带菌的禽鸟类如鸡、蝙蝠、鸽或其粪便污染的土壤、尘埃等，被感染的动物有马、犬、猫和鼠等。组织胞浆菌可由呼吸道、皮肤黏膜、胃肠道等传入，先侵犯肺，再波及其他单核巨噬细胞系统如肝、脾，也可侵犯肾、中枢神经系统及其他器官。流行区域患者及感染动物的粪便等排泄物均可带菌，但动物之间或人与人之间尚无直接传播的报道。去有蝙蝠的洞穴、通过遍布蝙蝠的大山隧道和矿井中的作业和旅游者等活动易被感染并引起暴发。播散感染多见于婴幼儿、霍奇金病患者、淋巴细胞白血病患者及接受免疫抑制药物治疗的患者和AIDS患者。

约95%的原发性组织胞浆菌病患者可无症状，初期表现为上呼吸道感染或流感样症状，伴干咳、乏力、消瘦、盗汗、咯血等类似肺结核症状，或表现为高热、气急等类似急性肺炎症状，常有肝脾大和淋巴结肿大、贫血、白细胞减少和血小板减少等。在流行区人群中，肺部可见许多钙化灶，但追溯病史却无明显症状。

临床上，5%～10%播散性组织胞浆菌病可发现中枢神经系统受侵，脑部组织胞浆菌病通常为播散性组织胞浆菌病表现，孤立性脑部组织胞浆菌病很少见，尤其是免疫缺陷的患者。脑部组织胞浆菌病临床症状包括亚急性或慢性脑膜炎、局灶性脑部症状、脑卒中综合征和脑炎，最常见的表现为亚急性或慢性脑膜炎，其他表现包括肉芽肿性病变和缺血性脑血管炎。患者有慢性脑炎或脑膜炎病变，而未找到病因时，应怀疑是否为组织胞浆菌感染，尤其是患者去过组织胞浆菌病流行地区。血清学试验及抗原检测有助于诊断组织胞浆菌病，患者体内检出荚膜组织胞浆菌是诊断荚膜组织胞浆菌病的金标准。

【病理学表现】

组织胞浆菌侵犯不同器官的病理改变基本一致。早期为中央部分增生，吞噬细胞内有或多或少的真菌。其后发生组织坏死，周围呈肉芽肿样变化，最后则愈合或纤维化。原发性接触性组织胞浆菌病呈非特异性炎性浸润，间或可见有巨细胞及坏死区。

【影像学表现】

1. CT表现

（1）脑膜炎：脑沟脑回变浅，脑池呈等密度或稍高密度，部分表现为局限性脑膜增厚或软脑膜结节形成。增强扫描可见软脑膜、硬脑膜明显强化，部分免疫功能缺陷的患者仅可见脑膜轻度强化。

（2）梗死性改变：多表现为边界不清的低密度病灶，形态与脑血管分布有关，可有轻度或无占位效应。

（3）脓肿、肉芽肿病变：对于免疫功能正常或轻中度免疫功能不全者，颅内感染往往会形成真菌性脓肿，表明机体的正常功能的免疫系统足以将病灶局限于一定范围内。在CT平扫图像上，病灶为低密度，边界较为清晰，病灶一般具有一定的占位效应。增强扫描后，病灶多见环形强化，而脓肿内壁突起或壁结节多无明显强化。慢性脓肿进一步机化、纤维化可形成肉芽肿，多见于免疫功能正常或轻中度免疫功能缺陷者。CT平扫中病灶可呈结节状等密度、稍低密度，可单发或多发。增强扫描后病灶可出现明显均匀强化，部分病灶中心部分出现坏死而表现为不均匀强化。

2. MRI表现

（1）脑膜炎：T_1WI和T_2WI均呈异常信号，T_1WI呈低信号，T_2WI呈等信号、高信号，FLAIR序列显示病灶更明显。增强扫描后软脑膜、硬脑膜明显强化。

（2）梗死性改变：T_1WI呈不均匀低信号，T_2WI呈不均匀高信号，合并出血时，病灶边缘可见低信号。增强扫描病灶一般不强化。

（3）脓肿、肉芽肿病变：T_1WI 病灶呈低信号，T_2WI 病灶多呈等信号、稍高信号，脓肿内壁不光滑，可伴有不规则壁突起或壁结节影，脓肿边缘可见环形低信号；部分病灶内可出现 T_2WI 低信号灶，这与真菌菌丝中含有顺磁性物质有关，也可由血管受累导致的出血、血红蛋白破裂产物所致。增强扫描后，病灶多可见环形强化，而脓肿内壁突起或壁结节多无明显强化，出现这种征象是因为真菌脓肿腔内容物多为液化及坏死成分，内壁结构主要为梗死的脑组织及真菌菌体、菌丝成分。DWI 上真菌性脓肿表现为腔内低信号，内壁突起为高信号，而 ADC 上病灶腔内表现为高信号，内壁突起表现为低信号，提示腔内扩散不受限，而脓肿壁扩散受限。此征象可与细菌性及结核性脑脓肿相鉴别。肉芽肿病变 T_1WI 多为等信号或稍低信号，T_2WI 多为等信号、稍高信号，病灶周围可伴 T_2WI 高信号水肿带。增强扫描后，病灶可表现为明显均匀强化，也可由于中心部分出现坏死表现为不均匀强化。MR 波谱成像显示脂质和乳酸峰增高及胆碱（Cho）增高，表示其含有脓性内容物，同时脑室可扩张积水[1-3]。

【诊断要点】

1. 有慢性脑炎或脑膜炎病变，而未找到其他病因时，应怀疑组织胞浆菌感染，尤其是患者去过组织胞浆菌流行地区；常合并多系统侵犯，如肺、肝脾、淋巴结等。

2. 影像学表现多为脑膜炎和肉芽肿病变。脓肿 DWI 上表现为脓腔内呈低信号，内壁突起呈高信号，而 ADC 上病灶腔内为高信号，内壁突起为低信号，为相对特异性表现。

3. 血清学试验及抗原检测有助于诊断组织胞浆菌病，患者体内检出荚膜组织胞浆菌是诊断荚膜组织胞浆菌病的金标准。

【鉴别诊断】

脑部组织胞浆菌病临床上少见，缺乏特异性影像学表现。脑部组织胞浆菌定性诊断主要依靠病史、体征、脑脊液的实验室检查，影像学表现可以辅助诊断，并起到定位的作用。本病需与星形细胞瘤、转移瘤及细菌性脑脓肿等相鉴别。

1. 星形细胞瘤 可发生于脑内任何部位，但常发生于深部白质，在 MRI 平扫上往往信号混杂，T_2WI 多为高信号。高级别星形细胞瘤占位效应及水肿明显。增强扫描病灶表现为花环样强化或环形强化，囊壁不规则，壁结节明显强化。

2. 典型细菌性脑脓肿 病灶增强扫描呈环形强化，且脓肿内外壁均较光滑。细菌性脑脓肿在 DWI 上脓腔均呈高信号，ADC 上为低信号，这是由于其脓液中含有丰富的炎性细胞及大量蛋白质，导致水分子扩散受限。

3. 转移瘤 多有原发肿瘤病史，且病灶多位于皮髓质交界区，往往多发，病灶小，周围可伴有大片水肿。增强扫描强化方式多样，常为环形强化。

【研究现状与进展】

1. MRI 对软组织分辨率高，其优势在于清晰显示颅内病变及细节征象，甚至在一定程度上反映了病理学特征及疾病的演变过程，为本病诊断、鉴别诊断及治疗后随访提供了重要的信息。近年来，随着多种 MRI 新技术问世，其临床逐渐普及应用。DWI、MRS 可以在化脓性感染的诊断和鉴别诊断中发挥更大作用，DWI 上表现为腔内低信号，内壁突起为高信号，MRS 可探测到特异性代谢产物[1,3]。

2. 聚合酶链反应（PCR）：可用于诊断组织胞浆菌病，但效果仍需验证，梅奥医学中心等在 6 个培养阳性支气管肺泡灌洗（BAL）标本中检测到 2 个阳性结果[4]。在另一项研究中，不到 10% 的抗原阳性尿标本呈 PCR 阳性[5]。

（刘白鹭　吕哲昊）

参 考 文 献

[1] Eid AJ, Leever JD, Husmann K, et al. Compartmentalized histoplasma capsulatum infection of the central nervous system. Case Rep Infect Dis, 2015, 2015: 581415.

[2] Trelkeld ZD, Broughton R, Khan GQ, et al. Isolated Histoplasma capsulatum meningoencephalitis in an immunocompetent child. J Child Neurol, 2012, 27 (4): 532-535.

[3] Ramireddy S, Wanger A, Ostrosky L. An instructive case of CNS histoplasmosis in an immunocompetent host. Med Mycol Case Rep, 2012, 1 (1): 69-71.

[4] Babady NE, Buckwalter SP, Hall L, et al. Detection of Blastomyces dermatitidis and Histoplasma capsulatum from culture isolates and clinical specimens by use of real-time PCR. J Clin Microbiol, 2011, 49 (9): 3204-3208.

[5] Tang YW, Li H, Durkin MM, et al. Urine polymerase chain reaction is not as sensitive as urine antigen for the diagnosis of disseminated histoplasmosis. Diagn Microbiol Infect Dis, 2006, 54 (4): 283-287.

第十四章　脑部寄生虫感染

第一节　脑囊虫病

【概述】

脑囊虫病（cerebral cysticercosis）是最常见的脑寄生虫病，为猪绦虫幼虫寄生脑部所致，又称囊尾蚴病。人误食猪绦虫虫卵或肠道内绦虫节片逆流入胃孵化，绦虫幼虫经十二指肠肠壁入血液循环，进入颅内演变为囊尾蚴。本病在世界许多国家和地区流行，是一个全球性的健康问题。我国流行于华北、东北、西北和华东北部地区。囊尾蚴脑内寄生而引起发病。

脑囊虫病从感染到临床症状出现为数月至30年不等。①脑脊液检查：压力增高；白细胞增多，可见嗜酸性粒细胞；蛋白增高；糖和氯化物多数在正常范围。②囊虫免疫学检查：间接血凝试验、酶联免疫吸附试验、囊虫补体结合试验等结果阳性，有较高的敏感度与特异度。③血清和脑脊液囊虫抗体阳性。④粪便检查发现绦虫卵或节片。

【病理学表现】

脑囊虫的特征性病理表现是能够发现囊虫结节。活的脑囊虫常不引起明显的机体反应，为直径4～20mm圆形囊，内有活的尾蚴，它的头节表现为小结节，囊液清澈；而囊虫退变死亡时，尾蚴的死亡引起囊液变浑浊，囊壁增厚和囊腔缩小，由于宿主对虫异体蛋白的强烈免疫反应，会造成局部脑组织炎症、水肿与坏死，常伴有脑膜与室管膜增厚粘连和脑脊液循环障碍，从而导致脑积水；最终，死亡后的囊虫可发生钙化伴周围脑组织胶质增生。

根据脑囊虫病变发生的部位不同，其可分为脑实质型、脑室型、脑膜型及混合型[1]。有学者根据脑囊虫的不同病理变化阶段将其分为4期[2]：①活囊虫期，简称囊期，囊液清澈，多不引起机体反应；②退变死亡期，即胶样囊期，囊虫的代谢产物引起人体的炎性反应；③肉芽肿期，又称颗粒结节期，该期由于大量炎性细胞浸润，囊壁增厚，囊腔进一步缩小，并出现头节钙化；④完全钙化期，囊虫灶缩小并完全钙化。

【影像学表现】

1. CT表现

（1）脑实质型：脑实质型囊虫病的CT表现因不同病理分期而各有区别。病变常位于大脑半球皮髓质交界区，常为多发。

1）急性期

A. 脑炎型：CT平扫类似其他脑炎，显示双侧大脑白质弥漫性水肿，有时夹杂散在性小囊状低密度灶，严重者，占位效应明显，伴脑室、脑沟、脑池和脑裂狭窄或闭塞。增强扫描低密度灶不强化。

B. 囊泡型：多发囊泡型，CT平扫表现为脑实质内多发、散在的圆形或卵圆形低密度影，直径为3～10mm，分布不均，多位于皮髓质交界区，典型的低密度小囊泡内可见偏心性等密度点状小结节影，即囊虫的头节影，形成典型的"靶征"，或称"牛眼征"（图14-1-1）。

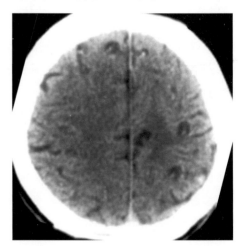

图14-1-1　脑内多发脑囊虫病（1）

CT平扫表现为脑实质内多发、散在的圆形或卵圆形低密度影，多位于皮髓质交界区，典型的低密度小囊泡内可见偏心性等密度囊虫头节影多数低密度灶增强扫描可不强化，少数则呈结节状或小环状强化。有时周围有水肿，脑室受压变小。单发囊泡型，CT 平扫表现为脑实质内单个类圆形或略分叶形较大的低密度结节，CT 值近似于脑脊液，一般为 4～10HU，边界清楚。增强扫描病灶多无强化，部分可显示囊壁的轻度环形强化。

C. 多发结节型：CT 平扫显示多发低密度灶，偶呈等密度或略高密度灶，形态不规则，病灶周围水肿明显。增强扫描可见多发结节状或环状强化，也可见周围为环状强化，中心呈点状强化，直径为 2～5mm。

2）慢性期（钙化型）：囊虫死亡，囊液吸收，囊虫被机化形成纤维组织并钙化。CT 平扫显示单发或多发、直径 1～2mm 的圆点样高密度钙化影。当囊虫壁和部分内容物钙化时，则病灶呈圆形或椭圆形环形钙化，直径为 3～10mm，中央可见 1～2mm 的囊尾蚴头节钙化（图 14-1-2），周围脑组织无水肿。增强扫描病灶无强化。

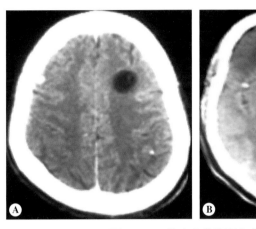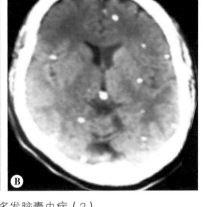

图 14-1-2　脑内多发脑囊虫病（2）

A. CT 平扫显示脑实质灰白质交界区可见散在钙化结节，左侧额叶皮髓质交界区可见 1 枚囊性低密度结节；B. 不同层面 CT 平扫显示脑实质灰白质交界区多发钙化结节，为囊虫的钙化头节影

（2）脑室型：囊虫寄生于脑室系统内，以第四脑室最常见，其次为侧脑室和第三脑室。典型者大小为 1～2cm，病灶常比脑实质内病灶大。由于囊虫壁很薄，囊内液的密度近似于脑脊液，且无增强，CT 检查常常不易显示，很容易漏诊，因此在怀疑脑室内囊虫病时，要注意调整合适的 CT 窗宽、窗位进行观察，同时要借助间接征象，如脑室局部不对称扩大或脉络丛被推移，以及因脑脊液循环障碍而出现的脑积水。极少数囊尾蚴死亡后可表现为脑室内均匀的等密度灶、环状增强或钙化。

（3）脑膜型：脑膜型的囊虫感染 CT 平扫，病灶主要在蛛网膜下腔，单发或多发，偶尔呈葡萄串样，可达数厘米，常缺乏壁结节或头节，由于和脑脊液差异，常不能显示囊虫病灶，只表现为蛛网膜下腔的不对称或局限性扩大，或邻近脑组织的炎性反应。常伴交通性脑积水。增强扫描偶尔可见脑膜强化。

（4）混合型：具有上述两型或两型以上的混合表现，也可为急慢性期的混合表现，同时出现不同时期的影像学表现的病灶具有一定特征性[3]。

2. MRI 表现　MRI 诊断活动期脑囊虫明显优于 CT[4-6]。

（1）脑实质型：囊期，囊内容物的 T_1 和 T_2 值与脑脊液相仿，T_1WI 呈低信号，T_2WI 呈高信号，FLAIR 为低信号，多数病灶周围无水肿。囊尾蚴头节 T_1WI 为等信号，T_2WI 常不显示（图 14-1-3）。胶样囊期，囊肿周围可存在水肿，T_2WI 高信号区，囊内液体变混浊稠厚，FLAIR 为高信号。有些病例囊肿可变成等信号和周围脑组织 MRI 信号相似。肉芽肿期囊肿出现点状钙化，MRI 往往不能显示出来。增强扫描急性期脑炎性病灶及水肿区不强化，囊期的囊肿不强化，囊尾蚴死亡后，囊壁可见环形强化，且强化的壁厚度增加。直至晚期囊肿钙化时则不再强化。

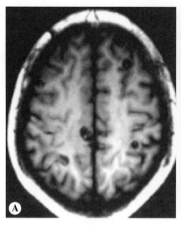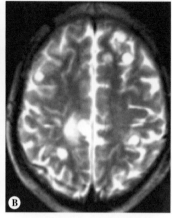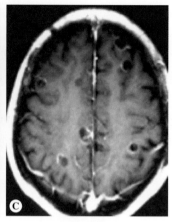

图 14-1-3 多发脑囊虫病

脑实质灰白质交界区多发类圆形囊性病灶。A. T_1WI 类圆形囊性病灶呈低信号；B. T_2WI 囊性病灶呈高信号，多数病灶周围无水肿，囊尾蚴头节在 T_1WI 和 T_2WI 上表现为等信号；C. T_1WI 增强显示囊壁环状强化

（2）脑室型：脑室内的囊肿在 MRI 上能清晰显示出来，T_1WI 上为略低信号，囊壁为高信号的细环，在周围低信号的脑脊液衬托下，囊尾蚴的头节表现为等信号或稍高信号点状结节，T_2WI 上囊肿的高信号一般不能和脑脊液的高信号相区别。增强扫描有时可见囊壁环形强化。

（3）脑膜型：蛛网膜下腔的囊虫病，很多是脑沟内囊虫与脑膜粘连形成。同脑室内的囊虫一样，T_1WI 上能显示出来，但多无头节，由于蛛网膜下腔的囊肿多位于颅骨骨突处，因而 MRI 比 CT 更敏感。MRI 还可发现伴有蛛网膜炎等感染征象。增强扫描常能显示肉芽肿性脑膜炎所致的基底池的强化。

（4）混合型：上述两型或两型以上可同时存在。

【诊断要点】

1. 有癫痫、头痛、头晕（尤其是发作性）、轻型感觉运动障碍、颅内高压等症状，尤其是具有上述症状的囊虫病高发区的青壮年农民。

2. 头颅 CT 或 MRI：脑囊虫病在 CT、MRI 上有些特征性表现，囊期可见偏于囊性灶一侧的头节；退变期会出现囊虫头节消失、囊壁变厚、水肿明显，增强后可见环形强化；肉芽肿期或完全钙化期囊虫可形成钙化；如果在同期检查时能看到不同时期的囊虫病灶则更有诊断价值。

3. CT 和 MRI 对脑室型或脑膜型可更清楚显示。并能对病灶进行分期、准确定位。

4. 触及皮下囊虫结节、囊虫免疫学检查阳性或有绦虫排出史者可确诊。

【鉴别诊断】

1. **脑脓肿** 增强扫描多表现为脑内单发或多发薄壁或厚壁明显强化环形病灶，DWI 脓肿腔内扩散受限，周围水肿明显。同时结合临床急性病史和血液或脑脊液生化检查，不难鉴别。

2. **蛛网膜囊肿** 常位于外侧裂、矢状窦旁和大脑凸面的蛛网膜下腔，表现为局部蛛网膜下腔扩大，囊肿壁往往不显示，由于生长时间长，常可见局部颅骨受压变薄，有时伴囊肿周围脑组织萎缩改变。增强扫描无强化。单发脑膜型脑囊虫囊肿从影像学上很难与蛛网膜囊肿鉴别。头节尽管少见，但一旦发现，高度提示脑囊虫病。多发脑膜型脑囊虫囊肿可发现多囊相邻簇集分布，有助于诊断。

3. **表皮样囊肿** 好发于第四脑室、小脑脑桥池或鞍上池等蛛网膜下腔部位，具有见缝就钻的生物学特性，CT 扫描低于脑脊液密度，MRI 上 DWI 囊液扩散受限有助于鉴别。

4. **脑转移瘤** 影像学常表现为脑内单发或多发病灶，病灶的占位效应和水肿常很明显，增强扫描多为不规则环形或结节状强化。患者常有原发肿瘤病史。

【研究现状与进展】

MRI、CT、X 线检查均可用于脑囊虫病的检查，以 CT、MRI 为主。

X 线检查可显示脑囊虫病钙化等间接征象，但对于颅内具体病变诊断价值有限。MRI 具有高软组织分辨率，其多序列、多模态检查可为脑囊虫病的定位、定性乃至定量诊断提供大量信息。其中，病灶 T_2 值可以反映病变中心及周围神经胶质增生的情况[7,8]，连续随访 T_2 值改变，可用于随访及评估治疗效果及预后情况。

近年来，随着多种 MRI 新技术，如 SWI、DWI、MRS、PWI 等广泛应用，MRI 为本病诊断、鉴别诊断及治疗后随访提供了重要的信息。

（刘含秋　王卫卫　陈　祎）

参 考 文 献

[1] do Amaral LL, Ferreira RM, da Rocha AJ, et al. Neurocysticercosis: evaluation with advanced magnetic resonance techniques and atypical forms. Top Magn Reson Imaging, 2005, 16（2）: 127-144.

[2] 郭宗成，越庆秋，郭振华，等. 脑囊虫所致癫痫与影像学及囊尾蚴生存状态之间关系的研究. 脑与神经疾病杂志，2000，8（2）：101-103.

[3] 张承志，杨启胜，欧阳天昭，等. 脑实质囊虫 CT 表现与癫痫的关系. 中国临床医学影像杂志，2005，16（4）：181.

[4] Chang KH, Lee JH, Han MC. The role of contrast-enhanced MR imaging in the diagnosis of neurocysticercosis. Am J Neuroradiol, 1991, 12: 509-512.

[5] 张勇，程敬亮，杨运俊，等. 脑室型囊虫病的磁共振成像诊断. 临床放射学杂志，2005，24（6）：484-487.

[6] Silbert PL, Gubbay SS, Khangure M. Distinctive MRI findings in a case of neurocysticercosis. Med J Aust, 1993, 159（3）: 185, 186.

[7] Nalini A, de Souza A, Saini J, et al. Quantitative serial T2 relaxometry: a prospective evaluation in solitary cerebral cysticercosis. Neuroradiol J, 2014, 27（3）: 339-349.

[8] de Souza A, Nalini A, Saini J, et al. T2 relaxometry helps prognosticate seizure outcome in patients with solitary cerebral cysticercosis. J Neurol Sci, 2017, 376: 1-6.

第二节　脑型肺吸虫病

【概述】

脑型肺吸虫病（cerebral paragonimiasis）又称脑型肺并殖吸虫病。肺吸虫病是一种人畜共患的寄生虫感染性疾病。肺吸虫生活史包括：人或动物等宿主排出的虫卵，在水中孵化为毛蚴；毛蚴在川卷螺内发育成尾蚴；尾蚴在中间宿主如淡水石蟹或蝲蛄内发育成囊蚴；人误食这些石蟹或蝲蛄而感染；囊蚴在人体十二指肠脱囊为童虫，并移行侵入腹腔，穿膈肌寄居于肺部发育为成虫。肺吸虫变种和亚种很多，在我国主要是卫氏和斯氏并殖吸虫致病，川卷螺和石蟹或蝲蛄多栖息于山涧溪流，故山区多见，多为卫氏并殖吸虫感染[1]。

脑型肺吸虫病是由腹腔或胸腔内的肺吸虫从纵隔向上移行，穿过颈动脉疏松的周围软组织，经颈动脉管或破裂孔上口入颅中窝[2]，在脑内移行、产卵并分解代谢产物，通过机械性或免疫病理性反应对脑组织产生破坏所致。

临床上，大多伴有肺部及其他部位的病变。患者都有慢性咳嗽或肺吸虫病史，痰液或脑脊液中可找到肺吸虫虫卵。外周血嗜酸性粒细胞分类和绝对计数及脑脊液分类计数均显著增高，肺吸虫抗原皮试阳性。

【病理学表现】

脑型肺吸虫的童虫和成虫虫体在脑内穿行和寄居对组织造成机械性损伤，损伤血管，导致脑组织渗血和梗死[3]及纤维素性炎症。病变最早侵犯颞叶，并移行至顶叶、枕叶等，多位于这些部位的脑白质深处。根据病变的发展过程分 3 个阶段。①组织破坏期：虫体移行穿破脑组织而引起隧道损伤或伴线状出血，虫体停留在脑内可破坏组织，形成窟穴状病灶，并引起周围炎症反应。②肉芽肿或囊肿期：虫卵沉积较多，引起肉芽肿及异物巨细胞性反应，周围结缔组织增生和炎性细胞浸润。病变中央组织坏死、液化。这种囊肿样病变常多个相连，相互间有不规则隧道相通。③纤维瘢痕期：见于虫体死亡或游走他处，囊腔中的物质逐渐吸收，虫卵死亡而被钙化，囊壁逐渐增厚、纤维化并有钙质沉积。以上各期病变可同时出现，最后病变机化形成瘢痕，脑实质萎缩。

【影像学表现】

1. CT 表现　平扫表现为大片状低密度区，常伴有不同程度的多发性不规则出血改变；增强扫描可见聚集多发性环形增强病灶，伴有周围水肿[4,5]。

2. MRI 表现　①颞叶或枕顶叶等脑白质区可见不规则水肿区伴中央不同程度出血改变；②出血吸收后，异常水肿区中央可见长 T_1、长 T_2 的"隧道"样改变；③增强扫描不同方位可显示长短不一、两边强化而中央无强化的"隧道征"，与之垂直面扫描常可见多发聚集的环形增强灶（图 14-2-1）[5]。

【诊断要点】

1. 生活在疫区、食生蟹史及疫水生饮用史。

2. 患者都有慢性咳嗽或肺吸虫病史，痰液或脑脊液中可找到肺吸虫虫卵。

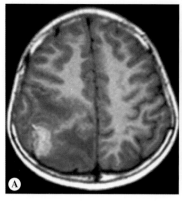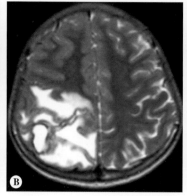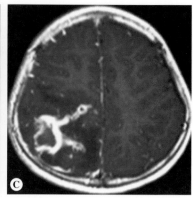

图 14-2-1 右侧额顶叶脑型肺吸虫病

A. T₁WI 显示"隧道"呈低信号；B. T₂WI 显示"隧道"呈高信号，周围可见不规则的水肿；C. T₁WI 增强显示隧道中央无强化，病灶呈聚集多发性大小不等环形强化

3. 头颅 CT 或 MRI 显示脑内多发、不规则病变及出血，若同时伴有"隧道征"，增强后表现为聚集多发性环形强化病灶，伴有周围水肿。

4. 外周血嗜酸性粒细胞分类和绝对计数及脑脊液分类计数均显著增高，肺吸虫抗原皮试阳性。

【鉴别诊断】

1. 脑囊虫病 常为多发囊性病灶，囊腔内可见偏心性生长的头节，头节常有钙化，病灶周围水肿相对较轻，增强扫描可不强化或轻度环形强化，出血罕见。

2. 高级别星形细胞瘤 因常合并囊变、坏死而呈花环形强化，中央坏死常不完全，呈丝瓜瓤样改变，且环形强化区 DWI 呈高信号，出血少见。

3. 脑转移瘤 易发生坏死和囊变，强化方式多为环形强化。但脑转移瘤好发于中老年患者，且多有原发恶性肿瘤病史，常为多发病灶，部分环形强化的病灶内壁不光整，可见附壁结节。

4. 结核性肉芽肿 脑内可见单发或多发伴干酪样坏死性肉芽肿，增强后多呈小环形强化，或分房分隔征象，如合并脑膜肉芽肿，增强后沿蛛网膜下腔的铸型或多发结节簇聚样强化和脑积水是特征性表现。

5. 伴有出血的病变需要和脑血管畸形鉴别 脑血管畸形在 MRI 上的特征性表现为团状或蜂窝状血管流空影，CTA、MRA 可直接显示脑血管畸形的供血动脉、引流静脉，DSA 是诊断脑血管畸形的金标准检查手段。

【研究现状与进展】

MRI、CT、X 线检查均可用于脑型肺吸虫病的检查，以 CT、MRI 为主。

CT、X 线检查可显示脑型肺吸虫病钙化等间接征象，但对于颅内具体病变诊断价值有限。MRI 具有高软组织分辨率，其多序列、多模态检查可为脑型肺吸虫病的定位、定性乃至定量诊断提供大量信息，尤其是 SWI 对于肺吸虫引起的机械性损伤、出血和窦道的显示有一定的价值。有案例报道，脑型肺吸虫脓肿腔在 DWI 表现出明显的低信号，ADC 显示高信号，表明扩散不受限，提示 DWI 在鉴别肺吸虫病引起的脑脓肿与化脓性脑脓肿或坏死性脑瘤引起的脑脓肿时，提供一定的可信度[6]。

（刘含秋　王卫卫）

参考文献

[1] 张青松，胡俊忠，李琳玲，等. 山区农村人群肺吸虫感染情况调查分析. 实用预防医学，2007，14（6）：1795-1796.

[2] 沈天真，陈星荣，吴恩惠，等. 神经影像学. 上海：上海科学技术出版社，2004.

[3] 杨光华. 病理学. 北京：人民卫生出版社，2002.

[4] 张光运，任雪芳，杨睿海，等. 5 例脑型并殖吸虫病头颅 CT 动态观察. 中国寄生虫学与寄生虫病杂志，1999，17（6）：398.

[5] Cha SH, Chang KH, Cho SY, et al. Cerebral paragonimiasis in early active stage: CT and MR features. Am J Roentgenol，1994，162（1）：141-145.

[6] Xia Y, Chen J, Ju Y, et al. Characteristic CT and MR imaging findings of cerebral paragonimiasis. J Neuroradiol，43（3）：200-206.

第三节　脑裂头蚴病

【概述】

脑曼氏裂头蚴病（cerebral sparganosis mansoni）是由曼氏迭宫绦虫第二期幼虫曼氏裂头蚴感染所致的疾病[1]。曼氏迭宫绦虫生活史如下：成虫寄生于猫、犬肠道中，其虫卵随粪便排出；虫卵在污染的水中孵化成幼虫；幼虫被剑水蚤吞食后，继续发育为原尾蚴；原尾蚴通过食物链寄生于青蛙、蛇等野生动物体内。裂头蚴感染的患者多是青壮年，其感染人体途径大致有3种[2]。①用生蛙肉或蛇皮直接敷贴伤口；②吞食生的或未熟的蛙肉；③饮用污染该原尾蚴的生水。通过这3种途径幼虫均可经伤口的皮肤、黏膜或消化道而感染人体。裂头蚴寄生人体的危害远较成虫大，因裂头蚴移行时会对组织造成损伤，其可侵犯人体任何部位。血清学寄生虫抗体检查，脑裂头蚴IgG抗体阳性可确诊。

【病理学表现】

裂头蚴寄生于人体内保持幼虫状态并移行，会对机体组织造成机械性损伤，同时诱导局部机体产生免疫应答，形成嗜酸性肉芽肿，虫体移行形成细长隧道或囊腔，囊腔内有裂头蚴虫体及白色豆腐渣样渗出物；裂头蚴蚴虫无体腔，为实体，可见特征性体壁；蚴虫虫体内散在分布同心圆性圆形或椭圆形的石灰小体及单个肌纤维；隧道壁或囊壁由肉芽组织组成，最外层为纤维组织。脑内有新旧不一的多发性小脓肿[3]。

【影像学表现】

病变主要分布于大脑半球，尤其是额叶、顶叶，偶尔累及外囊、内囊和基底节区，小脑很少受累，约1/4发生在双侧。"隧道征""绳结征""游走性"是脑裂头蚴病的三大影像学特征。

1. CT表现 大脑白质内可见斑片状新旧不一低密度灶，陈旧性病灶区伴相邻脑室、脑沟扩大；新病灶区水肿明显，增强扫描呈不规则或结节样强化；有时存在小的针尖样钙化。

2. MRI表现 ①病灶区信号混杂，周围可见轻重不一的不规则脑白质水肿区，FALIR可显示有新旧不一的病灶；可见条形或管形异常信号，呈轨道状改变，增强扫描后边缘管壁强化，形如隧道，断面呈小环形强化，称为"隧道征"。②增强扫描水肿明显区病灶呈多环、套环或环环缠绕状强化灶，类似"中国结"或"绳结征"（图14-3-1）[4]。③动态观察不同阶段的影像学资料，病灶强化的位置和形态可发生改变，提示迁徙的特点，也称"游走性"，提示幼虫仍然存活[5, 6]。④负占位效应：病灶占位效应一般较肿瘤轻，后期为负占位效应，部分组织纤维化，邻近脑室扩张及局限性脑萎缩，此征象可作为与其他脑肿瘤鉴别的重要依据[7]。

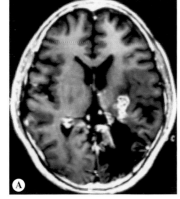 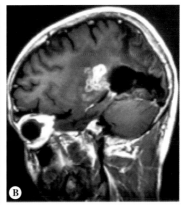

图14-3-1 左侧脑室三角区单发裂头蚴

A、B. T₁WI增强左侧侧脑室后角周围可见多环、套环、不规则缠绕状强化灶，类似"绳结状"强化，周围水肿呈低信号和无强化的软化灶，提示病灶由左侧枕叶向前移行（轴位、矢状位）

【诊断要点】

1. 青壮年多见，生活于水网密布区，有生食河塘水、水产品或蛙肉、蛇肉史；病程迁延，病情时轻时重，症状多变；病灶特点：迁徙或多发；曾有全身其他部位，如眼部或皮下裂头蚴寄生史。

2. "隧道征""绳结征""游走性"是脑裂头蚴病的三大影像学特征。

3. 血清学寄生虫抗体检查，脑裂头蚴IgG抗体阳性可确诊。

【鉴别诊断】

1. 细菌性脑脓肿 脑脓肿蜂窝织炎期，呈多环或分房分隔改变，增强的多环状灶多为环靠环，很少形成环套环，即绳结状。而裂头蚴增强后的环较小，是多个小环相套。

2. 脑囊虫病 常为多发囊性病灶，退变的脑囊虫病灶会出现环形强化，但不会出现环套环征象。

3. 结核性肉芽肿 脑内可见单发或多发伴干酪样坏死性肉芽肿，增强后多呈小环形强化，或分房分隔征象。

4. 高级别星形细胞瘤 因常合并囊变、坏死而呈花环形强化，中央坏死常不完全，呈丝瓜瓤样改变，而非环套环改变。

【研究现状与进展】

MRI、CT、X 线检查均可用于脑曼氏裂头蚴病的检查，以 CT、MRI 为主。

X 线检查可显示脑曼氏裂头蚴病钙化等间接征象，但对于颅内具体病变诊断价值有限。MRI 具有高软组织分辨率，其多序列、多模态检查可为脑曼氏裂头蚴病的定位、定性乃至定量诊断提供大量信息。其中，MRS 虽然很难区分恶性肿瘤和肉芽肿性病变，但是神经囊尾蚴病在 1.4ppm 及 1.8ppm 显示丙氨酸峰，一定程度上有鉴别诊断的意义[8]。

（刘含秋　王卫卫　张雪宁）

参 考 文 献

[1] Fan KJ, Pezeshkpour GH. Cerebral sparganosis. Neurology, 1986, 36（9）：1249-1251.

[2] 吴泽江，陈艳，裘学丽，等. 贵阳市农贸市场青蛙裂头蚴感染调查及 104 例临床病例分析. 贵阳医学院学报，2007，32（2）：140，141.

[3] Tsai MD, Chang CN, Ho YS, et al. Cerebral sparganosis diognosed and treated with stereotactic technique. J Neurosurg, 1993, 78（1）：129-132.

[4] 吕铁，李克，陈宏. 脑曼氏裂头蚴的特征性 MRI 表现. 中国医学计算机成像杂志，2007，13（2）：78-80.

[5] Chang KH, Chi JG, Cho SY, et al. Cerebral sparganosis: analysis of 34 cases with emphasis on CT features. Neuroradiol, 1992, 34（1）：1-8.

[6] 龚才桂，王小宜，刘慧，等. 脑裂头蚴病的 MRI 诊断. 中华放射学杂志，2006，40（9）：913-917.

[7] 丁耀军，柳健. 脑裂头蚴病的 CT、MRI 诊断. 江西科学，2017，35（5）：698-701.

[8] Pandit S, Lin A, Gahbauer H, et al. MR spectroscopy in neurocysticercosis. J Comput Assist Tomogr, 2001, 25（6）：950-952.

第十五章　脑部螺旋体感染（莱姆病）

【概述】

莱姆病是一种以蜱为媒介，由博氏疏螺旋体感染所致的自然疫源性疾病，又称莱姆螺旋体病（博氏疏螺旋体性脑炎）[1]，因1975年在美国Lyme镇群发幼年性关节炎而被命名。本病可累及多个器官及系统，以皮肤、全身的关节、心脏和中枢神经系统为著[2]。通常在夏季、早秋发病，人群普遍易感，男性略多于女性，以青壮年居多，野外工作者及林业工人感染率较高。1985年，在我国黑龙江省林区首次发现本病。

莱姆病潜伏期为3～32天，平均7天。博氏疏螺旋体主要存在于蜱的中肠内，当蜱叮咬人时，螺旋体经反流至吸食腔，遂进入人体皮肤的微血管，经血液流至全身各器官组织。

莱姆病临床分为3期，可依次出现，也可重叠出现。第Ⅰ期为皮肤损害期，以游走性红斑为特征，好发于腋窝、大腿、腹股沟等部位，持续约7天，可不经治疗自行消退。第Ⅱ期为感染扩散期，以神经系统及心脏表现为主，最典型的神经系统症状为红斑消退后的脑膜炎、脑神经炎及神经根炎，心脏表现以房室传导阻滞最为常见，骨、关节、眼部及泌尿系统在第Ⅱ期也可受累，常表现为关节及周围软组织的游走性疼痛、结膜炎、葡萄膜炎、角膜炎、玻璃体炎、尿急、尿痛、尿失禁等，膀胱组织活检可见博氏疏螺旋体。第Ⅲ期为持续感染期，以关节炎、慢性萎缩性肢端皮炎及晚期神经系统表现为主。

实验室检查：取患者滑膜、皮肤、淋巴结等组织及脑脊液标本，用银染色或暗视野检查，可快速做出病原学诊断，但检出率较低。应用特异性直接荧光抗体染色，可提供病变检出率。从感染组织或体液中检测出特异性抗体或博氏疏螺旋体可以确诊。

【病理学表现】

博氏疏螺旋体脑部感染主要病理改变为脑白质脱髓鞘、脑膜炎，晚期可出现脑萎缩，伴有脑神经侵犯，是其特征性表现。

莱姆病分为3期：第Ⅰ期以局部皮肤原发性损害为主，受损皮肤的浅层及深层血管周围有浆细胞和淋巴细胞浸润，存在游走性红斑，镜下可见皮肤增厚，轻度角化伴单核细胞浸润，表皮层水肿，无化脓性及肉芽肿性反应。螺旋体进入血液循环流至各组织器官并引发感染后进入第Ⅱ期，以中枢神经系统表现为主，神经损伤可能是病原体从感染部位沿末梢神经逆行侵犯神经根所致。感染在第Ⅰ期、第Ⅱ期神经莱姆病中起重要作用，患者血清培养出博氏疏螺旋体，由于螺旋体脂多糖具有内毒素的多种生物学活性，可刺激巨噬细胞产生多种细胞因子如白细胞介素-1（IL-1），在脑实质血管周围及脑神经（尤其面神经、动眼神经及展神经）内有单核细胞浸润。第Ⅲ期神经莱姆病的发生是机体对博氏疏螺旋体产生免疫反应的结果，患者血液中免疫复合物增加，抑制性T细胞活性低下，脑脊液（CSF）中针对特异性抗原和淋巴细胞幼稚反应增强。神经病变处的血管周围有淋巴细胞浸润，血管壁变厚，神经有脱髓鞘改变，胶原纤维增生。发病持续数月以上则进入第Ⅲ期，此期关节处可见增生侵蚀性滑膜炎，滑膜绒毛肥大伴血管增生，纤维蛋白沉着，单核细胞浸润。骨与软骨也有不同程度的侵蚀性破坏。皮肤脱色、萎缩，或胶原纤维组织束增粗，排列紧密，类似硬皮病损害及萎缩性肢端皮炎[3]。

【影像学表现】

1. CT表现　多数病变在CT上未见异常，部分病例在脑表面或深部血管周围出现多发或融合成片的脑白质脱髓鞘病变，在 CT 上表现为多发斑片状或大片状低密度病灶，增强扫描后部分病灶可有异常强化，部分病例可有脑膜异常强化。

2. MRI 表现 脑实质内改变主要表现为双侧侧脑室周围和（或）皮质下多发的直径 2~3mm 斑片状病变，病变 T_1WI 呈低信号或等信号（图 15-0-1A），T_2WI 呈高信号（图 15-0-1B），FLAIR 呈高信号（图 15-0-1C），多无占位效应。于基底节和脑干也可见病变发生。典型病例病变常位于双侧侧脑室旁，与脑室大多垂直排列（图 15-0-1D，图 15-0-1E）。常无近脑室周围白质受累表现。增强扫描后脑实质内病灶呈斑片状强化，部分病例增强后可有脑膜异常强化。神经根的强化可提示神经根炎，晚期还可出现脑萎缩。MRV 可显示静脉狭窄。脑膜和神经根异常强化对莱姆病的诊断非常重要[4]。

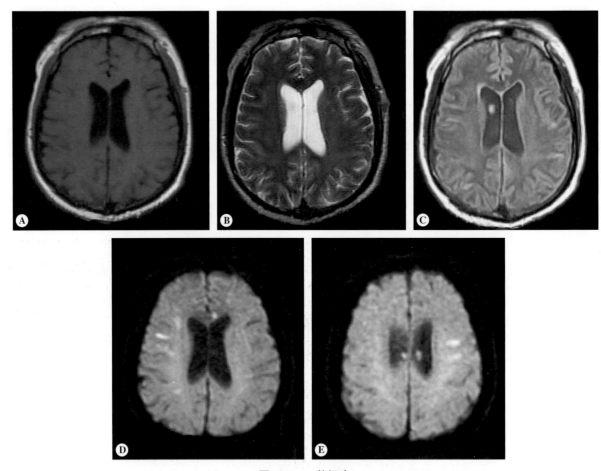

图 15-0-1 莱姆病

A. T_1WI 显示双侧侧脑室周围可见多发斑片状等信号或稍低信号；B. T_2WI 呈稍高信号；C. FLAIR 呈高信号；D、E. DWI 呈高信号，病灶多与脑室垂直排列（图片由新疆维吾尔自治区人民医院王艳提供，特此感谢）

【诊断要点】

1. 好发于青壮年，有过疫区接触史，并有暴露或蜱叮咬史。

2. 患者出现特征性慢性游走性红斑，且皮损直径大于 10cm，则高度提示本病。

3. 典型病例常表现为双侧侧脑室旁的多发类圆形斑片状病变（直径 2~3mm），与脑室大多垂直排列。

4. 增强扫描后脑实质内病灶呈斑片状强化，脑膜和神经根异常强化对莱姆病的诊断非常重要。

5. 从感染组织或体液中检测出特异性抗体或博氏疏螺旋体可以确诊。

【鉴别诊断】

莱姆病是由博氏疏螺旋体引起的人兽共患病。博氏疏螺旋体可引起人体多系统、器官损害，严重者致残甚至死亡。莱姆病需要与多发性硬化、进行性多灶性白质脑病、急性播散性脑脊髓炎相鉴别。

1. 多发性硬化（multiple sclerosis，MS） 和莱姆病在病理上都可表现为脑白质脱髓鞘改变。多发性硬化以青年女性多见，发病前多无明显诱因，而莱姆病以青壮年男性居多，发病前有过疫区接触史，并有暴露或蜱叮咬史，早期可见皮肤游走性红斑。多发性硬化表现为脑室旁白质多发类圆形病灶，呈垂直于脑室的分布，典型者表现为"直角脱髓鞘征"，急性期呈环状或结节状强化，稳定期病灶无明显异常强化。而莱姆病病变常位于双侧侧脑室旁，大多与脑室垂直排列，但不如多发性硬化明显；双侧侧脑室周围和（或）皮质下多发的直径2～3mm斑片状病变，不如多发性硬化大，周围可见晕状水肿影，常无邻近脑室周围白质受累。增强扫描斑片状病变可见异常强化。多发性硬化一般无脑膜和神经根的异常强化，而莱姆病可伴有脑膜异常强化，可有特征性神经根异常强化，两者鉴别不难。

2. 进行性多灶性白质脑病（progressive multifocal leukoencephalopathy，PML） 为机体免疫功能低下状态时，中枢神经系统出现的亚急性脱髓鞘疾病，与接触过JC病毒关系密切，而莱姆病有过疫区接触史，并有暴露或蜱叮咬史，早期可见皮肤游走性红斑。影像学表现：PML病灶好发于顶枕皮下白质内，远离脑室周围，非对称性分布，病灶有逐步融合增大趋势，增强扫描病变多无异常强化，而莱姆病主要表现为双侧侧脑室周围和（或）皮质下多发的小斑片状病变（直径2～3mm），与PML相比病灶较小，增强扫描病灶可见斑片状强化。PML一般无脑膜和神经根的异常强化，而莱姆病可伴有脑膜异常强化，可有特征性神经根异常强化，两者可鉴别。

3. 急性播散性脑脊髓炎（acute disseminated encephalomyelitis，ADEM） 好发于儿童，发病前常有感染史或疫苗接种史，而莱姆病有过疫区接触史，并有暴露或蜱叮咬史，早期可见皮肤游走性红斑。ADEM为弥漫性多灶性中枢神经系统脱髓鞘疾病，以白质侵犯为主，影像学表现为多发斑片状病灶，周围水肿范围小，占位效应不明显，增强扫描轻度强化或环形强化，也可无明显异常强化，而莱姆病脑实质内改变主要表现为双侧侧脑室周围和（或）皮质下多发的直径2～3mm斑片状病变，周围可见晕状水肿影，常无邻近脑室周围白质受累。ADEM多有脊髓受累表现，而莱姆病可伴有脑膜异常强化，可有特征性神经根异常强化，两者表现不同，易于鉴别。

【研究现状与进展】

近些年，随着多种MRI新技术的兴起和临床运用的普及，大大提高了MRI诊断和鉴别诊断效率。

CT、MRI均可用于莱姆病的检查，但以MRI为主。MRI具有较高的软组织分辨率，其多序列、多模态检查可为莱姆病的定位、定性乃至定量提供大量有益的信息。MR灌注成像，包括动态磁敏感增强灌注、动态对比剂增强灌注，后者可以了解血流动力学和血管通透性信息。MR扩散相关技术（包括扩散加权成像、扩散张量成像等）可以提供病灶内部水分子扩散和脑白质纤维束走行的信息。SWI能提供病灶内部钙化及出血情况。

（尤永笑 王 艳[1] 贾文霄）

参 考 文 献

[1] Fallon BA, Levin ES, Schweitzer PJ, et al. Inflammation and central nervous system Lyme disease.Neurobiol Dis, 2010, 37（3）: 534-541.

[2] Hildenbrand P. Lyme neuroborreliosis: manifestations of a rapidly emerging zoonosis. Am J Neuroradiol, 2009, 30（6）: 1079-1087.

[3] 李宏军.实用传染病影像学.北京：人民卫生出版社，2014.

[4] Agarwal R, Sze G. Neuro-lyme disease: MR imaging findings. Radiology, 2009, 253（1）: 167-173.

第十六章　脑部立克次体感染

【概述】

脑部立克次体感染是指立克次体侵犯中枢神经系统导致的感染。立克次体（Rickettsia）是一类革兰氏阴性，以节肢动物（蜱、虱、蚤、螨等）为传播媒介的严格细胞内寄生的原核微生物。目前已知的立克次体有 30 多种，由于立克次体传播媒介的各种节肢动物地理分布及活动时间不同，立克次体病的流行呈明显的地区性及季节性。国内较常见的立克次体病包括流行性斑疹伤寒（epidemic typhus）、地方性斑疹伤寒（endemic-typhus）、恙虫病（tsutsugamushi disease）和 Q 热。

立克次体感染的临床表现包括突发高热、乏力、全身疼痛、面部及结膜充血等全身毒血症症状，约 90% 的患者伴有出血性斑丘疹，70%~100% 的恙虫病患者可出现焦痂或溃疡，大部分患者可出现脾大，少数伴有肝大。12%~28% 的立克次体病患者可出现神经系统感染，该类患者最多见于立氏立克次体感染（即落基山斑疹伤寒），约 80% 的神经系统立克次体感染患者有明确的节肢动物叮咬史。神经系统感染主要表现为脑炎及脑膜炎，最突出的表现为持续剧烈的头痛，另外可有头晕、失眠、耳鸣及听力减退，甚至出现反应迟钝、谵妄、躁狂、震颤、抽搐、角弓反张、肌肉僵直及脑膜刺激征等[1-8]。

目前，间接荧光抗体检测是诊断立克次体感染的首选方法。但对于疾病早期诊断仍缺乏较好的实验室方法[2]。

【病理学表现】

立克次体侵入人体后，主要侵犯小血管及毛细血管内皮细胞，立克次体对血管内皮细胞的直接损伤及其释放的内毒素将引起全身微循环障碍，临床上则表现出组织器官受损的相应临床症状。颅内感染主要累及脑及脑膜，大体标本表现为脑水肿，有时可见皮质下出血点[2, 5, 9]。

立克次体感染的基本病变是小血管炎，镜下可见弥漫分布于小血管周围的"斑疹伤寒结节"，即增生性、血栓性、坏死性血管炎及其周围炎性细胞浸润而形成的立克次体肉芽肿。病变中心的血管存在严重退变，血管内皮细胞肿胀、管腔阻塞，由于小动脉栓塞，可见小的局灶性坏死[2]。

【影像学表现】

1. CT 表现　由于立克次体感染后主要侵犯小血管及毛细血管内皮细胞，因此影像学表现为终末动脉梗死样病变。病变累及脑实质时，头颅 CT 平扫在部分病例中可无明显异常，病变明显时可见边界不清的低密度灶，伴/不伴弥漫性脑肿胀，病变无明显占位效应。病变累及脑膜时，由于炎症刺激可出现邻近大脑皮质肿胀，CT 平扫可见脑沟、脑裂及脑池变窄，增强扫描可见脑膜增厚强化[5, 6, 9]。

极少数患者由于炎症刺激出现凝血功能亢进，可出现颅内静脉血栓形成，CT 平扫直接征象包括受累静脉（窦）的条索征和高密度三角征；间接征象包括相应静脉/静脉窦引流区脑水肿、缺血梗死灶、出血性梗死、脑室梗阻或阻塞性脑积水；CTV 可显示出静脉窦内血栓，呈充盈缺损样病变，上矢状窦血栓形成可见特征性的空三角征。

2. MRI 表现　脑实质内病变在 T_1WI 上表现为斑片状边界不清的等信号或稍低信号，在 T_2WI 上呈稍高信号或高信号，可累及脑叶、皮质下白质、小脑脚、胼胝体、脑桥等部位[6]；增强扫描后，部分病灶可有斑点/斑片状强化，提示存在血管性损伤[5]。

合并颅内静脉血栓形成时，早期 T_1WI 可见正常的血管流空现象消失，呈等 T_1 和短 T_2 的血管填充影；1~2 周后高铁血红蛋白增多，T_1WI、

T_2WI 均呈高信号；MRV 检查可见受累静脉/静脉窦充盈缺损。

3. 数字减影血管造影表现 立克次体感染的基本病变是小血管炎，主要累及小动脉、微小动脉及毛细血管，因此血管造影可能呈阴性。当患者合并颅内静脉窦血栓形成时，DSA 是确诊的金标准，但对诊断单纯皮质静脉血栓形成不具优势，因此 DSA 通常用于其他检查完成后仍不能确诊或需要同时经导管进行药物治疗时。

【诊断要点】

1. 多有明确的疫区节肢动物叮咬史。
2. 病变好发于终末动脉供血区，以基底节区为主。
3. 病变可单发或多发。CT 平扫：病变呈低密度。MR 平扫：T_1WI 呈等/低信号，T_2WI 呈高信号，增强扫描后部分病灶可有斑片状强化。
4. DWI 序列病灶呈高信号。
5. 脑脊液检查：淋巴细胞增多、脑脊液蛋白含量轻度增高。
6. 间接荧光抗体检测对诊断立克次体感染具有极大价值。

【鉴别诊断】

脑部立克次体感染较为少见，CT 及 MRI 平扫表现缺乏特异性，其定性诊断主要依靠病史、体征、脑脊液的实验室检查等。脑部立克次体感染需要与血管炎、多发性腔隙性脑梗死、转移瘤等鉴别。

1. 血管炎 绝大多数脑血管炎患者存在神经影像异常，最常见的表现是广泛性皮质和白质损害，可累及单侧或双侧半球，也可散发，增强扫描可见软脑膜强化，高分辨率磁共振血管成像可见受累血管壁强化，DSA 检查在约 60% 的患者中有阳性发现，主要表现为多发性血管交替狭窄和扩张；而立克次体感染所致血管炎主要累及小动脉、微小动脉及毛细血管，因此 CT、MR 血管成像或 DSA 检查可能呈阴性表现。

2. 多发性腔隙性脑梗死 多见于 50 岁以上，合并高脂血症、动脉硬化、高血压或糖尿病患者。病变由脑深部穿支闭塞所致，因此病灶多分布于半卵圆区、侧脑室周围白质及基底节内囊区，也可发生于脑干。CT 平扫时病灶呈低密度，小的病灶 CT 平扫难以发现；MR 检查 T_1WI 病灶呈等/低信号，T_2WI 呈高信号，新近病灶可有扩散受限及轻度强化。上述影像学表现与立克次体感染表现类似，但后者通常有疫区接触或蜱、虱、螨叮咬史，且绝大多数患者伴有发热、皮疹表现，可以借此对两者进行鉴别。

3. 颅内转移瘤 常为多发，大小不一，易坏死，CT 平扫呈低密度；MR 检查 T_1WI 病灶呈等/低信号，T_2WI 呈高信号，增强扫描多伴有强化，病灶伴坏死者呈环形强化；但颅内转移瘤多发生于中老年人，有颅外肿瘤病史。立克次体感染颅内病灶伴坏死者少见，增强扫描病灶呈轻度斑片状强化；由于立克次体感染通常有明显的发热及皮疹表现，结合病史两者不难鉴别。

【研究现状与进展】

目前，脑部立克次体感染常用 CT 及 MR 检查，约 20% 的患者存在影像学异常，MRI 表现正常的患者通常预后较好。由于 MRI 具有良好的软组织分辨率，常规 MR 检查可以作为本病诊断及随访的首选检查方法；虽然 CT 软组织分辨率不及 MR，但可作为颅内疾病筛查的首选检查。DSA 不作为本病的首选检查，但合并颅内静脉窦血栓形成时，DSA 可以提供一定的诊断信息。影像学研究进展方面主要包括以下几个方面。

1. 磁共振扩散加权成像（DWI） 颅内感染病变早期 DWI 呈高信号，ADC 呈低信号；当病变累及胼胝体压部时，可表现为特征性"回旋镖征"；若除胼胝体压部外还存在其他部位脑实质 DWI 高信号，则称为"回旋镖叠加征"[3]。

2. 磁共振磁敏感成像（SWI） 较少用于颅内立克次体感染检查，当存在皮质下出血时，由于含铁血黄素沉积，在 SWI 上可见相应区域呈斑点状低信号，为微小出血提供了诊断信息。

（董 飞 唐嘉莹 戴平丰）

参 考 文 献

[1] Miller JR, Jubelt B. "Bacterial infections" in Merritt's Neurology. 10th ed. Philadelphia：Lippincott Williams & Wilkins，2000.

[2] Moy WL, Ooi ST. Case report：abducens nerve palsy and meningitis by Rickettsia typhi. Am J Trop Med Hyg，2015，92（3）：620-624.

[3] Mathew T, Badachi S, Sarma GRK. "Boomerang plus sign" in rickettsial encephalitis. Pediatr Neurol，2016，56：88，89.

[4] Huntington MK, Allison J, Nair D. Emerging vector-borne disease. Am Fam Physician，2016，94（7）：551-557.

[5] Duque V, Ventura C, Seixas D, et al. Mediterranean spotted fever and encephalitis: a case report and review of the literature. J Infect Chemother, 2012, 18 (1): 105-108.

[6] Aliaga L, Sánchez-Blázquez P, Rodríguez-Granger J, et al. Mediterranean spotted fever and encephalitis. J Med Microbiol, 2009, 58 (Pt4): 521-525.

[7] Tzavella K, Hatzizisis IS, Vakali A, et al. Severe case of Mediterranean spotted fever in Greece with predominantly neurological features. J Med Microbiol, 2006, 55 (3): 341-343.

[8] Lindblom A, Severinson K, Nilsson K. Rickettsia felis infection in Sweden: report of two cases with subacute meningitis and review of the literature. Scand J Infect Dis, 2010, 42 (11/12): 906-909.

[9] Walker DH, Gear JH. Correlation of the distribution of Rickettsia conorii, microscopic lesions, and clinical features in South African tick bite fever. Am J Trop Med Hyg, 1985, 34 (2): 361-371.

第十七章 脑部其他类型感染性疾病（克-雅病）

【概述】

克-雅病（Creutzfeldt-Jakob disease，CJD）是由朊病毒感染人类引起的进展性、致命性神经系统疾病，又称皮质-纹状体-脊髓变性，1920年由欧洲神经病理学家Creutzfeldt和Jakob先后报道。CJD是蛋白粒子病中最常见的一种临床类型，临床表现多样，病程进展迅速，预后极差。确诊CJD需要病理证实，但脑组织活检可能会造成医源性感染，一般不建议使用。

CJD根据病因可分为散发型（sporadic CJD，sCJD）、家族遗传型（familial CJD或genetic CJD，fCJD或gCJD）、医源型（iatrogenic CJD，iCJD）及变异型CJD（variant CJD，vCJD）4型，其中临床上大多是散发型。

CJD发病年龄在60岁左右，发病早期突出的临床表现是精神行为异常、迅速进展性痴呆，可能与朊病毒沉积于额颞叶皮质，引起大脑皮质高级功能受累有关。急性起病，以视物模糊为首发症状，伴步态不稳；亚急性起病，以记忆力减退伴智力减退为首发症状[1]，也可以步态不稳伴言语不清为首发症状。随着病情发展，患者表现为找词困难加重、命名性失语、复述功能减退、失读、迷路。发病20天左右时患者可出现语言理解障碍、错语、复述功能差、失写、烦躁不安、强哭强笑、动作较迟缓。35天左右时患者可出现缄默不语、不认识亲人，出现全面性认知功能障碍，走路向右侧偏，反复面部、肢体抽动，右上肢摸索、强握症，间断有发作性肌阵挛，可引出吸吮反射及下颌反射，四肢肌张力高，以双侧上肢明显。

一般情况下，CJD早期患者脑电图基本节律解体，背景脑电波高度节律失调或不规则慢化；如果慢波背景上出现中至高波幅的周期性同步放电（PSD），则提示CJD进入中晚期；出现典型的周期性高幅尖慢波综合征则对CJD的临床诊断具有重要提示。因此，对可疑CJD患者进行脑电图连续动态追踪十分重要。脑脊液中出现14-3-3蛋白也可作为CJD的一种早期检测标志物，脑脊液14-3-3蛋白阳性，对本病诊断具有较高的参考价值[2]，灵敏度与特异度均在92%以上。

朊蛋白发生异常折叠演变成SC型朊蛋白（PrPsc），由于不能被蛋白酶K所消化，PrPsc大量沉积于脑组织内，摧毁自身的神经系统，致使大脑广泛神经细胞凋亡、脱失，形成海绵状脑病。免疫组化可直接显示脑、淋巴网状组织存在PrPsc，具有较好的确诊价值。

【病理学表现】

CJD的病理组织学特征：脑组织海绵样变性（包括海绵样改变和海绵样状态）、非典型性神经细胞变性和脱失伴星形细胞增生，另有淀粉样斑块。脑组织的海绵样改变可为局灶性，病变常侵犯大脑皮质、纹状体、部分丘脑、黑质、小脑、延髓和脊髓前角等部位，在皮质内常呈层状分布。病变为双侧性不对称，以大脑皮质及纹状体最为严重。CJD的海绵样变性并不局限于表层细胞（第一层和第二层），而是底层细胞发生变化，且海马回下部和海马旁回常缺乏这种变化，此特点有助于临床疾病的鉴别诊断，脑皮质上部空泡改变一般由缺氧和代谢紊乱造成。常规检查否定任何其他诊断，可以提示诊断。

髓鞘染色后光镜显示无脱髓鞘改变，无炎性细胞浸润。皮质神经表现为黄斑空泡，神经细胞，尤其是锥体细胞数量明显减少，其余神经细胞质中存在较多脂褐素，胶质细胞轻度至中度增殖。

电镜结果显示未发现病毒颗粒。神经感觉内有许多充气膜液泡，部分液泡可见卷曲膜碎片。胶质细胞增殖明显（主要为少突胶质细胞和星形胶质细胞）。胞体粗面内质网高度扩张，部分细胞内含有脂褐素。一些髓鞘轴突空化、肿胀，毛细血管部分狭窄。

【影像学表现】

1. CT 表现 CT 检查通常无异常改变，可出现进行性加重的脑萎缩和脑室扩张。

2. MRI 表现 早期 CJD，T_2WI、FLAIR 均表现为正常。在 T_2WI 上，CJD 主要表现为大脑皮质、基底节区异常高信号及快速发展的脑萎缩。DWI 比 T_2WI、FLAIR 更敏感，其典型 MRI 特征是 DWI 序列沿皮质走行的"飘带征"和双侧基底节区高信号，该表现较脑电图周期性同步放电，甚至比临床肌阵挛体征和痴呆症状出现更早、更敏感，DWI 的表现在患者出现脑萎缩或 T_2WI 异常信号之前可以提示 CJD 的诊断。

随着对 CJD 的深入研究，未发现 sCJD、fCJD 和 iCJD 在影像表现上存在明显的差异，而 sCJD 和 vCJD 却有明显的不同，特别是在 DWI 序列。vCJD 患者通常在 T_2WI、FLAIR 及 DWI 序列上可出现双侧丘脑枕核对称性分布的高信号，这一特征性表现称作"枕征"[3]，丘脑背内侧核高信号称为"冰球棒征"（图 17-0-1），而 sCJD 常常表现为纹状体、大脑皮质对称或不对称高信号，丘脑枕核也可呈高信号，但其信号通常低于纹状体。sCJD 早期特异性表现为 DWI 序列出现沿皮质沟回走行的带状高信号（"飘带征"）和双侧基底节区异常高信号，基底节病变常累及尾状核及壳核，很少累及苍白球，常伴脑萎缩，增强扫描一般无强化（图 17-0-2，图 17-0-3）。

【诊断要点】

1. 有明确的朊病毒感染史，平均发病年龄为 60 岁左右。

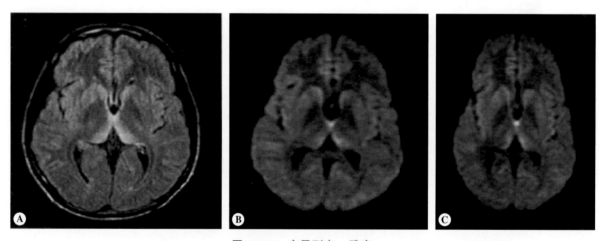

图 17-0-1 变异型克-雅病

A. FLAIR 序列显示双侧丘脑背内侧核和丘脑枕核呈高信号，即"冰球棒征"和"枕征"；B. DWI 显示上述病灶仍为高信号，信号强度低于 FLAIR 序列；C. 1 个月后复查，DWI 显示双侧丘脑异常高信号，并且丘脑枕核的信号进一步提高

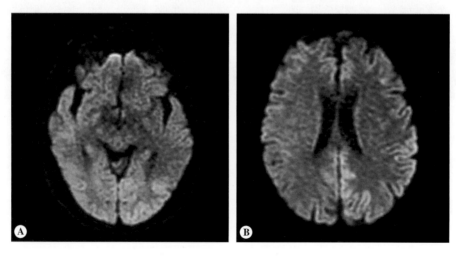

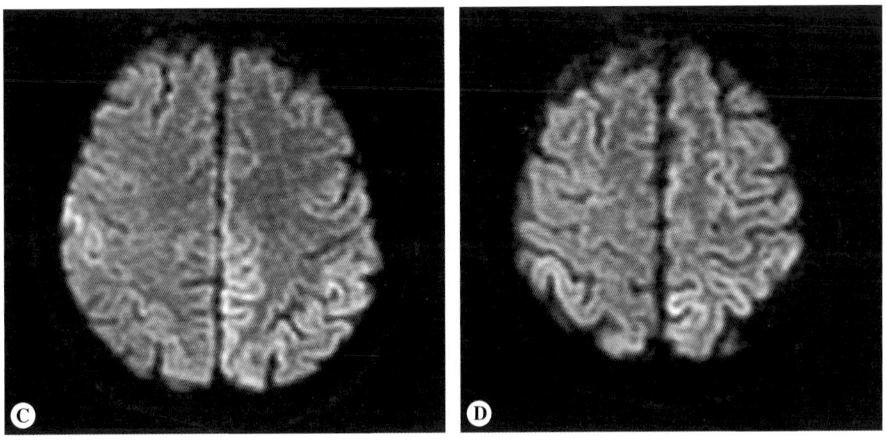

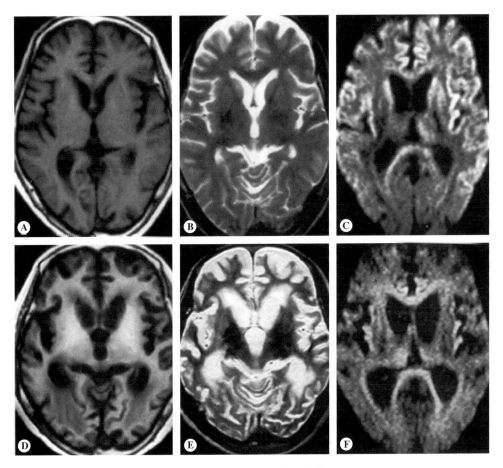

图 17-0-2　脑克-雅病
A～D.DWI 显示大脑皮质信号异常增高，脑沟增宽、加深，表现为沿皮质走行的"飘带征"

图 17-0-3　散发型克-雅病
痴呆发作 7 周后、周期性异常脑电图出现 2 周前，脑脊液 14-3-3 蛋白检测阴性。A. MRI 平扫 T_1WI 颅内未见明显异常；B、C. DWI 显示双侧额颞叶皮质、尾状核、壳核对称性高信号，临床症状发作 27 周后复查；D. T_1WI 显示明显脑萎缩；E. T_2WI 显示脑室周围白质信号增高，尾状核萎缩，双侧基底节区可见不对称性高信号；F. DWI 显示双侧基底节高信号消失（图片由首都医科大学附属北京佑安医院李宏军提供，特此感谢）

2. MRI 主要表现为大脑皮质、基底节区异常高信号及快速发展的脑萎缩。

3. DWI 序列上 vCJD 表现为特征性"枕征"、"冰球棒征"，sCJD 典型表现为沿皮质沟回走行的带状高信号（"飘带征"）和双侧基底节区异常高信号，常伴有广泛的轻度脑萎缩。

4. 脑电图周期性同步放电可以提示CJD，出现典型的周期性高幅尖慢波综合征则对CJD的临床诊断具有重要提示作用。

5. 脑脊液14-3-3蛋白阳性，对本病诊断具有较高的参考价值。

6. 免疫组化显示脑、淋巴网状组织存在PrPsc，具有较好的确诊价值。

7. 确诊需要病理证实，常规检查否定任何其他诊断，可以提示诊断。

【鉴别诊断】

CJD的临床表现多种多样，病程进展迅速，预后极差。确诊该病需要病理证实，但脑组织活检可能会造成医源性感染，所以实施困难。CJD临床表现为典型的快速进展性痴呆、局灶性神经体征和肌阵挛。CJD需要与阿尔茨海默病、线粒体脑病、渗透性脱髓鞘综合征、肝豆状核变性等鉴别。

1. 阿尔茨海默病　与CJD都以进行性痴呆为主要临床表现，阿尔茨海默病主要表现为脑回、脑沟增宽，脑室扩大，尤其是海马和颞叶内侧，海马体积平均减小20%～25%。CJD可以表现为基底节区的对称性受累，伴有特征性"枕征"、"冰球棒征"、"飘带征"，常伴有广泛的脑萎缩。两者表现不同，以资鉴别。

2. 线粒体脑病　其脑部影像学表现呈多样性，多数表现为深部核团及周围白质异常信号，磁共振波谱乳酸峰升高可提示该病。在脑部表现为跨血供区域的多皮质病变，且易累及顶枕叶。CJD可以表现为基底节区的对称性受累，伴有特征性"枕征"、"冰球棒征"、"飘带征"，常伴有广泛的脑萎缩，以资鉴别。

3. 渗透性脱髓鞘综合征　MRI可表现为双侧丘脑对称分布的片状异常信号，T_1WI呈稍低信号，T_2WI呈稍高信号，FLAIR呈高信号，增强扫描病灶明显强化。CJD则表现为丘脑背内侧核高信号，呈对称分布，形似"冰球棒"，但增强扫描病灶一般不强化，两者鉴别不难。

4. 肝豆状核变性　主要累及基底节及中脑，典型的表现是壳核、苍白球、尾状核及丘脑FLAIR高信号。其中丘脑病变往往局限于腹外侧核。累及皮质较少见。CJD则表现为丘脑背内侧核高信号，呈对称分布，形似"冰球棒"，其为特征性的表现，常伴有广泛的脑萎缩，以资鉴别。

【研究现状与进展】

1. 磁共振扩散加权成像（DWI）　近年来，MRI检查（特别是DWI和FLAIR序列）在CJD早期诊断中越来越受到关注。sCJD在DWI序列或FLAIR上表现为额叶、顶叶、枕叶中至少2个皮质区高信号，或尾状核和壳核的对称性高信号，而vCJD则表现为特征性丘脑后部高信号（即丘脑"枕征"）[3]。与FLAIR相比，DWI在早期诊断更为敏感和特异。但DWI对CJD检测也有若干不足：①大脑异常信号与病情严重程度不一致，病程晚期异常信号反而消失；②大脑异常信号并非CJD所特有，偶见于线粒体性脑肌病、一氧化碳中毒、隐球菌性脑膜炎、病毒性脑炎等；③极少数CJD患者DWI也可能无异常改变。DWI图像可表现为大脑皮质和基底节区高信号损伤，在DWI图像上只有大脑皮质区高信号的情况下，需要与导致进行性加重认知功能障碍的疾病（慢性疱疹性脑炎、乳酸性酸中毒、线粒体脑肌病等）鉴别。目前解剖结构意义上的诊断已经从皮质-基底节-丘脑区域向眼部、额部、顶部、颞部、边缘系统和海马区皮质扩展。DWI图像的高信号区域与临床症状和疾病发展过程有关，如DWI显示基底节区高信号，患者的生存时间更短，肌阵挛发生率也更高，DWI枕部皮质区高信号与从发病至出现无动性缄默症时间有关。CJD早期影像学检查的首选方法是DWI，随着疾病发展，DWI所示异常高信号反而会减轻，故需要追踪DWI表现。

2. 磁共振氢质子波谱（^1H-MRS）　2008年Sarac等[4]将^1H-MRS用于CJD早期诊断，首次提出功能性MRI和^1H-MRS对CJD早期诊断有重要价值，关于^1H-MRS对CJD疗效评估的作用仍需进一步的研究。

有研究认为，系列磁共振成像、MRS研究和测量脑脊液磷酸化tau蛋白与总tau蛋白的比值可以提高sCJD的早期诊断。研究发现，单体素^1H-MRS中丘脑NAA含量减少，与神经退行性病变变化一致，NAA/Cr与疾病持续时间相关，病程短时NAA/Cr也较低[5]。但在疾病早期，NAA没有明显下降，证明在sCJD早期阶段海绵状变性占主导地位，晚期主要为神经退行性病变[6]。

CT、MRI均可用于CJD的检查，但以MRI为主。MRI具有较高的软组织分辨率，多序列、多模态检查可为 CJD 的定位、定性乃至定量提供大量有价值的信息。近些年，随着多种磁共振新技术的兴起和临床运用的普及，MRI 诊断、鉴别诊断及治疗后随访的临床应用价值大大提高。磁共振波谱可以提供病灶代谢信息，MR 扩散相关技术（包括扩散加权成像、扩散张量成像等）可以提供病灶内部水分子扩散、脑白质纤维束走行的信息。CT 因其扫描速度快、费用低的原因，在颅内病变筛查方面运用广泛，CT 对显示微小钙化及骨皮质的破坏也有优势。CT 增强扫描可以显示血脑屏障破坏情况，MRA、CTA、DSA 可以提供血管信息。

（尤永笑　杜文环　王　俭）

参 考 文 献

[1] Kim MO, Geschwind MD. Clinical update of Jakob-Creutzfeldt disease. Curr Opin Neurol, 2015, 28 (3): 302-310.

[2] Muayqil T, Gronseth G, Camicioli R. Evidence based guideline: diagnostic accuracy of CSF 14-3-3 protein in sporadic Creutzfeldt-Jakob disease. Neurology, 2012, 79 (14): 1499-1506.

[3] Collie DA, Summers DM, Sellar J, et al. Diagnosing variant CreutzfeldtJakob disease with the pulvinar sign: MR imaging findings in 86 neuropathologically confirmed cases. Am J Neuroradiol, 2003, 24 (8): 1560-1569.

[4] Sarac H, Hajnsek S, Basi S, et al. Magnetic resonance spectroscopy and measurement of tau epitopes of autopsy proven sporadic Creutzfeldt-Jakob disease in a patient with non-specific initial EEG, MRI and negative 14-3-3 immunoblot. Coll Antropol, 2008, 32 (1): 199-204.

[5] La Morgia C, Parchi P, Capellari S, et al. "Agrypnia excitata" in a case of sporadic Creutzfeldt-Jakob disease VV_2. J Neurol Neurosurg Psychiatry, 2009, 80 (2): 244-246.

[6] Kim JH, Choi BS, Jung C, et al. Diffusion-weighted imaging and magnetic resonance spectroscopy of sporadic Creutzfeldt-Jakob disease: correlation with clinical course. Neuroradiology, 2011, 53 (12): 939-945.

第十八章　脑部特殊类型的炎性疾病

第一节　急性播散性脑脊髓炎

【概述】

急性播散性脑脊髓炎（acute disseminated encephalomyelitis，ADEM），也称感染后脑脊髓炎，是一种免疫介导的急性、亚急性或超急性中枢神经系统炎性疾病[1-3]。ADEM 以脑及脊髓脱髓鞘为特征，一些情况下可累及视神经，多为一过性、多灶和单向病程[4]。在儿科，ADEM 具有相应的诊断标准（Krupp 和 Banwell，2007），但成人缺乏广泛接受的诊断共识。因此，要做出 ADEM 准确的临床诊断，必须结合临床特征、影像学表现和脑脊液检查结果，同时应排除其他神经系统感染和炎症，排除系统性疾病如多发性硬化等。而 ADEM 临床鉴别诊断具有挑战性，因为脑组织活检作为金标准在临床应用较为局限[1-4]。

ADEM 为少见病，可以发生于任何年龄，常见于儿童，多见于 10 岁以下儿童[2,3]。据报道每年儿童发病率为（0.07～0.64）/10 万，在成人阶段的发病率尚未见报道。ADEM 男性多见，男女比约为 1.3∶1，且春冬两季多发。50%～75% 的 ADEM 患者前期有感染或注射疫苗病史，大部分病例继发于病毒或细菌感染[4-6]。需要注意的是，虽然经常有案例报道注射疫苗能触发 ADEM，但其仅占 ADEM 患者的一小部分，上呼吸道感染还是最常见的前驱事件[1-4]。ADEM 滞后时间可长达 60 天（平均 26 天），常急性起病，并快速发展，以多发神经症状为特征，需要早期入院治疗[4-6]。

ADEM 非典型症状包括发热、头痛、乏力、不适、恶心和呕吐。20%～52% 的成人病例可出现精神症状，包括烦躁、精神错乱、嗜睡甚至昏迷。部分患者也可出现运动和感觉症状，如下肢或四肢轻瘫；脑干功能障碍（如构音障碍、动眼功能异常）或其他神经系统症状（如癫痫、脑膜刺激征、共济失调、失语、眼球震颤、视神经炎、颅内压增高或锥体外系症状）也可能出现。一些成人 ADEM 患者还会出现周围神经系统受累，出现肌电图异常、四肢感觉异常、感觉缺失或肌萎缩。周围神经系统受累常常预示患者预后较差，易复发[1-6]。

急性出血性脑脊髓炎（acute hemorrhagic encephalomyelitis，AHEM）是 ADEM 的一种超急性变异，表现为急性进展、昏迷甚至危及生命[1-4]。AHEM 类似 ADEM，常被感染原或疫苗触发，症状包括非对称性多灶神经症状、脑膜炎症状、头痛和抽搐。头颅 CT 或 MRI 可发现颅内局灶性出血、水肿、点状或血管旁出血、血管破坏、纤维沉积和中性粒细胞浸润[1-6]。

ADEM 患者若出现脑膜刺激征、发热、急性脑病、血象或脑脊液检查炎症表现，应开始应用阿昔洛韦经验治疗[4-6]。ADEM 主要的治疗方法应该是免疫抑制治疗，即高剂量静脉注射糖皮质激素，应该与阿昔洛韦或抗生素治疗同时开始。若患者症状未见好转或糖皮质激素治疗反应不佳，应试用免疫球蛋白静脉滴注、血浆置换或应用环磷酰胺[4-6]。ADEM 长期预后佳，多在 1～6 个月后完全康复。部分患者可能有后遗症，包括运动障碍、视觉障碍和抽搐。一些 ADEM 患者还会在患病后数年出现注意力、执行能力和行为相关的神经认知缺陷[2-5]。

ADEM 诊断基于临床表现，需要 MRI 影像学证据支持[3-5]。ADEM 临床表现多样，且缺乏特异性生物标志，鉴别诊断的主要目的是排除其他病变，首要排除的是中枢神经系统感染，但临床多应用脑脊液检查、血清和脑脊液寡克隆 IgG 及其他血清实验室检查（血常规、红细胞沉降率、C 反应蛋白、抗中性粒细胞胞质抗体等）加以鉴别。影像学上需要与 ADEM 鉴别的最重要的疾病是多发性硬化，因为两者预后和治疗完全不同[1, 2]。

【病理学表现】

脑内病灶活检是ADEM诊断的金标准[1-3]。ADEM病理特点：显微镜下表现为脑或脊髓静脉周围脱髓鞘改变和血管周围炎症。AHEM可出现血管周围脱髓鞘、急性炎症、血管纤维坏死和点状出血。虽然血管周围炎症也是多发性硬化病理的特征，但是ADEM脱髓鞘的模式与多发性硬化不同。ADEM在完全脱髓鞘的区域还会混合出现巨噬细胞浸润和反应性星形胶质细胞增生[2-5]。

ADEM准确的致病机制并没有完全被证实，但是长久以来，ADEM被认为是一种在基因易感人群中，由于外界环境刺激而触发的炎症反应，是一种中枢神经系统自身免疫性疾病，是环境触发的一种由细胞介导或抗体引发的对髓鞘自身抗原的交叉反应，以脱髓鞘为特征[1-3]。另一种可能的机制是注射疫苗或感染后，炎症反应和血液中免疫复合物的存在使得中枢神经系统血管通透性增加和中枢神经系统血管单核细胞浸润，引起血管周围间隙水肿、出血，导致邻近神经细胞破坏，发生如脱髓鞘、坏死、胶质增生的病理改变，最终出现临床症状。ADEM相关的炎症和血管通透性增加也可能破坏血脑屏障，产生中枢神经系统抗原和炎性细胞浸润，并发生相关的细胞介导免疫反应[5, 6]。

【影像学表现】

临床评估ADEM使用MRI检查[1-6]。T_2WI和FLAIR序列显示病灶呈高信号。T_1WI不易发现病灶，较大者可呈低信号。ADEM病灶可以是单发或多发，病灶大小不一，部分可融合。发生部位可以是所有的白质（如脑室旁或皮质下）和灰质（如基底节、丘脑和皮质）。白质病灶典型者为多发、非对称，而灰质病灶多对称，累及丘脑和基底节区。多发病灶多处于同一时期[1-6]。典型ADEM的MRI表现：两侧非对称性斑片状异常信号，边界模糊，大小不一，部分病灶可伴有灶周水肿（图18-1-1），ADEM典型者累及皮质下及白质、皮质白质交界、丘脑、基底节、小脑和脑干。病灶单独发生于幕下者少见[2-4]。影像学上ADEM病灶边界模糊，此特征有助于与多发性硬化病灶相鉴别，后者边界清晰（图18-1-2）。1/3的患者可有脊髓受累，表现为较大范围的多节段融合病灶，可伴有脊髓水肿，部分病灶可有强化[3-6]。MRI病灶的信号强度、分布和强化方式与预后并不相关[1-5]。

值得注意的是，ADEM患者MRI可能表现为正常，即MRI没有发现异常病灶，甚至在多次检查中均为阴性结果[1-3]。这是因为，ADEM病灶在患者出现症状后几周内才能被MRI显示，而大多数MRI发现的病灶在18周内消退，因此复查MRI是必要的。目前多采取的复查方案是起病后3个月、9～12个月各复查1次，可以排除其他活动性进展性疾病[3-5]。但是，重复检查必须考虑患者的年龄和临床特征，对于一些需要镇静的患儿要综合考虑[5]。

【诊断要点】

1. 多有前驱感染或疫苗接种史。

2. 患者出现多发神经功能缺陷症状，无神经系统异常既往史。

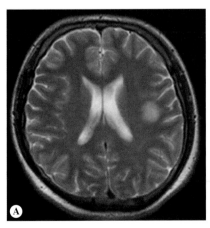 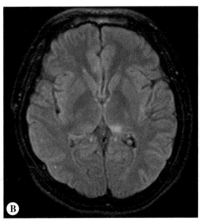

图18-1-1　ADEM脑内病灶（1）

A. T_2WI左侧颞叶可见斑片状稍高信号；B. FLAIR左侧丘脑稍高信号

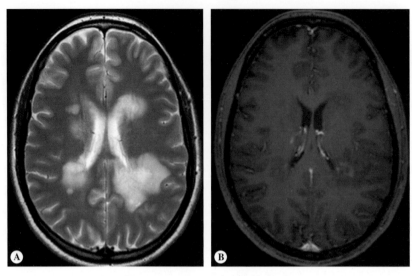

图 18-1-2 ADEM 脑内病灶（2）
A. T_2WI 两侧脑室旁多发斑片状高信号；B. 增强扫描部分病灶可见强化

3. MRI 表现：T_2WI 或 FLAIR 序列显示两侧非对称性斑片状高信号，边界模糊，大小不一，可累及所有的灰质、白质、幕下结构及脊髓，部分病灶可有强化。

4. 病程中 MRI 随访很重要。

5. 脑脊液检查：淋巴细胞异常增多。

【鉴别诊断】

儿童 ADEM 发病年龄较多发性硬化更小，常伴发系统症状，如发热、呕吐、脑膜刺激征和头痛等。鞘内寡克隆 IgG 合成是儿童多发性硬化的特征表现，在 ADEM 中少见。在成人患者中，ADEM 与首次发病的多发性硬化仅仅依靠临床症状或影像学证据很难鉴别。但是准确的诊断对于选择治疗方案至关重要。多发性硬化虽然特征性表现为神经症状反复出现，并具有时间和空间的差异性，但 ADEM 和多发性硬化的中枢神经系统症状和影像学表现存在很多重叠。ADEM 患者更多地存在前驱感染症状，如伴有发热、颈项强直、共济失调、意识不清等感染性脑病的症状，而多发性硬化患者少有这些症状。此外，多发性硬化更常表现为单一症状，如仅表现为视神经炎，并呈一个慢性的反复发作的病程[1-5]。

【研究现状与进展】

关于 ADEM 病灶在 DWI 序列中信号强度的报道不一，有报道信号增高，也有报道信号降低。但在儿童病例的总结中，结果显示 70% 的患儿病灶 ADC 值有升高，这和血管源性的水肿相一致[1,2]。MRS 在 ADEM 中应用有限，仅有病例报道称 NAA 可出现降低[3-5]。MTI 和 DTI 有助于反映常规序列显示正常的脑实质受累情况。有报道称 MTI 和 DTI 显示 ADEM 病例中表现为正常信号的脑组织与健康对照组之间无显著差别，提示 ADEM 病理过程中常规序列显示的正常信号的脑组织并不受累[4,5]。DTI 可以鉴别诊断 ADEM 和多发性硬化的病灶。在年龄相匹配的 ADEM 和多发性硬化患者中，DTI 感兴趣区基线扫描分析显示两组患者的最终诊断存在差异，多发性硬化患者与 ADEM 患者相比，出现较低的各向异性和较高的径向扩散率。各向异性分数和径向扩散率测量可能有潜力作为生物标志物，以区别 ADEM 和多发性硬化的发病[2-5]。

（许晶晶　高　欣¹　戴平丰）

参考文献

[1] Koelman DL, Mateen FJ. Acute disseminated encephalomyelitis: current controversies in diagnosis and outcome. J Neurol, 2015, 262(9): 2013-2024.

[2] Young NP, Weinshenker BG, Lucchinetti CF. Acute disseminated encephalomyelitis: current understanding and controversies. Semin Neurol, 2008, 28(1): 84-94.

[3] Pohl D, Alper G, van Haren K, et al. Acute disseminated encephalomyelitis: updates on an inflammatory CNS syndrome. Neurology, 2016, 87(9 Suppl 2): S38-45.

[4] Steiner I, Kennedy PG. Acute disseminated encephalomyelitis: current knowledge and open questions. J Neurovirol, 2015, 21(5): 473-479.

[5] Burton KLO, Williams TA, Catchpoole SE, et al. Long-term neuropsychological outcomes of childhood onset acute disseminated encepha-

lomyelitis（ADEM）：a Meta-analysis. Neuropsychol Rev，2017，27（2）：124-133.

[6] Bookstaver PB，Mohorn PL，Shah A，et al. Management of viral central nervous system infections：a primer for clinicians. J Cent Nerv Syst Dis，2017，9：1179573517703342.

第二节 Rasmussen 脑炎

【概述】

Rasmussen 脑炎（Rasmussen encephalitis）也称 Rasmussen 综合征，是一种罕见的后天获得性、进展性、累及单侧大脑的慢性炎症疾病，表现为难治性局灶性癫痫、进行性偏瘫和认知功能下降，因 1958 年加拿大蒙特利尔神经研究所的 Rasmussen 首先报道而得名。Rasmussen 脑炎主要发生于儿童，平均发病年龄约为 6 岁，从婴幼儿到青少年均可见，以散发为主，人群中每 1000 万人中约有 18 人会罹患此病，在性别、种族及地理位置等方面无明显差别。发病机制尚不明确，目前认为与免疫反应有关，其是一种局部自身免疫性脑炎[1]。

20 世纪的研究将 Rasmussen 脑炎的自然临床病程分为 3 期。①前驱期：临床表现无特异性，可持续数年，仅表现为轻度偏瘫或偶发性癫痫发作。②急性期：患者癫痫发作频繁，常伴随部分性癫痫持续状态（约占 50%），并且抗癫痫药物难以控制；如出现癫痫发作症状多样性，可能提示半球内皮质新近受累；该阶段如不及时治疗，患者约 1 年后出现进行性偏瘫、偏盲、认知功能下降和失语（影响到优势半球时）。③后遗症期：患者病程相对平稳，遗留严重的神经功能障碍、运动和认知问题及难治性复发性癫痫发作。

部分 Rasmussen 脑炎患者有不同的临床表现。约 10% 的 Rasmussen 脑炎在青少年或成人起病，临床病程通常缓慢，最终机体功能损伤不如儿童期起病者严重，癫痫发作症状更符合颞叶癫痫特征，并会出现单侧运动障碍，表现为偏侧手足徐动症和偏侧肌张力障碍。极少病例会出现双侧半球受累，目前尚无手术治疗会引起对侧半球受累的病例报道。

【病理学表现】

Rasmussen 脑炎患儿的大脑标本主要表现为弥漫性脑组织萎缩、蛛网膜增厚、蛛网膜下腔增宽。病理改变主要为皮质受损，最好发部位是额-岛叶皮质，枕叶皮质较少受累，基底核、脑干和小脑也可被累及。病理学特征主要为胶质增生、小胶质细胞结节、淋巴细胞浸润形成血管周围套袖、神经元坏死和嗜神经细胞。有学者根据皮质病理学变化的不同将本病分为 4 期[2]。①早期：大脑皮质仅出现轻度局限性炎症及胶质细胞增生，神经元丢失少而局限，小胶质细胞轻中度增生，T 淋巴细胞轻中度浸润，少许形成细胞簇和血管周围套；②中期：大脑皮质各层均出现炎症和胶质细胞增生，多灶性中度、重度神经元丢失，各层均有小胶质细胞激活和 T 淋巴细胞明显浸润，形成血管周围套袖；③晚期：大脑皮质各层均出现变性和胶质细胞增生，神经元严重丢失，各层均出现大圆细胞形成的星形细胞；④终末期：大脑皮质各层均出现囊变和胶质细胞增生，而神经元罕见。研究发现，Rasmussen 脑炎血管周围浸润的 T 淋巴细胞主要为 $CD8^+$ T 淋巴细胞，而 $CD79^+$、$CD20^+$ 和 $CD10^+$ B 淋巴细胞少见，且没有病毒包涵体。

【影像学表现】

1. CT 表现 Rasmussen 脑炎前驱期早期 CT 平扫往往显示正常，没有明显皮质萎缩表现。Rasmussen 脑炎患者在癫痫持续状态下，可出现局灶性脑皮质水肿。随后大脑半球会出现进行性、多灶性皮质萎缩及脑沟增宽，萎缩大脑半球同侧的侧脑室出现不同程度的扩大，蛛网膜下腔增宽等征象。

2. MRI 表现 由于 Rasmussen 脑炎患者病情进展速度不同，病情复杂多变，不同的病例出现的影像学表现不尽相同。Rasmussen 脑炎皮质和深部灰质核团信号异常可随病变演变而改变，表现为信号降低、升高，出现新病灶或累及新的部位[3]。判定 Rasmussen 脑炎的影像学特征应强调病变区域脑萎缩和进行性变化的异常信号改变。Bien 等[4] 随访 10 例该病患者，并比较不同时期 MRI 和组织病理学特征，根据皮质 T_2WI 信号的改变将其分为 4 期，即高信号皮质肿胀期、高信号皮质体积正常期、高信号皮质萎缩期及正常信号进展性皮质萎缩期。

（1）高信号皮质肿胀期：大多数患者皮质受累主要发生于额叶、颞叶及岛叶皮质，$T_2WI/FLAIR$ 上表现为一侧大脑半球局灶性皮质肿胀并呈高信号，T_1WI 上呈低信号，可能是由于炎症发生时大量T淋巴细胞浸润导致大脑水肿[5]。T_2WI及FLAIR高信号可较好地显示神经元损伤或胶质细胞增生，尤其是FLAIR，对后面进行性发展的癫痫病灶十分敏感[6]。

（2）高信号皮质体积正常期：T_1WI上呈低信号，T_2WI/FLAIR上仅表现为大脑半球一侧局灶性皮质高信号，该阶段皮质肿胀开始消退，可能与T淋巴细胞数量开始减少及反应性星形胶质细胞增生有关。可发现部分病例邻近白质及深部灰质核团出现相似的信号改变。

（3）高信号皮质萎缩期：病变累及皮质范围进行性增多，其皮质T_2WI/FLAIR呈高信号，T_1WI呈低信号，并出现萎缩，同时可伴有同侧侧脑室扩大，颞角及外侧裂池增宽。邻近白质受累更为明显，可能与白质纤维脱髓鞘有关。患侧深部灰质核团出现萎缩，此并不是病变的继发改变，而是直接累及的结果。壳核常比尾状核萎缩更加明显（图18-2-1，图18-2-2）。

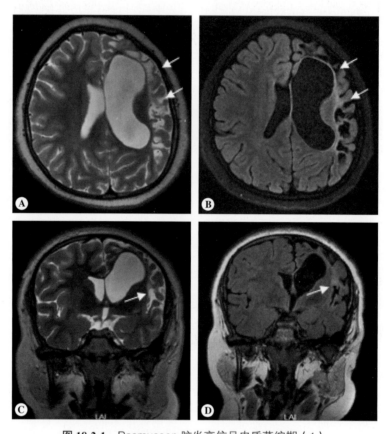

图18-2-1 Rasmussen脑炎高信号皮质萎缩期（1）
左侧大脑半球多发皮质萎缩，伴同侧脑室、相应脑沟扩大增宽。A、C. T_2WI受累皮质呈高信号（轴位、冠状位）；
B、D. FLAIR序列受累皮质呈低信号，周边可见斑片状稍高信号（轴位、冠状位）

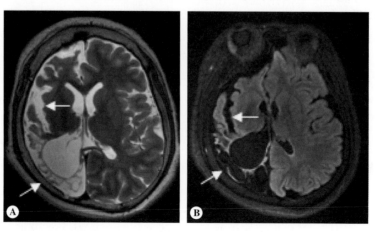

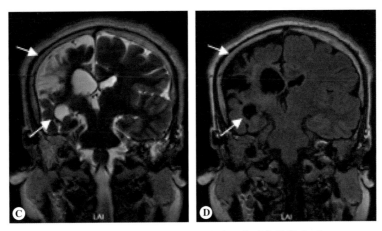

图 18-2-2 Rasmussen 脑炎高信号皮质萎缩期（2）

右侧半球多发皮质萎缩，伴同侧脑室、颞角、相应脑沟扩大增宽。A、C.T₂WI 受累皮质呈高信号（轴位、冠状位）；B、D.FLAIR 序列受累皮质以低信号为主，周边可见斑片状稍高信号（轴位、冠状位）

（4）正常信号进展性皮质萎缩期：大脑一侧半球弥漫性皮质显著萎缩，但 T₂WI 信号趋于正常，部分病例可出现 T₁WI 信号增高。侧脑室及脑沟扩大，蛛网膜下腔增宽。患侧白质累及范围广泛，在 T₁WI 上呈低信号，在 T₂WI 上呈高信号。

MRI 增强扫描检查发现 Rasmussen 脑炎病变区域无显著强化表现。此外，Rasmussen 脑炎患者健侧半球也会出现萎缩，但萎缩相对缓慢，可能是受左右半球联合纤维的 Wallerian 变性、长期癫痫发作或药物治疗的影响，也可能是少见的双侧半球受累。

【诊断要点】

1. 临床表现多为难治性部分性癫痫、进行性偏瘫和认知功能下降。

2. 病变好发于额叶、颞叶及岛叶皮质，为进行性、多灶性皮质萎缩。

3. MRI 表现：一侧大脑半球皮质和深部灰质核团进行性萎缩，皮质信号随病程演变而改变，同侧侧脑室出现不同程度的扩大，蛛网膜下腔增宽。

4. 单侧脑电图半球慢活动伴或不伴癫痫样放电和单侧性癫痫发作。

5. 脑组织病理学表现：T 淋巴细胞为主的脑炎伴小胶质细胞增生和反应性胶质细胞增生。

【鉴别诊断】

1. 线粒体脑病 好发于青少年及年轻成人，较 Rasmussen 脑炎患者年龄大，病灶具有游走性，多为双侧半球受累，一般不引起单侧外侧裂增宽和脑室扩大等萎缩性改变。

2. 脑皮质发育不良 影像学表现为局部皮质增厚、灰白质分界不清，白质减少，局部脑回增大、脑沟增宽。MRI 显示皮质下线状、放射状、漏斗状异常信号，T₁WI 呈低信号，T₂WI 呈高信号，范围可从灰白质交界区至侧脑室外侧缘。而 Rasmussen 脑炎患者的病变皮质表现为局限性、进行性萎缩，随病程进展该现象会逐渐加重，而脑皮质发育不良一般变化不明显。

3. Sturge-Weber 综合征 患者大脑病变部位可出现脑皮质萎缩和信号改变，常出现钙化，增强扫描可见不同程度的脑膜强化，脑实质内存在增粗增多的异常静脉血管。而 Rasmussen 脑炎患者很少出现皮质钙化，而且 Sturge-Weber 综合征还会有典型的颜面部血管瘤表现。

4. 脑血管炎 血管炎影像学表现多样，缺乏特征性，部分血管炎不进行脑组织活检难以与 Rasmussen 脑炎鉴别，MRI 和 CT 增强检查可以发现患者大脑内软脑膜强化累及部分脑皮质或弥漫性脑实质血管强化表现。

【研究现状与进展】

脑组织活检虽然可以明确诊断，但作为有创性检查受到严格限制。神经影像学的发展为临床诊断 Rasmussen 脑炎提供了极大的帮助。CT、MRI 均可应用于 Rasmussen 脑炎诊断，MRI 为最主要的检测方法[5]。

CT 虽然并非首选检查手段，但因其扫描速度快、价格低等原因，在本病中特别适合癫痫持续状态或药物难以控制的癫痫患者，有助于明确颅内组织形态、结构及密度，起到初步筛查的作用，但其敏感性不及 MRI。近年来高软组织分辨率

MRI 的应用普及，为该病的定位、定性乃至定量诊断提供了大量信息。而多模态序列的发展，MRI 为该病的诊断、鉴别诊断及治疗提供了重要信息。MRS 有助于诊断此病及监测疾病的进展和代谢的变化。MRA 可反映患侧血管有无改变。

1. 氢质子波谱成像（^{1}H-MRS） 可以作为常规 MRI 的重要补充诊断方法，能够反映发生于形态结构改变之前的生物化学变化。患侧区域会出现 NAA 峰下降，Cho 及 mI 峰升高。NAA 峰降低代表神经元进行性破坏和缺失，Cho 峰升高反映细胞膜破坏程度，mI 是胶质细胞的标志物，参与渗透压的调节。有研究发现患侧区域甚至对侧相应区域的 Glu/Gln 峰升高，可能提示异常的兴奋神经递质在该病中有潜在作用机制[7]。此外，大分子代谢物波峰（0.8ppm、1.3ppm）分别在患侧及对侧区域会有明显升高，代表脱髓鞘过程活跃。

2. 磁共振血管成像（MRA） 能够反映大脑各大动脉及其分支有无明显改变，结合 MRI 常规成像的影像学特征，有助于诊断 Rasmussen 脑炎[8]。部分 Rasmussen 脑炎患者的患侧动脉血管较对侧会有所减少，以大脑中动脉为著。

3. 任务态功能磁共振成像（task-state fMRI） 外科手术干预是唯一能防止癫痫继续发作的手段，但在临床上功能半球切除应注意语言功能的问题，防止术后失语发生。语言任务态功能磁共振成像技术具有术前同时获得功能像和解剖像的优点，并且容易实施、可重复、无创伤、费用低，可作为常规的临床扫描，可以预测并降低需要外科手术治疗的 Rasmussen 脑炎患者术后语言功能缺失的可能性，对临床手术决策起到指导作用。

（李 宏 田 慧 戴平丰）

参考文献

[1] Varadkar S, Bien CG, Kruse CA, et al. Rasmussen's encephalitis: clinical features, pathobiology, and treatment advances. Lancet Neurol, 2014, 13（2）: 195-205.

[2] Pardo C, Vining E, Guo L, et al. The pathology of Rasmussen syndrome: stages of cortical involvement and neuropathological studies in 45 hemispherectomies. Epilepsia, 2004, 45（5）: 516-526.

[3] Yacubian E, Marie S, Valério R, et al. Neuroimaging findings in Rasmussen's syndrome. J Neuroimaging, 1997, 7（1）: 16-22.

[4] Bien CG, Urbach H, Deckert M, et al. Diagnosis and staging of Rasmussen's encephalitis by serial MRI and histopathology. Neurology, 2002, 58（2）: 250-257.

[5] Tien R, Ashdown B, Lewis DJ, et al. Rasmussen's encephalitis: neuroimaging findings in four patients. Am J Roentgenol, 1992, 158（6）: 1329-1332.

[6] Chiapparini L, Granata T, Farina L, et al. Diagnostic imaging in 13 cases of Rasmussen's encephalitis: can early MRI suggest the diagnosis. Neuroradiology, 2003, 45（3）: 171-183.

[7] Geller E, Faerber E, Legido A, et al. Rasmussen encephalitis: complementary role of multi technique neuroimaging. Am J Neuroradiol, 1998, 19（3）: 445-449.

[8] Wagner J, Schoene-Bake JC, Bien CG, et al. Automated 3D MRI volumetry reveals regional atrophy differences in Rasmussen encephalitis. Epilepsia, 2012, 53（4）: 613-621.

第三节 自身免疫性脑炎

【概述】

脑炎是一种严重的脑实质炎症性病变，有着许多可能的原因，最常见的脑炎病因是感染。然而，在过去 10 年中，非感染性脑炎患者的数量越来越多，其中就包括自身免疫性脑炎。对自身免疫性脑炎的首次描述可以追溯到 1888 年，当时赫尔曼·奥本海姆（Hermann Oppenheim）首次描述了一位有神经症状但没有潜在脑病理改变的患者[1]。在 20 世纪 60 年代，一些情绪和行为异常的亚急性脑炎患者的脑部切片显示，脑内炎症病变主要发生于边缘结构，如海马和杏仁核，从而出现了边缘性脑炎这个术语[1]。直到 2007 年，抗 N-甲基-D-天冬氨酸受体（NMDAR）等许多抗神经元细胞表面或突触蛋白的自身抗体才不断被发现。抗 NMDAR 脑炎是目前最多见的自身免疫性脑炎，占自身免疫性脑炎的 80% 左右。国内于 2010 年报道了首例抗 NMDAR 脑炎病例，其后陆续报道了抗富含亮氨酸胶质瘤失活蛋白 1（LGI1）、抗 γ-氨基丁酸 B 型受体（GABABR）抗体、α 氨基 -3-羟基 -5- 甲基 -4- 异噁唑丙酸受体（AMPAR）抗体相关脑炎及抗接触蛋白相关蛋白 2（CASPR2）抗体相关莫旺综合征的病例[2]。这一大类新型自身免疫性脑炎与经典的副肿瘤性边缘性脑炎明显不同，其免疫治疗的效果较好，这是因为这类自身免疫性脑炎的靶抗原位于神经元细胞表面，其主要通过介导体液免疫反应而导致相对可逆的神经元损害；而在经典的副肿瘤性边缘性脑炎，其靶抗原位于神经元细胞内，其主要通过细胞免疫机制引起的神经元损害常是不可逆转的[2]。自身免疫性脑炎的诊断需在综合临床表现、神经影像学、脑脊液检查及脑电图等检查之后，再进行自身免疫性脑炎相关抗体的选择及检测。其临床表现主要为急性或亚急性起病（<3个月），并出现边缘系统症状、脑炎综合征、基底节和（或）间脑/下丘脑受累的临床表现、精神障碍且精神心理专科认为不符合非器质性疾病4个神经与精神症状或临床综合征中的1个或者多个。脑脊液检查显示脑脊液白细胞可轻度增多，脑脊液细胞学多呈淋巴细胞性炎症，寡克隆区带可呈阳性。对于抗神经元抗体的检查建议脑脊液和血清同时检查，抗神经元表面抗原的自身抗体阳性是自身免疫性脑炎的确诊依据[2,3]。

【病理学表现】

自身免疫性脑炎是一类由自身免疫机制介导的脑炎，确诊的依据为抗神经元表面抗原的自身抗体阳性。《中国自身免疫性脑炎专家诊治共识》指出抗NMDAR脑炎的确诊标准需临床表现与脑脊液抗NMDAR两个确诊条件，而其他类型自身免疫性脑炎则需临床表现、辅助检查、血清和脑脊液抗体检查等作为确诊的必要条件[2,3]。

【影像学表现】

目前自身免疫性脑炎的影像学诊断多以常规的MRI为主。但是，仅部分病例的头颅MRI表现为阳性[1,4]。受累部位以脑实质为主，累及部位依次为枕叶、双侧海马、颞叶、额叶、顶叶、小脑、岛叶、丘脑、尾状核头[4]。累及海马常表现为弥漫性病变，累及其他部位常表现为斑片状或"脑回样"病灶。T_1WI呈低信号，T_2WI及FLAIR呈高信号，以FLAIR序列显示病灶最为明显[1,4]。部分病例可出现脑膜异常，为脑膜线样强化，血管影增多。海马病灶形态常为海马对称性弥漫性改变。脑叶病变为脑回样或斑片状，丘脑病变为斑片状异常信号[1,4]。DWI信号表现各异，这与其病程有关，病程早期常为细胞毒性水肿，表现为DWI高信号，而病程后期为血管源性水肿，DWI信号则降低。通常，发病初期（1周内）进行的MRI检查的患者中可见DWI高信号、ADC值降低[1,4]。

抗NMDAR脑炎为自身免疫性脑炎中最常见的类型（图18-3-1）。大部分抗NMDAR脑炎患者头颅MRI检查可正常，仅23%~50%有异常发现，但无特异性改变，多为非特异性灰质和白质改变，主要为小片状的额叶、颞叶、丘脑、小脑及脑干病变，基底节区病变罕见，其中约1/4的患者增强扫描有强化[1,4]（图18-3-1）。抗NMDAR脑炎患者中脑干、基底节、小脑等部位病变相对少见，其影像学表现并不随疾病进展而发生变化，或仅有轻微改变[1,4]。

【诊断要点】

1. 病程为急性或亚急性，并且出现1个或多个神经与精神症状或临床综合征。

2. MR表现：受累部位以脑实质病变为主，累及海马常表现为弥漫性病变，累及其他部位常表现为斑片状或"脑回样"病灶。T_1WI呈低信号，T_2WI及FLAIR呈高信号，增强检查可见强化。

3. 脑脊液和（或）血清抗神经元表面抗原的自身抗体阳性。

【鉴别诊断】

自身免疫性脑炎的确诊需综合临床表现、神经影像学、脑脊液检查及脑电图等检查之后，并进行自身免疫性脑炎相关抗体的选择及检测，确诊的主要依据为抗神经元抗体阳性。其需要与单纯疱疹病毒性脑炎、海马硬化相鉴别。

1. 单纯疱疹病毒性脑炎 双侧颞叶受累是其特征性表现，常不对称，表现为大脑半球颞叶、岛叶或额叶大片状异常信号，多累及皮质及皮质下白质，病变多伴出血。病变起于颞叶内侧区域，逐渐向额叶及海马等边缘系统进行性扩展[5]。

2. 海马硬化 自身免疫性脑炎表现为海马对称性弥漫性改变时还需与海马硬化相鉴别，海马硬化除了表现为海马T_2WI信号异常增高外，还可见海马体积缩小，在冠状位上比较两侧海马大小，最易发现单侧萎缩性改变，可见患侧侧脑室颞角扩大[6]。

【研究现状与进展】

1. 动脉自旋标记（arterial spin labeling，ASL）灌注成像 是一种无创的磁共振功能成像技术，可以利用内源性示踪剂对脑组织血流灌注情况进行定量检测。自身免疫性脑炎主要通过自身免疫机制介导，可以引起吞噬细胞等炎性细胞和炎症因子聚集，从而导致血管炎性扩张、血流量增加，使得脑组织的血流量增加而呈现ASL高灌注的表现。

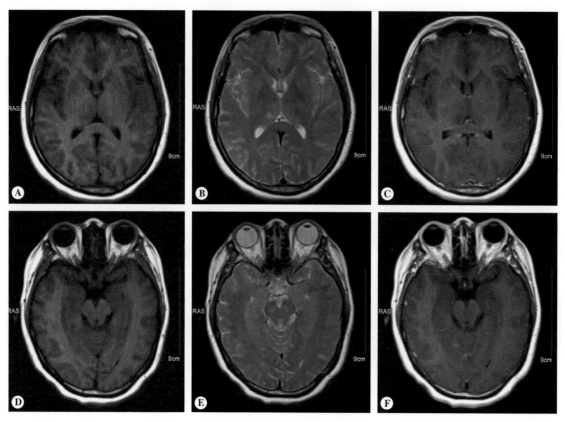

图 18-3-1 抗 NMDAR 脑炎
A、D. T₁WI 双侧背侧丘脑、内侧颞叶见稍低信号；B、E. T₂WI 双侧背侧丘脑、内侧颞叶见稍高信号；C、F. 增强后未见明显强化

2. 磁共振波谱（magnetic resonance spectroscopy，MRS） 是一种利用化学位移现象来测定物质分子成分的磁共振检测方法。自身免疫性脑炎的 Cr 峰可正常或稍降低，Cho 峰可正常或稍升高，NAA 峰可不同程度降低。由于自身免疫性脑炎早期神经元细胞坏死不明显，Cho 峰的改变可不显著，但是早期可出现神经元细胞及轴索损伤，可导致 NAA 峰降低。

3. 正电子发射断层成像（positron emission tomography，PET） 对于边缘叶脑炎的诊断具有一定意义，部分 MRI 表现阴性的边缘叶脑炎患者在 PET 中表现为内侧颞叶的高代谢。另外有学者发现，抗 NMDAR 脑炎患者存在额叶、颞叶代谢增高并伴有枕叶代谢降低，并且发现这种代谢梯度的改变程度与疾病严重程度呈正相关，并且这些患者在临床治愈后其皮质代谢也恢复正常。

（王　超　刘珺迪　戴平丰）

参考文献

[1] Heine J, Prüss H, Bartsch T, et al. Imaging of autoimmune encephalitis-relevance for clinical practice and hippocampal function. Neuroscience, 2015, 309: 68-83.

[2] 中华医学会神经病学分会. 中国自身免疫性脑炎诊治专家共识. 中华神经科杂志, 2017, 50(2): 91-98.

[3] Graus F, Titulaer MJ, Balu R, et al. A clinical approach to diagnosis of autoimmune encephalitis. Lancet Neurol, 2016, 15(4): 391.

[4] 曹笃, 张丽娟, 郭秀明, 等. 自身免疫性脑炎临床表现与 MRI 特征分析. 中国神经精神疾病杂志, 2017, 43(6): 341-345.

[5] 张岩岩, 李云芳, 王杏, 等. 单纯疱疹病毒性脑炎的 CT 及 MRI 表现. 放射学实践, 2014, 29(3): 276-278.

[6] 张柳, 冯永健, 陈祥荣, 等. MRI 与 18 F-FDG PET/CT 对海马硬化的诊断价值. 暨南大学学报（医学版）, 2013, 34(2): 216-220.

第十九章 脑部血管炎性疾病

血管炎是一组以血管壁炎性和纤维素性坏死为主要病理特征的血管炎性疾病，可累及任何大小的血管。近年来，随着临床组织活检病例数量的增加，对血管炎的受累血管、组织、组织中浸润细胞种类、血清中可检测到的自身抗体，以及引起血管炎的其他相关因素的不断认识，临床对血管炎的分类也进行了不断扩展和更新。2012年Chapel Hill会议进一步完善了对血管炎的认识，更新了血管炎的分类（表19-0-1），此分类是目前应用最广的分类。

表 19-0-1 2012 年国际 Chapel Hill 会议血管炎分类及命名

分类	命名
大血管炎（LVV）	大动脉炎（TAK）
	巨细胞动脉炎（GCA）
中血管炎（MVV）	结节性多动脉炎（PAN）
	川崎病（KD）
小血管炎（SVV）	抗中性粒细胞胞质抗体（ANCA）相关性血管炎显微镜下多血管炎（MPA）
	肉芽肿性多血管炎（GPA）/韦格纳肉芽肿（WG）
	嗜酸性肉芽肿性多血管炎（EGPA）/Churg-Strauss综合征（CSS）
	免疫复合物性小血管炎
	抗肾小球基底膜病
	冷球蛋白血症性血管炎（CV）
	IgA血管炎（IgAV）
	低补体血症性荨麻疹性血管炎（HUV）/抗C1q血管炎
变异性血管炎（VVV）	白塞病（BD）
	科根综合征（CS）
单器官性血管炎（SOV）	皮肤白细胞破碎性血管炎
	皮肤动脉炎
	原发性中枢神经系统血管炎
	孤立性主动脉炎
与系统性疾病相关的血管炎	狼疮性血管炎
	类风湿性血管炎
	结节病性血管炎
与可能的病因相关的血管炎	丙型肝炎病毒相关性冷球蛋白血症性血管炎
	乙型肝炎病毒相关性血管炎
	梅毒相关性主动脉炎
	药物相关性免疫复合物性血管炎
	药物相关性ANCA相关性血管炎
	肿瘤相关性血管炎
	其他

中枢神经系统（central nervous system，CNS）血管炎也有多种分类方法，按病因学可分为原发性中枢神经系统血管炎（primary angiitis of the central nervous system，PACNS）和继发性中枢神经系统血管炎。PACNS是指血管炎局限于中枢神经系统（包括脑、脑膜和脊髓）而不累及其他系统；如果血管炎继发于全身性或系统性疾病则为继发性血管炎，主要包括感染性疾病、结缔组织疾病、全身性血管炎及慢性炎性疾病等。按病理学中枢神经系统血管炎可分为肉芽肿性、淋巴细胞性和坏死性血管炎。按受累血管的大小中枢神经系统血管炎可分为大血管炎、中血管炎、小血管炎。

第一节　感染性血管炎

【概述】

中枢神经系统的感染性血管炎可由多种病原体导致，包括细菌、真菌、病毒、螺旋体等，如急性败血症性脑膜炎、结核分枝杆菌、神经梅毒、水痘-带状疱疹、真菌（毛霉菌、曲霉菌病）等引起的血管炎。

急性败血症性脑膜炎可由多种细菌引起，在5%～15%的成人中可引起脑血管炎和脑梗死[1]。患者血清C反应蛋白（CRP）显著升高，脑脊液检查中常见白细胞计数增高，脑脊液葡萄糖与血清葡萄糖比值下降，潘氏试验呈阳性。

结核分枝杆菌感染导致的脑血管炎可出现于30%～40%的结核性脑膜炎病例，最常累及颅底血管。其主要是由于结核结节破裂，结核分枝杆菌沿蛛网膜下腔播散累及脑膜，产生的炎性渗出物再沿脑沟、脑池蔓延至脑基底部，尤其是大脑外侧裂池，导致其内走行的血管产生血管炎。炎性渗出物还可阻碍脑脊液循环和吸收，导致梗阻性或交通性脑积水。脑脊液检查表现为蛋白质含量升高，氯化物及糖含量降低。此外，脑脊液腺苷脱氨酶（ADA）、脑脊液结核分枝杆菌（TB）-DNA检测、血浆T细胞斑点试验（T-SPOT）等指标均对诊断有重要提示意义。

神经梅毒导致的血管炎一般认为是梅毒螺旋体直接侵袭血管内皮细胞所致，引起血管内膜及外膜坏死，继而产生血栓，造成局部脑组织缺血和梗死，可呈亚急性或慢性起病，进行性加重。病变潜伏期较长，可在感染后数月到12年出现症状。特征性表现通常为头痛和与血管病变相关的局部神经功能障碍，可伴有中枢神经系统的异常改变。大脑中动脉最常受累，其次是基底动脉。神经梅毒目前常用的脑脊液检查项目包括脑脊液常规、脑脊液生化检查及梅毒螺旋体的特异和非特异性检测试验，其中脑脊液性病研究实验室（VDRL）试验特异性高，排除血液污染后的阳性结果即可诊断神经梅毒，但敏感度较低。

水痘-带状疱疹相关性血管炎易累及大脑中动脉和大脑前动脉，导致缺血性梗死、脑出血、动脉瘤形成等继发改变，但双侧基底节区梗死较少见。血清或脑脊液中的病毒特异性IgG或IgM抗体对于病毒检测非常重要。

曲霉菌、念珠菌、环孢子菌及毛霉菌是4种最常见的中枢神经系统病原菌，可以是急性或亚急性中枢神经系统感染的慢性并发症。这些真菌可直接侵及血管导致血管炎，在败血症、白细胞减少症及免疫抑制等人群中更易感，其中白念珠菌最常见，血源性感染为其最主要的感染途径，形成的菌丝菌落能侵犯和阻塞大、中、小型脑动脉，导致脑梗死和脑炎。患者多伴有颅内压升高，脑脊液细胞计数和蛋白含量增高，葡萄糖和氯化物正常或稍低。但无特异性，有时曲霉菌感染患者脑脊液检查可无异常。此外，血清中抗原、抗体检测及血液真菌涂片、培养等检查对中枢神经系统真菌感染的诊断也具有一定价值。

因此，中枢神经系统感染性血管炎的诊断需要结合患者的临床表现、影像学表现、实验室检查和病理学改变等综合考虑，对于无法解释的头痛、行为认知异常及青年人卒中，应当考虑本病的可能。CT、MRI作为无创性检查对血管炎的诊断有一定的帮助，但缺乏特异性改变，诊断的金标准仍是脑病理学检查。

【病理学表现】

血管炎以血管壁的非动脉粥样硬化性炎症和坏死为特征，动脉和静脉均可受累。感染性血管炎的确诊必须找到微生物感染的直接或间接证据[2]。

结核分枝杆菌所致脑血管炎主要是结核分枝杆菌直接侵入血管壁或周围炎症累及所致，血管外膜最先受累，产生强烈的多形核反应，随后伴有淋巴细胞、浆细胞和巨噬细胞浸润。外膜和弹性纤维被破坏后，炎症逐渐向内膜蔓延。最终，小动脉和小静脉发生纤维蛋白样变性，导致血栓形成、局灶性出血及闭塞性血管炎。镜下可见病灶内有大量的类上皮细胞及单核细胞积聚，以及由朗汉斯巨细胞组成的典型的结核结节，中心呈干酪样坏死。

神经梅毒相关性血管炎的典型病理特征为灰白质及软脑膜血管的闭塞性血管炎及慢性炎性细胞浸润，病灶中央可见缺血坏死区，周围肉芽组织增生，外层为反应性增生的神经胶质组织，大量浆细胞浸润是其特征性表现，但此表现并不特异，且脑活检的敏感度较低，故在明确梅毒感染史或脑脊液及血清梅毒检测均阳性、驱梅治疗有好转的情况下，已可以做出诊断，而不必依靠脑组织活检。

【影像学表现】

1. 血管造影检查 感染性血管炎常规血管造影的一般表现如下：①受累血管呈交替性狭窄、扩张；②局部血管狭窄、闭塞；③长节段的狭窄、假性动脉瘤等。不同类型的感染所累及血管的部位和形态略有不同。

结核性脑膜炎最常累及颅底动脉导致血管炎，尤其是颈内动脉床突上段和大脑中动脉M1段，造成管腔闭塞和狭窄。血管的外膜和中膜最先受累，内膜最后受累，血管造影可呈短节段狭窄、长节段均匀狭窄、串珠样不规则狭窄或完全闭塞等。

神经梅毒所致的脑血管炎受累动脉呈节段性不规则狭窄、扩张或"腊肠"样改变，常双侧不对称，近段更为明显，颈内动脉床突上段、颈内动脉水平段、大脑中动脉和大脑前动脉起始段较为常见。大血管病变表现为同心性或不对称性狭窄，小血管可伴动脉瘤样扩张。

水痘-带状疱疹相关性血管炎可伴动脉瘤及大脑中动脉和大脑前动脉的局部血管夹层等。DSA/MRA可显示血管的节段性狭窄、血栓形成、大脑前动脉和大脑中动脉近端分支的串珠样改变，多为单侧[3]。

真菌性血管炎血管造影可表现为大脑基底部或皮质血管狭窄。其中毛霉菌感染侵及眶内及颅内导致的血管炎、继发血栓等可造成眼上静脉、眼动脉或颈内动脉狭窄和闭塞，但单侧颈内动脉完全闭塞较为少见（图19-1-1）。

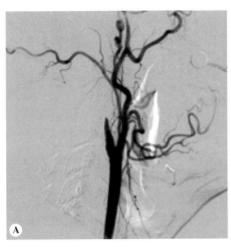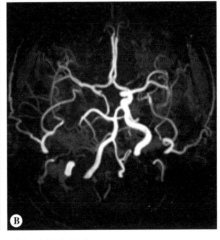

图 19-1-1 毛霉菌感染相关性血管炎

右侧颈内动脉病变。A. DSA显示颈总动脉分叉后右侧颈内动脉完全闭塞；B. 三维TOF-MRA显示右侧颈内动脉完全闭塞（图片由韩国江东庆熙大学医院Eui Jong Kim提供，特此感谢）

2. CT表现 CT平扫相对不敏感，可表现正常，也可表现相应的继发性征象，如缺血/梗死，表现为基底节区、皮质下的多发低密度影，有时可见出血。CT增强病灶呈斑片状强化，如累及脑膜，则邻近脑膜也可强化。梅毒性血管炎导致的脑梗死病灶有一定特征，通常表现为大小不一的多发低密度灶，常累及皮质及皮质下，呈底边向外的三角形或扇形。

3. MRI表现

（1）细菌性血管炎：细菌累及血管可导致血管炎发生，炎性渗出物对血管的刺激使血管痉挛和（或）血栓形成，造成动脉性或静脉性梗死，是成人最常见的并发症。其中小穿支动脉闭塞可引起基底节的局灶性梗死，大脑前动脉、大脑中动脉痉挛可能导致大面积脑梗死。MR的DWI序列可证实急性脑梗死病变，表现为明显的高信号。出血性脑梗死可因梗死时间和出血范围不同而有其特征性改变，在T_2WI上，急性期显示为低信号，而在亚急性期显示为高信号。在出血从急性期到亚急性期的演变过程中，脑皮质静脉闭塞伴或不伴硬脑膜静脉窦的血栓形成可导致软脑膜下皮质和皮质下脑白质高信号，与动脉分布区不符。MR对脑膜炎血管外病变的显示也具有优势，如硬膜下脓肿、脑膜及室管膜受累情况等。

（2）结核性血管炎：结核性渗出物可累及流经的血管导致血管炎，以豆纹动脉和大脑中动脉最易受累，导致血管狭窄或闭塞[4]。因此，缺血性脑梗死是结核性血管炎的常见并发症（图19-1-2），常见区域是丘脑、基底节区和内囊，表现为多发的小斑片状T_1WI低信号、T_2WI及DWI高信号灶，增强后无强化。DWI显示的梗死面积往往大于T_2WI，可以发现早期脑梗死，与脑血管病变所致梗死灶表现无明显区别。

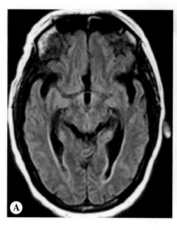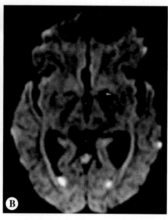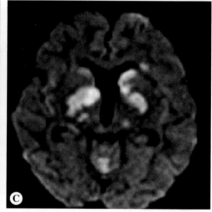

图19-1-2 结核性血管炎
A. FLAIR显示病灶不明显；B、C. DWI显示结核性血管炎易累及穿通支及皮质下导致缺血性梗死，该患者脑干、双侧基底节区及侧脑室后角旁可见多发脑梗死灶，呈DWI明显高信号（图片由重庆医科大学附属第一医院李咏梅提供，特此感谢）

（3）梅毒性血管炎：常见多发性不对称性大脑半球（包括白质和灰质）梗死灶，呈T_1WI低信号，T_2WI及DWI高信号，且病灶分散，不完全符合血管分布，主要位于皮质下和深部脑白质，包括胼胝体、内囊。病灶常为游走性，有复发-缓解现象，随访中可能出现新病灶，陈旧性病灶则可能明显减少。此特点是与其他病变如脑血管病、肿瘤等鉴别的重要依据。脑软化后信号与脑脊液相同，表现为T_1WI低信号、T_2WI高信号。

（4）病毒性血管炎：大多数病毒主要侵及脑实质，少数病毒可感染脑血管，导致脑血管炎。儿童患者出现单侧基底节梗死时，需考虑水痘-带状疱疹血管炎的可能，该疾病双侧基底节区的梗死很少见[1]。

（5）真菌性血管炎：MR可显示中枢神经系统真菌感染后的各种继发表现，在评价颅底病变和脑血管闭塞方面优于CT，是显示真菌感染的首选影像学检查方法。曲霉菌和毛霉菌可经鼻腔或鼻窦直接感染或血行播散而引起中枢神经系统感染。其中曲霉菌多以血行播散，发生直接感染时常伴血管受累，主要累及海绵窦和Willis环，导致血管炎、血栓形成和脑梗死；菌丝栓塞可引起脑血管闭塞及出血性脑梗死，病灶通常远离原发灶的位置，继而可进展为化脓性脑梗死，表现为伴有环形强化、边界清楚或边界不清的T_1WI低信号、T_2WI高信号区，可伴有占位效应。球孢子菌引起的中枢神经系统感染主要是肺部感染灶内孢子的血行播散所致，其特征性表现为伴有脓液和干酪样肉芽肿的脑膜感染，好发于脑底部，累及血管可出现血管炎，但闭塞性血管炎较为少见。白念珠菌病好发于年龄小的婴儿。侵袭性白念珠菌病的死亡病例中，约50%存在中枢神经系统受累，颅内血管受累时可形成血栓、继发梗死和出血，继而发生脑软化和坏死，疾病后期还可出现静脉窦栓塞及脑萎缩样改变[2]。

【诊断要点】

1. 对于无法解释的头痛、行为认知异常和青年人出现的卒中应考虑血管炎的可能。

2. CT及MRI检查可显示继发梗死及脓肿形成。

3. 脑血管造影可显示多发的血管不规则狭窄及扩张交替出现，可累及大小不等的任何颅内血管，病灶分布特点不符合典型的动脉粥样硬化改变。

4. 病理表现主要为血管炎常见的管壁炎症、坏死，感染的病原体不同，实验室检查结果也有差异，诊断感染性血管炎必须找到微生物感染的直接和间接证据。

【鉴别诊断】

感染性血管炎的诊断通常依据患者的临床表现、脑MRI和脑血管造影检查结果综合评价。血管改变通常为血管的局部狭窄、扩张和闭塞，MR可显示各种感染累及血管后的继发表现，多无特异性。部分病原体感染的特殊表现对临床有一定提示意义。本病需要与非感染性血管病变相鉴别。

1. 原发性中枢神经系统血管炎 是一种病因不明的潜在的严重炎性疾病，没有任何明显的系统性血管炎或可能的病因，临床上主要通过排除法诊断。该病临床和影像学表现多样，病变血管常表现为狭窄、扩张交替出现，少见表现有长节段的狭窄、闭塞及急性动脉瘤形成，通常二级、三级分支血管更常累及。脑内病灶的经典改变为同时累及皮质和皮质下的单侧或双侧的脑内多发、形态多样、新旧不一、形态不典型且不符合脑血管分布的点片状或脑回样梗死病变。实验室检查无特异性，确诊最终需要脑活检。

2. 颅内动脉粥样硬化 详见本章第二节鉴别诊断。

3. 可逆性脑血管收缩综合征 详见本章第二节鉴别诊断。

【研究现状与进展】

1. 血管造影检查 DSA是诊断本病的金标准。实验室检查阳性而MR/MRA检查阴性时，需行DSA检查。DSA可见多发性管壁光滑或轻度不规则的管腔狭窄与节段性扩张交替出现；可累及大小不等的任何颅内血管；病灶特点及分布不符合典型的动脉粥样硬化改变。CTA/MRA可辅助诊断脑血管炎。CTA主要用于评价血管壁和管腔情况，其空间分辨率较MRA高，对颅内外动脉狭窄情况的判断可靠性更高，在诊断无症状性血管异常方面具有极高的敏感度（95%以上）和特异度（接近100%）。MRA的优势是无创、操作简便。但应用最广泛的1.5T和3.0T MRA仅能显示中等以上血管的改变，且时间分辨率低，提供的血流动力学信息相对较少。如MRA显示的血管异常与病变范围不一致，则可能为低灌注状态及慢性代偿引起的缺血性改变，而非真正的梗死。

2. 三维容积各向同性快速自旋回波技术（3D-VISTA） 是高分辨率快速自旋回波序列的一种，采用可变翻转角度和重聚焦脉冲，能够有效抑制血流效应，与普通高分辨率磁共振序列相比信噪比更高。该技术可在多平面重组技术（MPR）的辅助下对靶血管进行任何平面的重建，最大限度地减少血管扭曲导致的对管壁厚度的错误估计，降低狭窄率测量的偏倚，清晰地显示管壁的形态、信号、表面情况、强化程度等，全方位展示管壁及管腔情况，帮助鉴别造成颅内动脉狭窄的病因。

3. 磁共振高分辨率血管壁成像（HR-VWI） 详见本章第二节研究现状与进展。

4. 磁共振动脉自旋标记（arterial spin labelling，ASL） 是一种无须对比剂的MR灌注方法，它使用动脉中的血液作为内源性标记，通过饱和脉冲抑制流入成像区的动脉血，再利用反转脉冲标记流入的动脉血，最后将标记图像与未标记图像相减，通过检测组织的信号强度改变，获得血流灌注信息。CBF可早期发现神经梅毒患者的脑血流灌注状态的改变，为神经梅毒的早期诊断和治疗提供重要依据。CBF值升高提示梅毒急性发作或处于活动期，CBF值降低提示炎症减轻，间接地反映治疗效果，故CBF可作为神经梅毒评价治疗效果的参考。

（李跃华　尚　凯　程晓青）

参 考 文 献

[1] Abdel Razek AA, Alvarez H, Bagg S, et al. Imaging spectrum of CNS vasculitis. Radiographics, 2014, 34（4）: 873-894.

[2] Osborn AG. 脑部影像诊断学. 第2版. 吴卫平, 黄旭升, 张兴文, 等译. 北京: 人民卫生出版社. 2013.

[3] Bae MS, Kim EJ, Lee KM, et al. Rapidly progressive rhino-orbi-to-cerebral mucormycosis complicated with unilateral internal carotid artery occlusion: a case report. Neurointervention, 2012, 7（1）: 45-49.

[4] Carod Artal FJ. Clinical management of infectious cerebral vasculitides. Expert Rev Neurother, 2016, 16（2）: 205-221.

第二节 非感染性血管炎

一、原发性中枢神经系统血管炎

【概述】

原发性中枢神经系统血管炎（primary angiitis of the central nervous system，PACNS），也称原发性脑血管炎，是主要局限于脑实质、脊髓和软脑膜的中小血管的罕见重度免疫炎性疾病，动、静脉均可累及，但以动脉为主，病因尚不明确，可能与免疫异常相关。

PACNS可发生于任何年龄，以40～60岁年龄段最为多见，偶见于儿童。大多起病缓慢，少数呈急性起病，病程可复发与缓解交替出现或进行性加重。临床上症状和体征不特异，主要表现为头痛、认知障碍、持续性神经功能缺损及脑卒中等。癫痫多见于儿童患者，较大血管受累后可出现偏瘫。系统性血管炎的症状如发热、周围神经病变、体重下降、关节和肌肉酸痛等较少见。PACNS早期诊断、早期治疗（包括激素治疗及免疫抑制治疗）可明显改善预后。

近年来，临床倾向于将PACNS视为存在多种临床及病理亚型的谱系疾病，新的亚型有PACNS伴淀粉样变性、脑膜小血管炎型、类肿瘤病变型、血管造影阴性的PACNS和进展型。目前诊断PACNS的金标准仍为脑活检，临床诊断应用最广泛的是1998年Calabrese和Mallek制订的诊断标准。具体如下：①临床标准，患者的病史或临床检查结果提示神经功能缺损，且不能用其他病变解释；②影像学和组织学标准，影像和（或）病理证实的中枢神经系统血管炎性过程；③排除标准，无任何证据显示有系统性血管炎，或有任何证据显示血管炎为继发性，如梅毒相关性血管炎。诊断PACNS应符合上述所有条件，儿童型PACNS要求发病年龄为1个月至18岁。

目前尚无明确的实验室指标可用于诊断或排除PACNS，实验室检查的目的主要是排除与其表现相似的其他疾病。红细胞沉降率（ECR）、C反应蛋白（CRP）升高可见于少数PACNS患者。如果前者明显升高，同时伴抗中性粒细胞胞质抗体（ANCA）、抗心磷脂抗体（ACLA）、血清补体、狼疮抗凝物、冷沉淀球蛋白等急性期反应物明显升高，应考虑累及全身的感染或炎性反应过程、相关结缔组织病等继发性中枢神经系统血管炎。脑脊液异常对于PACNS无特异性，多表现为无菌性脑膜炎，脑脊液的蛋白水平和淋巴细胞计数可轻中度升高，偶尔可见寡克隆区带阳性及IgG鞘内合成率增高。

【病理学表现】

PACNS的典型病理改变为血管透壁性损害及血管破坏性炎性反应，大脑最常受累（95%），其次分别为脑桥和延髓（32%）、小脑（18%）和脊髓（16%）。主要组织病理分型包括肉芽肿性血管炎、淋巴细胞性血管炎、坏死性血管炎及β淀粉样蛋白相关性脑血管炎（ABRA）等。肉芽肿性血管炎最常见，表现为以血管为中心的单核细胞浸润伴肉芽肿形成，肉芽肿可见于管壁的全层。淋巴细胞性血管炎表现为血管周围大量的淋巴细胞及少量的浆细胞浸润，脑实质的炎性反应不显著。坏死性血管炎主要累及小肌性动脉，表现为血管壁的急性炎性反应、内弹力层破坏和透壁样血管坏死，常伴随蛛网膜下腔出血。此型进展快，预后较差。ABRA常表现为软脑膜和皮质小血管周围的巨细胞、淋巴细胞浸润性炎性反应及淀粉样蛋白沉积，伴肉芽肿形成，也可见纤维素样坏死、局灶出血、栓塞及再通。

美国密歇根大学医院与健康中心关于PACNS的病理诊断标准如下：脑实质血管或脑膜血管管壁或管周至少2层以上的淋巴细胞浸润；受累血管管壁结构出现坏死或可疑坏死；神经元胞质呈粉红色或核浓缩，伴有或不伴有星形胶质细胞浓缩或胶质增生；嗜神经细胞表现；脑实质水肿；排除其他病理诊断。

【影像学表现】

1. 血管造影表现 血管造影检查对于诊断PACNS的敏感度不高，阳性结果可作为疑诊PACNS的证据。诊断PACNS还需结合相应的临床资料及实验室检查，在排除其他原因引起的相似脑血管形态改变后才能诊断。

根据管腔的形态变化特点，主要有3种表现。①血管狭窄：可有多种类型，其中，串珠样狭窄及多发局灶性狭窄最为常见，通常是双侧的，表现为病变血管的管腔狭窄与扩张相互交替，病变管腔与正常管腔相互移行，管壁不光整。节段性狭窄中病变段血管狭窄的程度不同,累及的长度不同,管壁多不光整。单发局灶性狭窄最为少见,表现为病变血管腔局部狭窄,呈向心性,管壁光滑。②局灶性血管闭塞:闭塞的血管完全无显影,呈突然截断征或呈鼠尾状,病灶的周围可以伴有或不伴有侧支循环。③动脉瘤形成或瘤样扩张:病变血管呈囊状扩张,局部扩张以病变血管为中心(图19-2-1)。当受累血管管径＜0.2mm时,脑血管造影常为阴性结果。相反,长节段狭窄、微动脉瘤及血管完全闭塞则很少见[1,2]。

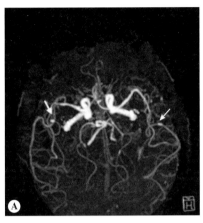 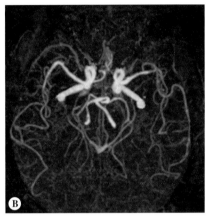

图 19-2-1　PACNS 治疗前后对比

病程中双侧大脑中动脉及其分支小血管瘤的变化。A. CT 血管造影 – 最大密度投影(CTA-MIP)治疗前显示双侧大脑前动脉、双侧大脑中动脉及双侧大脑后动脉多发动脉瘤样改变(箭头);B. CTA-MIP 治疗后复查显示动脉瘤消失,血管形态结构基本正常(图片由首都医科大学附属北京天坛医院陈红燕提供,特此感谢)

MRA 和 CTA 对管径较大的近端脑动脉(包括颈内动脉、基底动脉、椎动脉颅内段、大脑中动脉 M1 段、大脑前动脉 A1 段及大脑后动脉 P1 段等)的评价效果较好,而 PACNS 通常影响中枢神经系统的中小型血管,故 MRA 及 CTA 对 PACNS 的敏感度略低。但即使 DSA 也缺乏评估最小血管(＜0.2mm)的空间分辨率,故其对 PACNS 的敏感度为 60%～70%。DSA 对 PACNS 诊断的特异度也较低(约 30%),部分原因是 DSA 不能区分血管病变和血管炎。如果 MRA 或 CTA 出现了大动脉狭窄等表现,也应考虑其他病变,如可逆性脑血管收缩综合征、动脉粥样硬化、动脉夹层、纤维肌性发育不良及烟雾病等。

2. CT 表现　CT 平扫相对不敏感,通常表现正常,但部分可见继发性改变,如缺血或梗死,表现为多发低密度灶,特别是在基底节区、皮质下白质。

PACNS 患者中约 12% 伴发颅内出血,多见于女性,呈亚急性起病,可表现为脑实质、蛛网膜下腔及脑室内的高密度影。脑实质出血较蛛网膜下腔出血更常见,深部脑白质血肿多由血管破裂引起,而出血性皮质梗死多与再灌注损伤相关。也可出现深部白质钙化。

3. MRI 表现　MRI 是最敏感的影像学检查方法,90%～100% 的患者可有阳性发现。常规 MRI 表现可类似梗死、脱髓鞘样病变、出血或肿瘤样病变,随着病情发展可发现不断出现新的病灶,而陈旧性病灶可缩小或消失,或遗留软化灶,病变新旧不等(图19-2-2)。主要累及大血管和中血管的 PACNS 缺血性病变血管壁强化发生率较高,主要累及小血管的 PACNS 出血和 MR 增强病变发生率较高[3]。

PACNS 的经典改变为同时累及皮质和皮质下的单侧或双侧脑内多发、形态多样、新旧不一、形态不典型且不符合脑血管分布的点片状或脑回样梗死病变,常见部位依次为皮质下白质、深部灰质、深部白质、皮质[4]。MRI 上 T_1WI 呈低信号,T_2WI 及 FLAIR 呈高信号,这些信号改变的病理基础是病变区受累的微小动脉内血栓形成造成管腔狭窄、闭塞,导致脑组织局灶性或弥漫性缺血,产生细胞毒性脑水肿或血管源性脑水肿。DWI 高信号有助于早期发现病变,常见于 PACNS 急性期,同时伴有 ADC 值降低,其主要病理基础是细胞毒性脑水肿。随着病程进展,亚急性期和慢性期病灶 ADC 值升高。因此,随访复查时,DWI 和 ADC 图可用于观察 PACNS 新旧交替病灶的动态变化,有助于评估 PACNS 是否处于活动期。

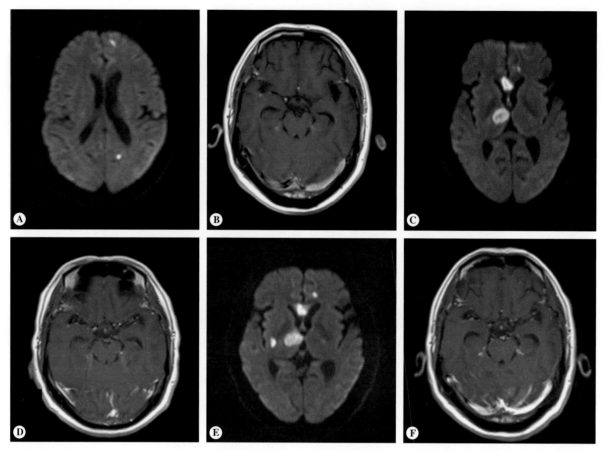

图 19-2-2 PACNS 随访动态改变

患者,女,59岁,因"反复头晕5月余"入院,确诊为PACNS。A、B检查时间为2016年11月2日,C、D检查时间为2016年12月1日,E、F检查时间为2017年3月1日,随访中患者双侧大脑半球病灶的部位和大小及脑膜发生动态变化。A. DWI 显示左侧额叶、顶叶、枕叶多发急性脑梗死;B. T_1WI 增强显示脑膜局部结节样强化;C. DWI 显示脑干、右侧背侧丘脑、基底节区及胼胝体膝部、双额叶深部白质区及小脑多发病灶(部分病灶消失、部分病灶新发,呈游走性,并且信号变化明显);D. T_1WI 增强显示脑膜局部增厚并多发结节状强化,多发血管走行区强化结节;E. DWI 显示胼胝体膝部、右侧丘脑、右侧脑室旁及右侧小脑半球多发病灶;F. T_1WI 增强显示脑膜强化与前相仿(图片由首都医科大学附属北京天坛医院陈红燕提供,特此感谢)

PACNS 的其他表现:①脑实质内大小血肿,受累血管透壁性炎性浸润造成血管破裂和梗死区域的再灌注损伤可能是引起 PACNS 病灶内出血的原因。目前文献中报道的关于 PACNS 脑实质出血的概率差异较大,为 8%～55%。病灶内出血时信号不均匀,根据出血的不同时期,T_1WI 可呈高信号或 T_2WI 呈低信号。部分 PACNS 病灶仅表现为出血性脑梗死,病变血管周围可见弥漫性分布的点状及斑片状出血。②进行性融合的白质病灶,可单发或多发,易被误诊为脱髓鞘疾病,当 PACNS 病变范围广、病灶周围水肿明显时,可出现占位效应,增强后可出现团状及花环样强化,此种表现与脑肿瘤鉴别困难。③血管周围间隙扩大伴强化及软脑膜的强化病灶。④正常,见于少数的 PACNS 早期,可通过磁共振灌注成像早期发现异常灌注区,提示病变位置。

脊髓型约占 PACNS 的 5%。脊髓受累与脑部受累无明显次序关系,可在其前、后或同时发生,仅累及脊髓者罕见。MRI 检查常见胸段脊髓受累,增强后可见多发小斑片状异常强化,强化较为均匀,矢状位观察最佳,横断位上表现为脊髓后部及软脊膜的小斑点状均匀强化。出现脊髓病变的患者常预后不良。

【诊断要点】

1. PACNS 受累年龄范围广(童年至成年均可受累,平均年龄为42岁)。

2. CT 和 MR 可出现血管炎继发表现(缺血、梗死),常见于基底节区、皮质下白质。

3. DSA 是金标准,常见表现有串珠样血管狭窄,血管长节段狭窄、血管闭塞、微动脉瘤等罕见,中小血管更常累及。

4. PACNS 的典型病理改变特征为血管透壁性

损害及血管破坏性炎性反应，病变可累及脑实质、脊髓和软脑膜的中小血管，临床表现无特异性。目前尚无明确的实验室检查指标可以诊断或除外PACNS。

【鉴别诊断】

PACNS的诊断主要依靠患者的临床表现、影像学检查结果和病理学改变特点，对于无法解释的头痛、慢性血管炎和青年人出现的卒中，应当考虑本病的可能。影像学检查虽具有重要意义，但诊断的金标准仍是病理学检查。

PACNS的脑血管改变主要需与以下疾病鉴别。

1. 可逆性脑血管收缩综合征（reversible cerebral vasoconstriction syndromes，RCVS） 多见于20～40岁的年轻女性，具有可逆性、多发性脑动脉收缩等特点。患者可有严重的头痛，呈闪电样，伴有或不伴有局灶性神经功能缺损，发病时多有刺激血管痉挛的诱因，如产后、生理刺激及药物等。DSA对其诊断至关重要（敏感度100%），RCVS常累及大动脉、中动脉，呈弥漫性、多发性、节段性狭窄，多为向心性狭窄，有时呈"串珠样"或"腊肠样"表现。间断DSA检查可显示给予血管舒张药物治疗后病情快速改善的状况。CT平扫常呈阴性，约20%的患者可有少量蛛网膜下腔出血，伴或不伴脑实质出血。CTA/MRA可显示弥漫性及节段性动脉狭窄，如果变化轻微，可能表现正常（10%）。MRI常见血管源性脑水肿及分水岭梗死，高分辨率（HR）-MRI多无血管壁强化。

2. 烟雾病 是血管造影表现非特异的疾病，可为获得性和遗传性。任何颈内动脉床突上段慢性进展性闭塞均可发展为烟雾病的表现。血管造影早期可见颈内动脉、Willis环近端狭窄，中期可见云雾状的豆状核纹状体动脉和丘脑穿支动脉侧支循环形成，晚期可见经硬脑膜和经骨的颈外-颈内动脉侧支循环形成。

3. 颅内动脉粥样硬化 是造成缺血性脑卒中的主要原因，患者年龄偏大，血管呈偏心性、不规则性狭窄，可伴有溃疡及钙化形成，增强后可见管壁呈不均匀的轻中度强化，也可呈类似血管炎的圆周样管壁强化；血管扩张迂曲少见。以基底动脉末端或颈内动脉海绵窦段/床突上段最常见，Willis环及大脑中动脉少见（约2%）。T_1WI及T_2WI表现为血管流空信号减弱或缺失；FLAIR由于血流变慢或管腔闭塞可呈高信号改变，最常见于动脉分支的近端或分叉处，增强后可出现强化，可能与炎性反应或新生血管形成有关。

PACNS的脑内病灶主要与颅脑MRI阳性的疾病鉴别。其中多发的点片状或脑回样梗死病灶需与伴皮质下梗死和白质脑病的常染色体显性遗传性脑动脉病鉴别，后者多有家族史，基因筛查有*notch3*基因突变。单发的瘤样、具有占位效应的白质病变需与脑肿瘤（如胶质瘤、淋巴瘤等）、瘤样脱髓鞘疾病等鉴别；多发的白质病灶则需与多发性硬化、进行性多灶性白质脑病等炎性脱髓鞘疾病鉴别，这类病变影像学表现有重叠、无明显的特异性，影像学检查难以区分，鉴别较困难，需依据病理结果做出最终诊断。

其他需要鉴别的疾病包括感染性血管炎、系统性血管炎、心源性多发性脑梗死等。

【研究现状与进展】

1. 磁共振高分辨率血管壁成像（HR-VWI） 近年来颅内三维（3D）血管壁成像技术的应用越来越广泛。3D采集通过各向同性扫描及增加脑覆盖面积的运用，可以在任意平面重建各向同性体积采集，显示曲折的颅内血管，分辨率可高达0.4mm。"黑血技术"通过抑制颅内血流信号及血管周围的脑脊液信号使管壁情况显示得更为清楚（图19-2-3）。PACNS受累血管的典型表现为光滑、均匀的明显向心性强化，但特异性较低，多见于大/中血管，可出现继发缺血征象[5]。部分活检病理证实的PACNS患者并未出现管壁强化，可能与炎症累及小管径血管超出了管壁成像的分辨能力有关。

2. 磁共振磁敏感加权成像（SWI） 是一种利用不同组织间磁敏感差异成像的技术，依赖于氧饱和度的磁化率偏差。SWI受血流速度的干扰较小，对血管炎周围小血管的成像优势明显，是诊断PACNS的优势序列，可以显示血管炎周围代偿性增粗的血管。同时对三价铁敏感度高，可以显示微出血灶及含铁血黄素沉积。微出血灶在SWI上呈多发斑点状的显著信号强度丢失，为血管壁受炎性细胞浸润后通透性增加引起血液渗出所致，这也高度提示了PACNS的小血管损害特征。对于主要位于皮质-皮质下的广泛出血，尤其是出现慢性、静止性的点状出血合并多灶性缺血病变时，应高度怀疑PACNS的可能。

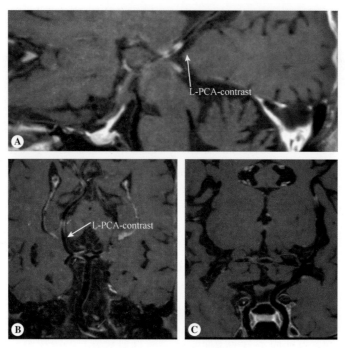

图 19-2-3 PACNS 脑血管改变

患者，男，49岁，因"右侧肢体活动障碍伴言语不利3月余"就诊，脑血管壁发生明显强化。A、B. HR-VWI 显示左侧大脑后动脉P2段局部管壁增厚并呈明显强化；C. HR-VWI 显示左侧大脑中动脉M2段呈节段性向心性明显强化（图片由天津市第一中心医院夏爽提供，特此感谢）

3. 磁共振扩散加权成像（DWI） PACNS 患者脑组织发生弥漫性改变时，可表现为整个放射冠和半卵圆中心、丘脑和内囊后部的扩散受限。联合 ADC 分析有助于阐明中枢神经系统血管异常情况的程度。中枢神经系统血管炎常合并细胞毒性脑水肿，呈 DWI 高信号、ADC 低信号。DWI 结合 ADC，可以提示血管炎所处的时期。DWI 对早期病灶及小病灶较敏感，可以显示不同时期病变的叠加[6]。

4. 磁共振灌注成像（PWI） 目前，有两种不同的 PWI 成像方法：动态对比增强磁共振成像和动脉自旋标记。前一种方法需要注射造影剂，在给定位置快速获取连续图像。从首次通过曲线中可以得到数个生理图，包括脑血容量、脑血流量、峰值时间和平均通过时间。后一种方法不需要造影剂[7]。PACNS 的显著特征是血管炎导致的某些区域的低灌注状态，不同参数的异常可显示局部微循环改变，提示微血管病变。

二、各种其他血管炎

1. 大血管炎

（1）大动脉炎：是一种影响主动脉及其主要分支的慢性非特异性炎症，发病原因不明，20～30岁好发。血管受累后表现为血管壁增厚，管腔狭窄、闭塞、扩张及动脉瘤形成（图 19-2-4）。病变早期CT平扫表现为管壁密度增高伴钙化，增强后可见血管壁强化；T_2WI 序列可见血管壁增厚，伴有管腔及血管周围的高信号影。慢性期表现为颈总动脉及锁骨下动脉节段性狭窄及明显扩张，血管起始部完全闭塞时可出现大量伴行的旁路侧支。DSA 显示病变累及主动脉或至少两支中等血管时可以诊断此病。

（2）巨细胞动脉炎：是一种慢性肉芽肿性血管炎，主要累及颞浅动脉，也可累及枕动脉，发病年龄多在55岁以上。主要表现为管壁增厚，T_2WI 序列可显示管壁水肿，增强后管壁可出现强化。

2. 中血管炎

（1）结节性动脉炎：是一种影响中等动脉的累及全层的坏死性炎症，特征性病理改变为多发性动脉瘤形成，影像学主要表现为管腔狭窄或闭塞及动脉瘤形成（图 19-2-5）。

（2）川崎病：最常见于儿童，与突发高热、口腔黏膜炎、发疹、双侧结膜充血及颈部淋巴结肿大有关，可伴有非特异性的脑梗死、脑萎缩、胼胝体压部反复出现 T_2WI 高信号灶、皮质下病灶及硬膜下渗出。

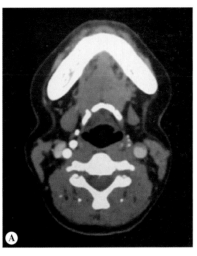
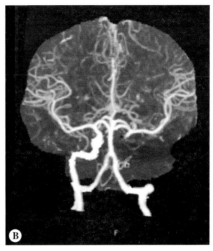

图 19-2-4 大动脉炎

左侧颈内动脉病变。A. CT 增强扫描显示左侧颈总动脉管壁环形增厚伴管腔狭窄；B. CTA-MIP 显示左侧颈内动脉全程闭塞

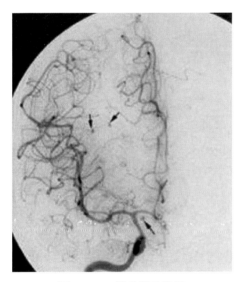

图 19-2-5 结节性动脉炎

DSA 显示右侧大脑中动脉分支多发微小动脉瘤（箭头）（图片由重庆医科大学附属第一医院李咏梅提供，特此感谢）

3. 小血管炎

（1）IgA 血管炎：是一种 IgA 免疫复合物沉积于血管壁引起的血管炎，常见于 4～7 岁的儿童，累及中枢神经系统者罕见，有时可有高血压脑病及局部的缺血和出血性病灶。

（2）肉芽肿性多血管炎：是一种影响小血管且抗中性粒细胞胞质抗体阳性的血管炎，超过 35% 的患者累及中枢神经系统，表现为软脑膜强化，脑内及脊髓内病灶强化。坏死性脑血管炎常与鼻窦炎、耳炎或肺部疾病同时发生，CT 平扫可显示鼻腔软组织密度的肉芽肿，且 MR 的 T_1WI 及 T_2WI 上均呈低信号，CT 和 MR 增强后显示为不同程度的强化。

4. 系统性疾病相关的血管炎

（1）系统性红斑狼疮：T_2WI 显示中枢神经系统主要有 4 种受累类型，即局灶性灰质高信号、多发性 T_2WI 高信号（微梗死）、新发梗死及广泛、可逆性白质病变（脑水肿）。小部分患者可出现脑萎缩，颅内出血少见（3%）。

（2）干燥综合征：25%～30% 的干燥综合征患者累及中枢神经系统，有三叉神经病变，反复无菌性脑炎脑病，广泛白质、灰质内病灶和微出血灶，泪腺和唾液腺肥大。

（3）风湿性关节炎：硬脑膜炎伴软脑膜的强化，以及硬脑膜结节，脑血管炎较为罕见。

（4）抗磷脂抗体综合征：主要症状是动脉及静脉血栓形成、血小板减少症及习惯性流产，DWI 及 SWI 序列对继发性改变如脑梗死、微出血的显示优势明显。

（5）硬皮病：是一种进展性疾病，导致皮肤及其连接组织变硬，MR 表现无特异性，包括非特异性的梗死、大量或少量的出血及广泛钙化。

5. 药物滥用致血管炎 包括苯丙胺类、可卡因、海洛因、苯丙醇胺和麦角等药物可直接或间接（通常为对污染物的超敏反应）损伤血管。可卡因可引起血管炎、血管痉挛、血小板聚集，最终导致脑梗死、脑白质病及脑出血，慢性依赖者可出现烟雾状血管重建。海洛因滥用者出现的海绵状脑白质病变较为常见[4]。

6. 放射损伤 急性动脉炎可造成短暂的白

质水肿，慢性改变更为严重，常伴有血管闭塞及脑组织缺血坏死、白质软化、矿物化微血管病和脑萎缩，受累大血管的管壁增厚和管壁的永久性强化。

（李跃华　尚　凯　张志强）

参考文献

[1] Mandal J, Chung SA. Primary angiitis of the central nervous system. Rheum Dis Clin N Am, 2017, 43（4）: 503-518.

[2] Beuker C, Schmidt A, Strunk D, et al. Primary angiitis of the central nervous system: diagnosis and treatment. Ther Adv Neurol Disord, 2018, 11: 1756286418785071.

[3] Thaler C, Kaufmann-Bühler AK, Gansukh T, et al. Neuroradiologic characteristics of primary angiitis of the central nervous system according to the affected vessel size. Clin Neuroradiol, 2019, 29（1）: 37-44.

[4] Osborn AG. 脑部影像诊断学. 第2版. 吴卫平, 黄旭升, 张兴文, 等译. 北京: 人民卫生出版社, 2013.

[5] 柴圣婷, 夏爽. 中枢神经系统血管炎的影像特征及研究进展. 国际医学放射学杂志, 2019, 42（1）: 54-58.

[6] 胡建新, 王丽宁, 张旭妃, 等. 原发性中枢神经系统血管炎的MRI特征. 中国医学影像技术, 2019, 35（2）: 191-194.

[7] Abdel Razek AA, Alvarez H, Bagg S, et al. Imaging spectrum of CNS vasculitis. Radiographics, 2014, 34（4）: 873-894.

第三节　结　节　病

【概述】

结节病是一种病因不明的多系统炎性疾病，其典型特征是形成非干酪样肉芽肿，最常累及肺，也可以累及眼、皮肤、肝、脾和神经系统。结节病发生率为（10～65）/10万，其中神经系统受累为5%～15%，平均发病年龄为33～41岁，较其他类型结节病迟发。神经系统结节病（neurosarcoidosis, NS）有血管周围播散的倾向，也可导致脑实质、软脑膜或硬脑膜疾病，并可导致肉芽肿性血管炎。孤立性神经系统结节病非常少见。

神经系统结节病临床表现多样，主要和肉芽肿的位置及大小相关。脑神经（尤其是面神经）最常受累，主要表现为多发性脑神经麻痹，双侧周围性面瘫被认为是神经系统结节病的特征性临床表现，其次是脊髓病变、脑实质病变、脑膜病变和周围神经病变。常见的非特异性症状包括头痛、疲劳、恶心、呕吐、抑郁、共济失调、震颤等。

神经系统结节病导致的脑血管事件主要包括短暂性脑缺血、脑梗死、脑出血、中央静脉血栓形成等，主要和肉芽肿侵袭血管壁及肉芽肿对较大血管的压迫有关。下丘脑及垂体受累会导致内分泌异常，可出现尿崩症、高催乳素血症、自主神经功能障碍等表现。约40%的患者可出现急性或慢性脑膜炎。

神经系统结节病常规血清学检查通常无明显异常，部分患者可出现血清血管紧张素转化酶（angiotensin converting enzyme, ACE）升高，但无特异性。脑脊液检查中总蛋白的升高最常见（63%～69%），其次为淋巴细胞增多（47%～58%），低葡萄糖的发生率较低（约14%）。脑脊液ACE对神经系统结节病不敏感，但特异度高（可达94%～95%），可用于监测疾病活动性和治疗效果。反映淋巴细胞活化程度的标志物可溶性白细胞介素2受体（sIL2R）升高也有一定提示意义，但不特异，在颅内感染或恶性肿瘤患者中也可出现。

神经系统结节病主要有两种类型：①累及脑膜或室管膜，最常见肉芽肿性脑膜炎。病灶通常分布于脑底部，鞍上最易受累（包括视交叉、垂体和下丘脑区域），呈弥漫性或局限性。此型较为多见。②脑实质受累，包括脑实质非干酪样坏死性肉芽肿和脑瘤样单发巨大肿块。此型较为少见。

【病理学表现】

病变部位的组织学活检是诊断结节病的金标准。结节病的特征性病理表现是非干酪性上皮样细胞肉芽肿（图19-3-1），主要由高度活化的单核吞噬细胞和淋巴细胞组成。约60%的结节病患者多核巨细胞胞质内可见两种相对特异的包涵体，一种为放射状星形小体，呈强嗜酸性，另一种为含铁钙蛋白质形成的层状小体。然而，非干酪样肉芽肿并非结节病的特异性改变，诊断该病时还应排除结核病、真菌感染和铍肉芽肿等。

【影像学表现】

1. 血管造影表现　脑内肉芽肿主要分布于中小血管周围（管径大小如穿支动脉），最易累及外膜，中膜和内膜受累较少[1]，故脑血管造影检查如DSA及MRA等通常显示阴性。大血管受累罕见，可能是肉芽肿或肿块压迫所致。

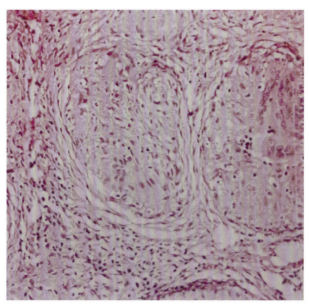

图 19-3-1 结节病
病理切片显示病变中有上皮样细胞、淋巴细胞，多核巨细胞形成多个结节，结节中未见干酪样坏死

2. CT 表现

（1）脑实质：脑内的结节性肉芽肿或肿块在 CT 平扫时呈稍高密度，边界比较清楚，增强后可强化或不强化。

（2）脑膜：软脑膜受累最为常见，颅底脑膜好发。CT 平扫不易发现阳性改变，增强后可显示脑膜增厚，并沿脑轮廓呈结节性或线性强化，可延伸至脑沟，病变分布可扩散、局灶或多发。

（3）CT 平扫还可显示脑积水、颅内钙化等间接征象。5%～12% 的神经系统结节病可出现脑积水。主要原因：脑脊液吸收障碍导致交通性脑积水；脑膜受累造成脑室系统粘连或分隔而导致梗阻性脑积水。

3. MR 表现

（1）脑实质改变：结节病累及脑实质主要有 2 种改变。第一种表现为 T_2WI 上多发的脑室周边或皮质下小的白质高信号，增强后无强化，通常不出现 Dawson 手指征，不伴有软脑膜或脑实质强化病变，临床症状与影像学表现无相关性；第二种为多发瘤样病变，常累及邻近软脑膜（图 19-3-2A），可能是淋巴细胞沿血管周围间隙的软脑膜播散所致。病变还可累及颅底部脑膜及邻近血管，破坏血脑屏障，故增强后可出现强化病灶，应注意与脑脓肿及转移瘤相鉴别。该类患者临床表现与影像学表现相关，影像学表现消退时，临床症状也有所改善。垂体受累不常见，受累时垂体后叶正常的 T_1WI 高信号因细胞内神经分泌颗粒的缺失而消失。垂体结节病还可表现为鞍区和鞍上区的囊性厚壁肿块，包绕视交叉，并可延伸至漏斗和下丘脑，增强后可强化[2]。缺血性/出血性脑卒中等血管病变表现很少见，脑实质的出血通常表现为幕上非典型部位的多发小出血点[3]。

（2）脑膜改变：软脑膜受累是神经系统结节病最常见的表现，T_1WI 对比增强显示软脑膜受累最佳，表现为软脑膜增厚及明显强化，呈弥漫性或结节样强化，可发生于脑膜的任何部位，多数集中于脑沟深部，最好发于脑底部的脑膜，尤其是鞍上或额部（图 19-3-2B）。部分可形成肿块样病变，尤其在视交叉、第三脑室底部及垂体柄。由于结节病主要沿血管周围间隙扩散，脑实质较晚累及，因此如影像学上仅出现软脑膜受累而脑实质累及较少或无累及，通常提示疾病处于早期阶段。硬脑膜受累主要表现为硬脑膜增厚，T_1WI 呈与灰质相似的等低信号，T_2WI 呈低信号（可能与纤维胶原堆积有关），病变可局限或弥漫分布，增强 T_1WI 上可见均匀强化。同一位置的硬脑膜和软脑膜同时受累的情况很少见，这与蛛网膜的屏障细胞有关，这部分细胞无胞外间隙，细胞连接数量巨大，且基底膜将其与蛛网膜下腔分开，因此能阻止淋巴细胞浸润。

（3）脑神经：所有脑神经均可受累。临床上以面神经受累最常见（图 19-3-2C）。影像学上以视神经最常受累，单侧（69%）或双侧（31%）发病，可发生于视交叉或眶内段。视神经硬膜鞘受累的影像学表现和视神经鞘脑膜瘤相似，表现为受累视神经增粗伴异常强化。其他脑神经受累表现类似，均表现为神经增粗及异常强化。

（4）脊髓：髓内病变少见，发生率低于 1%，可发生于脊髓的任何部位，但以颈髓、胸髓常见。影像学表现为脊髓梭形膨大，呈 T_1WI 低信号，T_2WI 高信号，病变在质子密度加权像（PDW）上显示得更为清晰，增强后 T_1WI 上可出现斑片状异常强化（图 19-3-2D）。出现强化结节及软脊膜累及提示诊断。这些影像学表现常较临床表现更严重，影像与临床之间的不匹配可能是提示本病的一个线索。

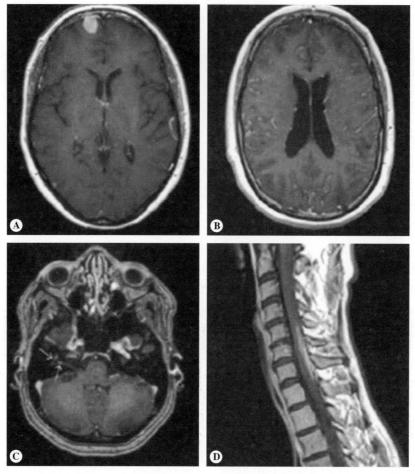

图 19-3-2 神经系统结节病

神经系统结节病的脑内受累、脑膜改变、脑神经改变及脊髓受累。A. T₁WI 增强显示右侧额叶强化结节，邻近软脑膜强化，提示软脑膜受累；B. T₁WI 增强显示软脑膜异常强化；C. T₁WI 增强显示右侧面神经强化；D. T₁WI 增强于脊髓内可见片状异常强化灶（颈椎矢状位）（图片由首都医科大学附属复兴医院黄光提供，特此感谢）

【诊断要点】

1. 神经系统结节病的症状或体征取决于病变的位置，以脑神经受累最常见。

2. 病变通常沿血管周围间隙蔓延，延伸至脑实质形成病灶。

3. 典型表现为颅底部或弥漫性肉芽肿样软脑膜炎，CT 及 MR 可显示软脑膜增厚及明显弥漫性或结节样强化，伴有视交叉、下丘脑、第三脑室底部和垂体的继发性改变。

4. 结节病的典型病理表现是非干酪样肉芽肿，病灶中心聚集的多核巨噬细胞和上皮样细胞被外周的淋巴细胞包围。实验室检查可出现脑脊液中蛋白含量增高或细胞数增多、寡克隆带阳性等中枢神经系统炎症改变。

【鉴别诊断】

神经系统结节病发生脑膜炎和血管炎者比脑实质病变更为多见，通常沿血管周围间隙蔓延，累及脑基底部血管。典型表现为颅底部或弥漫性肉芽肿样软脑膜炎，伴视交叉、下丘脑、第三脑室底部和垂体的继发性改变，多层面 T₁WI 增强扫描可清楚显示上述病变。血管炎引起的脑缺血或脑梗死在 T₂WI 上表现为脑白质和基底节内的高信号，DWI 可证实急性脑梗死。其需要与以下疾病进行鉴别。

1. 多发性硬化 是发生于中青年的最常见的中枢神经系统炎症性脱髓鞘病变，但也可发生于老年人。按照 McDonald 的诊断标准，诊断需要有病灶在空间及时间播散的客观证据。因此，MRI 在诊断多发性硬化上发挥了重要的作用，不仅能显示多发病灶（空间上的播散），也可以通过追踪临床上隐匿发病的患者发现新的病灶（时间上的播散）。多发性硬化在白质区有典型的发病部位，包括胼胝体区、皮质下纤维、脑干、小脑和脊髓。在 MRI 上，多发性硬化通常表现为 T_2WI 高信号，T_1WI 等低信号。静脉注射钆剂后，一些病灶可表现为强化，而有些可能无强化。

2. 原发性中枢神经系统血管炎 详见本章第一节鉴别诊断。

3. 感染性病变 结核、真菌性感染（如念珠菌感染、球孢子菌病等）也需进行鉴别诊断，这些感染性病变均可表现为脑内的粟粒性结节，增强后可见强化。应结合临床与实验室检查综合评估。

【研究现状与进展】

1. MRI 对神经系统结节病的诊断具有重要价值，虽然 MRI 不能直接显示小血管，但其对小梗死灶及小出血灶很敏感，可以提示血管炎的存在，并远远优于 CT。通常情况下，无创性血管造影检查包括 CTA/CTV 及 MRA/MRV 等，已经可以提供足够的血管情况，而无须再进行有创的脑血管造影检查。由于神经系统结节病累及血管的情况很少见，且有创的造影检查也有一定危险性，通常将增强 MR 和 MRA 作为首选方案。

2. 磁共振磁敏感加权成像（SWI）：利用组织间磁敏感差异和 BOLD 效应成像，即血管中的脱氧血红蛋白作为内源性对比剂，安全、无创，对静脉及血液代谢产物十分敏感，可显示低流速的动脉和静脉，包括增多、增粗的细小静脉（直径 < 1mm）及迂曲增粗的引流静脉，且不受血流速度和方向的影响。正常的脑深髓静脉管径为 0.1～0.3mm，长度不超过 1.0～1.5cm。深髓静脉充盈（deep medullary vein engorgement, DMVE）征是指垂直于侧脑室的深髓静脉管径增大或较同镜像区扩张，是神经系统结节病的常见表现，可能是静脉和周围炎症导致静脉血流阻力增加引起的，而非继发于静脉血栓。DMVE 可见于大约 1/3 的患者，与微出血及脑水肿发生率增加相关，对神经系统结节病的诊断有提示作用。但该征象并不特异，也可出现于原发性中枢神经系统血管炎及急性脑卒中患者[4]。

3. 镓扫描和 ^{18}F-FDG PET 检查可发现神经系统结节病放射性浓集病灶，有助于确定活检部位及评估结节病的活动性。

4. 影像学检查不仅可以用于检测病变，还可以指导临床治疗过程、合理用药及随访。其中 MRI 是最有用的随访手段，增强 T_1WI 为随访所必需，可用于观察血脑屏障通透性。因为炎性病变是影响血脑屏障完整性的主要因素，使用皮质类固醇治疗后可抑制炎性反应，降低血脑屏障通透性，因而可通过增强 T_1WI 观察判断疾病的活动性。此外，利用 MRI 还可以随访观察肿块性病变及其周围水肿的改变。

（李跃华　尚　凯　张志强）

参 考 文 献

[1] Jachiet V, Lhote R, Rufat P, et al. Clinical, imaging, and histological presentations and outcomes of stroke related to sarcoidosis. J Neurol, 2018, 265（10）：2333-2341.

[2] 张龙江，祁吉. 中枢神经系统结节病的影像学表现 国外医学·临床放射学分册，2007，30（2）：73-76.

[3] Bathla G, Singh AK, Policeni B, et al. Imaging of neurosarcoidosis: common, uncommon, and rare. Clin Radiol, 2016, 71（1）：96-106.

[4] Zamora C, Hung SC, Tomingas C, et al. Engorgement of deep medullary veins in neurosarcoidosis: a common-yet-underrecognized cerebrovascular finding on SWI. AJNR Am J Neuroradiol, 2018, 39（11）：2045-2050.

第二十章 脊髓及椎管感染与炎症疾病

第一节 脊髓及椎管病毒性感染

一、艾滋病相关性脊髓感染

AIDS相关性脊髓感染是指人类免疫缺陷病毒（human immunodeficiency virus，HIV）侵犯脊髓或引起人体脊髓机会性感染，导致脊髓炎性改变。HIV属于逆转录病毒家族人类慢病毒组成员，可侵犯神经系统，包括脑、脊髓和周围神经细胞。常见AIDS相关性脊髓机会性感染的主要病原体包括原虫、病毒、真菌及细菌等，多见于AIDS晚期。

（一）艾滋病相关性脊髓弓形体感染

【概述】

AIDS患者在潜伏期感染弓形体的概率很大，可以并发广泛的播散和致命的感染，并可以形成脊髓弓形体病。弓形体是一种细胞内寄生虫，主要经过消化道进入人体。弓形体对神经系统具有亲和力，脑外器官感染少见，脊髓感染弓形体更为罕见。AIDS患者合并神经系统弓形体感染发生率为26%，脊髓弓形体病临床以亚急性起病，临床表现有头痛、偏身肢体感觉障碍、局灶性神经异常、抽搐、意识障碍及发热等。临床诊断主要依据组织病理切片或脑脊液检查可见弓形体，血清弓形体抗体（IgA、IgG）阳性。

【病理学表现】

病理学主要表现为脊髓组织液化坏死，内有少量炎性细胞浸润，坏死灶内可见囊性弓形体增殖子，为大小不均颗粒状。炎症反应多伴随坏死灶发生，在坏死灶周围较明显，是对组织坏死的直接表现，坏死物质可以导致血管炎的发生。

【影像学表现】

CT表现为脊髓局部肿胀增粗，病灶平扫呈等密度或低密度，合并钙化，表现为高密度，周围水肿为带状低密度，增强可见环状或靶状强化。研究报道弓形体感染可导致严重胸脊髓萎缩而引发慢性蛛网膜粘连甚至钙化，可能是弓形体感染慢性期或治愈的影像学表现[1]。

MR平扫表现为脊髓局部组织水肿增粗，脊髓内见团片状T_1WI低信号、T_2WI高信号，病灶边缘为T_1WI低信号、T_2WI等或稍高信号环，增强呈单发环状、靶状及结节样明显强化（图20-1-1）。

【诊断要点】

1. 有HIV感染的病史，亚急性起病，出现横贯性脊髓炎症状。

2. 影像学表现为脊髓肿胀增粗，CT平扫病灶呈等密度或低密度。MR表现病灶边缘为T_1WI低信号、T_2WI等或稍高信号环，增强呈单发环状、靶状及结节样明显强化。

3. 脑脊液白细胞计数轻度增多，蛋白含量升高；血清弓形体抗体（IgA、IgG）阳性，病原体检查确诊。

【鉴别诊断】

1. 脊髓细菌性脓肿 较少见，主要见于局部感染后菌血症患者，致病菌多为葡萄球菌和链球菌，发病急，病程短，可伴发热及脊髓损害症状。MRI检查显示沿脊髓长轴扩展的病灶具有特征性，与脊髓弓形体鉴别，脊髓细菌性脓肿包膜T_1WI和T_2WI呈低信号，内部脓液T_1WI低信号、T_2WI高信号，MR增强T_1WI脓肿壁环形强化。AIDS相关性脊髓弓形体感染鉴别主要依靠患者有HIV感染病史，并血清弓形体抗体（IgA、IgG）的检测阳性，确诊标准依靠组织病理学活检。

2. AIDS相关性脊髓结核脓肿 脊髓结核脓肿均伴有邻近其他器官或组织的活动性结核病变，MRI表现为脊膜局部增厚，蛛网膜下腔狭窄、闭塞，MRI增强矢状面表现为典型管状强化，横切面呈环状强化。AIDS相关性脊髓弓形体感染MRI增强扫描脊髓矢状位多表现为环状、螺旋状、结节状异常强化，可以与脊髓结核脓肿鉴别，较少有脊髓结核沿脊柱长轴呈"流注状"扩展的影像学表现[1]。

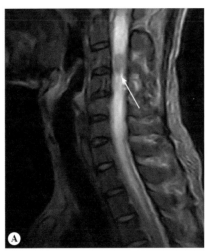
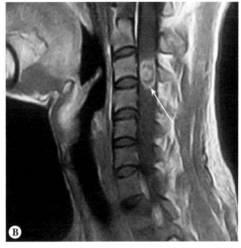

图20-1-1 AIDS相关性脊髓弓形体感染

A. T_2WI显示颈髓稍增粗；第3颈椎椎体水平脊髓内病灶呈长带状低信号（箭头）；B. 增强扫描显示髓内病灶呈靶状或环形强化（箭头）（图片由首都医科大学附属北京佑安医院李宏军教授提供，特此感谢）

【研究现状与进展】

AIDS相关性脊髓弓形体感染确诊主要依据病原学检查，目前病原学检查主要包括涂片染色法和分离培养检测出弓形体虫体；病原体直接检出困难时可以应用的免疫学检测有染色试验、间接血凝试验、酶联免疫吸附试验，其均有较好的敏感性和特异性，主要适用于免疫力正常患者；免疫功能受限的器官移植和AIDS患者主要应用分子生物学检测，如基于PCR检测，可以检出单个弓形体的DNA水平。定量PCR主要应用于大样本分析，提高检出效率。目前核酸分子杂交DNA芯片技术特异度、敏感度更高，检测速度更快，将在弓形体基因诊断中发挥重大作用。影像学检查可以提供一定的参考，但特异度不高，需要结合临床表现、实验室检查综合考虑。

（二）艾滋病相关性脊髓单纯疱疹病毒感染

【概述】

单纯疱疹病毒（herpes simplex virus，HSV）是一种双链嗜神经DNA病毒，属人类疱疹病毒α亚科，可以导致终身感染的有包膜的病毒，约有100余种，可以感染人和动物，病毒主要通过皮肤、黏膜和神经组织感染后引起相应的病变。AIDS患者免疫功能低下，可以诱发潜伏病毒活化，潜伏于神经节神经细胞中的病毒被激活。单纯疱疹病毒性脊髓炎是感染单纯疱疹病毒后变态反应引起的急性横贯性脊髓炎性病变。HSV分为HSV-1和HSV-2两种血清型，两者感染方式和临床表现不同，HSV能导致原发感染、潜伏感染和再发感染。HSV-1在人体内潜伏部位为三叉神经和颈上神经节，主要通过呼吸、唾液或性接触传播，原发感染主要引起口咽部疱疹、疱疹性角膜结膜炎和皮肤疱疹性湿疹，HSV-2主要以性接触传播为主，潜伏部位为骶神经节，通过破损的皮肤和黏膜感染引起生殖器疱疹。长期潜伏的单纯疱疹病毒在人体细胞免疫缺陷时可以被激活转为复发增殖性感染，感染的病毒在潜伏部位激活后沿感觉神经纤维下行返回末梢，在皮肤表面的上皮细胞内增殖，引起局部复发性疱疹。AIDS相关性脊髓单纯疱疹病毒感染临床表现为运动障碍、感觉障碍、自主神经功能障碍。

单纯疱疹病毒感染实验室检查方法：免疫荧光法、病毒培养、PCR和血清学检查。脑脊液中检查HSV-DNA阳性，即可早期确定HSV感染。

【病理学表现】

AIDS相关性脊髓单纯疱疹病毒感染病理改变主要表现为脊髓的急性炎性脱髓鞘和坏死，常局限于数个节段以内，肉眼见脊髓肿胀、质地变软、软脊膜充血或有炎性渗出物，切面见脊髓软化、边缘不整、灰白质界限不清。镜下见脊髓内血管扩张、充血，血管周围淋巴细胞和浆细胞浸润，神经细胞肿胀、碎裂，可在感染细胞内找到核内包涵体，最后导致脊髓软化、坏死、萎缩和瘢痕形成。

【影像学表现】

MRI 表现为病段脊髓局部肿胀膨大，脊髓内散在的不规则 T_1WI 低信号，T_2WI 高信号（图 20-1-2），病灶易合并出血，MRI 增强病灶一般不强化。慢性期脊髓萎缩，脊髓中央管可以扩张，MRI 表现没有特异性。

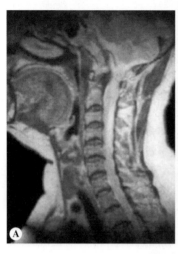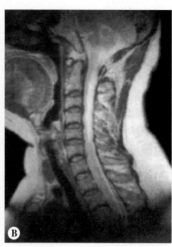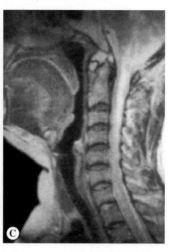

图 20-1-2　AIDS 相关脊髓单纯疱疹病毒感染

MRI 显示第 2～5 颈椎水平脊髓局部肿胀，内可见条状 T_2WI 高信号（图片由首都医科大学附属北京佑安医院李宏军教授提供，特此感谢）

【诊断要点】

1. 有 HIV 感染病史，临床有肢体功能障碍、感觉障碍及四肢瘫痪等表现。

2. MRI 表现为病段脊髓肿胀，脊髓内条带状 T_1WI 低信号，T_2WI 高信号，病灶易合并出血，增强病灶一般不强化。

3. 脑脊液检查 HSV-DNA 阳性可确诊。

【鉴别诊断】

1. AIDS 相关性脊髓多发性硬化　与 HIV 感染有关，急性或亚急性起病，临床症状多表现为单侧或双侧视力障碍。CT 平扫多为正常表现，增强扫描急性期可见不规则环形强化，特异性低。MR 表现为急性期脊髓内 T_1WI 等信号，T_2WI 稍高信号，增强可见环形强化，多发性硬化急性期表现与本病相似，鉴别需要结合临床表现和实验室检查结果综合分析。

2. 脊髓梗死　较少见，是由于脊髓血供丰富，血管互相吻合成网，脊髓的动脉供应来自椎动脉的脊髓前动脉、脊髓后动脉及根动脉。脊髓前动脉供应脊髓横断面前 2/3 区域，包括脊髓前角、侧角、灰质前连合、后角基部、前索和侧索前部。动脉性梗死常见脊髓前动脉闭塞，好发于深部穿支动脉，因此脊髓灰质最先受累，最后导致整个脊髓受累。脊髓静脉栓塞性梗死，症状隐匿，病程进展缓慢，病变开始于脊髓中央区，向心性扩展。脊髓动脉性梗死起病急，呈卒中样过程，多有动脉硬化基础病变，以胸段、颈段脊髓常见，症状为病变平面急性疼痛，肢体麻木，短时间内出现相应节段弛缓性瘫痪。脊髓梗死首先选择 MR 检查，MR 急性期 T_2 有其特征性的双侧高信号，为脊髓前动脉梗死典型表现，称为"猫头鹰眼征"。脊髓梗死在 MR 上表现和脊髓炎相似，1～2 天快速进展，脊髓炎进展较快，早期需要结合临床表现和本病鉴别。

【研究现状与进展】

磁共振氢谱（^{1}H nuclear magnetic resonance，^{1}H-NMR）作为新兴的代谢组学分析技术，检测感染 HSV-1 的人少突胶质细胞，表明 HSV-1 感染改变了氨基酸在人少突胶质细胞中的代谢，为研究 HSV-1 致病机制提供了方向[2]。

（三）艾滋病相关性脊髓巨细胞病毒感染

【概述】

AIDS 合并巨细胞病毒性脊髓炎，巨细胞病毒

（CMV）感染是AIDS患者中最常见的病毒性机会性感染。CMV为双链DNA病毒，属于疱疹病毒β亚科。因其使被感染细胞肿胀、核增大，形成巨核细胞而得名，具有潜伏-活化的生物学特性。人类感染的CMV称为人巨细胞病毒（HCMV）。HCMV感染的宿主范围较窄，人类是其唯一宿主，其为人类疱疹病毒5型，CMV在中枢神经系统感染常见于AIDS或骨髓移植、器官移植患者。确诊CMV感染需要在活检中找到包涵体或分离出病毒[3]。

在CMV原发感染早期，血清或血浆IgG抗体浓度呈4倍以上升高，对本病有确诊价值。脑脊液细胞中可以检出CMV IgM阳性，分离培养是HCMV活动感染的金标准，但敏感性低，特异性高。目前广泛应用的是血清学检查，在血清中快速检测到IgM和IgG抗体，HCMV IgM抗体是抗原刺激机体后产生的早期抗体，因此IgM抗体是判断早期感染的重要指标。IgG抗体是判断是否原发感染的重要指标，HCMV IgM和IgG抗体联合检测可以提高检测的敏感性和准确性。定量PCR技术检测速度快，准确性高，可以快速评价HCMV感染过程中的DNA数量。

【病理学表现】

病理改变主要表现为脊髓充血、水肿和脊髓神经脱髓鞘改变，病变最初位于血管周围，继而融合成大片，甚至形成脊髓软化、脊髓空洞。病灶周围血管扩张，周围炎性细胞及胶质细胞浸润。晚期病变处脊髓萎缩，伴神经胶质细胞增生，软化区可形成瘢痕。

【影像学表现】

1. CT表现 AIDS感染者合并巨细胞病毒性脊髓炎以颈段、腰段脊髓病变多见。正常免疫力人群以颈段、胸段脊髓多见，CT扫描显示脊髓轻度增粗，脊髓密度不均。

2. MRI表现 脊髓一段或多段增厚，可见不规则条片状T_1WI稍低信号，T_2WI及DWI高信号（图20-1-3）。病灶MRI增强扫描未见强化。

【诊断要点】

1. 有明确HIV感染病史，临床上出现HCMV相关性疾病表现时，应考虑AIDS合并HCMV脊髓炎。

2. 影像学表现：CT表现为脊髓局部增粗，脊髓密度不均；MR表现为脊髓可见不规则条片状T_1WI低信号，T_2WI高信号。增强可见病灶一般无强化。

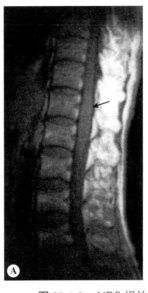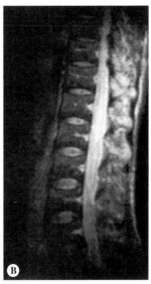

图20-1-3　AIDS相关性脊髓巨细胞病毒感染

MR显示胸腰段脊髓增粗，T_1WI低信号，T_2WI稍高信号（图片由首都医科大学附属北京佑安医院李宏军教授提供，特此感谢）

3. 实验室检查：脑脊液细胞中可以检出CMV IgM阳性，分离培养是HCMV活动感染的金标准，但敏感性低，特异性高，目前广泛应用的是血清学检查。

【鉴别诊断】

巨细胞病毒性脊髓炎需要与进展缓慢的脊髓肿瘤鉴别，肿瘤部位常伴有出血坏死，增强扫描显示不均匀强化。巨细胞病毒性脊髓炎是一种无强化或均匀强化的急性疾病。

【研究现状与进展】

CMV对人类有广泛的易感性，可以通过多种途径感染，是AIDS患者较为常见的机会性感染之一。AIDS相关巨细胞病毒性脊髓炎的影像学特征较少，确诊主要依靠病原学检查，脑脊液荧光定量PCR检查特异性和敏感性较高。AIDS患者免疫力低下，产生的CMV-IgM抗体较少，有部分阴性存在，影像学检查特异性低，需要结合临床表现、影像学表现、实验室检查综合考虑。

（四）艾滋病相关性脊髓金黄色葡萄球菌感染

【概述】

脊髓金黄色葡萄球菌感染大多由急性硬脊膜

外脓肿、硬脊膜下脓肿造成，或者脊髓内直接细菌感染形成。AIDS患者免疫力低下，已合并全身多处感染，其中以肺部化脓性感染和邻近软组织感染为主，出现脊髓症状之前，多由败血症细菌经血液循环进入脊髓和脊膜而引起[4]。病灶部位常见疼痛和束带感，以胸段脊髓多见，腰段次之，可出现完全性或不完全性截瘫。

【病理学表现】

病理改变和细菌进入的途径有关，局部感染者，脊髓损害多位于数个脊髓节段以内；经血行感染者，常为多发或慢性病灶，以胸段、腰段常见。脊髓肿胀、充血、水肿，可见脓性分泌物，脊膜增厚，有炎性渗出，可见肉芽肿。镜下可见脊膜血管充血，脊髓内神经元变性或消失，神经元轴突溶解和脱髓鞘，可见弥漫性炎性细胞浸润，巨噬细胞和胶质细胞增生。脊髓内多发小脓肿可以互相融合，形成较大的脊髓脓肿。继发性硬脊膜外脓肿、硬脊膜外脓肿的化脓性脊髓炎，以脊膜增厚、粘连和血管阻塞为主要改变。

【影像学表现】

AIDS相关性脊髓金黄色葡萄球菌感染影像学表现无特异性，类似其他非感染性炎症和脊髓脱髓鞘改变。CT可见脊髓增粗，形态不规则，脊髓内病灶边界清楚，脓肿形成后CT增强扫描可见脓肿壁环形强化。

MR表现：脊髓内平扫可见局限性或弥漫性条带状T_1WI低信号，T_2WI高信号，增强扫描可见弥漫性或斑片状强化。合并脓肿形成后，增强扫描可见T_1WI脓肿壁的分隔状或环形强化（图20-1-4）。

【诊断要点】

1. AIDS患者有全身或局部感染病史，突发截瘫、大小便功能障碍，伴有高热等症状。

2. MRI显示胸腰段脊髓内条带状T_1WI低信号，T_2WI高信号，增强扫描可见脓肿壁环形或分隔状强化。

3. 脑脊液外观浑浊，白细胞数增多，以中性粒细胞为主，蛋白含量增高，糖、氯化物含量降低，椎管通畅。细菌培养可见金黄色葡萄球菌生长。

【鉴别诊断】

1. 急性硬脊膜外脓肿 在急性细菌感染的3～4周形成，患者病变节段背部明显疼痛，病变部位神经根受炎症刺激而出现神经根痛，常在1至数天内出现脊髓横贯性损害，表现为肢体弛缓性瘫痪、感觉障碍合并明显的括约肌功能障碍。腰椎穿刺可见奎肯施泰特试验阳性，脑积液外观呈黄色，蛋白含量增高等可以与本病鉴别。MRI是诊断脊膜外脓肿最为可靠的方法，可显示椎体、椎间隙和软组织感染，脊髓受压移位及脓肿的范围。

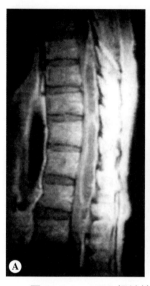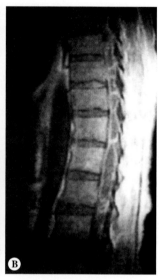

图 20-1-4 AIDS相关性脊髓金黄色葡萄球菌感染

A、B. 胸腰段脊髓内T_1WI条带状低信号，增强扫描可见椎管内脓肿壁呈分隔状强化，脊髓受压（图片由首都医科大学附属北京佑安医院李宏军教授提供，特此感谢）

2. 结核性脊髓炎 主要是结核分枝杆菌经血液或邻近组织感染所致，以胸腰段脊髓最为多见。结核性脊髓炎起病慢，多见于青壮年，常有结核病史或结核患者接触史，其大多继发于结核性脑膜炎和椎体结核。临床表现为阶段性脊神经根刺激性疼痛、束带感，不对称性和节段性感觉障碍，感觉减退，肢体瘫痪，临床表现与脊髓金黄色葡萄球菌感染相似，结核性脊髓炎多累及脊膜、脊髓、神经根，以软脊膜为主，硬脊膜一般不受累，金黄色葡萄球菌感染可累及脊膜全层。结核性脊髓炎MR可见单发或多发的结核性肉芽肿，增强见脊膜及神经根增厚，呈管状或环形强化。可通过相关结核分枝杆菌实验室检查、MR检查与脊髓金黄色葡萄球菌感染鉴别。

【研究现状与进展】

1. AIDS相关性脊髓炎，出现痉挛性下肢麻痹或截瘫，首先应做实验室相关检查，目前普遍采用ELISA对患者血清进行筛查，主要应用单克隆抗体与特异性抗原结合的原理，借免疫组化检测受检材料中的病原体。研究报道[5]，核酸杂交技术检测病原体的敏感度、特异度及阳性和阴性预测率均超过90%。快速增强组织培养免疫荧光技术（RET-CIF）适用于大量临床标本的检测，具有快速、灵敏、高分离率、省时等特点。

2. MRI是AIDS患者相关性脊髓病变诊断的理想选择，MR可以显示硬脊膜内外结构，以及脊髓病灶的大小、范围。

3. 脊髓fMRI、MRS、DWI、DTI、MTR等新技术的应用，为脊髓疾病的诊断提供了新的思路。

（江桂华　张建平　殷小平）

参 考 文 献

[1] 李宏军，吴慧凤，孙捷，等.艾滋病合并颈髓弓形虫感染的MRI表现（附3例报道）.放射学实践，2009，24（9）：931-934.
[2] 马丽华，杨宏静，徐晓艳，等.单纯疱疹病毒1型感染神经胶质细胞的代谢组学研究.中国组织化学与细胞化学杂志，2017，26（2）：134-141.
[3] 曾庆贺，董加秀，孟艳，等.人巨细胞病毒感染的流行病学研究进展.山东医药，2017，57（12）：110-112.
[4] 李宏军.实用艾滋病影像学.北京：人民卫生出版社，2012.
[5] 徐俊，郭楠，刘敏.酶联免疫法筛查HIV抗体在艾滋病诊断中的应用价值.国际病毒学杂志，2016，23（1）：53-56.

二、水痘-带状疱疹病毒感染

【概述】

水痘-带状疱疹病毒性脊髓炎是由水痘-带状疱疹病毒（varicella-zoster virus，VZV）感染引起的脊髓急性炎性疾病。水痘-带状疱疹病毒为双链DNA嗜神经性病毒，属疱疹病毒α亚科。水痘-带状疱疹病毒主要是经直接接触或呼吸道途径传播，可以通过皮肤、黏膜，然后进入血液和淋巴液，形成短期病毒血症期，病毒迅速扩散到全身各组织器官，沿神经纤维上行进入脊髓引起水痘-带状疱疹性脊髓炎。颈段、胸段、腰骶段脊髓均可受累，以胸段脊髓病变最多见，临床表现为脊髓损害症状。水痘-带状疱疹病毒性脊髓炎的症状较复杂，以皮疹为首发症状，数天或数周后出现急性脊髓损害症状，多以四肢无力、感觉障碍、自主神经受损起病，不对称性脊髓损害症状是水痘-带状疱疹病毒性脊髓炎的特征性改变之一，主要表现为脊髓不完全性损伤与症状体征不对称[1]。其发病机制为病毒直接感染和（或）免疫介导的神经细胞损伤而导致脱髓鞘；继发于血管炎的脊髓梗死；脊髓蛛网膜炎[2]。

水痘-带状疱疹病毒性脊髓炎的早期诊断主要依靠实验室检查，其分离培养较慢，阳性率较低，临床应用较少，目前PCR检测技术具有较高的特异性和敏感性，应用较为广泛，尤其是荧光定量PCR技术，可以快速检测潜伏感染和活动感染，为临床提供可靠的诊断依据。

【病理学表现】

带状疱疹病毒性脊髓炎病理改变为脊髓组织的炎性及坏死性改变，镜下可见脊髓组织脱髓鞘改变及正常神经结构被破坏，可发现典型的细胞核内Cowdry A型包涵体。

【影像学表现】

1. X线表现　X线平片不能发现脊髓炎性病变，对脊髓炎没有诊断价值。

2. CT表现　脊髓局部增粗，对脊髓疾病的诊断有限，主要用于与椎管内肿瘤性病变鉴别。

3. MRI表现　脊髓一个或多个节段略增粗，其内可见不规则T_1WI等信号或低信号、T_2WI稍高或高信号，脊髓单发或多发病灶，病灶小于3个椎体节段长度，多为不完全性横贯性损害，病段脊髓肿胀，脊髓内散在可见T_1WI低信号、等信号及高信号，T_2WI高信号，边界不清，MR增强可见不规则点片状强化和邻近脊膜强化（图20-1-5）。急性期DWI可以表现为高信号为其特征之一。

【诊断要点】

1. 临床具有典型的带状疱疹皮疹感染病史，先有皮疹损害，后有脊髓损害的相关症状。

2. MR平扫脊髓略增粗，脊髓内见条片状T_1WI低信号，T_2WI高信号。MR增强扫描病灶呈轻度条状、斑片状强化。DWI序列急性期脊髓病灶为明显高信号。

3. 脑脊液检查白细胞计数和蛋白含量轻度增高或正常，使用PCR检测脑脊液可见阳性VZV-DNA及抗体阳性。

【鉴别诊断】

1. 多发性硬化（multiple sclerosis，MS）　是以脑白质脱髓鞘病变为特征的自身免疫性疾病，脊髓MS主要累及白质，临床表现和受累脊髓相关，临床表现复杂多样，以反复发作、进行性加重为主要特征。脊髓 MS 的 MR 表现为脊髓后侧或后外侧条状、斑片状长 T_1WI 低信号，T_2WI 高信号，边界不清楚，病灶范围常小于 2 个椎体长度，活动期 MR 增强可见强化，静止期不强化。

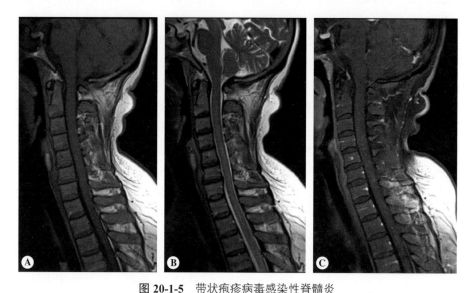

图 20-1-5　带状疱疹病毒感染性脊髓炎
A、B. 第 4～5 颈椎水平沿脊髓长轴分布的点状 T_1WI 低信号，T_2WI 高信号（矢状位）；C. MRI 增强显示第 5～6 颈椎水平沿脊髓长轴分布的点片状强化

2. 急性播散性脑脊髓炎　临床以急性起病为主，很少出现反复发作，多累及脑实质，脊髓多表现为斑片状 T_1WI 低信号，T_2WI 高信号，MR 增强扫描有强化。

【研究现状与进展】

带状疱疹病毒性脊髓炎患者脑脊液中水痘-带状疱疹病毒抗体阳性有诊断意义，临床主要依据典型皮肤损害与脊髓损害之间先后关系，而无皮疹的患者需借助影像学和实验室检查帮助确诊[3]。目前认为脑脊液中带状疱疹 PCR-DNA 检查阳性有助于无疹患者的诊断。MR 检查为带状疱疹病毒性脊髓炎提供了重要的影像学依据，MR 表现为脊髓一个或多个节段呈 T_1WI 低信号，T_2WI 高信号，少数不连续地累及颈髓及胸髓全长[4]。

（张建平　江桂华）

参考文献

[1] 冯晓源. 现代医学影像学（上册）. 上海：复旦大学出版社，2016.
[2] 杨任民, 王允琴, 戴秀珍. 水痘带状疱疹病毒脊髓炎 1 例报告并文献复习. 中国临床神经科学，2008，16（5）：509-511.
[3] Hung CH, Chang KH, Kuo HC, et al. Features of varicella zoster virus myelitis and dependence on immune status. J Neurol Sci, 2012, 318 (1/2): 19-24.
[4] 朱纪婷, 林艾羽, 吴萱, 等. 带状疱疹性脊髓炎 7 例临床特征分析.
中国神经精神疾病杂志，2017，43（11）：672-675.

三、肠道病毒感染

【概述】

肠道病毒属微小 RNA 病毒科，包括 71 型肠道病毒、柯萨奇病毒、埃可病毒和脊髓灰质炎病毒。脊髓灰质炎病毒不在本部分描述，参见本书第七章。肠道病毒中 71 型肠道病毒（entemvims 71，EV71）具有高度的嗜神经性，EV71 基因组为 7408 个核苷酸组成的单股正链 RNA，病毒基因组具有感染性。由 EV71 引起的手足口病一般症状较重，部分患者会伴有急性脊髓炎等并发症，严重者会出现中枢神经系统损伤和神经源性肺水肿所致的死亡。

肠道 EV71 感染导致相应急性脊髓炎主要临床表现为急性弛缓性瘫痪（AFP），临床以 1～14 岁患儿多见，发病前大多有呼吸道感染病史，数天后突发肢体无力，病变常累及脊髓前角导致支配上肢和下肢肌群急性弛缓性瘫痪[1]。人类是 EV71 唯一的传染源，常在发病后 1 周内传染性最强，潜伏期平均为 3～5 天，可通过血液途径、淋巴途径、神经元通路直接累及神经系统，也可能通过损伤机体的免疫系统进而加重病情[2]。

EV71 的常规诊断方法为病毒分离培养、中和抗体检测及免疫组织化学法。这些方法费时、费力，无法满足病毒流行期间同时处理大量样本的需要。EV71的PCR检测技术具有高效、快速的特点，已成为EV71快速诊断的重要手段。EV71的*VP1*基因的原核表达产物作为抗原诊断EV71感染。原核表达的VP1蛋白作为检测抗原，既可检测急性感染期患儿血清中的IgM，也可检测曾感染EV71患者血清中的IgG，而且与CA16抗血清无交叉免疫反应。

【病理学表现】

EV71感染脊髓炎病理表现为脊髓中小血管内皮细胞变性、坏死和血栓形成，血管四周可见单核淋巴细胞呈套状浸润，没有病毒包涵体。超微结构显示脑干及脊髓神经细胞变性、空泡化及线粒体内膜性小囊泡形成，并且在部分神经元内可见微小RNA病毒颗粒。病毒抗原主要存在于不同脑干核、脊髓的神经元胞质和突起中，包括前角细胞和后角细胞。脊髓神经根和肠道自主神经节的病毒抗原也呈阳性，研究显示病毒通过周围神经进入中枢神经系统的直接病理学证据[3]。

【影像学表现】

MRI平扫显示颈段或胸腰段脊髓肿胀增粗，颈段脊髓及腰段脊髓前角区病变的范围和信号强度改变，脊髓炎主要病灶分布于脊髓及脊髓周围神经根，以脊髓前角细胞和腹侧神经根受累常见，脊髓前角内可见条片状T_2WI略高信号或高信号（图20-1-6），T_1WI略低信号或低信号，FLAIR呈高信号，DWI呈等信号或略高信号，ADC呈略高信号。脊髓横断位病灶呈斑点状，单侧或双侧脊髓前角受累，矢状位病灶呈条状或串珠状（图20-1-7），MR增强扫描可以显示脊髓前角或脊神经根强化[4]。

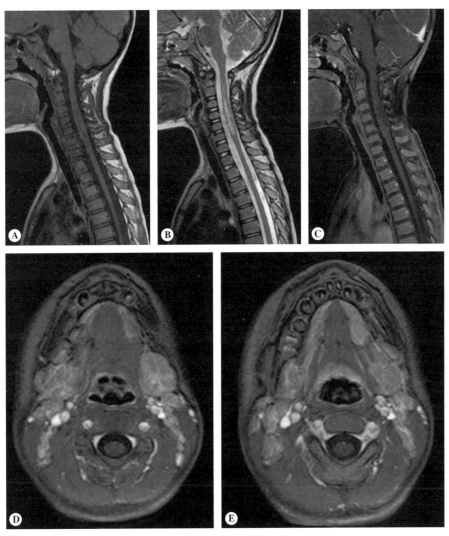

图20-1-6 EV71感染性脊髓炎（1）

A. T_1WI平扫第4～7颈髓增粗，可见条状稍低信号（矢状位）；B. T_2WI病灶呈条片状高信号（矢状位）；C. MR增强显示病灶轻度强化（矢状位）；D、E. 脊髓前角轻度强化（横断位）

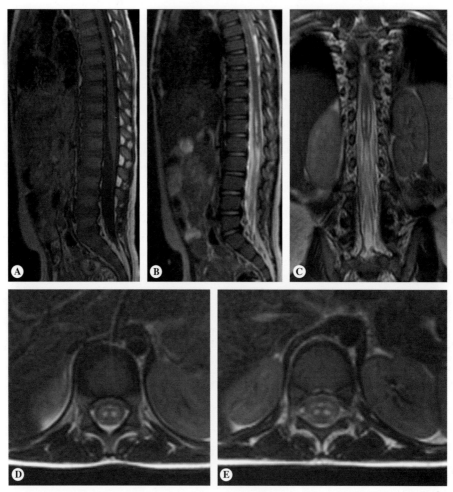

图 20-1-7　EV71 感染性脊髓炎（2）

A. 胸腰段脊髓增粗，T_1WI 条状低信号（矢状位）；B、C. T_2WI 病灶呈高信号（矢状位及冠状位）；D、E. 脊髓内可见对称斑点状 T_2WI 高信号（横断位）（图片由郑州大学第三附属医院赵鑫主任提供，特此感谢）

【诊断要点】

1. 有明确手足口病或疱疹性咽峡炎病史，合并脊髓炎的临床表现。

2. MR 平扫脊髓局部增粗、肿胀，受累脊髓以下胸段至腰骶段为主，其次为颈段脊髓，病灶主要分布于脊髓前角和腹侧神经根，病灶内条片状 T_1WI 低信号，T_2WI 高信号，DWI 略高或高信号。增强扫描显示无强化或条状、点状轻度强化。

3. 实验室检测血清中抗 VP1 的 IgM 和 IgG 抗体阳性，RT-PCR 和荧光定量 RT-PCR 检测阳性。

4. 脑脊液实验室检查显示白细胞计数明显增高，蛋白质含量略增高，糖和氯化物物含量正常，可以从脑脊液中检测到 EV71 抗体。

【鉴别诊断】

1. 脊髓灰质炎　人类是脊髓灰质炎病毒的唯一宿主，该病主要通过粪－口的感染途径传播，脊髓灰质炎病毒为嗜神经病毒，主要侵犯脊髓前角运动神经元，以颈段和腰段多见，临床表现为下肢不对称弛缓性瘫痪。急性或亚急性期脊髓明显水肿改变，MRI 显示横断位双侧脊髓前角 T_2WI 稍高信号或高信号，矢状位脊髓前缘 T_2WI 条状或线状高信号，MRI 表现中双侧脊髓前角受累为特征性表现，诊断需要结合临床症状、实验室检查、影像学表现综合考虑[5]。

2. 吉兰－巴雷综合征　为一种急性免疫介导的多发性脱髓鞘性病变，临床典型表现为反射消失及上行性麻痹型对称性肢体无力，伴或不伴感觉消失，症状从手和足开始，逐步向上发展，数天内从四肢发展到躯干，常由病毒感染性疾病产生的抗体与周围神经系统髓鞘磷脂发生反应诱发。

该病的诊断主要依靠临床表现、神经电生理、脑脊液、影像学检查，MR 显示脊髓无前角病变，也不发生脊髓神经根强化，与 EV71 相关急性弛缓性麻痹有所不同。

【研究现状与进展】

1. 肠道病毒 EV71 感染相关性脊髓炎的诊断需要密切结合临床表现，有手足口病和疱疹性咽峡炎病史，突发急性弛缓性瘫痪的脊髓损害表现。

2. 分子生物学检测方法具有较高的敏感度和特异度，包括 RT-PCR 和荧光定量 RT-PCR 检测方法，其中荧光定量 RT-PCR 检测方法具有 100% 特异度。

3. 实验室检测包括血清学中和试验和 ELISA 检测方法，检测血清中抗 VP1 的 IgM 和 IgG 抗体。

4. 影像学检查：MRI 可以显示早期脊髓病变。MRI 是评价肠道病毒性脊髓炎最敏感的方法，可观察病变的位置、形态、范围及程度。肠道病毒 EV71 感染性脊髓炎有特征性改变，主要发生于脊髓前角，MRI 显示 T_2WI 更为敏感，结合病史多方位观察效果更好，T_2WI/TRA 及 T_2WI/SAG 应作为常规扫描序列，可为病情的评估和临床治疗提供可靠的影像学证据[6]。

5. 神经电生理检查能够评估脑干功能，发现脊神经根、脊髓和脑内病变。神经电生理检查发现神经源性损害敏感度较高。神经电生理联合 MR 检查更有利于脊髓感染引起急性脊髓炎的检出。

（张建平　张宗军　江桂华）

参 考 文 献

[1] 冯晓源. 现代医学影像学（上册）. 上海：复旦大学出版社，2016.
[2] 刘文娟, 张琼, 曹霞. 肠道病毒 EV71 感染致中枢神经系统损伤机制及治疗研究进展. 成都医学院学报，2016，11（2）：257-262.
[3] Xing JJ, Liu D, Shen S, et al. Pathologic studies of fatal encephalomyelitis in children caused by enterovirus 71. Am J Clin Pathol, 2016, 146（1）：95-106.
[4] 傅宏娜, 邹映雪. 肠道病毒 71 型感染手足口病合并急性弛缓性麻痹临床分析. 临床儿科杂志，2012，30（4）：347-350.
[5] 彭炳蔚, 杜志宏, 李小晶, 等. 从临床和磁共振成像看非脊髓灰质炎肠道病毒 71 型相关性急性弛缓性瘫痪的演变和预后. 中华儿科杂志，2012，50（4）：255-260.
[6] 任庆云, 何丽, 刘斋, 等. 肠道病毒 71 型感染手足口病合并急性弛缓性麻痹的临床及 MRI 分析. 医学影像学杂志，2014，24（4）：567-570.

四、EB 病毒感染

【概述】

EB 病毒是 Epstein 和 Barr 于 1963 年研究伯基特淋巴瘤时，在电镜下首次观察到的疱疹病毒样颗粒，EB 病毒是一种人类普遍易感的双链 DNA 病毒，为疱疹病毒科（γ亚科），是一种嗜人类淋巴细胞的疱疹病毒，又称人类疱疹病毒 4 型，也是一种致癌性病毒。传染源主要为患者和 EB 病毒携带者。人是 EB 病毒感染的宿主，主要通过唾液传播。EB 病毒感染后主要潜伏在 B 淋巴细胞内，以嗜 B 淋巴细胞为主，研究表明 EB 病毒可以感染 T 淋巴细胞、上皮细胞及 NK 细胞[1]。机体对 EB 病毒的免疫反应包括体液免疫和细胞免疫[2]。

EB 病毒可以导致多种神经系统疾病，如脑膜脑炎、脑炎、脊髓炎、脊髓神经根炎、脑神经及周围神经病、脊髓灰质炎样综合征等。EB 病毒与多种疾病有关，可累及全身多个系统和器官。2%～10% 的急性原发性 EB 病毒感染表现为中枢神经系统感染，根据其致病多样性，认为同时存在 EB 病毒直接侵袭和感染后非特异性炎性反应。病毒可直接侵入神经系统，如脑膜、脑和脊髓、周围神经各部位的神经轴索。脑组织损伤也可以是免疫介导的 $CD8^+$ T 淋巴细胞直接产生毒素进入神经系统或抗原-抗体复合物沉积引起的。由 EB 病毒引起的中枢神经系统淋巴瘤是中枢神经系统 EB 病毒相关的另一种疾病。这些疾病在免疫缺陷中尤为常见，包括 AIDS 和器官移植患者[3]。

EB 病毒感染神经系统的临床表现：①急性 EB 病毒脑炎，临床表现有发热、头痛、呕吐、失语、局限性肌肉抽搐、麻木或感觉过敏、意识障碍、精神症状、脑神经损害表现、呼吸衰竭，可合并脑膜刺激征；②急性 EB 病毒性脊髓炎，临床表现有颈部僵硬、意识改变、肢体肌力减弱或肌无力[4]。

EB 病毒神经系统感染实验室诊断主要通过血清和脑脊液的 PCR 检测，通过 PCR 技术检测 EB 病毒 DNA、RNA 成为早期诊断的直接方法。PCR 技术可以快速检测脑脊液中极微量病毒 DNA，具有特异性强、敏感度高、快速、简便、无创等优点[5]。

【病理学表现】

EB 病毒感染性脊髓炎主要病理表现为脊髓内

小静脉四周大量炎性脱髓鞘灶、炎性细胞浸润、小静脉四周炎性渗出，并可见由淋巴细胞和单核细胞组成的血管周围套。

【影像学表现】

MR 平扫表现为病变脊髓增粗、肿胀，脊髓内散在点状、条片状 T_1WI 等信号或低信号，T_2WI 高信号（图 20-1-8），灰质受累为著，脊髓全长均可受累，边界清楚，双侧脊神经根可见强化。脊髓也可以无异常，1～2 天后复查，可见脊髓炎病变。增强可见不规则点状及斑片状强化。

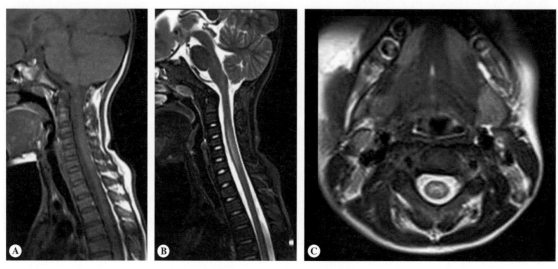

图 20-1-8 EB 病毒感染性脊髓炎
A. T_1WI 显示第 3～6 颈髓增粗，T_1WI 呈等信号或低信号（矢状位）；B. T_2WI 显示条状高信号（矢状位）；C. T_2WI 病灶显示高信号（横断位）
（图片由郑州大学第三附属医院赵鑫主任提供，特此感谢）

【诊断要点】

1. 有明确 EB 病毒感染的病史，有急性脊髓炎的临床表现。

2. MR 平扫可见脊髓增粗、肿胀，其内可见条片状 T_2WI 高信号，灰质受累为著，双侧脊神经根可见强化。

3. 脑脊液实验室检查显示白细胞计数明显增高，以淋巴细胞增高为主，蛋白质含量增高，糖和氯化物含量正常，可以从脑脊液中检测到 EBV-CA-IgM 抗体阳性。

【鉴别诊断】

EB 病毒感染性脊髓炎需要与脊髓型多发性硬化、脊髓梗死、脊髓肿瘤、脊髓空洞症相鉴别。脊髓型多发性硬化病灶位于颈段及上胸段，以脊髓后索、侧索显著，多发病灶，多次发生的新旧不等脊髓脱髓鞘，有复发—缓解过程，无明确感染史。MR 增强扫描活动期可见局部强化。脊髓梗死 MR 表现与脊髓炎相似，临床突发，无感染病史，临床进展比较迅速。脊髓肿瘤多缓慢进展，脊髓增粗、不规则，椎管内可见明显占位。脊髓空洞症常继发于脊髓梗死、脊髓肿瘤、坏死性脊髓炎后期，MR 表现为 T_1WI 均匀低信号，T_2WI 高信号，内部可见部分分隔，有明显的特征性，可以与脊髓炎鉴别。

【研究现状与进展】

EB 病毒感染后引起脊髓炎报道较少见，多发于学龄前儿童，EB 病毒的致病机制尚不完全清楚。目前研究表明，EB 病毒可以直接侵入神经系统，如脑膜、脑和脊髓及神经多个部位的神经轴索。它还可以由免疫介导的 $CD8^+$ T 淋巴细胞产生毒素，直接进入神经系统或抗原抗体复合物沉积引起。患者通常有明显前驱发热及呼吸道或消化道感染史。临床上，以四肢弛缓性瘫痪的对称性表现为主，肢体无力，近端重于远端，受累肢体肌腱反射减弱或消失，病理征为阴性，无感觉受累。EB 病毒实验室诊断主要通过在血清和（或）脑脊液经 PCR 检测直接寻找病毒基因组或其表达产物（RNA、蛋白）的存在。可结合影像学表现、临床症状和实验室检查对疾病做出早期诊断[6]。

（江桂华　张建平　刘　强）

参考文献

[1] 苗彦, 林棱, 姚瑾, 等. 60例成人EB病毒感染临床特点分析. 中国临床医生杂志, 2015, 43 (10): 37-40.
[2] 巩帅, 李久伟, 张炜华, 等. 儿童EB病毒感染相关脊髓炎6例. 中华实用儿科临床杂志, 2016, 31 (22): 1741-1744.
[3] 马伏英, 刘秋玲, 崔晓莉, 等. 小儿EB病毒感染相关疾病研究进展. 武警医学, 2015, 26 (7): 736-740.
[4] 张明, 阳明玉. 儿童EB病毒性脑炎研究进展. 医学综述, 2010, 16 (16): 2444-2446.
[5] 肖静宇, 姚基伟, 程力平. EB病毒感染相关疾病的临床检验方法. 现代中西医结合杂志, 2011, 20 (28): 3634-3636.
[6] 冯晓源. 现代医学影像学（上册）. 上海: 复旦大学出版社, 2016.

五、狂犬病毒感染

【概述】

狂犬病是由狂犬病毒（rabies virus, RV）感染引起的以中枢神经系统急性损伤为主的急性传染病，狂犬病毒感染性脊髓炎极为少见[1]。狂犬病毒属于弹状病毒科狂犬病毒属，狂犬病毒外形类似一颗子弹，直径为75～80nm，长为175～200nm，一端圆形似子弹头，一端为扁平形，内含衣壳，呈螺旋形，外层为致密的包膜，表面有许多丝状突起，突起物远端为槌状，整个病毒具有蜂窝状的六角形结构，病毒的基因组为负链单股RNA。狂犬病主要临床表现为急性、进行性、几乎不可逆转的脑脊髓炎。狂犬病毒主要通过破损的皮肤或黏膜侵入人体，经神经末梢上行进入背根神经节后大量繁殖，然后上行到小脑和脊髓，导致小脑和脊髓急性炎性。狂犬病毒不能穿过完整的皮肤，是通过伤口或黏膜直接接触进入体内的，最常见的方式是由携带狂犬病毒的犬、猫、狼等肉食性动物咬伤或抓伤，或者移植携带病毒者的器官及组织而感染，人是狂犬病毒的终末宿主。人类狂犬病一旦发病，其死亡率为100%，及时采取措施进行预防是挽救生命的唯一途径。临床上神经系统症状较为复杂，分为狂躁型和麻痹型，狂躁型常见，狂躁型主要表现为狂躁、兴奋、咽肌痉挛、肢体瘫痪、恐水等，以恐水、怕风、流涎等典型的狂犬病症状为特征[2]。麻痹型以肢体进行性弛缓性瘫痪、大小便功能障碍等脊髓横贯性损害为早期表现，无兴奋、恐水等兴奋性症状[3]。

狂犬病毒在受损皮肤或黏膜破损处入侵人体后对神经组织具有很强的亲和力。狂犬病的致病过程可分为3个阶段：第一阶段，狂犬病毒在伤口局部组织内繁殖；第二阶段，狂犬病毒与神经肌肉接头的乙酰胆碱受体结合，病毒沿周围神经的轴索向中枢神经系统扩散，进入中枢神经到达脊髓的背根神经节后，它会在体内繁殖，然后侵入脊髓。脑部主要侵犯小脑的神经元；第三阶段，病毒从中枢神经系统向周围神经扩散，侵入各组织与器官，特别是涎腺、舌部味蕾、嗅神经上皮等处病毒最多。病毒传播至迷走神经节、交感神经节和心脏神经节可引起患者心血管系统功能紊乱甚至突然死亡。

狂犬病毒病原学检测中病毒分离培养诊断准确率较高，但时间较长，需要结合免疫荧光特异性检测。免疫荧光检测时间短，敏感度和特异度较高。RT-PCR技术对样品纯度的要求低，可从脑组织、脑脊液、唾液、皮肤及其他组织中快速检出狂犬病毒特异性核酸序列，结果具有高特异度与高敏感度。

【病理学表现】

病理变化主要是急性弥漫性脑脊髓炎，特别是以与咬伤部位相当的背根节及脊髓段为主，显微镜下主要为急性脊髓炎表现，神经细胞变性、坏死，血管四周淋巴细胞、浆细胞浸润，形成血管套袖现象。在脊髓神经细胞、后角神经节交感神经节等处检出Negri小体。Negri小体是神经细胞内出现的特征性诊断指标，具有诊断意义，其为狂犬病毒的菌落，呈圆形或类圆形，染色后呈樱桃红色，直径为3～10nm，边缘整齐，内有1个或2个类似细胞核的小点，电镜下可见Negri小体内含有杆状病毒颗粒。

【影像学表现】

人类狂犬病毒性脊髓炎主要表现为横贯性脊髓炎，在T_1WI表现为低信号，在T_2WI表现为高信号，脊髓可以正常或轻度增粗，增强扫描可见强化或无强化（图20-1-9）[4]。

【诊断要点】

1. 患者有携带狂犬病毒的动物咬伤或抓伤史。
2. MR检查：脑干、脊髓T_1WI呈低信号表现，T_2WI稍高信号或高信号。
3. 脑脊液检查：可从脑脊液中检测到抗狂犬病毒抗体。

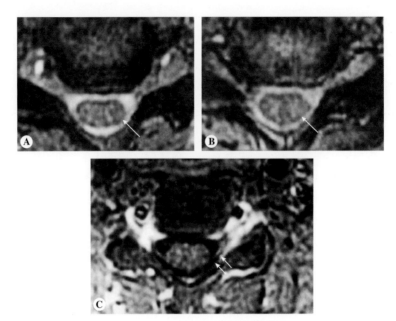

图 20-1-9 人类狂犬病毒性脊髓炎

A、B.脊髓内 T_2WI 可见稍高信号（横断位）；C.颈部左侧神经根轻中度强化（图片由首都医科大学附属北京佑安医院李宏军教授提供，特此感谢）

【鉴别诊断】

1. 破伤风 主要症状是肌强直和肌痉挛，早期牙关紧闭，以后出现苦笑面容及角弓反张，但不恐水。破伤风患者肌群强直痉挛，肌张力较高，而狂犬病患者的这些肌群在间歇期却是完全松弛的。狂犬病患者并无牙关紧闭，恐水和咽下困难是最突出的症状。对于脊髓 MR 检查，破伤风患者无明显异常，而狂犬病患者脊髓可见明显影像学改变，为早期鉴别诊断提供了可靠的诊断依据。

2. 类狂犬病性癔症 患者在被动物咬伤后短时间内出现喉紧缩感，不能饮水和兴奋，但无怕风、流涎、发热和瘫痪，狂犬病毒抗体阴性，经暗示、说服、对症治疗后，常可迅速恢复。脊髓 MR 检查无异常表现，可与狂犬病鉴别。

【研究现状与进展】

狂犬病毒由伤口进入局部组织并沿神经轴索向中枢神经系统传导，到达脊髓背神经根后大量繁殖，然后病毒进入脊髓、大脑，主要侵犯小脑和脑干，引起病毒性脑脊髓炎，导致多种神经系统症状。根据临床表现，狂犬病分为狂躁型和麻痹型，人感染狂犬病毒后，病死率较高。MR 检查可为早期诊断提供有力的依据。MR 可无创显示颅脑和脊髓的形态学和功能代谢的变化，对早期诊断有重要的价值。

（江桂华　张建平）

参 考 文 献

[1] 李宏军.实用传染病影像学.北京：人民卫生出版社，2014.
[2] 田志松，孟庆波，张俊梅.狂犬病脑脊髓炎1例.中国煤炭工业医学杂志，2013，16（3）：447-448.
[3] 梁超斌，何炳欣，杨国，等.麻痹型狂犬病1例报告.中国热带医学，2007，7（6）：928.
[4] Kumar VA, Nirdesh J, Kumar GL, et al. Atypical rabies with MRI findings: clue to the diagnosis. BMJ Case Reports, 2011, 10（5）: 1-3.

第二节　脊髓及椎管细菌性感染

一、硬脊膜外脓肿和硬脊膜下脓肿

【概述】

椎管内脓肿是一种急性化脓性感染，可发生于硬脊膜外间隙、硬脊膜下间隙或脊髓内。椎管内脓肿大多数继发于其他部位的感染，以皮肤疖疮或蜂窝织炎为最常见。其可由其他组织器官化脓性感染如肾周脓肿、肺脓肿、乳突炎、卵巢脓肿及细菌性心内膜炎等引起，或由全身败血症引起，也可由相应或相近节段的皮肤疖疮、脊椎化脓性脊髓炎等感染直接蔓延，偶见于开放性损伤或颈腰椎穿刺直接植入病菌[1,2]。也有难以查到原发病灶者。致病菌以金黄色葡萄球菌最为多见，也可见肺炎双球菌、链球菌等。致病菌进入椎管的途径可为血行或淋巴转移，椎管检查或治疗时误将致病菌带入。硬脊膜外间隙开始于枕骨大孔，下达骶椎，腹侧面硬脊膜与椎体相连较为紧密，仅有脊膜外间隙不明显，下行到胸段时硬脊膜外间隙较为宽大，充满脂肪，并有丰富的血管供应。因此，由血行转移所产生的椎管脓肿多发生于胸椎中下段的背侧，腰骶段次之，颈段和上胸段极少见。椎管内脓肿根据其累及部位不同可分为硬脊膜外脓肿（spinal epidural abscess，SEA）、硬脊膜下脓肿（spinal subdural abscess，SSA）和脊髓内脓肿，其中SEA最常见，SSA和脊髓内脓肿极为罕见[1]。SEA为椎管内硬脊膜外间隙的局限性脂肪组织和静脉丛的化脓性感染，引起硬脊膜外间隙脓液积聚或大量肉芽组织增生，造成脊髓受压。此外，脊髓动脉、脊髓静脉及硬脊膜外静脉丛的化脓性炎症可引起脊髓血供障碍，造成严重的脊髓功能障碍，SEA属于神经外科急症，它所引起的脊髓伤害通常急剧且严重，如不及时诊治，致残率及致死率均很高。SEA的发病率较低，但近年随着静脉内使用违禁药品的逐年增多及诊断技术的不断提高，其发病率也逐年增加。SEA可发生于任何年龄，以青壮年多见，男性多于女性。SSA是脓液积聚于硬脊膜下与蛛网膜之间的化脓性感染，起病多较急，早期症状多缺乏特异性，多表现为发热、头痛等。

SEA典型的临床表现为病变节段脊椎或背部疼痛、发热和进行性神经功能障碍。根据神经症状SEA可分为4期。第1期：受累脊柱严重疼痛；第2期：受累脊柱的神经根疼痛；第3期：受累脊髓平面以下的运动无力和感觉障碍，排便功能障碍；第4期：瘫痪。随着疾病的进展，患者晚期可出现脊髓平面以下的运动无力、感觉障碍及排尿排便功能障碍，同时可能出现败血症甚至死亡[3]。

椎管内脓肿的临床表现与脓液量、脓肿所在部位、脊髓水肿的程度、个人体质等因素相关。少数患者起病隐匿，症状轻微，几个月后才出现神经系统症状，实验室检查血白细胞计数常升高。脑脊液检查可见白细胞数增多及蛋白含量升高等，但不是椎管内脓肿的特异性表现。脑脊液细菌培养的阳性率较低，约为25%。

【病理学表现】

SEA及SSA可分为急性、亚急性、慢性3种，以急性多见。

1. 急性硬脊膜外脓肿及硬脊膜下脓肿 急性期病理改变为组织充血、渗出，大量白细胞浸润，脂肪组织坏死，在硬脊膜外腔有大量脓液积聚，形成大小不同的袋状脓腔，有时病变可累及软膜、蛛网膜，使其血管充血增多。

2. 亚急性硬脊膜外脓肿及硬脊膜下脓肿 在硬脊膜外腔可有脓液与肉芽肿组织同时存在。

3. 慢性硬脊膜外脓肿及硬脊膜下脓肿 硬脊膜外为肉芽组织，外观上无感染征象或明显的脓液，但有时可培养出细菌。

由于硬脊膜外腔压力增高，脓液可以纵行扩散，病变可累及数个节段。脓肿可压迫脊髓，同时由于炎性病理变化可引起蛛网膜及脊髓实质不同程度的炎症反应，阻碍脊髓静脉回流。脊髓根动脉感染性血栓形成，使脊髓实质血液循环障碍加剧，从而出现脊髓水肿、软化和横断性病损。

【影像学表现】

1. 硬脊膜外脓肿

（1）X线检查：脊柱X线片多无改变，脊柱X线摄影成像可以显示脊髓阻塞的上水平面或下水平面，而不能显示脓肿的范围，故不能预测感觉缺失的水平面，而且脊髓X线摄影成像不能发现硬脊膜外阻塞的原因。另外，脊髓X线摄影成像是一种侵入性操作，可能会引起穿刺时疼痛、穿刺点感染、出血、蛛网膜炎等并发症。脊髓造影可见椎管内梗阻，并有充盈缺损。

（2）CT：表现为硬脊膜外间隙密度增高，正常血管、神经结构模糊，与脊髓分界欠清晰，可以更清楚地显示骨质破坏的情况，增强扫描可见脓肿壁明显环形强化，显示得更为清楚，较X线检查可观察到周围软组织的改变。CT扫描显示椎管旁的椎管内有大量硬脊膜外肿物。

（3）MRI：病变早期以变性、液化、坏死为主时，表现为硬脊膜外间隙内的T_1WI低信号，T_2WI高信号病灶；当病灶以肉芽组织增生为主时，T_1WI呈低信号，T_2WI呈稍高信号；当以纤维组织增生为主时，T_1WI及T_2WI均呈低信号。病变的中、后期，增生的肉芽组织和纤维组织构成脓肿的壁，以后者为主，脓肿周围有一定量的含铁血黄素时，在T_2WI上可见完整或部分低信号环。脓肿周围的脂肪由于受到炎症的侵袭而部分或完全消失。所有硬脊膜外脓肿均呈梭形，脓肿上、下硬脊膜外间隙增宽，相应硬膜囊和脊髓受压并向对侧弧形移位。成熟期脓肿于T_1WI上中心有更低的信号区，增强扫描时周边脓肿壁呈环形强化、中心无强化，其中心低信号区显示得更清楚。非成熟期脓肿整体均匀强化，中心没有低信号区（图20-2-1）。

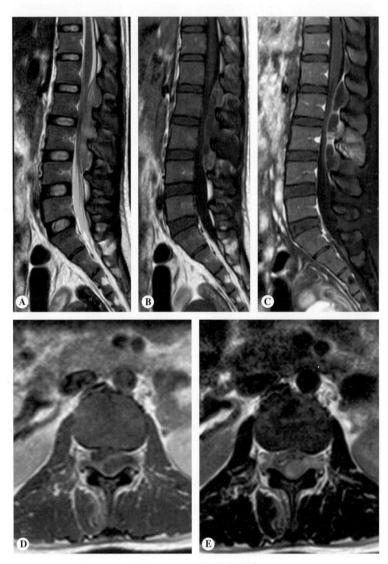

图20-2-1　硬脊膜外脓肿

A. MRI平扫：第1~4腰椎体水平硬脊膜外T_2WI可见梭形稍高信号，脓肿壁呈等低信号（矢状位）；B. 硬脊膜外病灶T_1WI呈稍低信号，脓肿壁呈等高信号（矢状位）；C. 增强扫描脓肿壁呈明显环形强化（矢状位）；D. 增强呈环形强化（横轴位）；E. 病灶位于硬脊膜外间隙，T_2WI中央脓液呈高信号，周边脓肿壁呈等低信号（横轴位）

2. 硬脊膜下脓肿

（1）CT：病灶位于硬脊膜下及蛛网膜之间硬脊膜下间隙内，密度可稍高于脑脊液，早期强化不明显，1~3周后积脓周边强化逐渐明显，可伴有不同程度的占位效应。

（2）MRI：在T_1WI上脓液常呈稍低于脊髓的信号，脓液稀薄时也可呈低信号，T_2WI上脓液呈高信号，DWI上为明显高信号。增强扫描可以清楚地显示病灶的位置、局部占位效应、脊柱和周围组织的受累情况，具有极高的诊断价值；增强扫描时脓肿周围壁显著环形强化。

【诊断要点】

1. 有明确的化脓性细菌感染病史及脊髓压迫症状。

2. SEA位于硬脊膜外间隙，多表现为梭形病灶，SSA位于硬脊膜下间隙，CT呈等密度或稍低密度，T_1WI呈等信号或稍低信号，T_2WI病灶内部呈高信号，周围可见低信号脓肿壁，增强扫描脓肿壁呈明显环形强化，内部脓液无强化；典型病例DWI脓液呈高信号。

3. 血常规检查见白细胞计数、中性粒细胞比例、红细胞沉降率、C反应蛋白等炎性指标升高具有诊断意义[3]。

4. 脑脊液检查可见白细胞数增多及蛋白含量升高等。脑脊液细菌培养的阳性率较低。

【鉴别诊断】

SEA与SSA可依据病变位于硬脊膜外或硬脊膜下进行鉴别。SEA需要与转移瘤、淋巴瘤、硬膜外血肿相鉴别；而SSA则需要与神经鞘瘤、脊膜瘤、蛛网膜囊肿相鉴别。

1. 椎管内肿瘤 因其所在位置不同，好发病变各异。髓外硬膜外常见淋巴瘤或转移瘤，需要与SEA相鉴别。淋巴瘤多呈实性肿块，CT平扫呈等密度，T_1WI及T_2WI呈等信号，多信号均匀，邻近骨质多有破坏，增强扫描多呈明显的均匀性强化，成熟期SEA脓肿壁呈环形强化，依据强化特点不同可与其鉴别，非成熟期SEA脓肿整体均匀强化，中心没有低信号区，鉴别诊断需结合病史及病灶信号特点。转移瘤除有明确的原发肿瘤病史外，髓外硬膜外肿瘤多由邻近椎体的肿块直接侵犯所致，常伴有多发的椎体骨质破坏，SEA常有明确的化脓性细菌感染病史，多呈梭形，病灶主体位于硬脊膜外间隙。髓外硬脊膜下常见神经鞘瘤与脊膜瘤，需要与SSA相鉴别。神经鞘瘤多为囊实性病灶，增强扫描肿瘤实性成分呈明显强化，囊性成分囊壁呈环形强化，强化形态多不规则，与典型脓肿的环形强化有明显区别，结合感染病史较易鉴别。脊膜瘤多为硬脊膜下实性肿块，病灶可见宽基底与邻近硬脊膜相连，CT平扫呈等密度，T_1WI及T_2WI呈等信号，密度及信号较均匀，增强扫描可见"脊膜尾征"，明显区别于脓肿的环形强化。

2. 硬膜外和硬膜下血肿 患者多数有外伤史或血管畸形病史，无发热病史，起病通常较急。血肿因其所处时期不同影像学表现各异，急性期CT呈高密度，T_1WI呈等信号或低信号，T_2WI呈低信号；亚急性期T_1WI及T_2WI均呈高信号；慢性期CT呈低密度，T_1WI呈低信号，T_2WI中央呈高信号，灶周含铁血黄素沉积时可见环形低信号，增强扫描多无明显异常强化。SEA及SSA患者多有感染、发热病史，病变因时期不同影像学表现也有所差异，早期为T_1WI低信号、T_2WI高信号，DWI呈高信号；当病灶以肉芽组织增生为主时，T_1WI呈低信号，T_2WI呈等信号或稍高信号；当以纤维组织增生为主时，T_1WI及T_2WI均呈低信号。病变的中、后期，在脓肿壁上丰富的巨噬细胞吞噬活动产生顺磁性物质，出现特征性T_2WI低信号环。增强扫描时，成熟期脓肿壁呈环形强化，内部无强化，非成熟期病变整体均匀强化。综上，硬膜外和硬膜下血肿与SEA/SSA鉴别诊断需结合病史，依据病灶信号特点、强化特点进行鉴别，脓液成分较多时DWI检查可帮助鉴别诊断。

【研究现状与进展】

CT、MRI均可用于硬脊膜外脓肿、硬脊膜下脓肿的检查，由于MRI的高敏感度、无创，能推断脊髓受累的情况，成为诊断椎管内脓肿的首要选择。

MRI检查无辐射损伤，显示正常解剖及病变的能力明显优于CT，显示解剖结构与病变区域无死角，更有利于疾病的诊断及鉴别诊断，为疾病的定位、定性乃至诊断提供重要信息。MRI的功能成像技术可以对椎管内脓肿的诊断和鉴别诊断及术后评估发挥巨大作用。脓肿在DWI上呈高信号，MRS可探测到特异性代谢产物。但由于MRI成像时间相对较长，钙化显示不佳，显示骨皮质结构较差，对于有MRI禁忌证者及需要明确更多病变信息的患者，可以进一步完善CT检查，以辅助临床诊断检查与治疗。

（邢　惠　徐志强　江桂华）

参 考 文 献

[1] Babic M, Simpfendorfer CS, Berbari EF. Update on spinal epidural abscess. Curr Opin Infect Dis, 2019, 32（3）：265-271.

[2] 张海栋, 王仁法, 宋少辉, 等. 脊柱化脓性感染的MRI征象. 放射学实践, 2010, 25（2）：189-192.

[3] Noori SA, Gungor S. Spinal epidural abscess associated with an epidural catheter in a woman with complex regional pain syndrome and selective IgG3 deficiency: a case report. Medicine（Baltimore）, 2018, 97（50）：e13272.

二、化脓性脊髓炎及脊髓脓肿

【概述】

化脓性脊髓炎及脊髓脓肿（pyogenic myelitis

and intramedullary abscess）是指脊髓内的急性化脓性感染，大部分发生于儿童，25%发生于5岁以下的幼儿，男女发生比例为3：2。脊髓脓肿可在数小时至数天内致患者瘫痪，如延误诊断，将造成严重残疾甚至死亡[1]。80%继发于全身其他部位的感染，20%为感染源不能确定的原发病灶。最常见的脊髓脓肿致病菌为金黄色葡萄球菌，部分革兰氏阴性菌（如链球菌、放线菌、变形杆菌等）也可致病，免疫功能低下及静脉药物滥用者罹患风险较高。80%的脊髓脓肿累及胸段脊髓，多为单发脓肿，仅20%为多发脓肿，偶尔可波及脊髓的大部分或全长[2]。化脓性脊髓炎及脊髓脓肿感染途径有3种：①胸穿、腰穿造成细菌直接种植；②血源性或淋巴系传播；③局部感染直接蔓延。

化脓性脊髓炎及脊髓脓肿的临床表现取决于脓肿的位置，可有发热、神经根疼痛、神经功能异常等。早期可表现为脊髓受累节段分布区的疼痛，也可在短时间内出现脊髓压迫症状，表现为病变平面以下的运动、感觉和括约肌功能障碍。根据临床表现其可分为3种。①急性：症状出现在1周内；②亚急性：症状出现在1～6周；③慢性：症状出现在6周以上。急性的临床表现类似急性横断性脊髓炎，亚急性及慢性脊髓内脓肿表现为渐进性过程，类似脊髓肿瘤[3]。

脊髓脓肿在临床上极为少见，国内对该病的报道很少，且大多为误诊病例。MRI可为该病的诊断提供许多重要信息，对于临床治疗的指导有重要价值。

【病理学表现】

化脓性脊髓炎及脊髓脓肿的发生和发展是一个连续的过程，根据病理学表现的不同可以分为3个阶段。①急性脊髓炎阶段：任何原因及类型引起的脊髓脓肿最初都引起局限性化脓性脊髓炎，历时7～14天，脊髓组织局限性炎症、充血、水肿、坏死，伴小静脉炎性栓塞。显微镜下可见血管周围多形核细胞浸润。②化脓坏死阶段：历时7～14天，脊髓炎继续扩散，软化坏死区逐步扩大融合，形成较大脓腔，周围新生血管及大量结缔组织增生，逐渐形成一个不明显和不规则的肉芽组织，显微镜下可见大量中性粒细胞浸润。③脓肿壁形成阶段：多历时3～4周，可短至12～14天，也可长达半年以上。脓腔增大，周围结缔组织明显增多，神经胶质细胞增加，使脓肿壁逐渐增厚。显微镜下脓肿壁可分为3层。内层为炎性细胞带，可见浸润的化脓性渗出物、肉芽组织、胶质细胞、大量新生血管和中性粒细胞；中间层为大量纤维结缔组织；外层为增生的神经胶质细胞、增多的血管及浸润的白细胞[4]。

【影像学表现】

1. X线检查表现 脊髓X线片一般无明显异常表现，诊断价值有限，部分也可有椎间盘或椎体炎等局部感染表现。

2. 脊髓造影表现 脊髓造影部分可见脊髓增粗，可有或无移位。

3. CT表现 CT可以明确病变的范围，显示相应脊柱平面脊髓增粗。急性脊髓炎阶段表现为脊髓增粗，脊髓内可见边界不清的低密度影，增强扫描一般无明显强化，也可见斑点状强化。化脓坏死阶段和脓肿壁形成阶段，平扫时脓腔呈等密度或稍低密度，部分脓腔内可见气体密度或气液平面，脓肿壁一般为等密度。增强扫描，化脓坏死阶段脓肿内无强化，周边可有轻度强化，此时脓肿壁略厚而不均匀，外缘模糊，脓肿壁形成阶段，脓肿壁薄，壁光滑、均匀，可见明显强化。

4. MRI表现 脊髓脓肿的MRI表现与疾病的进展相对应。

（1）急性脊髓炎阶段：早期T_1WI上表现为边界模糊、形态不规则的等信号或稍低信号，T_2WI上中心炎症与周围水肿均呈高信号，有时中心炎症的信号可稍低于周围水肿的信号，占位效应明显。Gd-DTPA增强扫描后，多数无强化，血脑屏障破坏时少数可呈斑片状或不均匀性强化。晚期坏死区相互融合后，早期的脓肿形成中心区T_1WI呈低信号，T_2WI呈高信号，其周边可见较薄且形态不规则的环形灶，T_1WI呈等信号至稍高信号，T_2WI呈等信号至稍低信号。增强扫描可见环形强化，一般持续30～60min，周围脊髓水肿持续存在[5]。

（2）化脓坏死阶段：脊髓脓肿形成的标志为脓肿壁的出现，脓肿壁在T_1WI上呈等信号或稍高信号，在T_2WI上呈稍低信号；脓液在T_1WI上呈低信号，T_2WI上呈高信号，灶周水肿在T_1WI上呈稍低信号，在T_2WI上呈稍高信号。Gd-DTPA增强扫描后，脓肿壁明显环形强化，脓腔无强化。脓肿壁的信号特点可能与脓肿壁的胶原或出血有关。最近的研究则认为，更可能是分布于脓肿周围的巨噬细胞吞噬顺磁性自由基使局部 T_1 和 T_2 弛豫时间缩短所致。由于脓肿的脓液内含有大量蛋白质成分，可导致局部组织黏稠，从而水分子扩散受限，DWI 序列表现为显著高信号，具有特征性[6]。

【诊断要点】

1. 好发于儿童，有明确的化脓性细菌感染病史及脊髓压迫症状。

2. MR 典型表现：急性脊髓炎期表现为 T_1WI 上边界模糊、形态不规则的等信号或稍低信号，T_2WI 上中心炎症与周围水肿均呈高信号，Gd-DTPA 增强扫描后，多数无强化；脊髓脓肿表现为脓肿壁在 T_1WI 上呈等信号或稍高信号，在 T_2WI 上呈稍低信号，Gd-DTPA 增强扫描后，脓肿壁明显环形强化；脓液在 T_1WI 上呈低信号，T_2WI 上呈高信号，灶周水肿在 T_1WI 上呈稍低信号，在 T_2WI 上呈稍高信号。Gd-DTPA 增强扫描后，脓液无强化。

3. 特殊致病因子造成的脓肿增强表现可不遵循上述规律，可以形态多样，甚至呈花环状；可以有壁结节，也可见到脓肿壁厚薄不一，内外缘不规则，易误认为恶性胶质瘤。

4. 脑脊液检查：白细胞数增多，以中性粒细胞为主，蛋白含量高，细菌培养可见致病菌生长。

【鉴别诊断】

对于急性脊髓脓肿，结合其典型的临床表现较容易做出诊断。对于亚急性及慢性髓内脓肿，其临床表现不甚典型，影像学表现还需与髓内常见病变如非化脓性脊髓炎、室管膜瘤、星形细胞瘤、髓内皮样囊肿相鉴别。

（1）非化脓性脊髓炎：多见于身体其他部位的病毒感染后或多发性硬化，MRI 显示脊髓肿胀、增粗，T_2WI 在增粗的脊髓中见边缘不清楚的多发性、斑片状高信号；增强扫描活动期可见斑片状强化。

（2）室管膜瘤：为最常见的髓内肿瘤，临床表现以局限性颈背痛、逐渐出现肿瘤节段以下的运动障碍及感觉异常为主。肿瘤多由实性部分与囊性部分组成，平扫 T_1WI 呈不均匀等信号或低信号，T_2WI 以高信号为主，可见囊变、坏死、出血。增强扫描实性部分有明显异常强化，囊性部分无强化。

（3）星形细胞瘤：是儿童髓内最常见的肿瘤，MRI 表现为脊髓增粗，T_1WI 上呈等低信号，T_2WI 上呈高信号，可有囊变、出血，增强扫描多以轻度强化为主，可表现为局灶性，也可为弥漫性。

（4）髓内皮样囊肿：由于病变内成分混杂，MRI 表现多样，囊性成分以 T_1WI 上低信号、T_2WI 上高信号为主，内可混杂 T_1WI 上等信号、高信号，以及 T_2WI 上等信号、低信号；病变包膜完整，边界清晰，增强扫描肿瘤内无明显强化，边缘可见线样强化。

【研究现状与进展】

磁共振扩散加权成像（DWI）可为脊髓脓肿的诊断和鉴别诊断提供重要信息。细菌性脊髓脓肿的脓液由多种炎性细胞、细菌、坏死组织和蛋白质的黏稠液体组成，细胞黏滞性增高，水分子扩散明显受限，ADC 值降低。化脓坏死阶段：由于脓肿的脓液内含有大量蛋白质成分，可导致局部组织黏稠，从而水分子扩散受限，DWI 序列表现为显著高信号，具有特征性。而结核性脓肿脓腔是由干酪样物质坏死液化形成，其内细胞结构较少，故水分子扩散加快，ADC 值升高。DWI 成像只是在纤维束 X、Y、Z 轴 3 个方向上施加敏感梯度，不能完全、正确地评价不同组织在三维空间内的扩散情况，组织各向异性往往被低估，所以 DWI 对脊髓疾病的进一步功能评定和疗效监测仍然存在不足之处。

（江桂华　方媛媛　徐志强）

参考文献

[1] Fareed S, Nashwan AJ, Abu JS, et al. Spinal abscess caused by salmonella bacteremia in a patient with primary myelofibrosis. Am J Case Rep, 2017, 18: 859-864.

[2] Bakhsheshian J, Kim PE, Attenello FJ. Intramedullary cervical spinal cord abscess. World Neurosurg, 2017, 106: 1049.e1-1049.e2.

[3] 刘凤海, 刘怀军, 李林芳, 等. 脊髓内脓肿的 MRI 诊断（1 例报告并文献复习）. 实用放射学杂志, 2008, 24（5）: 584-586.

[4] Liu FH, Liu HJ, Li LF, et al. MRI diagnosis of intramedullary abscess: one case report and literatures review. J Pract Radiol, 2008, (5): 584-586.

[5] Esenwein SA, Horch C, Meindl R, et al. Intramedullary abscess of the spinal cord-a rare pathology. Case report, therapeutic regimen and review of the literature. Zentralbl Neurochir, 2003, 64（2）: 80-85.

[6] Bartels RH, Gonera EG, van der Spek JA, et al. Intramedullary spinal cord abscess. A case report. Spine (Phila Pa 1976), 1995, 20（10）: 1199-1204.

第三节 脊髓和椎管结核感染

【概述】

脊髓结核是由结核分枝杆菌引起的脊髓非化脓性炎症,发病较少,临床可表现为结核性脊髓脊膜炎、结核性肉芽肿、脊髓结核瘤、结核性脓肿等。由于炎症可以波及脊髓、脊膜、脊髓神经根,前者又称结核性脊髓脊膜炎。而脊髓孤立性结核瘤则非常少见。脊髓结核有3种感染途径:原发病灶经血液播散、经脑脊液播散及邻近器官结核病灶侵犯,其中最常见的发病原因是邻近器官结核直接蔓延,如结核性脑膜炎向下扩散至脊髓或相邻椎体,结核向椎管内扩散等。其他原因如继发于肺结核的血行播散,或原发于脊髓的结核并不多见[1]。在发达国家,近年来结核呈上升趋势不能除外与HIV流行有关,事实上,结核常是HIV感染的首发临床表现,在美国,危险性最高的感染人群来自结核流行区的移民,这些移民大多是AIDS患者、无家可归者及滥用药物、酒精成瘾者等。

【病理学表现】

脊髓结核在胸段最常见,其次是颈段、腰段。脊髓结核早期以增殖性结核性肉芽肿为主,富含炎性细胞,而胶原纤维含量较少。随着病程进展,病灶内部可见干酪样坏死,病灶周围炎性细胞浸润。此时脊髓肿胀增粗,累及脊膜者表现为脊膜增厚粘连。病理上可见浓稠的渗出物积聚并包绕在脊髓周围,有时可侵犯脊髓实质,可累及动脉引起炎症,继而引起脊髓梗死,也可形成结核性肉芽肿、粟粒样结节或结核性脓肿[2]。结核结节呈小而分散的白色,镜下观察如同其他部位的结节病灶,由类上皮细胞和一些巨噬细胞、淋巴细胞、浆细胞和结缔组织包绕的中心干酪样坏死区构成。严重者可伴有脊髓空洞。

【影像学表现】

1. 结核性脊髓脊膜炎

(1)脊膜表现:受累的脊膜呈不规则斑片状或条状增厚,MRI平扫T_1WI上呈等信号或稍高信号,T_2WI上呈高信号,增强扫描后增厚的脊膜明显异常强化。

(2)脊髓表现:受累脊髓明显增粗、肿胀,MRI平扫T_1WI呈等信号,T_2WI呈稍高信号,边界欠清晰,增强扫描后多数无明显强化(图20-3-1)。

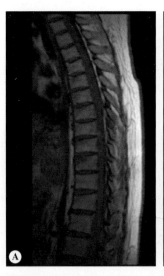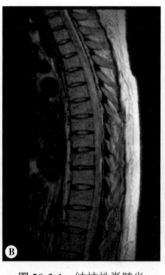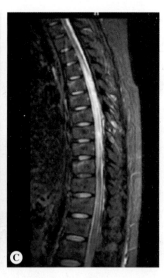

图 20-3-1 结核性脊髓炎

A.第3~10胸椎椎体水平脊髓轻度增粗,可见条片状病灶,T_1WI呈稍低信号;B.T_2WI上病灶呈条片状稍高信号;C.压脂序列上病灶呈高信号

(图片由新疆维吾尔自治区第六人民医院王艳医师提供,特此感谢)

2. 结核性肉芽肿 随着病程进一步发展,髓内结核结节、肉芽肿形成,此时病灶在T_1WI上呈等信号或稍低信号,T_2WI上呈稍高信号或低信号,增强扫描后病灶呈实性较均匀强化(图20-3-2)。

3. 脊髓结核瘤 结核性肉芽肿进一步进展到后期时,病灶中央发生干酪样坏死,形成成熟的结核瘤。病灶中心以凝固性坏死为主时,病灶内含有大量的结核分枝杆菌,T_1WI多呈稍低信号或等信号实性结节；T_2WI 上呈等信号或低信号，增强扫描后多无异常强化。如成熟结核瘤周围炎性细胞浸润，则增强扫描后病灶呈明显环形强化，环壁厚薄可均匀或不均匀。病程进一步进展，病灶周围上皮细胞、成纤维细胞、巨噬细胞及增生的胶质等形成包膜，T_1WI 上表现为等信号或稍低信号，T_2WI 上呈低信号或稍高信号，增强扫描后包膜环形强化，厚薄较均匀[3, 4]。综上所述，周围水肿区及中心实性或液性干酪物质增强扫描无异常强化，炎性细胞或包膜强化，形成"靶征"，是成熟结核瘤的特征性表现（图 20-3-3）。

粟粒性结核瘤是一种特殊类型的结核瘤，多继发于粟粒性肺结核，脊髓病灶弥漫性分布，病灶直径通常≤2mm，T_1WI 上呈等信号，T_2WI 上呈稍高信号或低信号，增强扫描后病灶呈多发粟粒结节样强化，部分病灶呈小环形强化。

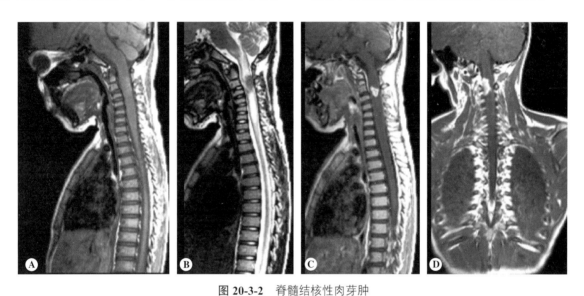

图 20-3-2　脊髓结核性肉芽肿
A. 第 2～7 颈椎椎体段脊髓局限性增粗，第 2 颈椎椎体水平可见脊髓不规则形病灶 T_1WI 等/稍高信号；B. 病灶 T_2WI 呈稍低信号，病灶周边可见高信号水肿及脊髓空洞；C、D. T_1WI 增强扫描可见病灶较均匀明显实性强化（矢状位和冠状位）

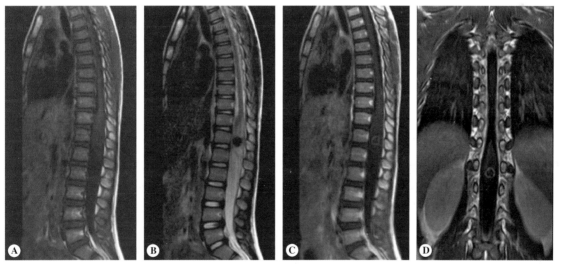

图 20-3-3　脊髓结核瘤
A. 第 12 胸椎至第 1 腰椎椎体水平段脊髓圆锥略增粗，可见一类圆形病灶，T_1WI 呈稍低信号；B. T_2WI 病灶呈低信号，边界清楚；C、D. MRI 增强扫描后病灶呈环形强化（矢状位和冠状位）（图片由新疆维吾尔自治区第六人民医院王艳医师提供，特此感谢）

4. 结核性脓肿　成熟结核瘤病灶中心发生液化坏死时，则形成结核性脓肿，病灶在 T_1WI 上呈低信号，T_2WI 上呈高信号，增强扫描后呈环形强化。

【诊断要点】

1. 脊髓结核：可见于任何年龄，主要见于20～30岁青年人。病灶好发于颈胸段脊髓。

2. 脊膜结核：脊膜明显增厚，包绕或压迫脊髓，增强扫描后矢状位上病灶多呈"管状"强化，而在横切位上病灶多呈"环状"强化。

3. 结核性脊髓炎：受累脊髓明显增粗、肿胀，增强扫描后多数病灶无明显强化。

4. 脊髓结核性肉芽肿：增强扫描后病灶呈结节样或环形强化；粟粒性结核增强扫描表现为髓内弥漫分布的粟粒样强化结节，部分小环形强化。

5. 脑脊液抗酸染色涂片阳性和脑脊液培养出结核分枝杆菌可确诊。

【鉴别诊断】

脊髓结核患者出现亚急性或慢性脊髓受累表现，既往一般有结核病史，结合相应MRI及脑脊液检查，诊断并不困难[5]。脊髓结核与化脓性脊髓炎、急性播散性脊髓炎、多发性硬化、髓内肿瘤等影像学表现有时相类似，因此需要相互鉴别[6]。

1. 化脓性脊髓炎 病情进展较快，具有区别于脊髓结核的典型病理过程，如渗出、机化、粘连等。处于活动期的肺结核或发生于其他器官的结核均能继发脊髓结核，脊髓结核病情进展相对较慢。两者在脑脊液和血液相关检查、抗生素治疗反应等方面表现不同，可以帮助鉴别。

2. 急性播散性脊髓炎 多继发于脊髓其他感染性疾病，发病急，临床症状表现明显。其多发生于颈胸段脊髓，脊髓轻度增粗，病灶在T_1WI序列上表现不明显，T_2WI呈高信号，增强扫描后病灶呈斑片状或条片状强化[7,8]。

3. 多发性硬化 20～40岁女性多发，急性或亚急性发病，对激素治疗敏感，病程中症状加重和缓解相交替。疾病处于急性期时，脊髓形态无明显变化，增强扫描后脊髓内可见斑片状异常强化。病情进展到慢性期时，脊髓萎缩，蛛网膜下腔增宽[9]。

4. 髓内肿瘤 多见于中老年人，病情进展较慢，其中脊髓转移瘤少见，并具有其他原发肿瘤病灶。髓内肿瘤具有明显的占位效应，脊髓局限性增粗，病灶内部可见液化坏死，T_2WI序列上病灶周围可见明显高信号水肿带，部分合并脊髓空洞。增强扫描后病灶呈明显环形或结节状强化，脊膜多不受累[10]。

【研究现状与进展】

常规X线检查不能显示脊髓病变，CT检查也不能显示脊髓病变的细微改变，而MRI检查软组织分辨率高，能从多层面和多平面准确显示病灶位置、大小及数量，是检查脊髓病变的最佳影像学方法。MRI平扫可显示脊髓结核性病变的特征性改变及相应的伴发征象，如脊膜增厚、脊髓空洞等。增强扫描及脂肪抑脂技术在检查过程中对小病灶显示更佳。

常规影像学检查虽能有效反映脊髓病灶的范围及程度，但对脊髓细微结构损伤提供的信息有限。随着磁共振功能性成像技术的不断进步，如磁共振扩散张量成像（diffusion tensor imaging，DTI）、磁共振波谱（MR spectroscopy，MRS）等更注重脊髓细微结构及生化功能的改变。

1. 脊髓水成像（MRM） 不使用造影剂，安全无创伤。作为常规MRI的补充，所需时间不多，后期图像处理也非常方便，且成像质量完全能达到诊断要求。有报道认为半傅里叶采集快速自旋回波序列所得到的MRM图像更有利于神经根、脊神经节及节后脊神经的观察[11]。其对椎间盘退变及其他各种原因所致的神经损害、蛛网膜囊肿、神经根走行变异及神经源性肿瘤均有其独到的诊断价值，对椎管内占位病变的定位也有帮助。

2. 磁共振扩散加权成像（DWI） 通过反映水分子的扩散状态，能提供更为细致、客观的影像学信息，近年来逐渐被应用于脊髓损伤、多发性硬化等脊髓疾病的早期诊断、脊髓功能的评价及不同治疗方案的疗效观察[12]。但是DWI不能完全正确地评价不同组织在三维空间内的扩散情况，组织各向异性往往被低估，所以DWI对脊髓疾病的进一步功能评定和疗效监测仍然存在不足。

3. 磁共振扩散张量成像（DTI） 已经被认为是诊断脊髓损伤的一种灵敏的生物学指标，DTI可以鉴别正常和受损的神经束，还可以分辨胶质瘢痕，并定位瘢痕的形成过程。胶质瘢痕是脊髓损伤后神经轴突再生的物理屏障和细胞屏障。所以，DTI在评价减轻或抑制瘢痕形成的细胞疗法疗效方面具有潜在的优势。

4. 扩散纤维束示踪成像（diffusion tensor tracking，DTT） 能直观显示白质纤维束的改变，是目前显示活体纤维束最有效的手段。该方法逼真地显示了白质纤维束的三维形态、空间结构和走行路径，尤其当病变侵及脑白质时，可以将影像学的作用从单纯的早期诊断和评估病灶大小扩大到直接比较病灶和重要纤维束的关系，从而解释临床症状和进行预后评估[13, 14]。临床上也可以用来指导手术操作，术后可通过观察纤维束再生过程评价手术疗效。但目前 DTT 也存在一定的局限性：DTT 仅能提供直观的信息，不能进行定量测量和统计学分析；无法准确判断纤维束受破坏的原因。

5. 氢质子波谱成像（^{1}H-MRS） 在脊髓疾病的评估中不太常用。

（张　丹　何玉麟　王　俭）

参考文献

[1] 杨咏波, 王晓澍, 游潮, 等. 脊髓髓内结核瘤四例. 中华外科杂志, 2004, 42（19）: 1215, 1216.

[2] Wang GC, Wu SW. Spinal intramedullary tuberculoma following pulmonary tuberculosis: a case report and literature review. Medicine (Baltimore), 2017, 96（49）: e8673.

[3] 戴辉, 文丹, 彭岚, 等. 脊髓结核瘤的 MRI 表现. 广东医学, 2013, 34（4）: 593-595.

[4] 许国宇, 韩东梅, 乔远罡, 等. 脊髓结核瘤的 MRI 表现. 中国医学装备协会 CT 工程技术专业委员会 2012 年学术大会: 117-122.

[5] Peng J, Luo TY, Lv FJ, et al. MRI in diagnosis and differential diagnosis of intraspinal tuberculoma, metastasis and neurofibromatosis. Chin J Med Imaging Technol, 2011, 27（4）: 702-705.

[6] 戴辉, 彭岚, 张体江, 等. 脊髓脊膜结核的 MRI 表现. 中国临床医学影像杂志, 2012, 23（10）: 751-753.

[7] 伍爱民, 张雷, 张炳俊, 等. 急性播散性脑脊髓炎、多发性硬化及视神经脊髓炎脑深部灰质病灶 MRI 影像比较. 中华神经医学杂志, 2013, 12（9）: 919-922.

[8] 马林, 于生元. 急性播散性脑脊髓炎的脑部 MRI 表现. 中华放射学杂志, 2000, 34（8）: 515-517.

[9] 黎庶, 李佩玲. 脊髓多发性硬化的 MRI 诊断. 中华放射学杂志, 1997, 31（5）: 322-325.

[10] Ren ZQ, Wang XH, Wang JA, et al. Diagnostic and differentially diagnostic effects of low field MR for spinal metastases and spondylocace. Chin J Med Imaging Technol, 2002, 18（11）: 1144, 1145.

[11] 彭雨彬, 崔利. MR 成像技术在腰骶部神经根及神经节中的应用. 影像研究与医学应用, 2018, 2（17）: 94, 95.

[12] 陈楠, 秦文, 李坤成. 脊髓扩散成像的技术特点及临床应用. 医学影像学杂志, 2006, 16（6）: 635-639.

[13] Fujiyoshi K, Konomi T, Yamada M, et al. Diffusion tensor imaging and tractography of the spinal cord: from experimental studies to clinical application. Exp Neurol, 2013, 242: 74-82.

[14] Chang Y, Jung TD, Yoo DS, et al. Diffusion tensor imaging and fiber tractography of patients with cervical spinal cord injury. J Neurotrauma, 2010, 27（11）: 2033-2040.

第四节　脊髓及椎管其他感染

一、椎管内包虫病

【概述】

包虫病是人体感染棘球绦虫的幼虫（棘球蚴）所致的人畜共患性寄生虫病，又称棘球蚴病。棘球绦虫的成虫寄生于犬科动物（如犬、狼、狐狸等）的小肠，幼虫可寄生于人和多种食草类动物（如羊、骆驼等）的各个部位。人因误食虫卵而感染，以寄生于肝多见，肺次之，其他器官也可受累。包虫病在我国的常见类型为细粒棘球蚴感染所致的囊型包虫病和多房棘球蚴（泡状棘球蚴）感染所致的泡型包虫病，脊椎与椎管内的包虫感染以细粒棘球蚴多见，多房棘球蚴极其罕见。

椎管内的包虫病多由邻近脊椎椎体的包虫感染直接侵犯所致，单纯椎管内发病罕见。有研究报道，25%～84% 有神经功能损害的包虫病患者可发生本病[1]。该病的名称文献报道不一，又称包虫病侵犯椎管、髓外硬膜下包虫病、脊髓包虫病或包虫囊肿、椎管内包虫病等。目前统称为椎管内包虫病，根据病灶与脊髓和硬膜的关系，再分为髓内包虫病和髓外包虫病，后者又分为硬膜内包虫病和硬膜外包虫病。椎管内包虫病早期诊断较困难，因此，在包虫病流行区出现进展缓慢的脊髓压迫症状及身体其他器官有包虫感染的患者，应高度警惕本病的发生[2]。包虫血清免疫学试验阴性不能排除本病。

【病理学表现】

囊型包虫病的包虫囊肿肉眼观察为微白色半透明包囊，其中充满无色透明的囊液，与脑脊液相似。光镜下观察，囊壁分为内、外两层，内囊即虫体本身，外囊为宿主的免疫反应形成的纤维包膜，两者之间仅轻度粘连，其中含有血管供应营养。虫体死后，囊壁可发生钙化。包虫囊肿的内囊由角质质与生发层组成，前者由生发层细胞分泌物组成，不含细胞结构，后者主要由生发细胞构成，具有明显的繁殖能力，可向囊腔内芽生出成群细胞，形成许多带蒂的育囊、子囊和原头蚴。原头蚴呈卵圆形，可见 4 个吸盘及顶突，顶突上有两圈头钩，当顶突突入体内时呈卵圆形，当顶突由体内翻出而突出时，呈鸭梨形。游离于囊液中的育囊、子囊和原头蚴统称为棘球蚴砂。

泡型包虫病肉眼观察一般呈淡黄色或灰白色结节状，切面呈海绵状，似实质性肿瘤。光镜下观察，与囊型包虫病不同，泡型包虫病囊泡内很少见原头节，一般仅可见角质层，且角质层较薄，偶尔可见单细胞性生发层。泡状棘球蚴以内外双殖芽生的方式生长，母囊的囊壁上可见多发的小疣状突起，逐渐向外延伸形成多发小囊泡，小囊泡不断向外周增殖集结并逐渐形成实性结节或肿块。泡型包虫病的囊泡多呈圆形、树枝状或裂隙状，周围有嗜酸性粒细胞浸润，伴有典型的肉芽组织形成及纤维组织增生。

【影像学表现】

1. 椎管内囊型包虫病

（1）髓内囊型包虫病：①CT表现，单纯的髓内囊型包虫病极为罕见[3]，且CT对脊髓病变的显示有很大的局限性，因此CT检查对髓内囊型包虫病的诊断价值不大。本病CT表现与脑实质内的包虫囊肿类似，平扫为圆形或卵圆形囊性肿物，边缘光滑锐利，内部密度均匀，接近脑脊液密度，包虫囊肿退化时，囊壁可合并钙化，囊壁钙化为包虫囊肿的特征性表现。增强扫描囊肿一般无异常强化，当包虫囊肿合并感染时囊壁可有轻度强化。②MRI表现，为单发或多发的囊性占位灶，囊壁薄，MRI呈脑脊液样信号。T_1WI上呈低信号，T_2WI上呈高信号，周边环绕连续一致、厚薄均匀的囊壁，囊壁在T_2WI上呈稍低信号，其是其特征性表现，部分病灶内还可见分隔。增强扫描囊壁一般不强化，合并感染时可呈轻度强化，原发性髓内囊型包虫病不侵及椎体及椎旁软组织。

（2）髓外（硬膜下/外）囊型包虫病：①X线检查表现，一般无明显异常表现，X线检查对椎管内结构显示欠佳，即使囊型包虫病合并钙化也不易显示。椎管内髓外型包虫病累及邻近椎体时可出现椎体的多囊状、膨胀性骨质破坏，局部骨质密度降低，病灶为大小不等的圆形或类圆形不规则透亮影，界线锐利，部分有钙化，部分呈溶骨性破坏，轻度膨胀，边缘清楚但不规则，椎体变扁、增宽或被压缩呈楔形。病变可侵入椎弓根和椎弓板致椎弓根结构不清，一般椎间盘多不受侵，该点可与脊柱结核鉴别。②椎管造影表现，通常髓外囊型包虫病在椎管造影上无特异性表现。包虫囊肿较大时，可造成相应节段椎管阻断，仅有少量造影剂通过。囊肿周围血管受压移位。③CT表现，椎管内可见囊性病变，边界较清晰，硬膜外病变多呈梭形，硬膜下病变多呈椭圆形，CT值近似脑脊液，脊髓均受推压移位，囊壁合并钙化时呈完整或不完整的壳状高密度影，若囊内可见分隔则提示本病。多子囊型脊髓外包虫囊肿表现为大囊内出现数量不等的小囊，形成"囊（母囊）内有囊（子囊）"或囊内有分隔的特征性表现，子囊的密度稍低于母囊的密度。④MRI表现，病灶所在位置的脊髓明显受压移位，硬膜外病变多呈梭形，邻近蛛网膜下腔变窄，硬膜下病变多呈椭圆形，邻近蛛网膜下腔增宽。单纯囊肿型髓外囊型包虫病囊液信号与脑脊液相似，病灶边缘可见连续均匀一致的囊壁。多子囊型髓外囊型包虫病表现为母囊内多发大小不等的子囊，子囊多沿母囊周边排列，呈"玫瑰花瓣"状，母囊及子囊囊液在T_1WI上均呈低信号，但子囊囊液信号低于母囊，子囊壁常显示不清，母囊及子囊囊液在T_2WI上均呈高信号，母囊壁及子囊壁呈稍低信号，增强扫描均不强化，若合并感染则可见环形强化。当内囊破裂时，内囊漂浮于囊液中，形成"飘带征"。大囊内可见多个小囊及分隔为其MRI特征性表现，具有诊断意义。骶管内病灶还可见马尾神经粘连，并且与周围组织分界不清，病变可沿椎间孔生长，邻近椎体可有骨质破坏、吸收的表现[4]。

2. 椎管内泡型包虫病

（1）髓内泡型包虫病：①CT表现，髓内泡型包虫病罕见，病灶呈软组织密度肿块或结节，内部可见点状或颗粒状钙化，这是小囊泡内的囊壁退行性变并钙盐沉积所致，是髓内包虫病在CT上的特征性表现，增强扫描多呈明显不规则环形强化。②MRI表现，髓内泡型包虫病多是脊柱泡型包虫病侵犯至髓内或全身多器官泡型包虫病转移所致，但极少转移至髓内，原发于髓内则更为罕见。髓内泡型包虫病常表现为类圆形或结节样实性病灶，在T_1WI上呈等信号，在T_2WI常呈低信号，内部可夹杂大小不等的高信号小囊泡，这种T_2WI上独有的信号特点同脑泡型包虫病的特征性表现类似，增强扫描后髓内泡型包虫病多呈环形及不规则形边缘强化（图20-4-1）。

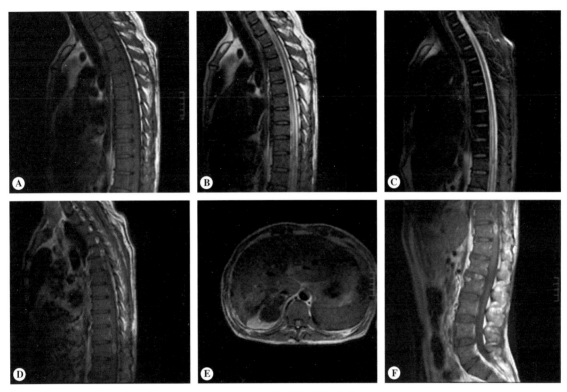

图 20-4-1 髓内泡型包虫病

A. T_1WI 显示第 11 胸椎椎体水平脊髓内可见结节样等信号病灶，病灶上方至第 6 胸椎椎体水平脊髓内、下方至第 1 腰椎椎体水平脊髓圆锥内可见条片状脊髓水肿及脊髓空洞灶，呈低信号（矢状位）；B. T_2WI 显示第 11 胸椎椎体水平脊髓内病灶呈低信号，脊髓水肿及脊髓空洞呈高信号（矢状位）；C. 脂肪抑制序列，第 11 胸椎椎体水平脊髓内病灶呈低信号；D、E、F. T_1WI 增强扫描显示第 11 胸椎椎体水平脊髓内病灶边缘呈环形强化，脊髓水肿及脊髓空洞未见强化（胸椎矢状位、胸椎轴位、腰椎矢状位）

（2）髓外（硬膜下/外）泡型包虫病：髓外硬膜下泡型包虫病位于椎管内硬膜内侧，邻近蛛网膜下腔增宽，髓外硬膜外泡型包虫病位于椎管内硬膜外侧，邻近蛛网膜下腔变窄，脊髓均明显受压移位。余髓外泡型包虫病影像学表现与髓内病灶基本相同。

【诊断要点】

1. 有包虫病流行地区居留史、易感动物接触史或身体其他部位有包虫病的患者。

2. 临床表现有脊髓压迫症状和体征。

3. 囊型包虫病 CT 平扫显示囊腔内呈低密度，内可见分隔，囊壁可合并钙化；MR 平扫 T_1WI 呈低信号，T_2WI 呈高信号，大囊内可见多个小囊及分隔为其 MRI 特征性表现，具有诊断意义。增强扫描不强化或囊壁轻度强化。

4. 泡型包虫病 CT 平扫呈等密度实性结节或肿块，可合并钙化；MR 平扫 T_2WI 多表现为以低信号为主的混杂信号，内部夹杂多发大小不等的高信号囊泡，是其特征性表现。增强扫描呈不规则环形强化。

5. 包虫血清免疫学试验阳性，阴性不能排除本病。

【鉴别诊断】

1. 椎管内囊型包虫病

（1）髓内囊型包虫病：需要与脊髓内血管网状细胞瘤、肠源性囊肿、脊髓空洞症相鉴别[5]。①血管网状细胞瘤：是脊髓内较常见的一种囊实性占位性病灶，通常表现为"大囊小结节"，即大囊性病灶内可见实性小结节灶，而囊型包虫病仅为单纯囊型病灶。增强扫描后，血管网状细胞瘤实性部分呈明显的结节样强化，囊性部分也可呈环形强化。而包虫囊肿增强扫描多不强化。②肠源性囊肿：是一种少见的先天性内胚层发育障碍所致的畸形囊肿，主要由神经肠管的残余组织发育形成，好发于儿童，常合并脊索发育不全和脊髓纵裂畸形。多数肠源性囊肿表现为类圆形或椭圆形囊性病灶，边界清晰，其信号特点取决于囊肿内容物成分，多数与脑脊液信号类似，如含较多蛋白质和囊内出血时，T_1WI 可呈高信号，T_2WI 呈低信号。包虫囊肿囊液则多与脑脊液信号相近，部分病灶内部可见分隔，且不伴有邻近脊髓的先天性畸形。③脊髓空洞症：可分为先天性和获得性两种，前者多伴有小脑扁桃体下疝等联合畸形，后者多为外伤、肿瘤、炎症等的并发症。CT表现为脊髓内边界清晰的低密度囊腔，CT值与蛛网膜下腔内的脑脊液相同，T_1WI呈低信号，T_2WI呈高信号。脊髓空洞症的本质为脊髓中央管扩张，因此病灶无明显的囊壁，且病灶内部不含分隔，这些可与囊型包虫病鉴别。

（2）髓外（硬膜下/硬膜外）囊型包虫病：需要与椎管内脓肿、神经鞘瘤、蛛网膜囊肿相鉴别[5]。①髓外硬膜下/外脓肿：脓肿一般起病较急，有明确的细菌感染史，而囊型包虫病一般起病缓慢，有流行地区居留史或易感动物接触史。虽然脓肿及包虫囊肿均有较厚的囊壁，但包虫囊肿的囊壁一般无强化，而脓肿的囊壁可呈明显的环形强化。另外脓肿的脓液在DWI上呈明显高信号，而包虫囊肿的囊液在DWI上一般为低信号。②神经鞘瘤：是最常见的髓外硬膜下占位，且肿瘤易合并囊变，需要与髓外硬膜下囊型包虫病鉴别。神经鞘瘤多为囊实性病灶，而包虫囊肿为单纯囊性病灶，增强扫描神经鞘瘤实性成分呈明显强化，囊性成分囊壁呈环形强化，而包虫囊肿多不强化。另外神经鞘瘤可沿邻近椎间孔向椎旁软组织内生长，形成特征性哑铃样表现，邻近椎体骨质及椎旁软组织不受侵犯，仅表现为受压移位的征象。而椎管内髓外囊型包虫病多由邻近椎体的包虫病直接侵犯所致，因此邻近椎体及附件骨质可有明显的骨质破坏，椎旁软组织也可受侵。③蛛网膜囊肿：椎管内的蛛网囊囊肿一般位于髓外硬膜下，形态多不规则，而包虫囊肿多为较规则的类圆形肿物，且包虫囊肿可见明显的囊壁，而蛛网膜囊肿多因囊壁菲薄而显示不清。另外多子囊型包虫囊肿有分隔或"囊内有囊"的特征性表现，结合包虫流行地区居留史或易感动物接触史，鉴别不难。

2. 椎管内泡型包虫病

（1）髓内泡型包虫病：需要与脊髓内星形细胞瘤、结核瘤、畸胎瘤鉴别。①脊髓内星形细胞瘤：是脊髓内最常见的一种原发肿瘤，通常表现为脊髓增粗，内可见形态不规则的占位灶，T_1WI呈稍低信号，T_2WI呈稍高信号，一般信号较均匀，而泡型包虫病的典型特征为T_2WI以低信号为主，内夹杂多发大小不等高信号小囊泡。增强扫描星形细胞瘤多呈均匀性强化，而泡型包虫病多呈环形强化，以资两者鉴别。②脊髓内结核瘤：结核瘤与泡型包虫病的影像学表现类似，均表现为结节样病灶，内部可见钙化，且在T_2WI上多呈低信号，增强扫描呈环形强化。但结核瘤通常由肺结核或体内其他部位结核血行播散所致，多伴有结核性脊膜炎征象。而泡型包虫病多继发于肝泡型包虫病，邻近椎体骨质也可受侵，且T_2WI上可见不同于结核瘤的特征性小囊泡结构。结合病史，两者鉴别不难。③脊髓内畸胎瘤：通常具有多种成分，除可见钙化组织外，还可见囊变组织及脂肪组织，MR信号表现多样，成熟畸胎瘤增强扫描多不强化。而泡型包虫病内不含脂肪成分，增强扫描可呈环形强化，以资两者鉴别。

（2）髓外（硬膜下/硬膜外）泡型包虫病：需要与椎管内神经源性肿瘤、血管畸形鉴别。①神经源性肿瘤：是最常见的髓外硬膜下占位，肿瘤易合并囊变，若肿瘤以囊性成分为主，增强扫描可呈环形强化，需要与泡型包虫病鉴别。但神经源性肿瘤的囊变成分一般较大且为一个整体，而泡型包虫病内的囊泡则为多发微小病变，影像学表现并不相同。另外，神经源性肿瘤虽可沿椎间孔向椎旁软组织生长，但并不侵犯邻近骨质及软组织，仅造成压迫征象。而泡型包虫病多由邻近椎体包虫病直接侵犯所致，因此邻近椎体及附件骨质可有明显的骨质破坏，椎旁软组织也可受侵。②血管畸形：椎管内的血管畸形通常表现为迂曲的蚓状畸形血管巢，在T_2WI表现为低信号的流空效应，但病灶内部不含囊泡，增强扫描多不强化，此点可与泡型包虫病鉴别。

【研究现状与进展】

椎管内包虫病为罕见疾病，既往的研究[6]多以形态学为主，除磁共振水成像技术外，其他功能性新技术鲜有报道。磁共振水成像技术不仅能够清楚地显示含液体的组织结构，还可勾勒出病灶的轮廓，对包虫病的诊断具有特殊的优势。与常规MRI相比，磁共振水成像技术能显示椎管内囊型包虫病的小子囊、泡型包虫病的小囊泡等细微结构，还可勾勒出病灶轮廓，显示病灶范围，以及显示病灶与椎管邻近结构的关系。磁共振水成像技术与常规MRI结合应用可提高椎管内包虫病的检出率。

（姜春晖　王　飞　王　俭）

参 考 文 献

[1] Cavus G, Acik V, Bilgin E, et al. Endless story of a spinal column hydatid cyst disease: a case report. Acta Orthop Traumatol Turc, 2018, 52(5): 397-403.
[2] 杜郭佳, 汪永新, 刘波, 等. 脊髓包虫病二例. 中华神经外科杂志, 2007, 23(7): 532.
[3] Zhang Z, Fan J, Dang Y, et al. Primary intramedullary hydatid cyst: a case report and literature review. Eur Spine J, 2017, 26(S1): 107-110.
[4] 傅明花, 臧建华, 刘建军, 等. MRI诊断腰骶部椎管内包虫病1例. 中国医学影像学杂志, 2004, 12(3): 240.
[5] 何新红, 陆建平. 椎管内囊性病变的诊断与鉴别诊断. 中国医学影像技术, 2003, 19(6): 773-774.
[6] Eljebbouri B, Gazzaz M, Elmostarchid B. Unknown case: part 2: vertebral and spinal cord hydatidosis. Spine (Phila Pa 1976), 2013, 38(26): 2302.

二、莱姆病

【概述】

莱姆病是一种以蜱为媒介的伯氏疏螺旋体（Borrelia burgdorferi, Bb）感染所致的疾病，是一种可累及多器官、多系统的人畜共患性疾病，患者多有蜱叮咬史。莱姆病的临床表现具有一定的特征性。通常皮肤首先受累，并表现为特征性的慢性游走性红斑，之后出现神经、心脏、关节等受累的症状。

本病分布广泛，遍及世界各地，但以美国及欧洲各国为多，我国新疆、黑龙江、吉林及河南等也有发生。该病的发病高峰期为5～9月，人群普遍易感，多见于进入或居住于林区及农村的人群，青壮年男性好发，其中10%～15%的伯氏疏螺旋体感染的患者可累及中枢神经系统，从而导致神经系统莱姆病（Lyme neuroborreliosis, LNB）。成人神经系统莱姆病最常见的临床表现是神经根炎和脑脊膜炎，其次是面神经麻痹，较少见的表现为脑膜脑炎、脑脊髓炎、脑血管炎及周围神经病变[1]。

莱姆病的潜伏期一般为7天左右，临床表现分为3期。第Ⅰ期：以慢性游走性红斑为主，好发于四肢、腹股沟区及腋窝等部位，常伴有发热、畏寒、头痛、乏力、恶心、呕吐、关节疼痛等非特异性表现。第Ⅱ期：以神经系统及心脏受累为主，神经系统受累表现为脑脊膜炎、神经根炎、脑膜脑炎，其次为脊髓炎；心脏受累表现为心肌炎、房室传导阻滞、心包炎等。第Ⅲ期：以关节受累为主，好发于膝关节、髋关节等大关节，表现为反复发作的关节疼痛及肿胀。莱姆病的实验室检查：从患者的血液、脑脊液和病变组织等标本中可分离出螺旋体；采用免疫荧光测定法、免疫印迹等试验在患者血清和脑脊液中测出抗螺旋体抗体可以明确莱姆病的诊断。

【病理学表现】

在蜱叮咬后的3～32天患者出现游走性红斑，由此进入第Ⅰ期。开始为红色斑疹或丘疹，数天或数周后病变向四周扩大形成中心清楚的圆形皮损，直径一般为5cm以上，镜下可见周围皮肤的浅表和深部血管周围有淋巴细胞浸润，包括浆细胞、组织细胞和少量巨细胞或中性粒细胞。

螺旋体随血液循环到中枢神经系统时，即进入第Ⅱ期，神经系统损害包括脊髓神经鞘纤维化和局灶性脱髓鞘改变，周围神经病变的严重程度很大可能是与循环免疫复合物的水平有关。

在该病发生后的数月，即进入第Ⅲ期，多关节受累，并进展为慢性关节炎，是该期的特征性表现。镜下可见关节软骨坏死、变性或萎缩，滑液显示绒毛状肥大、纤维蛋白沉积和大量单核细胞浸润。有时多个螺旋体位于血管内或包绕部分血管而引起闭塞性脉管炎，关节液培养可找到伯氏螺旋体。

【影像学表现】

脊髓莱姆病的影像学表现多样，包括脊髓弥漫性病变或肉芽肿样病变、脊膜和（或）神经强化及血管性病变，其中以脊膜和（或）神经强化最具特征性。

脊髓莱姆病的诊断优选检查技术为MRI。MRI通常表现为脊髓肿胀，脊髓内可见弥漫性异常信号，常位于脊髓中央或偏前方，呈长节段性分布，T_1WI上呈等信号或稍低信号，T_2WI上呈稍高信号，增强扫描后脊膜或神经根明显异常强化，可呈结节状强化，也可呈弥漫性强化[2]。

【诊断要点】

1. 有疫区居留史和蜱叮咬史，发病高峰期为5～9月，青壮年男性好发。

2. 临床表现为皮肤慢性游走性红斑，神经系统、心脏及关节受累的相应表现。

3. MRI表现为脊髓弥漫性病变或肉芽肿样病变、脊膜和（或）神经异常强化及血管性病变，其中以脊膜和（或）神经异常强化最具特征性。

4. 实验室检查，从患者的血液、脑脊液和病变组织等标本中可分离出螺旋体；采用免疫荧光测定法、免疫印迹等试验在患者血清和脑脊液中测出抗螺旋体抗体可以明确诊断。

【鉴别诊断】

1. 多发性硬化（multiple sclerosis，MS） 为青年女性多见，且发病前无明显诱因，以多时相病程、反复发作为特点；而莱姆病为青壮年男性多见，发病前大多有蜱叮咬史，伴有皮肤慢性游走性红斑，神经系统、心脏及关节受累的相应表现。脊髓MS病灶常位于脊髓白质区，如脊髓的后索、外侧索、软脊膜下区等，且一般范围 < 2个椎体节段，横断面上病灶 < 1/2脊髓面积，周围水肿一般较轻，增强扫描后可表现为不强化或斑片状异常强化；而莱姆病病灶常位于脊髓中央或偏前方，呈长节段性分布，增强扫描后脊膜或神经根明显异常强化，此为莱姆病的特征性强化。

2. 急性播散性脑脊髓炎（acute disseminated encephalomyelitis，ADEM） 以10岁以下儿童好发，大部分患者发病前数周有感染史或疫苗接种史；而莱姆病为青壮年男性多见，发病前大多有蜱叮咬史，伴有皮肤慢性游走性红斑，神经系统、心脏及关节受累的相应表现；ADEM脊髓病灶多位于脊髓白质，灰质也可发生，呈局灶性或节段性分布，但多数表现为较长脊髓节段（> 3个椎体节段）甚至全脊髓受累，脊髓一般不增粗，增强扫描可不强化或呈斑片状异常强化；而莱姆病病灶常位于脊髓中央或偏前方，呈长节段性分布，脊髓肿胀，增强扫描后脊膜或神经根明显异常强化。

【研究现状与进展】

随着磁共振新技术的发展，近年来MRI对脊髓莱姆病的诊断有一定的帮助，但由于脊髓莱姆病的研究报道较少，部分MRI新技术可为脊髓莱姆病提供潜在的应用价值。DWI能够检测活体组织内水分子的扩散运动情况。常规MRI序列在评估脊髓受累程度方面具有一定的局限性，而DTI可以定量评估脊髓纤维束的受损情况。DTI可用于研究各向异性的组织（如白质束），但对于各向同性的组织（如灰质束）比较局限。髓鞘水分数（myelin water fraction，MWF）可以通过检测结合在髓鞘中的水成分评估髓鞘完整性，有效提高脊髓病变的诊断率，以及更好地追踪病情的发展和预后。磁化传递成像（magnetization transfer imaging，MTI）是将组织中结合水饱和的磁化状态传递给自由水，从而降低结合水的信号强度，由于中枢神经系统中结合水主要与髓鞘、脂类和蛋白质有关，故信号降低可提示髓鞘或轴突损伤。

（黄 瑞 马建华 王 俭）

参 考 文 献

[1] Lindland ES, Solheim AM, Andreassen S, et al. Imaging in Lyme neuroborreliosis. Insights Into Imaging, 2018, (6): 1-12.

[2] Makhani N, Morris SK, Page AV, et al. A twist on Lyme: the challenge of diagnosing European Lyme neuroborreliosis. J Clin Microbiol, 2011, 49(1): 455-457.

三、梅毒性脊髓炎

【概述】

梅毒是由梅毒螺旋体导致的一种性传播疾病，该病的发病率曾经因为青霉素的广泛应用而明显下降，但近年来，由于性传播疾病的蔓延和流行，其发病率又有回升趋势。在发展中国家和发达国家，梅毒螺旋体和HIV同时感染的发病率正在上升。两种感染的神经系统并发症偶有发生。患者免疫状态的变化可能使梅毒从潜伏转变为活跃，导致脊髓炎[1]。

梅毒是由苍白密螺旋体感染造成；早期梅毒在未经抗生素治疗或治疗不彻底的情况下，4%～10%会出现神经梅毒，其是指以大脑、脑膜、脊髓、脊膜受损为表现特点的一组临床综合征，神经梅毒早期最常见的为梅毒性脑膜炎，大多数患者表现为无症状的脑膜炎，而梅毒性脊髓炎在临床上极为罕见，仅占全部神经梅毒的1.5%[2,3]。

梅毒性脊髓炎累及脊膜者又称为梅毒性脊膜脊髓炎，因其临床表现及影像学表现均缺乏特异性，易漏诊，从而影响其治疗时机及治疗效果。梅毒性脊髓脊膜炎发病机制不甚明确，早期表现为下肢无力、感觉异常、括约肌障碍等，如果不能尽早诊断治疗，可进一步发展为下肢轻瘫或截瘫，后期甚至可发展为不可逆瘫痪。其临床表现又称Erb痉挛性截瘫（Erb's spastic paraplegia）[2,3]。

治疗梅毒性脊髓炎的首选药物为青霉素，对青霉素轻微过敏者，可采取静脉滴注头孢曲松治疗或口服盐酸米诺环素治疗；对青霉素严重过敏者，须先接受β-内酰胺类抗菌药物的脱敏治疗，再使用青霉素治疗。绝大部分患者治疗效果较好，但恢复速度及程度却存在差异[4]。

实验室检查有助于该病的确诊，其中脑脊液检查是梅毒性脊髓炎诊断的关键。在梅毒病史不明的情况下，首先应进行血清荧光密螺旋体抗体吸收试验/梅毒螺旋体明胶颗粒凝集试验/酶免疫测定，以确认当前或既往是否感染过梅毒螺旋体；对于已知存在梅毒的患者，推荐行腰椎穿刺，以便进行脑脊液白细胞、脑脊液蛋白检测和脑脊液性病实验室（venereal disease research laboratory，VDRL）试验及应用免疫印迹法检测梅毒螺旋体IgM抗体。脑脊液VDRL试验对于诊断神经梅毒具有特异性，但不敏感，阳性可以确诊神经梅毒。

【病理学表现】

在梅毒性脊髓炎病理过程中，硬脊膜增厚呈炎症性改变，与蛛网膜及软脊膜粘连，从而引起脊髓供血血管和神经根损害。梅毒螺旋体由脊髓表面逐渐向脊髓中心侵犯，最后导致脊髓变性，出现脊髓长束受损体征；病理表现为苍白密螺旋体和周围淋巴细胞浸润伴胶质增生[5]。

【影像学表现】

梅毒性脊髓炎MRI上脊髓病变范围较广，通常累及长脊髓节段，甚至累及脊髓全长，T_2WI表现为多发性高信号（图20-4-2），但少数可有低信号病灶；增强扫描有"烛泪征"和"反转征"两个影像学表现。"烛泪征"表现为脊膜下脊髓表浅部分局灶性强化，提示苍白密螺旋体由脊髓表面向脊髓中心侵犯的病理过程。但"烛泪征"并非特异性表现，神经结节病、结核性脑脊髓炎也可出现此征象。"反转征"是指脊髓实质的强化部分在T_2WI表现为等信号或低信号，此征象为特异性表现，但不常出现，可能的机制为血脊髓屏障破坏后的脊髓实质炎性反应[6, 7]。上述病灶经正规治疗后都可以完全消失[8, 9]。

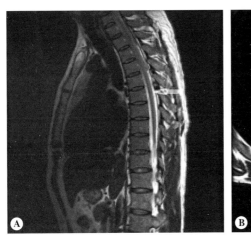 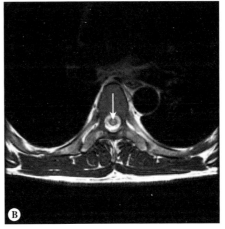

图20-4-2 脊髓型神经梅毒

A、B. T_2WI显示胸段脊髓内可见斑片状高信号（箭头）（矢状位、轴位）

【诊断要点】

1. 梅毒阳性患者出现以双侧皮质脊髓束损害为主的临床表现，包括下肢瘫痪、感觉异常、括约肌障碍等。

2. T_2WI表现为长节段脊髓高信号病变，增强扫描可见"烛泪征"和（或）"反转征"。

3. 脑脊液VDRL试验阳性可确诊，但阴性仍不能排除神经梅毒。

【鉴别诊断】

临床上出现脊髓后根后索病变，特异性的阿·罗瞳孔，有梅毒感染史，结合特异性的血清及脑脊液梅毒检查，诊断并不困难。但仍然需要与脊髓梗死、脱髓鞘病变、脊髓肿瘤等疾病鉴别。

1. **脊髓梗死** 与严重的动脉粥样硬化性疾病、主动脉夹层或重度低血压有关，最常见于Adamkiewicz动脉或脊髓前动脉闭塞。脊髓前动脉供应所有灰质（后角除外）和皮质脊髓束，因此脊髓的中央灰质比外周白质更容易发生缺血梗死。这与梅毒性脊髓炎常出现脊髓背侧受累不同。

2. **脊髓脱髓鞘病变** 也可能出现长节段脊髓

受累,增强可见多种形态强化,但脊髓受累少见,并且通常与颅内病灶同时存在,孤立的脊髓病变非常罕见。

3. 脊髓肿瘤 病灶较局限,长节段脊髓受累少见,增强扫描强化形态多变。

【研究现状与进展】

近年来随着磁共振新技术的发展,MRI 对梅毒性脊髓炎的诊断有一定的帮助,但由于梅毒性脊髓炎的研究报道较少,部分 MRI 新技术可为该病提供潜在的应用价值。DWI 能够检测活体组织内水分子的扩散运动情况。常规 MRI 序列在评估脊髓受累程度方面具有一定的局限性,而 DTI 可以定量评估脊髓纤维束的受损情况。

(方媛媛 徐志强 江桂华)

参考文献

[1] Tohge R, Shinoto Y, Takahashi M. Longitudinally extensive transverse myelitis and optic neuropathy associated with syphilitic meningomyelitis and human immunodeficiency virus infection: a case report and review of the literature. Intern Med, 2017, 56 (15): 2067-2072.

[2] 刘峥,董会卿,张程祎,等.梅毒性脊膜脊髓炎一例.脑与神经疾病杂志,2016,24(9):573-577.

[3] 陆慧,矫黎东,刘峥,等.以长节段脊髓病变为表现的梅毒性脊髓炎二例并文献复习.中华神经科杂志,2016,49(12):967-969.

[4] 胡洪涛,闫欣,郭笑磊,等.梅毒性脊髓炎临床和影像学分析(附 2 例报告并文献复习).中风与神经疾病杂志,2015,32(9):797-802.

[5] He D, Jiang B. Syphilitic myelitis: magnetic resonance imaging features. Neurol India, 2014, 62 (1): 89-91.

[6] Siu G. Syphilitic meningomyelitis. J Am Osteopath Assoc, 2017, 117 (10): 671.

[7] Kikuchi S, Shinpo K, Niino M, et al. Subacute syphilitic meningomyelitis with characteristic spinal MRI findings. J Neurol, 2003, 250 (1): 106, 107.

[8] Weiner MF, Silver JR. Historical review: suspension therapy for the treatment of tabes dorsalis. Eur Neurol, 2014, 72 (3/4): 163-172.

[9] Chiver-Stainer L, Fischer U, Hauf M, et al. Syphilitic myelitis: rare, nonspecifie, but treatable. Neurology, 2009, 72 (7): 673-675.

四、人类 T 细胞淋巴瘤病毒 1 型相关性脊髓病/热带痉挛性瘫痪

【概述】

人类 T 淋巴细胞病毒 1 型(human T cell lymphotropic virus type 1,HTLV-1)是第一个被发现的人类逆转录病毒,世界范围内有 1000 万~2000 万感染者,绝大多数感染者无症状,为终身病毒携带者,5%~10% 的患者发展为成人 T 细胞白血病/淋巴瘤或人类 T 细胞病毒 1 型相伴脊髓病/热带痉挛性瘫痪(HTLV-1-associated myelopathy/tropical spastic paralysis,HAM/TSP)。HAM/TSP 是一组由 HTLV-1 感染引起的缓慢进展的脊髓病,本病可发生于任何年龄,成人发病多见,30 岁以后为多,40 岁左右为高峰,平均 37 岁(6~75 岁)。女性多于男性,男女比例约为 1:2。起病隐匿,缓慢进展,基本特征为进行性痉挛性截瘫,上运动神经元损害明显,而感觉和括约肌障碍较轻。主要的神经系统表现:①双侧锥体束损害,双下肢痉挛性瘫痪,肌张力增高,下肢反射亢进,踝阵挛,病理征阳性。受损的锥体束上界不清,但一般在中胸段水平。晚期可出现上肢肌张力增高,腱反射亢进,但肌力可无变化。②感觉障碍,主观感觉障碍较客观感觉障碍明显,呈针刺样疼痛,向下放射;可有深感觉障碍。③锥体外系受损,可出现上肢震颤。静止时不震颤,而双臂向前平展时震颤(体位性),频率为 5~8 次/秒。口服泼尼松震颤改善。④自主神经受损,膀胱功能障碍常见,且早期出现尿频、排尿不畅、尿失禁等;常有阳痿和性欲减退,便秘出现较晚。

1985 年 Gessain 等[1]首次在热带痉挛性瘫痪(TSP)患者的血清和脑脊液中检测 HTLV-1 抗体阳性。1986 年在牙买加、哥伦比亚、马提尼克岛的一些慢性脊髓炎患者的血清和脑脊液中也发现了 HTLV-1 抗体,并首先指出热带痉挛性瘫痪是由 HTLV-1 感染所引起的,而且从哥伦比亚和牙买加发现的热带痉挛性瘫痪患者的血清和脑脊液中得到证实。1986 年,Osame 等[2]报道日本 6 例人类 T 淋巴细胞病毒 1 型相伴脊髓病(HAM),认为这些病例与 Gessain 报道的热带痉挛性瘫痪是同一疾病。1988 年 WHO 于日本的鹿儿岛召开了"人类 T 淋巴细胞病毒 1 型感染及其相伴疾病"的科研小组会议,该研究小组认为人类 T 淋巴细胞病毒 1 型相伴脊髓病和 HTLV-1 阳性的热带痉挛性瘫痪在临床和病理上是同一种疾病,并同时用"人类 T 淋巴细胞病毒 1 型相伴脊髓病/热带痉挛性瘫痪(HAM/TSP)"命名。至 2002 年,文献报道全球共发现 HAM/TSP 约 2 万例。

迄今为止,HAM/TSP 的发病机制尚不清楚,

可能与下列4种情况有关。①病毒感染直接入侵神经系统而致神经系统损害；②神经系统中细胞免疫应答，HTLV-1感染能在无生长因子的情况下，促进周围淋巴细胞增殖，此种自身增殖的应答参与HTLV-1感染T淋巴细胞的自发性生长；③通过抗体介导免疫应答而致神经系统损害；④遗传因素[3]。

脑脊液常规和生化检查可正常，外周血中能检出急性T淋巴细胞白血病样细胞，也可有淋巴细胞增多、蛋白增高。脑脊液中出现HTLV-1抗体，故脑脊液中IgG指数增高，并有对HTLV-1有特异性的单克隆带出现。本病对糖皮质激素治疗反应良好。

【病理学表现】

病理上主要是T淋巴细胞介导的免疫反应引起的脊髓灰质和白质的慢性脊髓脊膜炎，随后为轴索变性，疾病的后期脊髓炎症活动性减少，但脊髓萎缩更加明显；病变多位于胸段，可见皮质脊髓束、脊髓小脑束或脊髓丘脑侧束呈变性样改变，伴周围血管和实质淋巴细胞浸润，并可见泡沫样巨噬细胞、增殖的星形细胞和神经胶质细胞[4]。广泛的髓鞘和轴突缺失，尤其是脊髓中的皮质脊髓束。损伤最严重的部位为中下胸段脊髓。

【影像学表现】

HAM/TSP主要累及颈髓及胸髓，特别是两侧的后柱、灰质后脚及侧柱；部分病例可累及脑实质[5-8]。HAM/TSP患者的脊髓MR表现可分为3类：①正常的脊髓表现；②脊髓萎缩；③在T_2WI表现为局灶性或弥漫性高信号伴或不伴脊髓肿胀，平扫T_2WI有60%的患者表现为异常高信号，多位于两侧后柱、灰质后脚及侧柱，快速进展的HAM/TSP患者的临床早期阶段，在T_2WI上异常高信号可以反映脊髓活动性炎症的部位，Yamamoto等[9]研究显示在早期HAM/TSP患者中，增强扫描后两侧皮质脊髓束可见强化，可能是炎症活动期双侧皮质脊髓束有血脑屏障破坏所致。脊髓萎缩表现以前后方向明显，且以白质萎缩为主，特别是侧柱[10]。脊髓的影像学表现与患者的病程及预后有关，与多发性硬化不同的是HAM/TSP患者的脊髓萎缩并不意味着患者瘫痪更严重或免疫治疗效果更差；但脊髓高信号则意味着病程进展迅速且对免疫调节治疗反应更差，患者脑脊液的IgG抗体滴度增高。

【诊断要点】

1. 患者多于中年隐匿发病，病程较长，出现渐进性、对称性锥体束受损症状，表现为上下肢腱反射亢进、病理征阳性、下颌反射正常、腹壁反射消失等痉挛性脊髓麻痹症状。

2. MRI平扫表现为受累脊髓肿胀伴T_2WI高信号，多位于脊髓两侧后柱、灰质后脚及侧柱；增强扫描可见斑片样强化；也可表现为脊髓正常或萎缩。

3. 血液及脑脊液HTLV-1抗体阳性。

【鉴别诊断】

中青年缓慢进展的痉挛性瘫痪和轻度感觉障碍为主要表现的脊髓病变，MRI上T_2WI脊髓表现为异常高信号，同时结合血清和脑脊液的HTLV-1抗体阳性可考虑本病。鉴别诊断包括其他原因引起的脊髓改变，如多发性硬化、急性横贯性脊髓炎、脊髓亚急性联合变性等。

1. 多发性硬化（multiple sclerosis，MS） 好发于中青年女性，是最常见的脱髓鞘疾病，以病灶播散多发、病程常有缓解与复发交替为特征，临床表现多样，可有肢体乏力、感觉减退、共济失调等症状。单独累及脊髓的占多发性硬化的8.6%～29%，病灶多累及脊髓侧索和后索，横断面<1/2脊髓面积，长度>3mm，但<2个椎体节段，水肿一般较轻。MRI表现因分期不同而不同，活动期病灶以T_1WI低信号和T_2WI高信号为主，DWI为高信号，静态期T_1WI显示不明显，T_2WI为稍高信号，DWI为等信号或低信号。多数病灶在增强扫描的活动期有强化，但在静息期或激素治疗后未见增强或轻度强化。强化病灶可呈片状、结节状、环形、半圆形和弧形。强化的程度与血脑屏障的破坏和修复反应有关。结节性强化是一种新的病变，而环形强化常表示旧病变的反应性。而HAM/TSP多为进行性加重，不伴有缓解或发作，脑脊液中出现对HTLV-1有特异性的单克隆带可区别。

2. 急性横贯性脊髓炎（acute transverse myelitis，ATM） 主要累及颈髓及胸髓，或两者同时受累，典型的病变累及3～4个椎体节段范围，异常信号可延伸至临床定位体征的水平以上。特征性表现为急性感觉和运动功能的增强或缺失。在MRI上，脊髓直径正常或轻度增粗，T_1WI呈低信号，T_2WI呈高信号，增强扫描强化不一，结合实验室检查可鉴别。

3. 脊髓亚急性联合变性（subacute combined degeneration，SCD） 是维生素 B_{12} 摄入、吸收、结合、转运或代谢障碍导致体内含量不足而引起的中枢和周围神经系统变性及疾病。病变主要在下颈段脊髓的脊髓后索和侧索，表现为深感觉缺失、感觉性共济失调及痉挛性瘫痪等症状。T_2WI 表现为脊髓后索或侧索、长节段纵行条带状异常高信号，横断面 T_2WI 可见后索和侧索对称分布高信号，典型后索受累者表现为"倒 V 征""八字征"，结合实验室维生素 B_{12} 检查可鉴别。

【研究现状与进展】

1. HAM/TSP 的脑脊液常规和生化检查可正常，也可有淋巴细胞增多、蛋白增高。在脑脊液中出现 HTLV-1 抗体，脑脊液中 IgG 指数增高，出现对 HTLV-1 有特异性的单克隆带。

2. HAM/TSP 的 MRI 表现无特异性，可为正常的脊髓表现或脊髓萎缩，T_2WI 表现为局灶性或弥漫性的高信号伴或不伴脊髓肿胀。

3. 脊髓的 fMRI、MRS、DWI、DTI、MRM 等新技术的开发应用，为脊髓病变的诊断提供了新的思路，给临床提供更多的有用信息，但目前报道较少，有待进一步研究。

（江桂华　黄　聪　徐　宁）

参考文献

[1] Gessain A, Vernant JC, Maurs L, et al. Antibodies to human T-lymphotropic virus type-I in patients with tropical spastic paraparesis. Lancet, 1985, 2（8452）: 407-410.

[2] Osame M, Usuku K, Izumo S, et al. HTLV-1 associated myelopathy, a new clinical entity. Lancet, 1986, 1（8488）: 1031, 1032.

[3] Cartier L, Ramírez E, Galeno H. HTLV-1 tax gene on the etiological identification of tropical spastic paraparesis. A clinical, serological and polymerase chain reaction (PCR) study in 72 patients. Rev Med Chil, 1999, 127（8）: 945-952.

[4] 刘巍. 人类 T 细胞白血病病毒 1 型 Tax 蛋白研究进展. 国外医学：输血及血液学分册, 1998, 21: 241-243.

[5] Puccioni-Sohler M, Gasparetto E, Cabral-Castro MJ, et al. HAM/TSP: association between white matter lesions on magnetic resonance imaging, clinical and cerebrospinal fluid findings. Arq Neuro-Psiquiatr, 2012, 70（4）: 246-251.

[6] Yamamoto F, Yamashita S, Yamamura A, et al. Abnormal spinal MRI findings in human T-cell lymphotrophic virus type I-associated myelopathy. Clin Neurol Neurosurg, 2009, 111（7）: 624-628.

[7] Silva MTT, Araújo A. Spinal cord swelling in human T-lymphotropic virus 1-associated myelopathy/tropical spastic paraparesis: magnetic resonance indication for early anti-inflammatory treatment? Arch Neurol, 2004, 61（7）: 1134, 1135.

[8] Yukitake M, Takase Y, Nanri Y, et al. Incidence and clinical significances of human T-cell lymphotropic virus type I-associated myelopathy with T2 hyperintensity on spinal magnetic resonance images. Intern Med, 2008, 47（21）: 1881-1886.

[9] Yamamoto F, Yamashita S, Yamamura A, et al. Abnormal spinal MRI findings in human T-cell lymphotrophic virus type I-associated myelopathy. Clin Neurol Neurosurg, 2009, 111（7）: 624-628.

[10] Puccioni-Sohler M, Gasparetto E, Cabral-Castro MJ, et al. HAM/TSP: association between white matter lesions on magnetic resonance imaging, clinical and cerebrospinal fluid findings. Arq Neuro-Psiquiatr, 2012, 70（4）: 246-251.

五、肺炎支原体脊髓炎

【概述】

肺炎支原体（mycoplasma pneumoniae，MP）是一种儿童较为常见的社区获得性呼吸道感染病原体，可引起呼吸系统、神经系统、心血管系统及血液系统等多系统疾病，其中肺炎支原体脊髓炎（mycoplasma pneumoniae myelitis，MPM）是MP 感染后所致的神经系统严重并发症，国外报道 6%～7% 的支原体感染的患者有中枢神经系统症状[1, 2]，具体表现为脑膜炎/脑膜脑炎、脑炎、ADEM 及多发性神经炎等[3, 4]。现已发现许多中枢神经系统疾病与 MP 感染有关，其中以脑炎最常见，约占 70% 以上。迄今为止其神经系统的发病机制尚不清楚，目前提出 3 种病理生理机制，即直接感染、自身免疫和神经毒性[5]。

MPM 可发生于任何年龄，主要好发于年轻群体，无明显的性别差异，多为散在发病，发病前数天或 1～2 周常有发热、上呼吸道感染及全身不适等症状，其临床表现常被描述为 ATM 和 ADEM。ATM 是支原体呼吸道感染后出现最严重的并发症之一，发生率为 1.34%～8.2%，病变常局限于脊髓的数个节段，胸髓最常受累，以病损水平以下肢体瘫痪、传导束性感觉障碍和排便障碍为临床特征[6]。MP 感染引起的 ADEM 机制尚不清楚，可能是 MP 直接侵犯而造成细胞损伤，其代谢产物、蛋白酶、过氧化氢及神经毒素等作用于组织而引起相应部位病变。ADEM 通常为 2 个以上的散在病灶，其临床症状与 ATM 类似，表现为病变以下感觉、运动及自主神经功能障碍。脑脊液白细胞计数在 40%～60% 的病例中会有升高。脑脊液MP-IgM阳性，但是阳性率较低，与MP的抗原与宿主的神经细胞拥有部分共同抗原成分有关，感染后会导致多克隆B淋巴细胞活化，同时产生相应组织的自身抗体，从而形成免疫复合物而导致神经系统免疫损伤。血清MP-IgM阳性，但要除外其他病毒及细菌感染。

【病理学表现】

MPM累及脊髓的多个节段，以胸髓最常见，其次为颈髓和腰髓。ATM多局限于1个脊椎节段，多灶融合或者脊髓多个节段散在病灶较少见[6]。肉眼可见受累脊髓重度肿胀、质地变软，灰白质分界不清。镜下显示灰质和白质坏死，神经元、轴突、髓鞘破坏，星形胶质细胞增生，血管周围淋巴细胞浸润，髓内和软脊膜血管扩张、充血。

【影像学表现】

MPM的影像学表现尚无特异性报道。MRI主要表现为病变部位脊髓增粗，脊髓内多发斑片状、斑点状异常信号，T_1WI呈低信号，T_2WI呈高信号，信号欠均匀，病灶可融合，增强扫描病灶呈斑片状强化。部分病例脊髓始终无异常信号。

【诊断要点】

1. 病前有发热及呼吸道、消化道等前驱感染症状。主要症状为病变椎体以下部位的运动、感觉和自主神经功能障碍。

2. MRI表现为脊髓增粗，病变脊髓内多发斑片状、斑点状异常信号，T_1WI呈低信号，T_2WI呈高信号，信号欠均匀，病灶可融合。增强扫描病灶呈斑片状强化。

3. 脑脊液白细胞计数在40%～60%的病例中会有升高。脑脊液检查MP-IgM阳性，阳性率较低；血清MP-IgM阳性，但要除外其他病毒及细菌感染。

【鉴别诊断】

MPM诊断相对困难，血清或脑脊液MP-IgM阳性有一定意义，结合患者前驱感染的病史，要考虑到此病。主要与引起肢体急性瘫痪的疾病鉴别，如脊柱转移瘤或脊柱结核、脊髓出血、多发性硬化、脊髓梗死等。

1. 脊柱转移瘤 表现为骨质吸收破坏，椎管狭窄，从而压迫脊髓出现脊髓损伤，但椎间隙尚显示清晰，且多见于老年患者，结合肿瘤病史可明确诊断。

2. 脊柱结核 表现为骨质吸收、破坏，累及椎间盘致椎间隙狭窄，椎旁及椎管内外可有冷脓肿形成，患者常伴有低热、消瘦等全身中毒症状。

3. 脊髓出血 主要由脊髓外伤或血管畸形引起，起病较急，有剧烈的背痛、截瘫及括约肌功能障碍等症状，腰椎穿刺脑脊液为血性，即可确诊。

4. 多发性硬化（multiple sclerosis，MS） 好发于中青年女性，是最常见的脱髓鞘疾病，以病灶播散多发、病程常有缓解与复发交替为特征，临床表现多样，可有肢体乏力、感觉减退、共济失调等症状，临床症状反复。单独累及脊髓的占多发性硬化的8.6%～29%，病灶多累及脊髓侧索和后索，横断面<1/2脊髓面积，长度>3mm，但<2个椎体节段，水肿一般较轻。MRI表现因分期不同而不同，活动期病灶以T_1WI低信号和T_2WI高信号为主，DWI为高信号，静态期T_1WI显示不明显，T_2WI为稍高信号，DWI为等信号或低信号。多数病灶在增强扫描的活动期有强化，但在静息期或激素治疗后未见增强或轻度强化。强化病灶可呈片状、结节状、环形、半圆形和弧形。强化的程度与血脑屏障的破坏和修复反应有关。结节性强化是一种新的病变，而环形强化常表示旧病变的反应性。结合患者临床表现可与MPM鉴别。MPM病前有发热及呼吸道、消化道等前驱感染症状，临床特征主要表现为病损水平以下肢体瘫痪、传导束性感觉障碍和排便障碍。

5. 脊髓梗死 非常少见，发病较急，多见于胸段脊髓，颈髓也可受累。典型MRI表现为T_2WI高信号，轴位呈"鹰眼征"，矢状位呈导水管前部不连续的铅笔样高信号。

【研究现状与进展】

1. MPM诊断相对困难，患者有前驱感染的情况，并且有相应的临床体征时应首先进行血清及脑脊液检查。血清学检查仍是临床医师用来确定支原体感染的主要诊断手段，但是在敏感性和特异性方面差异很大，特别是IgM检测特异性差。目前还没有一种既敏感又特异的金标血清学检查方法。IgM抗体在急性感染后不久升高，并可能持续6个月。IgG抗体在短短几周内就会增加，并且还会持续几个月。

2. MRI作为MPM的首选影像学检查，它可多参数、多序列扫描，多平面准确显示病灶位置、病变范围及强化方式。以T_2WI及STIR矢状位显示最佳。MRI功能成像在脊髓病变的应用逐渐增多，但在肺炎支原体脊髓炎的应用有待进一步研究。

3. 可做胸部X线或CT检查，了解肺部情况，为病变的诊断提供重要的依据。

（江桂华 黄聪 徐宁）

参考文献

[1] Guleria R, Nisar N, Chawla TC, et al. Mycoplasmapneumoniaeand central nervous system complications: a review. J Lab Clin Med, 2005, 146 (2): 55-63.

[2] Narita M, Matsuzono Y, Togashi T, et al. DNA diagnosis of central nervous system infection by mycoplasma pneumoniae. Pediatrics, 1992, 90 (2): 250-257.

[3] Tsiodras S, Kelesidis TH, Kelesidis I, et al. Mycoplasma pneumoniae-associated myelitis: a comprehensive review. Eur J Neuro, 2006, 13 (2): 112-124.

[4] 张增平,陈瑞琴,陈仕珠. 累及神经系统的肺炎支原体感染研究进展. 中国实用神经疾病杂志, 2017, 20 (22): 112-116.

[5] Bitnun A, Richardson SE. Mycoplasma pneumoniae: innocent bystander or a true cause of central nervous system disease? Curr Infect Dis Rep, 2010, 12 (4): 282-290.

[6] Csábi G, Komáromy H, Hollódy K. Transverse myelitis as a rare, serious complication of Mycoplasma pneumoniae infection. Pediatr Neuro, 2009, 41 (4): 312, 313.

第五节 脊髓及椎管非感染性炎症性疾病

一、慢性脊神经根炎

【概述】

慢性脊神经根炎（chronic spinal radiculitis）是各种原因导致脊神经根变性和（或）慢性炎症的总称，病变可累及任一节段的脊神经根，其中主要以颈胸段及腰骶段最为多见，又称慢性颈胸神经根炎和慢性腰骶神经根炎。

脊神经自脊髓发出，总共31对，颈神经8对，胸神经12对，腰神经5对，骶神经5对，尾神经1对。第1~7对颈神经经相应椎体的上方椎间孔出椎管，第8对颈神经则经过第7颈椎下方椎间孔出椎管。胸神经、腰神经均经过相应椎体下方的椎间孔出椎管。第1~4对骶神经通过相应的骶前孔、骶后孔出骶管，第4对骶神经和尾神经经骶管裂孔出骶管。脊神经均由相应节段的前根、后根在椎间孔内合并而成。所有脊神经都是混合性神经，每个脊神经都含有运动纤维和感觉纤维，前根主要是运动性的，后根主要是感觉性的。

脊神经根炎的病因繁多[1-3]，膜内段神经根炎主要是感染、中毒、营养代谢障碍等引起；膜外段神经根炎主要是肌肉及横突外伤和炎症等导致。膜内段的病变多为双侧，且较广泛，膜外段病变则多为单侧，且较局限。

患者多起病缓慢，常因受凉、咳嗽、排便等诱发或症状加重。神经后根受损，表现为支配范围内放射性疼痛及麻木，如胸神经根炎引起肋间神经痛等。神经前根受损，则表现为分布区域出现不同程度运动神经元瘫痪，如肌肉萎缩、肌力减退、腱反射减退或消失等。骶神经根损害较重时还可表现为失张力性膀胱和性功能障碍。病变累及蛛网膜时称脊膜-神经根炎，如同时累及脊髓则称脊髓-脊膜-神经根炎，可产生脊髓蛛网膜炎症状[4,5]。脑脊液检查可见淋巴细胞轻度增高。受损范围内的肌肉主要呈失神经性肌电图改变，周围神经运动和感觉传导速度减慢。感觉神经诱发电位潜伏期延长，肌电图检查是明确本病的重要检查方法。

【病理学表现】

大体观察神经根肥大。镜下观察软脊膜的血管扩张、充血，血管周围炎性细胞浸润伴脱髓鞘改变[6]。

【影像学表现】

1. X线检查表现 X线检查虽然不能显示脊神经根，但显示脊柱的生理曲度、序列线是否连续，显示椎体骨质增生、骨赘等退行性改变。

2. CT表现 更清晰地显示椎体及椎小关节骨质情况，椎间盘是否压迫神经根，椎管是否狭窄，前后纵韧带是否钙化。

3. MRI表现 脊神经根肥大，T_1WI呈低信号，T_2WI呈高信号。增强扫描可有轻中度强化。

【诊断要点】

1. 有明确的临床症状，如腰骶部疼痛、麻木及肌力减退、肌肉萎缩、腱反射减退或消失等。

2. CT显示椎体骨质增生、骨赘形成，椎管、椎间孔及侧隐窝狭窄；MRI显示脊神经根增粗、肥大，T_1WI呈低信号，T_2WI呈高信号，增强扫描后轻中度强化。

3. 脑脊液检查中淋巴细胞可轻度增高。肌电图呈失神经性改变，周围神经运动和感觉传导速度减慢。感觉神经诱发电位常提示潜伏期延长。

【鉴别诊断】

慢性脊神经根炎根据临床表现、相应的神经体征和影像学表现，常可做出诊断。除了询问详细的病史外，应进行生化检查、肌电图检查等。慢性脊神经根炎需要与颈椎病和腰椎病、脊髓肿瘤、急性脊髓炎及脊髓压迫症相鉴别。

1. 颈椎病和腰椎病　多见于中老年患者，可有眩晕或脊髓受累表现。Spurling征（叩击头顶或自头顶向颈部加压时，可引起上肢疼痛加重）。影像学检查可显示是否存在椎体骨质增生、骨赘、椎间孔狭窄等情况，明确后纵韧带、黄韧带是否增厚及椎间盘变性等情况。

2. 脊髓肿瘤　起病较缓慢，呈进行性加重，早期症状常较局限，腰椎穿刺可显示蛛网膜下腔梗阻，细胞数常正常，脑脊液蛋白定量常增高。影像学检查可明显显示脊髓病变及周围情况。

3. 急性脊髓炎　起病急，呈横贯性脊髓损伤症状和体征。MRI可显示脊髓水肿增粗，T_1WI呈等信号或稍低信号，T_2WI呈高信号，增强扫描显示斑片状强化。

4. 脊髓压迫症　可出现急性和慢性脊髓压迫症状，表现为神经根症状、感觉障碍、运动障碍及脊膜刺激症状等。影像学检查可明确具体情况。

【研究现状与进展】

1. X线检查及CT可以显示骨质情况，特别是椎小关节骨质情况。CT的多种后处理方式（VRT、CPR及MPR等）可以更清晰地显示神经根周围骨质情况、侧隐窝及椎间孔是否狭窄。

2. MRI除了常规的扫描，还可以神经成像（MRN），可清晰显示神经根的走行、信号改变，以冠状位显示最佳。目前臂丛神经及腰骶丛神经研究较多，如用背景抑制的扩散加权成像（DWIBS）、三维快速自旋回波（SPACE）及水脂分离技术进行神经成像等，但没有一种能够直观且完整显示神经的成像技术。脂肪抑制序列（STIR）对水分改变的敏感性明显高于自旋回波序列，对于臂丛神经损伤的显示效果较好。且对磁场不均匀性不敏感，可以有效抑制下颌部、上胸部和颈部脂肪及臂丛神经周围的脂肪信号，脂肪抑制效果更为彻底。但STIR技术本身信噪比（SNR）较低，为此可以采用自由呼吸和多次信号平均技术提高SNR。

3. MRI功能序列，如DWI和DTI，对腰骶丛MRN中有一定作用。DWI用于评估组织内随机的水分子微观运动，即布朗运动。DWI具有抑制背景结构和血管内流动血液的优点，从而有选择性地突出显示高信号的神经。DTI是DWI的延伸，它考虑并测量各向异性扩散（生物组织是高度各向异性的）。DTI可以提供有用的神经结构信息。然而，DWI和DTI具有相对较低的空间分辨率，可能会耗费时间并且可能有图像失真，这在局部神经等精细结构的成像中不可忽视。

4. 脊髓水成像（MRM）：作为常规MRI的附加序列，所需时间不多，后期图像处理也非常方便，且成像质量完全能达到诊断要求，不使用造影剂，安全无创伤。MRM图像更有利于神经根、脊神经节及节后脊神经的观察。作为常规MRI影像学技术的补充，对于椎间盘退变及其他各种原因所致的神经损害，神经根走行变异及神经源性肿瘤均有其独特的诊断价值，对椎管内占位病变的定位也有帮助。

（江桂华　黄　聪　张宗军）

参 考 文 献

[1] 赵晓萍，李莉，何金邦，等.急性播散性脑脊髓神经根神经炎.中国医药指南，2011，9（30）：354-356.

[2] Freilich D, Swash M. Diagnosis and management of tuberculous paraplegia with special reference to tuberculous radiculomyelitis. J Neurol Neurosury Psychiatry, 1979, 42（1）: 12-18.

[3] Agrawal MM, Mahajan RS, Bilimoria FE, et al. Myelitis: A rare neurological complication of herpes zoster. Indian J Dermatol, 2016, 61（6）: 687-689.

[4] Last AR, Hulbert K. Chronic low back pain: evaluation and management. Am Fam Physician, 2009, 79（12）: 1067-1074.

[5] Wadia NH, Dastur DK. Spinal meningitides with radiculo-myelopathy. J Neuro Sci, 1969, 8（2）: 239-260.

[6] Kobayashi S, Yoshizawa H, Yamada S. Pathology of lumbar nerve root compression. Part 2: morphological and immunohistochemical changes of dorsal root ganglion. J Orthop Res, 2004, 22（1）: 180-188.

二、结节病性脊髓炎

【概述】

结节病（sarcoidosis）又称Boeck肉瘤样瘤，又称Schaumann良性淋巴肉芽肿病及Besnier冻疮样狼疮等，是一种非干酪样坏死性上皮细胞肉芽肿炎症性疾病，病因尚不清楚，年轻人常受累，以侵犯肺实质为主，并累及全身多器官，如淋巴结、皮肤、关节、眼、肝、肾及心脏等，临床较为隐匿，患者最终可因完全性房室传导阻滞和（或）充血性心力衰竭而猝死，甚至以猝死为首发症状。结节病的全球年发病率为（10～20）/10万，累及中枢神经系统且有症状者占结节病患者的5%～15%，而尸检的检出率约为25%；脑底部软脑膜及第三脑室区为常见受累区[1,2]，累及脊髓的结节病十分罕见，占全部结节患者的0.4%～1%[3]；蛛网膜淋巴细胞浸润和非干酪样肉芽肿形成是中枢神经系统受累的特点，非干酪样肉芽肿主要由上皮细胞、巨细胞、淋巴细胞和其他单核细胞构成，有时伴有纤维组织反应，结节性病变可沿血管周围间隙侵犯脊髓实质。

临床症状及体征无特异性，根据肉芽肿的位置改变而变化，常见的症状为体重减轻、发热不适、易疲劳及关节痛等，还可出现斑点或丘疹样皮疹。此外，还可累及眼部，表现为葡萄膜炎、视力障碍等。结节病患者合并气管旁淋巴结肿大并伴某些急性周围性关节炎、葡萄膜炎和结节性红斑病变时称急性结节病或Laeffgren综合征；而葡萄膜炎伴腮腺炎和面神经麻痹者则被称为Heerfordt综合征。神经系统结节病的表现多样，取决于发病部位及疾病程度[3]。早期脊髓病变的表现比较罕见，脊髓病变的症状与多发性硬化的症状类似，如轻瘫、感觉异常及脊髓病的非特异性体征。

活动进展期可表现为白细胞减少、贫血、红细胞沉降率增快。血清血管紧张素转化酶（SACE）活性在急性期增加，对提示诊断有意义。血清中可溶性白介素-2受体（sIL-2R）升高和白介素-2受体（IL-2R）升高对结节病的诊断提示有重要的意义。血浆白蛋白减少，血钙、血清碱性磷酸酶及血清尿酸增高。此外，部分患者α_1-抗胰蛋白酶、β_2-微球蛋白（β_2-MG）、血清腺苷脱氢酶（ADA）、纤维连接蛋白（Fn）及溶菌酶等可升高，临床上有一定的参考意义。

【病理学表现】

本病为一种原因不明的慢性非干酪性肉芽肿病，非干酪样肉芽肿主要由上皮细胞、巨细胞、淋巴细胞和其他单核细胞构成，有时伴纤维组织反应。结节状肉芽肿沿着血管周围生长，同时伴淋巴细胞浸润形成蛛网膜下腔肉芽肿结节。这些肉芽肿附着于血管的外膜上，并沿着血管周围间隙延伸到实质。

【影像学表现】

结节病性脊髓炎主要依靠MRI诊断，主要表现为软脊膜强化，硬脊膜强化，脊髓局部的肿胀增粗，T_2WI呈高信号（可呈局灶性或弥漫性），增强扫描呈斑片状或弥漫性髓内强化；DWI呈等或稍高信号，ADC值轻度增高；多数病变范围超过3个椎体；椎体骨髓强化。病变可以累及脊髓任何节段，以颈髓最常见，其次为胸髓、圆锥与马尾神经[4-13]。Junger等[8]将结节病性脊髓炎MRI表现分为4期，大致与疾病组织学演变阶段相对应。第1期对应早期炎症，MRI增强扫描显示沿脊髓表面的"线样"软脊膜强化。第2期为脊髓实质受累，继发于软脊膜炎，沿血管周围间隙进展，脊髓局部肿胀增粗，T_2WI呈高信号，MRI增强扫描显示病灶可强化或不强化，疾病向心性发展，可出现弥漫性强化病变。第3期为髓内局灶性、多灶性炎性病变减少，增粗的脊髓恢复正常形态，内部可见脊髓损伤后残留的局限性病灶或多发病灶异常强化。第4期为慢性期（炎症消退期），脊髓大小恢复正常或萎缩，增强无强化。

Zalewski等[14]报道了9例亚急性发病（4周）以脊髓炎为首发表现的脊髓结节病的强化模式，主要表现为长节段横贯的T_2WI高信号和背侧软脊膜下强化，以及中央管强化，轴位显示后部软膜下新月形分层强化合并中央管强化导致病变尖端分叉的表现似三叉戟头部，所以中央管强化和"三叉戟征"在亚急性脊髓炎中需考虑为神经结节病。

【诊断要点】

1. 胸部CT有肺结节病的表现。

2. MRI表现：平扫可见脊髓局部的肿胀增粗，增强扫描呈斑片状或弥漫性髓内强化，其边缘可见线样强化，根据髓内强化和软脊膜强化的特点可确诊。此外在亚急性脊髓炎出现中央管强化和"三叉戟征"中时需考虑为神经结节病。

3. 实验室检查：活动进展期可有白细胞减少、贫血、血沉增快；血清血管紧张素转化酶（SACE）活性在急性期增加；血清中可溶性白介素-2受体

（sIL-2R）和白介素-2受体（IL-2R）升高。

【鉴别诊断】

结节病性脊髓炎临床表现无特异性，绝大多数伴有颅内及体部病变，孤立累及脊髓者罕见；但MRI典型表现为脊髓肿胀、增粗，髓内斑片状强化及邻近软脊膜强化，同时结合SACE活性增加及sIL-2R和IL-2R升高可提示诊断。本病主要与髓内肿瘤、多发性硬化、急性横贯性脊髓炎及脊髓梗死相鉴别。

1. 髓内肿瘤 发病缓慢，无明显病因，症状进行性加重。MRI平扫可准确发现脊髓病变，髓内肿瘤脊髓局限性增粗，T_1WI呈稍低信号，T_2WI呈稍高或明显高信号，信号不均匀。

2. 多发性硬化 好发于中青年女性，是最常见的脱髓鞘疾病，以病灶播散多发、病程常有缓解与复发交替为特征，临床表现多样，可有肢体乏力、感觉减退、共济失调等症状，仅累及脊髓占5%～24%，60%病变位于颈髓，脊髓多发性硬化多累及脊髓侧索和后索，通常不累及灰白质交界区，横断面<1/2脊髓面积，长度>3mm，但<2个椎体节段，水肿一般较轻。脊髓的形态保持不变，MRI上T_1WI多呈等信号，T_2WI呈高信号，有症状的患者，增强50%以上的有斑块状强化，疾病非活动期增强扫描很少发生强化。此外6%～14%的患者伴有脊髓肿胀，2%～40%的患者出现脊髓萎缩。

3. 急性横贯性脊髓炎 特征性表现为急性感觉和运动功能增强或缺失。在MRI上，脊髓直径正常或轻度增粗，T_1WI呈低信号，T_2WI呈高信号，增强扫描强化不一。主要累及颈髓及胸髓，或两者同时受累，典型的病变累及3～4个椎体节段范围，异常信号可延伸至临床定位体征的水平以上。急性横贯性脊髓炎的预后变化较大，数周或数月后即可恢复。MRI主要表现为异常信号的消失及脊髓形态恢复正常或出现脊髓萎缩。

4. 脊髓梗死 非常少见，占梗死的1%，主要是由于脊髓有非常丰富的侧支循环，多见于胸段脊髓，颈段脊髓也可受累。脊髓前动脉综合征是最常见的脊髓梗死的类型，1/3的患者表现为放射样疼痛，典型的影像学表现为"鹰眼征"或"蛇眼征"，即脊髓MRI横断面T_2WI图像显示双侧脊髓灰质前角呈对称性高信号。急性梗死DWI呈高信号，ADC图呈低信号。

【研究现状与进展】

1. 结节病性脊髓炎的患者SACE活性增加及sIL-2R和IL-2R升高。

2. 结节病性脊髓炎首选MRI检查，其主要表现为脊髓局部的肿胀增粗，T_2WI呈高信号（可呈局灶性或弥漫性），增强呈斑片状或弥漫性髓内强化，同时软脊膜强化及硬脊膜也可强化；DWI表现正常或轻度增高，ADC值轻度增高，强化病变累及范围广，多数病变范围超过3个椎体。因绝大多数伴有颅内及体部病变，所以当脊髓影像学检查无法确诊时，可了解患者肺部、皮肤、唾液腺或颅内的情况，可帮助明确诊断。

3. 主要还是依靠活检确诊。

（江桂华　黄　聪　陈红燕）

参 考 文 献

[1] Delaney P. Neurologic manifestations in sarcoidosis: review of the literature with of 23 cases. Ann Intern Med, 1977, 87（3）: 336-345.

[2] Wiederholt WC, Sieker RG. Neurological manifestations of sarcoidosis. Neurology, 1965, 15（12）: 1147-1154.

[3] Christoforidis GA, Spickler EM, Recio MV, et al. MR of CNS sarcoidosis: correlation of imaging features to clinical symptoms and response to treatment. Am J Neuroradiol, 1999, 20（4）: 665-669.

[4] Greco A, Steiner RE. Magnetic resonance imaging in neurosarcoidosis. Magn Reson Imaging, 1987, 5（1）: 15-21.

[5] Nesbit GM, Miller GM, Baker Jr HL, et al. Spinal cord sarcoidosis: a new finding at MR imaging with GD-DTPA enhancement. Radiology, 1989, 173（3）: 839-843.

[6] Kelly RB, Mahoney PD, Cawley KM. MR demonstration of spinal cord sarcoidosis: report of a case. Am J Neuroradol, 1988, 9: 197-199.

[7] Waubant E, Manelfe C, Bonafe A, et al. MRI of intramedullary sarcoidosis: follow-up of a case. Neuroradiology, 1997, 39（5）: 357-360.

[8] Junger SS, Stern BJ, Levine SR, et al. Intramedullary spinal sarcoidosis: clinical and magnetic resonance imaging characteristics. Neurology, 1993, 43（2）: 975-982.

[9] Soni N, Bathla G, Pillenahalli-Maheshwarappa R. Imaging findings in spinal sarcoidosis: a report of 18 cases and review of the current literature. Neuroradiol J, 2019, 32（1）: 17-28.

[10] Kobayashi S, Nakata W, Sugimoto H. Spinal magnetic resonance imaging manifestations at neurological onset in Japanese patients with spinal cord sarcoidosis. Int Med, 2013, 52（18）: 2041-2050.

[11] Kasliwal MK, Harbhajanka A, Nag S, et al. Isolated spinal neurosarcoidosis: an enigmatic intramedullary spinal cord pathology-case report and review of the literature. J Craniovetebr Junction Spine, 2013, 4（2）: 76.

[12] Weidauer S, Wagner M, Nichtweiß M. Magnetic resonance imaging and clinical features in acute and subacute myelopathies. Clin Neuroradiol, 2017, 27（4）: 417-433.

[13] Roy K, Tripathy P, Senapati A, et al. Intradural extramedullary sarcoidosis case report and review of literature. Asian J Neurosurgery, 2010, 5（1）: 87.

[14] Zalewski NL, Krecke KN, Weinshenker BG, et al. Central canal enhancement and the trident sign in spinal cord sarcoidosis. Neurology, 2016, 87（7）: 743-747.

三、副肿瘤性脊髓病

【概述】

副肿瘤综合征（paraneoplastic syndromes, PS）是恶性肿瘤通过远隔效应（remote effects）引起的一组神经系统症状和体征，不是由肿瘤转移或直接侵袭造成，也不是由感染、缺血或代谢障碍引起，如肺癌、卵巢癌等可以出现表现为中枢神经系统的灰质炎症和神经退行性变的远隔效应[1,2]。肿瘤影响的远隔器官在神经系统时，则称神经系统副肿瘤综合征（neurologic paraneoplastic syndrome, PNS），它可累及神经系统的任何部位，累及中枢神经系统表现为弥漫性灰质脑病、小脑变性、癌性脊髓病及边缘系统脑炎等；累及周围神经系统表现为多发性神经病、复合性单神经炎；累及神经肌肉接头表现为重症肌无力、神经性肌强直及皮肌炎/多发性肌炎等。

若肿瘤的远隔效应出现在脊髓，则称为副肿瘤脊髓病（paraneoplastic myelopathy, PM）[3]。PM发病率较低，病因尚不明确，目前认为PM的发生主要与自身免疫有关[4]。临床医师十分重视PM主要基于以下3点。一是PM常可以引起严重、持久的神经功能缺失；二是PM能够提示机体可能患有处于隐匿阶段的肿瘤；三是早期诊断可为肿瘤治疗及神经功能恢复争取更多时间。最主要的诊断依据为PM患者的血清和脑脊液中检出抗神经元抗体。目前患者血清和脑脊液中可检出与本综合征有关的主要抗体，即抗神经元核抗体1型（抗-Hu抗体）、浦肯野细胞胞质抗体（抗-Yo抗体）、抗神经元骨架蛋白抗体（抗-Ri抗体）、抗双载蛋白IgG抗体、脑衰反应调节蛋白-5-IgG（CRMP-5-IgG）抗体、癌症相关性视网膜病（CAR）抗体、抗电压门控钙通道抗体，对于提示PS或肿瘤具有高度特异性，也是诊断PM的重要依据[5,6]。

PS脊髓损害主要临床表现形式是坏死性脊髓病和亚急性运动神经元病[3,4]。①坏死性脊髓病：原发肿瘤尚无特定的类型，但其常发生于肺癌、淋巴瘤、前列腺癌、甲状腺癌及乳腺癌等。其多为亚急性起病，逐渐发展为完全横贯性脊髓损伤。患者首发症状为不对称的双下肢无力，随后出现截瘫、大小便失禁、感觉障碍等，但始终无疼痛发生。患者可在数天或数周内死亡。临床症状出现在肿瘤被发现前或肿瘤缓解期。脑脊液检查见单核细胞及蛋白增高。病理主要表现为受累脊髓呈横贯性大片坏死。PM主要累及脊髓灰质和（或）白质，髓鞘及轴突也可受累，但炎性反应极少出现。②亚急性运动神经元病：发病原因尚不明确，可能因为长期应用免疫抑制剂，使机体的免疫功能下降而继发感染，病变类似脊髓灰质炎，但却不能分离出脊髓灰质炎病毒。本病多在40~50岁以后发病，病程较长且进展缓慢，多伴发霍奇金病或其他恶性淋巴瘤，多在恶性肿瘤诊断之后发病，且神经系统受损的症状多出现在肿瘤缓解期，临床主要表现为亚急性进行性双下肢无力，且不伴疼痛，上肢受累一般相对较轻。本病的临床症状多无脑神经运动核受累的表现。肌电图表现为失神经电位，部分患者可有轻微的感觉异常。脑脊液检查77%的患者淋巴细胞增多，92%的患者脑脊液蛋白升高，81%的患者自身抗体阳性[7]。其病理表现为脊髓前角细胞脱失、退变，同时脊髓白质也能见到片状脱髓鞘改变，后索病变表现较为明显。

【病理学表现】

PM病理特征变化较为广泛。坏死性脊髓病的病理主要表现为脊髓横贯性的大片状坏死，主要累及脊髓的灰质，髓鞘及轴突也可受累，但炎性反应极少出现。亚急性运动神经元病的病理变化为脊髓前角细胞的退行性改变，脊髓白质也可见到呈片状的脱髓鞘改变，以脊髓后索病变最为明显，侧索无病变。脊髓内一般无炎性反应。

【影像学表现】

1. 病变节段脊髓明显肿胀，脊髓内纵向广泛、对称性地累及灰质（运动通道），主要对称性累及外侧索（25%）、后索（20%）及中央灰质（20%）[7]。

2. T_2WI 表现病变节段髓内多发斑片状或较弥漫的高信号，信号强度不均，可有融合，增强扫描可强化或无强化。近期系列病例研究中，65%的患者表现为 T_2WI 高信号，70%的患者表现为超过3个椎体节段的长阶段脊髓损伤[7]。

3. 约50%的患者脊髓可始终无异常表现[1]。

【诊断要点】

1. 有明确的肿瘤病史。

2. MRI平扫脊髓局部肿胀增粗，T_2WI可见斑片状或弥漫性高信号，增强扫描异常强化。

3. 血清和脑脊液可见特异性抗体，如抗-Hu抗体、抗-Yo抗体、抗-Ri抗体、癌症相关性视网膜病抗体、抗电压门控钙通道抗体，对于提示PS或肿瘤具有高度特异性，也是诊断PM的重要依据。脑脊液检查77%的患者淋巴细胞增多，92%的患者脑脊液蛋白升高。

【鉴别诊断】

1. 放射性脊髓病 对已明确肿瘤的患者，若有脊髓损伤的表现，要考虑PM。由于PM症状为对称性，并且脊髓受损平面上升迅速，结合无放疗病史，可与放射性脊髓病相鉴别。

2. 硬膜外转移所造成的脊髓压迫症 PM一般不出现背痛或脊柱区域的叩击痛，可与硬膜外转移所造成的脊髓压迫症相鉴别。

3. 脊髓亚急性联合变性（SCD） 是由于维生素B_{12}摄入、吸收、结合、转运或代谢障碍导致体内含量不足而引起的中枢和周围神经系统变性及疾病。病变主要在下颈段脊髓的脊髓后索和侧索，表现为深感觉缺失、感觉性共济失调及痉挛性瘫痪等症状。MRI T_2WI表现为脊髓后索或侧索、长节段纵行条带状异常高信号，横断面T_2WI可见后索和侧索对称分布高信号，典型后索受累者表现为"倒V征""八字征"，由于病变累及位置不同其可表现为多种形态，还可表现为"圆点征"及"小字征"，病程越短出现强化的概率越高，陈旧性病灶主要表现为纤维性增生，一般无强化。结合实验室维生素B_{12}检查可明确诊断。

4. 视神经脊髓炎（neuromyelitis optica，NMO） 是一种严重的免疫介导的特发性脱髓鞘和坏死性疾病，主要累及视神经和脊髓。急性期MR主要表现为3个以上脊柱节段脊髓肿胀、T_2WI信号增高，主要累及中央轴索，70%以上病灶局限于中央灰质，可呈点状、蝶形或"H"形，增强病灶强化。慢性期脊髓广泛萎缩（边缘萎缩范围累及3个以上相邻的完全性脊柱节段，且尾部毗邻某一个脊髓节段），伴或不伴局灶性或扩散性T_2信号改变，可伴脊髓空洞形成。结合患者视神经的改变及症状，可明确诊断。

5. 压迫性脊髓病 临床表现为脊髓受压所致的亚急性、慢性脊髓症状。病因多是椎间盘突出引起严重的椎管狭窄。少数情况下，肿瘤或肿瘤占位性病变也可导致脊髓压迫。MRI表现为压迫水平脊髓内T_2WI高信号病灶，增强无强化。

【研究现状与进展】

1. PM可能为独立的脊髓病变，也可伴有其他神经系统病变；约60%的患者为女性，中位年龄为62岁（37～79岁）；约2/3的患者脊髓症状出现在肿瘤诊断前。PM的诊断主要依据患者的临床表现及相关血清和脑脊液的抗体检查，典型的临床表现是最重要的确诊依据。血清或脑脊液特异性抗体可确诊PM和提示潜在肿瘤性质，抗-Hu抗体与副肿瘤性脑脊髓炎及小细胞肺癌有关；抗-Yo抗体与副肿瘤性小脑变性和生殖系统或妇科肿瘤有关；抗-Ri抗体与乳腺癌相关。

2. MRI是脊髓病变的首选影像学检查方法，首先明确脊髓有无病变，其次了解脊髓病变的位置、范围及横断面受累模式，如累及灰质或白质、前部、后部或侧面位置，对称或不对称及强化方式。

3. 脊髓的fMRI、MRS、DWI、DTI、MRM等新技术的开发应用为脊髓病变的诊断提供了新的思路。

（黄　聪　陈红燕　江桂华）

参考文献

[1] Flanagan EP, Keegan BM. Paraneoplastic myelopathy. Neurol Clin, 2013, 31（1）: 307-318.

[2] Flanagan EP, McKeon A, Lennon VA, et al. Paraneoplastic isolated myelopathy: clinical course and neuroimaging clues. Neurology, 2011, 76（24）: 2089-2095.

[3] Graber JJ, Nolan CP. Myelopathies in patients with cancer. Arch Neurol, 2010, 67（3）: 298-304.

[4] McKeon A, Pittock SJ. Paraneoplastic encephalomyelopathies: pathology and mechanisms. Acta Neuropathol, 2011, 122（4）: 381-400.

[5] Sillevis SP, Grefkens J, de Leeuw B, et al. Survival and outcome in 73 anti-Hu positive patients with paraneoplastic encephalomyelitis/sensory neuronopathy. J Neurol, 2002, 249（6）: 745-753.

[6] Pittock SJ, Kryzer TJ, Lennon VA. Paraneoplastic antibodies coexist and predict cancer, not neurological syndrome. Ann Neurol, 2004, 56（5）: 715-719.

[7] Gummadavelli A, Motelow JE, Narayanan NS. Clinical Reasoning: a

64-year-old woman with progressive quadriparesis. Transverse myelitis (TM). Neurology, 2013, 81 (12): e89-94.

第六节 脊膜感染（脊膜炎）

【概述】

脊膜炎主要包括脊髓硬脊膜炎（肥厚性硬脊膜炎）、脊髓软脊膜炎及脊髓蛛网膜炎（spinal arachnoiditis），本节主要介绍肥厚性硬脊膜炎。

肥厚性硬脊膜炎（hypertrophic spinal pachymeningitis，HSP）是表现为局限性或弥漫性硬脊膜增厚，同时合并炎症反应性纤维化的罕见疾病[1,2]。1869年由Charcot和Joffy首次对HSP进行描述，将其分为3期。1期为间歇性神经根痛，可逐渐进展为持续性疼痛；2期则表现为肢体无力和肌肉萎缩；3期主要为肌功能紊乱和肢体痉挛性麻痹，表现为瘫痪、二便失禁及继发于肋间肌、膈肌麻痹的呼吸窘迫[2]。成人多见，且男性稍多于女性。无明确病因的病例称为特发性HSP，少部分继发于感染（如结核、梅毒、真菌感染等）、肿瘤播散或转移、自身免疫性疾病（结节病、类风湿关节炎、韦格纳肉芽肿等）、代谢性疾病、外伤、鞘内注射类固醇激素、脊髓麻醉、脊髓造影等[3-6]。

HSP多隐匿起病，多见于慢性感染，也可急性起病、迅速发展，于起病后2~5天可达高峰。主要表现为脊髓和神经根受压所引起的症状[7,8]。随着压迫的进展，脊髓可以发生软化，出现空洞。硬脊膜增厚的范围多变，可累及一个或多个椎体水平，以颈段、胸段硬脊膜受累为甚，因此颈背部疼痛是最常见的首发症状。实验室检查多无特异性，少部分可有红细胞沉降率增快、C反应蛋白升高、脑脊液蛋白显著升高，脑脊液压力正常或偏高[7,9]。Kupersmith等[10]在脑脊液蛋白与硬脊膜肥厚关系的研究中发现硬脊膜增厚的范围越广，脑脊液蛋白含量也就越高。

【病理学表现】

HSP增厚的硬脊膜内有显著增生的纤维组织成分，多数还有中性粒细胞、浆细胞和淋巴细胞等慢性炎性细胞，此外部分可见血管炎性变化、坏死性肉芽肿等改变。

【影像学表现】

MRI表现为硬脊膜明显增厚，且背侧较腹侧增厚明显，轴位上增生肥厚的硬脊膜表现为规则或不规则的新月形，硬膜外可见带状或梭形增高的脂肪信号，产生原因目前尚不明确。增厚的硬脊膜T_1WI多呈低或等信号，T_2WI呈明显低信号（图20-6-1），为其特征性表现，主要是因为增厚的硬脊膜是含水量较少的纤维组织，所以T_2WI信号明显降低，此外部分病例T_2WI边缘呈高信号，代表硬脊膜周围炎性细胞浸润；增厚的硬脊膜增强扫描呈明显强化或不强化（图20-6-1），明显强化表现为脊髓前方和后方长条状不规则的强化灶，还可见"硬膜尾征"，明显强化的原因可能是大量的炎性细胞浸润增厚的硬脊膜，导致其内小血管增生，因而明显强化，也可能是造影剂渗漏到增大的纤维组织间隙中引起明显强化；如强化不明显，则表明增生肥厚的硬脊膜以胶原纤维增生为主。此外，在免疫球蛋白G_4（IgG_4）相关的脊髓肥厚性硬脑膜炎中FDG PET/CT显示病变的FDG摄取增加[9-13]。

【诊断要点】

1. 明确有无特殊病史，如感染/肿瘤播散或转移、自身免疫性疾病（结节病、类风湿关节炎、韦格纳肉芽肿等）、代谢性疾病、外伤、鞘内注射类固醇激素、脊髓麻醉、脊髓造影等。

2. MRI表现：硬脊膜明显增生肥厚，且背侧硬脊膜较腹侧硬脊膜增厚明显，轴位上表现为规则或不规则的新月形。T_1WI呈等或低信号，T_2WI表现为明显低信号，较有特征性，增强扫描可明显强化或不强化。

3. FDG PET/CT显示病变的FDG摄取增加。

4. 实验室检查多无特异性，少部分可有红细胞沉降率增快、C反应蛋白升高、脑脊液蛋白显著升高，脑脊液压力正常或偏高。

【鉴别诊断】

HSP的MRI表现为硬膜外周规则或不规则的新月形异常信号影，T_1WI呈等或低信号，T_2WI表现为明显的低信号，增强明显强化，主要与脊膜瘤、淋巴瘤、脊膜转移瘤及硬膜外血肿等鉴别。

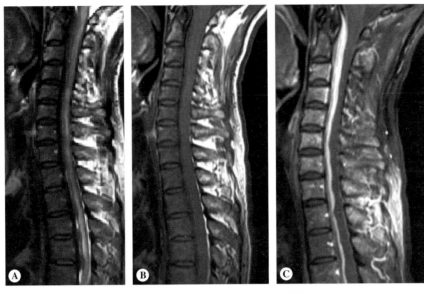

图 20-6-1 IgG₄ 相关的肥厚性硬脊膜炎

A. T₂WI 显示第 1 颈椎至第 6 胸椎椎体节段脊髓腹侧硬脊膜不均匀增厚,呈低信号,椎管狭窄,脊髓受压并信号增高(矢状位);B. T₁WI,上述病灶显示不清(矢状位);C. 增强 T₁WI 显示腹侧增厚的硬脊膜明显均匀性强化,背侧硬脊膜未见异常强化(矢状位)(北京大学第三医院张立华老师提供,特此感谢)

1. 脊膜瘤 相对少见,好发于颈椎,其次为胸椎,很少累及腰椎,多表现为硬脊膜钙化、增厚伴硬脊膜外软组织肿块,软组织肿块较为局限,且宽基底连于硬脊膜,多数会形成"C"形包绕硬膜囊,邻近椎间孔多扩大,而 HSP 钙化相对少见,增厚的硬膜对硬膜囊主要是压迫改变,很少形成"C"形包绕硬膜囊,很少伴椎间孔扩大。脊膜瘤病灶 T₁WI 呈等信号,T₂WI 呈稍高信号,范围较 HSP 局限,且很少超过 10 个椎体。

2. 淋巴瘤 较为罕见,可为原发和继发,多数患者表现为持续性或间歇性腰背痛伴双下肢无力,疼痛一般较为剧烈。病灶 T₁WI 呈低信号,T₂WI 呈等或稍高信号,常导致邻近椎体及附件骨质吸收破坏。

3. 转移瘤 有明确的肿瘤病史,硬脊膜多为局限性增厚,T₁WI 呈等信号,T₂WI 呈高信号,增强扫描以不均匀结节状强化为主,可同时累及脊髓及椎体。

4. 硬膜外血肿 发病较急,多数有明确暴力外伤或抗凝药物使用史,早期表现为硬膜外低信号,病灶呈新月形或带状,范围局限或广泛,大多数伴有硬膜增厚或移位,增强扫描未见强化。

【研究现状与进展】

1. HSP 实验室检查多无特异性,少部分可有红细胞沉降率增快、C 反应蛋白升高、脑脊液蛋白显著升高,脑脊液压力正常或偏高。

2. MRI 检查软组织分辨率高,多参数、多序列成像,能从多层面多平面准确显示病灶位置、大小及数量,是本病首选检查,可以明确病变位置、范围、强化方式及周围结构情况。增生肥厚的硬脊膜 T₁WI 呈等或低信号,T₂WI 表现为明显的低信号,较有特征性,增强可明显强化或不强化,结合患者病史可明确诊断。

3. DWI 通过反映水分子的扩散状态,能提供更为细致、客观的影像学信息。对于 HSP 的诊断及鉴别诊断提供了更多的有用信息。

4. FDG PET/CT 显示病变的 FDG 摄取增加。

(江桂华 黄 聪 何玉麟)

参 考 文 献

[1] Sylaja PN, Cherian PJ, Das CK, et al. Idiopathic hypertrophic cranial pachymeningitis. Neurol India,2002,50(1):53-59.

[2] 陈竹林,黄光,徐斌,等. 肥厚性硬肌膜炎的临床分析. 医学综述,2017,23(20):4154-4157.

[3] Lu HT, Li MH, Hu DJ, et al. Hypertrophic cranial pachymeningitis accompanied by inflammation of the nasopharygeal soft tissue. Headache,2009,49(8):1229-1231.

[4] Yamakita N, Hanamoto T, Muraoka N, et al. Hypopituitarism and diabetes insipidus with localized hypertrophic pachymeningitis(Tolosa-Hunt syndrome)associated with Hashimoto thyroiditis. Am J Med

Sci, 2004, 327(1): 38-43.
[5] Lowden MR, Gill D. Teaching Neuro Image: idiopathic hypertrophic spinal pachymeningitis. Neurology, 2009, 72(5): 27-32.
[6] Hsu HT, Hsu SS, Chien CC, et al. Teaching Neuro Image: idiopathic hypertrophic spinal pachymeningitis mimicking epidural lymphoma. Neurology, 2015, 84(9): e 67-68.
[7] 李霞, 赵久良, 王迁, 等. 肥厚性硬膜炎17例临床特点. 中华临床免疫和变态反应杂志, 2015, 9(4): 287-291.
[8] 王雅利, 蒋超, 聂莹雪. 肥厚性硬膜炎的临床与影像学特点分析. 中风与神经疾病杂志, 2017, 34(1): 39-42.
[9] 张立华, 袁慧书. 肥厚性硬脊膜炎与硬膜外脊膜瘤影像对比分析. 中华放射学杂志, 2016, 50(2): 143-145.
[10] Kupersmith MJ, Martin V, Heller G, et al. Idiopathic hypertrophic pachymeningitis. Neurology, 2004, 62(5): 684-694.
[11] 陶晓峰, 黄流清, 肖湘生. 特发性肥厚性硬脊膜炎的MRI诊断. 中华放射学杂志, 2003, 37(7): 665.
[12] vander Pol CB, Chakraborty S, Cofe I, et al. Case 216: hypertrophic spinal pachymeningitis. Radiology, 2015, 275(1): 303-307.
[13] Ranasinghe MG, Zalatimo O, Rizk E, et al. Idiopathic hypertrophic spinal pachymeningitis. J Neurosurg Spine, 2011, 15(2): 195-201.

第二十一章　外科手术后感染相关并发症

神经外科中枢神经系统感染指继发于神经外科疾病或需要由神经外科处理的颅脑和椎管内感染性疾病，有时早期诊断困难，影像诊断可以提供重要的诊断依据。神经外科术后感染以细菌性感染为主，包括神经外科术后硬膜外脓肿、硬膜下积脓、脑脓肿、脑膜炎及脑室炎等；颅脑创伤引起的颅脑感染，脑室和腰大池外引流术、分流及植入物相关脑膜炎或脑室炎等。本章主要探讨术后感染及化学性脑膜炎，为临床诊断提供有价值的影像信息。

第一节　术后感染

【概述】

术后感染是神经外科手术后一种少见的，严重时可危及生命的并发症，发生率低于1%，一般见于术后1~2周。感染常始于皮肤切缘，扩散到皮肤、颅骨、脑膜、脑外间隙、脑实质，最终表现为头皮感染、骨瓣感染、脑膜炎、感染性脑外积液、脑炎和脑脓肿[1]。

开颅术后感染大多数是颅内感染，头皮切口感染相当少见，头皮感染时可见头皮红、肿或有脓液溢出，感染源有时可追溯到骨瓣，而骨瓣感染也可由表浅伤口感染发展而来，两者互为因果。颅骨属于扁骨，由外板、板障和内板构成，板障结构较为疏松，其内有板障静脉，相互吻合成网，分离的骨瓣因血供被阻断而失去活性，细菌容易在疏松的板障中滋养，并扩散[2]。

感染性脑外积液又称感染性脑外积脓，通常是伤口感染、骨瓣感染或术后并发脑膜炎的结果，积脓通常是包裹性的，随后可发生脑炎、脑脓肿。脑炎是化脓性脑实质感染的初期，当脓肿形成时，病灶中央可出现坏死，此时病灶由液化坏死和炎症性组织碎片组成，周围环绕一层很薄的包膜，随着病程继续发展，脓肿完全被包裹，包膜可较前略增厚。患者常有发热、头痛和白细胞计数增高，根据炎症波及的部位和范围，患者也可出现脑膜刺激征、颅内压增高和局部神经功能损害的症状和体征。

【病理学表现】

骨瓣感染时，疏松的板障中易有细菌滋养并扩散。病理检查可显示骨髓腔有纤维组织增生、纤维化，炎性细胞浸润，以及少量退化的变性细胞。

脑炎是化脓性脑实质感染的初期，主要表现为脑组织局限性炎症、充血、水肿、坏死，伴小静脉炎性栓塞及脑膜反应。显微镜下可见血管周围多形核细胞浸润。当病程继续发展时，脑炎继续扩散，脑部软化坏死区逐步扩大融合，形成较大脓腔，周围形成不规则的肉芽组织，后者主要由新生血管及大量结缔组织组成。显微镜下可见大量中性粒细胞浸润。最后脓肿壁随着周围结缔组织明显增多、神经胶质细胞增生而不断增厚。显微镜下脓肿壁由三层结构组成。最内层为化脓性渗出物及肉芽组织，其内有大量新生血管和中性粒细胞浸润；中间层主要由大量纤维结缔组织构成；外层主要由神经胶质增生组成，伴有脑组织水肿、增多的血管及白细胞浸润。

【影像学表现】

影像学检查的目的是发现深部感染，如骨瓣感染、感染性脑外积液、脑膜炎或脑部炎症。临床上患者常有发热等中毒症状。

1. 头皮感染　开颅术后感染中颅内感染占了大多数，而由于头皮血供丰富，其感染概率在临床上相对较低。头皮感染常见于颅脑损伤后污染物或异物未清除或清除不彻底。手术浅表部位感染最早期的 CT 和 MR 表现为硬膜线增厚、边界不清，增强后呈条状或结节状强化（图 21-1-1）。在组织学上这些征象与沿脑膜帽状腱膜复合体的水肿、炎症和肉芽组织增生有关。

2. 骨瓣感染 在 CT 上表现为多发斑点状或斑片状溶骨性改变，相应皮肤增厚、皮下脂肪密度增高及帽状腱膜下或脑外积液，尤其是随着术后天数持续增加，而积液量增多，可以支持感染的诊断。MRI 上骨瓣感染导致板障骨髓信号改变，T_1WI 表现为信号降低，脂肪抑制 T_2WI 信号增高，增强扫描呈均匀强化。

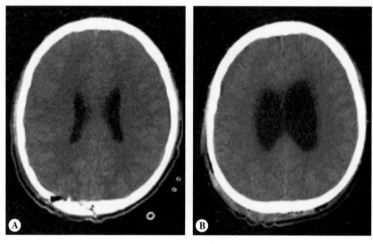

图 21-1-1　术后头皮感染

A. 术后 CT 平扫显示右侧枕部术区头皮软组织肿胀；B. 术后 1 个月余 CT 平扫显示右侧枕部头皮软组织肿胀较前加重

3. 感染性脑外积液 硬膜外积脓 CT 上表现为颅板下的梭形液体密度，增强扫描显示积液内缘硬脑膜增厚并明显强化。硬膜下积脓 CT 上呈新月形液体密度，常稍高于脑脊液，位于大脑凸面或沿大脑镰分布，增强扫描可见内侧边缘强化，常伴占位效应、水肿，邻近脑表面呈明显弥漫性强化。CT 能发现大多数的硬膜腔感染。MRI 上，硬膜外脓肿或硬膜下积脓 T_1WI 信号强度低于脑实质而高于脑脊液。不论是 T_1WI 还是 T_2WI，术后感染性积脓的信号强度均低于慢性期血肿的信号强度，由于脓肿周围有包膜，故增强扫描时周边强化较血肿明显。DWI 序列能显示硬膜外脓肿或硬膜下积脓的脓液扩散受限，在高 b 值（$b=1000$）图像上呈高信号，而 ADC 图像上呈低信号（图 21-1-2）。但术后 DWI 诊断硬膜外脓肿的假阳性率约为 47%，硬膜下积脓的假阴性率约为 29%，检出率并不高。

4. 脑炎及脑脓肿

（1）脑炎：CT 平扫可见术区片状低密度影，T_1WI 上呈等信号或低信号，T_2WI 上呈高信号，边界不清，早期 Gd-DTPA 增强后病灶可见轻度斑片状强化。脑炎期水分子扩散无明显受限，呈等信号。

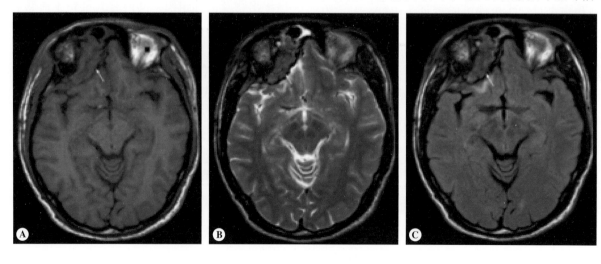

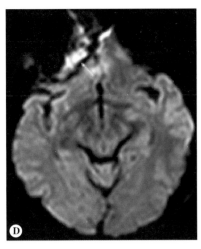
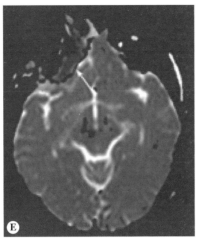
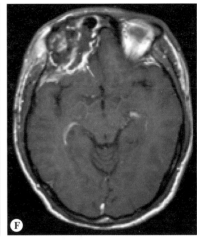

图 21-1-2 术后骨瓣下积脓

脑外伤术后 5 年，右侧额部骨瓣下可见弧形病灶。A. T_1WI 显示病灶呈等信号，内夹杂条片状低信号；B. T_2WI 显示病灶以稍高信号为主，周边可见环形低信号包膜；C. FLAIR 序列显示病灶以等信号为主（箭头），邻近脑实质内可见小斑片状高信号水肿带；D. DWI 序列脓液呈高信号；E. ADC 图脓液呈低信号；F. T_1WI 增强扫描，病灶呈环形强化，邻近硬脑膜增厚并明显强化

（2）脑脓肿：在脑脓肿包膜形成早期，CT 平扫时包膜呈环状等密度或略高密度，壁薄，内缘光滑，包膜内为低密度；增强后包膜环形强化，通常脑室侧的环壁较薄。脑脓肿早期包膜阶段，包膜内低密度区（脑坏死区）在 T_2WI 上相对于灰质呈高信号，周围环绕一层厚而不规则的 T_1WI 略高信号环，此环在 T_2WI 呈等信号或低信号，增强扫描表现为结节状或环形强化。当脑实质内出现坏死灶时，其扩散受限，ADC 值降低，坏死区在 DWI 序列表现为明显高信号。脑脓肿晚期包膜阶段，包膜强化显著，环壁较前略增厚（图 21-1-3）。有效治疗后，脓腔可逐渐缩小。有些学者认为，强化环直径进行性缩小是判断脓肿愈合期的唯一可靠的标准[2]。脓肿完全愈合后不再强化。有些脓肿在愈合过程中可出现钙化。在脑实质感染的各个阶段均伴灶周水肿和占位效应，随着脓肿的成熟，脑水肿和占位效应可逐渐减轻。

【诊断要点】

1. 明确的手术史；多有术后脑脊液鼻漏及耳漏等明确感染原因。

2. 手术浅表部位最早期 CT、MRI 表现为硬膜线样增厚、边界不清，增强扫描后呈条状或结节状强化。

3. 骨瓣感染 CT 上呈多发斑点状或斑片状溶骨性改变，伴或不伴碎骨片或帽状腱膜下和（或）硬膜外积脓或肉芽组织增生。

4. 硬膜下感染性积液 CT 上呈等密度，T_1WI 上呈等信号或高信号（相对于脑脊液），T_2WI 上呈等信号或低信号；包裹的假膜和隔膜增强后呈明显强化；慢性期未被引流的积脓包裹的假膜可钙化。

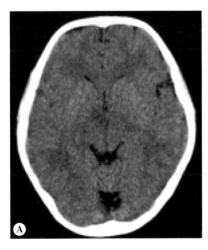
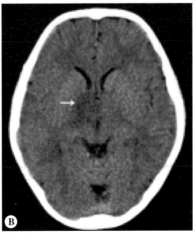
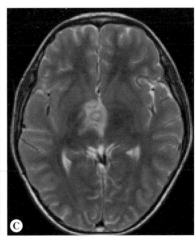

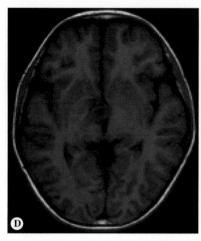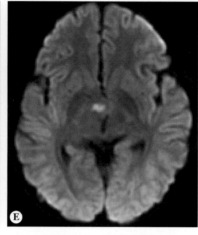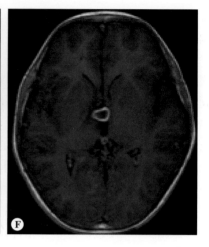

图 21-1-3　术后脑脓肿

右侧丘脑错构瘤术后。A. 第 1 天 CT 平扫未见异常；B. 术后第 10 天 CT 平扫，右侧丘脑术区周围新发片状低密度影（箭头）；C. T_2WI 显示病灶中央脓液呈高信号，周边脓肿壁呈低信号，灶周可见片状高信号水肿带；D. T_1WI 显示脓液呈低信号，脓肿壁呈等信号；E. DWI 脓液呈高信号；F. T_1WI 增强扫描脓肿壁呈内壁光滑的环形强化

5. 大脑炎 CT 平扫表现为手术区的片状低密度影，增强早期扫描病灶内呈轻度斑片状强化；晚期（未经治疗术后 7 天）病灶内结节状或环形强化。

6. 脑实质感染的脑脓肿：包膜在 T_2WI 上呈很薄的低信号环，边界清楚，增强后 T_1WI 上明显强化，边缘光滑。

7. 脑脊液混浊，脑脊液白细胞 $> 10 \times 10^6/L$，脑脊液细菌学检查阳性（金标准）。

【鉴别诊断】

1. 术后头皮感染　应与术后头皮肿胀、头皮积液等鉴别。术后早期，手术部位的头皮肿胀通常是一种非特异性改变，一般经数周缓慢吸收；头皮积液通常是无菌性的，一般是由脑脊液与血液或其降解产物组成的混合物。在 CT 上，术后头皮感染与术后头皮肿胀均呈较高密度，而头皮积液则呈低密度；在 MRI 上，术后头皮感染与术后头皮肿胀在 T_1WI 上呈不均匀低信号，T_2WI 上呈不均匀高信号，增强后头皮感染可出现异常强化，而头皮肿胀则无强化；头皮积液在 T_1WI 上呈低信号，T_2WI 上呈高信号，增强后无强化。若头皮肿胀持续时间过长或加重应提示伤口或骨瓣感染、积脓、膨胀性血肿和脑脊液漏。

2. 骨瓣感染　应与单纯失去活性的骨瓣和放射治疗后改变等相鉴别。失去活性的骨瓣经数年后，CT 上其密度可变得不均匀，骨皮质和板障间隙的边界不清，呈花斑状。类似的骨改变也可见于放射治疗后。在临床上主要依据化脓性炎症的症状和体征区分骨瓣感染与单纯失去活性的骨瓣和放射治疗后改变。

3. 脑炎　应与无菌性术后反应、脑肿胀、脑梗死和肿瘤残余等相鉴别。虽然 CT 平扫它们均可显示为手术区低密度的占位性病变，但结合临床症状及大脑炎增强后的表现，它们之间的鉴别通常并不是很困难，有时则可能需要短时间内定期行 CT 或 MRI（增强后）复查才能明确脑实质感染的诊断。在缺乏术后早期 CT 或 MRI 基线检查时，在术后晚期要鉴别环形强化的厚壁脓肿与残余肿瘤往往是很困难的。

【研究现状与进展】

1. 磁共振扩散加权成像（DWI）　脓肿内黏稠的脓液内由炎性细胞、微生物和蛋白质组成，对水分子有强烈的吸附作用，导致其扩散受限，ADC 值降低，DWI 表现为显著高信号。部分研究显示，DWI 不适用于排除诊断术后脓肿，40% 经确诊的术后脓肿没有显示扩散受限，而术后脓肿的 ADC 值比自发性脑脓肿更高，原因可能是患者术后细胞免疫应答降低，且手术干预和（或）潜在的病理过程会破坏正常的解剖结构，使血供受损而形成无效腔，其中细胞及蛋白浓度均下降，扩散受限程度降低，相应的 DWI 上信号降低。术后至脓肿引流的时间间隔越长，ADC 值越低，原因可能是随着时间间隔的延长，脓肿逐渐成熟，炎性细胞通过边集、游出及趋化作用，大量聚集到病变部位，细胞密度达到DWI变化所需的阈值[3-5]。

2. 氢质子波谱成像（¹H-MRS） 可以作为常规MRI和DWI的重要补充成像方法。脓肿中心坏死区域缺乏正常脑组织代谢产物，因此NAA峰、Cho峰及Cr峰均缺如。脑脓肿脓腔组织缺氧、坏死，出现Lac和（或）Lip峰，脓液中的病原微生物和（或）多核白细胞分泌大量蛋白水解酶，使蛋白质水解后形成多种氨基酸（AA，0.9ppm）底物，当AA底物在局部积聚达到一定浓度时，¹H-MRS便可探测到，AA被认为是化脓性脓肿的特征性标志物[2,6]。

3. 磁共振灌注成像（PWI） 脑脓肿最大相对局部脑血容量（rCBV）出现的区域与强化区域一致，而脑肿瘤，尤其是胶质瘤和转移瘤常出现不一致的现象[7]。Chan等[8]的研究认为，rCBV值在脑脓肿与脑肿瘤之间存在显著差异，脑脓肿的rCBV值较脑肿瘤低，这是肿瘤的囊壁中血管更丰富，且局部的血脑屏障被破坏，而成熟脓肿的脓肿壁则由胶原纤维构成所致。

（汪文胜　郭　珺　朱明旺）

参考文献

[1] Buang SS, Haspani MS. Risk factors for neurosurgical site infections after a neurosurgical procedur: a prospective observational study at hospital kuala lumpur. Med J Malaysia, 2012, 67（4）：393-398.

[2] 沈天真，陈星荣. 神经影像学. 上海：上海科学技术出版社，2004：964-966.

[3] Kawaguchi T, Sakurai K, Hara M, et al. Clinico-radiological features of subarachnoid hyperintensity on diffusion-weighted images in patients with meningitis. Clin Radiol, 2012, 67（4）：306-312.

[4] Lotan E, Hoffmann C, Fardman A, et al. Postoperative versus spontaneous intracranial abscess: diagnostic value of the apparent diffusion coefficient for accurate assessment. Radiology, 2016, 281（1）：168-174.

[5] 刘慧，赵江民. 弥散加权成像在脑脓肿诊断及鉴别诊断中的研究. 影像研究与医学应用，2018，2（18）：64-66.

[6] Lummel N, Koch M, Klein MN, et al. Spectrum and prevalence of pathological intracranial magnetic resonance imaging findings in acute bacterial meningitis. Clin Neuro Radiol, 2016, 26（2）：159-167.

[7] Cha S, Knopp EA, Johnson G, et al. Intracranial mass lesions: dynamic contrast-enhanced susceptibility-weighted echo-planar perfusion MR imaging. Radiology, 2002, 223（1）：11-29.

[8] Chan JHM, Tsui EYK, Chau LF, et al. Discrimination of an infected brain tumor from a cerebral abscess by combined MR perfusion and diffusion imaging. Comput Med Imaging and Graph, 2002, 26（1）：19-23.

第二节　化学性脑膜炎

【概述】

化学性脑膜炎（chemical meningitis）是一种以无菌性脑膜炎为特征的疾病，通常在神经外科手术后出现在某些患者身上，一般认为可能是术后出血、外科操作、囊性肿瘤内容物、脑组织电凝后蛋白变性、置入人工材料、骨渣等刺激蛛网膜下腔，产生大量的炎性细胞因子从而诱发类似细菌性脑膜炎的炎症反应，如颅内皮样囊肿自发破裂，皮样囊肿的胆固醇粒子进入蛛网膜下腔引起脑膜刺激症状[1-7]。肿瘤切除或其他颅内手术使大量血液聚集，也可引起炎症反应，使炎性细胞因子进入脑脊液。这种炎症级联反应可能是血脑屏障被破坏而导致的。但是在脑脊液中的血液被清除后，发热症状仍然持续，所以无菌性脑膜炎的发病机制仍无法阐明。化学性脑膜炎也可由接种疫苗、应用药物、系统性炎症性疾病、肿瘤而引发。化学性脑膜炎与非细菌性刺激物进入蛛网膜下腔有关（如血液、皮样囊肿破裂、甲氨蝶呤静脉滴注）[8]。此类患者脑脊液检查可发现白细胞和蛋白质增多，葡萄糖降低，但细菌培养阴性。化学性脑膜炎可导致脑膜纤维化和软脑膜与蛛网膜致密粘连。一般出现在术后3～7天，而鞘内注射药物引起的化学性脑膜炎一般在鞘内注射后12～24h发生。患者在临床上可有发热、头痛、恶心、呕吐、癫痫等症状。1920年Cushing首先提出化学性脑膜炎的概念，是由于他发现脑肿瘤术后患者会出现非稽留热，术后吸收热过后再次发热。化学性脑膜炎急性临床表现和标准实验室检查与细菌性脑膜炎不易辨别。

【病理学表现】

无菌性化学性脑膜炎引起病理改变一般是脑膜纤维化和软脑膜与蛛网膜致密粘连；若颅内皮样囊肿自发破裂、颅咽管瘤破裂渗漏等引起化学性脑膜炎病理改变，镜下可见坏死物质及少量中性粒细胞[4]。

【影像学表现】

1. CT表现　手术损伤或手术后早期，根据溢入蛛网膜下腔的肿瘤内容物的不同而CT表现不同，若为脂质成分（如颅咽管瘤、表皮样囊肿或皮样囊肿），CT可呈斑片状或斑点状明显低密度影；若为血液，在早期，术区周围脑沟可见线样稍高密度影；中晚期CT可无明显阳性征象；若为富含蛋白的液体（如肠源性囊肿），CT可无明显阳性征象。增强后脑膜可无异常强化，也可局限性或弥漫性脑膜强化。

2. MRI表现 根据溢入蛛网膜下腔的内容物的不同而MRI表现不同，若为脂质成分，MRI可呈斑片状或斑点状 T_1WI 高信号，T_2WI 高信号，脂肪抑制序列上低信号；若为含蛋白的液体，信号根据含蛋白的浓度不同而表现不一，若为低浓度，T_1WI 呈低信号，T_2WI 呈高信号；若为中等浓度，T_1WI 呈高信号，T_2WI 呈高信号；若为高浓度，T_1WI 呈高信号，T_2WI 呈低信号。若为血液，因成分与时期不同，MRI表现有所不同。增强后可无异常强化征象，也可见局限性或弥漫性脑膜强化，而颅脑术后患者的脑膜异常强化一般位于术区周围。MRI比CT能更早发现病变，更能清楚显示病变细节及范围，诊断准确率较CT高。晚期可见脑膜粘连和脑室扩张、积水表现。

【诊断要点】

1. 有明确手术史或鞘内注射药物病史，多见于脑上皮样囊肿破裂术后，临床表现为高热、颈项强直、抽搐、昏迷。

2. 手术后早期，增强后可见局限性或弥漫性脑膜强化。若伴颅咽管瘤、表皮样囊肿或皮样肿瘤的脂质成分进入蛛网膜下腔，MR上可见 T_1WI、T_2WI 高信号，脂肪抑制序列呈低信号；CT呈脂肪密度；胆脂瘤（表皮样囊肿）在DWI序列上呈高信号；若出现颅内脑膜刺激征及反复发热等症状，可支持化学性脑膜炎的病因诊断。

3. 脑脊液检查：白细胞计数轻度升高；细菌、真菌培养结果阴性。脑脊液细菌涂片及培养是鉴别和诊断细菌性脑膜炎、无菌性脑膜炎的金标准。

【鉴别诊断】

1. 细菌性脑膜炎：大多数患者在增强后CT检查呈阴性。而增强MRI检查，敏感度明显提高。在影像学上，细菌性脑膜炎与化学性脑膜炎的影像学表现可以十分相似，两者的鉴别主要依靠临床病史和脑脊液检查。

2. 软脑膜肿瘤转移、脉络膜丛肿瘤、胚胎性肿瘤、胶质瘤等具有脑膜播散转移的倾向。这些肿瘤切除后数月或数年，可见与化学性脑膜炎类似的脑膜强化，但前者常伴有结节状脑膜强化，而且反复脑脊液检查可有异常，在脑脊液中偶可找到肿瘤细胞，鉴别困难时需行脑膜活检术。

【研究现状与进展】

1. FLAIR序列增强 据研究，低浓度对比剂的FLAIR序列增强对脑膜病变的检出优于常规 T_1WI 增强，可以早期发现脑膜病变。影像学主要表现为脑沟内高信号影。这可作为重要补充成像方法，早期发现术后脑膜病变[9]。

2. DWI 诊断胆脂瘤（表皮样囊肿）扩散明显受限，表现为DWI序列上高信号，若结合临床表现颅内脑膜刺激征及反复发热等症状，可支持化学性脑膜炎的病因诊断。

（汪文胜　邓达标　高丽娟）

参考文献

[1] Wang L, Chang XN, Fu C, et al. An enterogenous cyst with atypical pathological fndings and chemical meningitis. Springer Plus, 2016, 5（1）: 1993.

[2] Hadden D, Allen I. Chemical meningitis due to rupture of a craniopharyngioma cyst. J R Soc Med, 2004, 97（12）: 585, 586.

[3] 文宝红, 程敬亮, 张勇, 等. 颅内表皮样囊肿破裂的MRI诊断. 放射学实践. 2013, 28（1）: 34-37.

[4] Yoshua E, Keith K, Bhattacharjee MB, et al. Traumatic rupture of an intracranial dermoid cyst: case report and literature review. Surg Neurol Int, 2013, 4（1）: 80.

[5] 沈天真, 陈星荣. 神经影像学. 上海: 上海科学技术出版社, 2004.

[6] Forgacs P, Geyer CA, Freidberg SR. Characterization of chemical meningitis after neurological surgery. Clin Infect Dis, 2001, 32（2）: 179-185.

[7] Sanchez GB, Kaylie DM, O'Malley MR, et al. Chemical meningitis following cerebellopontine angle tumor surgery. Otolaryngol Head Neck Surg, 2008, 138（3）: 368-373.

[8] 丁现超, 邓建中, 夏玉彬, 等. 鞘内注射甲氨蝶呤致严重化学性脑膜炎四例分析. 中国药物与临床, 2007, 7（9）: 711, 712.

[9] 余留森, 张海三, 马小静, 等. CUBE T2FLAIR序列在脑膜炎病变中的应用. 实用医学影像杂志, 2016, 17（4）: 282-284.